卫生健康职业教育校企合作创新教材

家政培训理论与实务

（供现代家政服务与管理专业用）

主　编　魏雅君

副主编　梁敏怡　李　菲

编　者　（以姓氏笔画为序）

刘杏仙（江门市人民医院）

李　菲（广东江门中医药职业学院）

杨玲杏（江门市玲杏家文化教育服务有限公司）

周健宗（江门市家事家居服务有限公司）

郑爱纯（江门市泓曦策划咨询有限公司）

曹洁文（广州市第一人民医院）

梁若婷（广东江门中医药职业学院）

梁敏怡（江门市工贸职业技术学校）

潘淑媛（江门市润爱保健服务有限公司）

魏雅君（广东江门中医药职业学院）

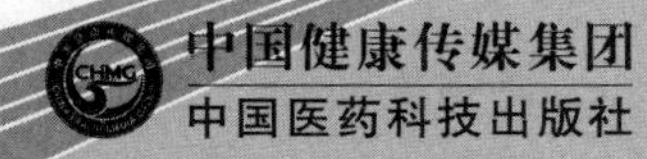

中国健康传媒集团
中国医药科技出版社

内容提要

本教材是“卫生健康职业教育校企合作创新教材”之一，按照本套教材的编写总体思路和相关要求进行编写。本教材分为家政职业培训概论和家政服务员的基本素养知识、家政服务员的基础家庭工作、家庭人员的基础照护工作、家政服务职业培训工作发展与实施四大模块，共计十四个项目，突出了家政工作基础培训的相关内容及培训工作的意义、培训的实施方法、培训技巧等。本教材为书网融合教材，即纸质教材有机融合电子教材、教学配套资源、数字化教学服务（在线教学、在线作业、在线考试），使教学资源更加多元化、立体化，促进学生自主学习。

本教材适合高职院校现代家政服务与管理专业师生使用。

图书在版编目（CIP）数据

家政培训理论与实务/魏雅君主编．—北京：中国医药科技出版社，2024.6
ISBN 978-7-5214-4498-8

Ⅰ．①家…　Ⅱ．①魏…　Ⅲ．①家政服务－技术培训－教材　Ⅳ．①TS976.7

中国版本图书馆CIP数据核字（2024）第042722号

美术编辑　陈君杞
版式设计　南博文化

出版　**中国健康传媒集团**｜中国医药科技出版社
地址　北京市海淀区文慧园北路甲22号
邮编　100082
电话　发行：010-62227427　邮购：010-62236938
网址　www.cmstp.com
规格　787×1092mm 1/16
印张　25 1/4
字数　520千字
版次　2024年6月第1版
印次　2024年6月第1次印刷
印刷　北京京华铭诚工贸有限公司
经销　全国各地新华书店
书号　ISBN 978-7-5214-4498-8
定价　85.00元

数字化教材编委会

主　编　魏雅君

副主编　梁敏怡　李　菲

编　者（以姓氏笔画为序）

刘杏仙（江门市人民医院）

李　菲（广东江门中医药职业学院）

杨玲杏（江门市玲杏家文化教育服务有限公司）

周健宗（江门市家事家居服务有限公司）

郑爱纯（江门市泓曦策划咨询有限公司）

曹洁文（广州市第一人民医院）

梁若婷（广东江门中医药职业学院）

梁敏怡（江门市工贸职业技术学校）

潘淑媛（江门市润爱保健服务有限公司）

魏雅君（广东江门中医药职业学院）

前言

近年来，家政服务业的市场需求日益旺盛，市场需求加速释放，行业细分日益深化，已经成为稳增长、促就业的新兴业态。产业的快速发展倒逼教学、教材的持续优化。

家政培训理论与实务是高职院校现代家政服务与管理专业的重要基础课程。目前《家政培训理论与实务》教材的研究开发工作开展不多，市场需求较为迫切。编者团队根据高职院校人才培养目标和高职高专学生的学习特点，依据理论必需、够用为度、重在技能的原则，以激发学生学习兴趣、夯实专业基础、提升综合素质为宗旨，项目引领任务，融“教、学、做”为一体，编写了这本具有鲜明高职教育特色的实用教材。

本教材内容具体分为如下几个模块。模块一为家政职业培训概论和家政服务员的基本素养；模块二为家政服务员的基础家庭工作；模块三为家庭人员的基础照护工作；模块四为家政服务职业培训工作发展与实施。并配有紧贴实际工作的31个实训。通过以上四大模块的学习，学会家政服务工作中的基本知识与相关基础的技能，并能顺利通过职业技能培训。本教材为书网融合教材，即纸质教材有机融合电子教材、教学配套资源、数字化教学服务（在线教学、在线作业、在线考试），使教学资源更加多元化、立体化，促进学生自主学习。

本教材适合高职院校现代家政服务与管理专业师生使用。

在编写过程中，我们采纳了部分高职院校师生、企业人员的意见，参考借鉴了专家学者的专著、教材和论文等，在此对他们表示诚挚的谢意。

由于编者水平有限，教材中难免存在不足之处，敬请读者批评指正。

编　者

2023年5月

目录

模块一　家政职业培训概论和家政服务员的基本素养

模块二　家政服务员的基础家庭工作

模块三 家庭人员的基础照护工作

模块四 家政服务职业培训工作发展与实施

模块一　家政职业培训概论和家政服务员的基本素养

项目一　家政职业培训概论

学习目标

知识目标：理解职业培训的概念及职业培训的意义。

能力目标：学会并掌握从事职业培训工作的人员素质要求。

情感目标：愿意运用职业培训的相关知识促进家政行业职业培训的发展。

案例导学

小王毕业于中等职业院校家政专业，毕业后在一家家政公司工作了5年，工作勤恳。公司发现其优点，加强了对她的职业培训，在之后的工作期间，她参加了几十场培训。这使得她在工作中表现得越来越优秀。在工作9年以后，小王通过了管理人员的职业考核，走上了公司的管理岗位。

思考　请大家通过以上案例，总结一下职业培训有哪些作用？我们应该如何理解职业培训的意义？

任务一　职业培训的概念和特点

职业培训是现代职业教育体系的重要组成部分。在西方发达国家，职业培训已经成为一种被人们普遍接受的提高自身职业素质的手段，甚至在一些国家已经成为一种文化。

随着21世纪科学技术和信息技术的飞速发展，世界各国都面临着就业和失业的巨大压力，而职业培训是解决这一问题的有效手段，具有极为重要的地位和作用。同时，职业培训也是提高职业素质最有效的途径，是提高企业生产效率和产品质量、改善服务质量、提升企业市场竞争能力的有效手段。但是职业培训在其发展过程中也暴露出一些问题和不足。要解决这些问题，就必须对职业培训的概念有一个全面的认识和理解。

一、职业培训的概念

（一）职业及职业培训的概念以及相关理论

职业是社会分工的产物，是指从业人员为获取主要生活来源而从事的社会性工作类别。在现代社会里，劳动者需要通过从事某种具体的职业，即实现就业，来达到其谋生与向社会做贡献的目的。每一种职业都有具体的职业岗位，都对从事该职业者有特殊的素质要求，其中包括知识结构、技术技能、心理素质、道德品质等方面的要求，这些要求实质上是对准备从事该职业的人员提出的必须具备的条件。凡是专门为实现这些要求和创造这种条件，并且按照规定的不同职业（工种）与不同层次的目标要求所进行的培训，如就业前培训、转业培训、学徒培训、在岗培训、转岗培训以及其他职业性培训等，都属于职业培训的范畴。

目前对职业培训的理解可分为狭义和广义两方面。广义上的职业培训是指为适应社会职业需要，按照一定标准，对要求就业的和在职的劳动者进行的旨在培养和提高其素质和职业能力的教育与训练活动，它与职业教育并没有严格的界限，应属于同一概念。其培训的内容是比较宽泛的职业领域或职业群所要求的知识和技能，要达到这一目标需要较长的时间，一般需要职业学校来完成。狭义上的职业培训是指按照不同职业岗位的要求，对接受培训的人员进行思想政治教育和职业道德教育，传授职业知识，培养职业技能，其目标在于把劳动对象培养训练成为具有一定文化知识和技术技能素质的合格的劳动者，将具备一定职业经历的人训练成为适应新的职业岗位需要的劳动人员，以适应就业和职业转换的需要。它是针对某一具体岗位或工种，对劳动者所进行的对应的培养与训练，具有极强的针对性，也是职业教育的一种重要形式和一个重要组成部分。

随着科学技术的发展、产业结构的变化、经济水平的提高和社会的进步，职业培训的内涵和外延都在发展变化。职业培训是人力资源开发的重要组成部分，是劳动就业工作的基础。其目的是增强劳动者的素质，提高其就业能力、工作能力以及职业转换能力，促进经济与社会发展。因此，《中华人民共和国劳动法》（以下简称《劳动法》）和《中华人民共和国职业教育法》（以下简称《职业教育法》）中都明确了职业培训的法律地位。

由于职业培训与就业和企业劳动管理具有密切的内在联系，因此，世界上绝大多数国家都将职业培训作为积极就业政策的一项重要内容。在我国，职业培训工作与我国经济体制、就业制度和教育体制改革同步，正处在深化改革、不断发展和逐步完善的过程中。

（二）职业培训与职业教育、普通教育的关系

一般认为，职业培训同职业教育地位相当，共同构成职业教育体系最主要的组成部

分，这里所说的职业教育是狭义的范畴，专指职业学校教育，其对象主要是初、高中毕业生。职业培训属于广义的职业教育范畴，这里所说的职业教育的对象除初、高中毕业生外，还包括失业人员（下岗就业人员）和在职人员。职业培训工作在职业教育体系中占有举足轻重的地位，人们将它视为现阶段我国职业教育改革的突破口和切入点。

职业培训和普通教育是相辅相成、彼此促进的，它们的目的都是为了提高人力资源质量，改善国民教育状况，提高全民文化素质。但两者在培养对象、内容和目标上又有一些区别。普通教育一般也称为学校教育，它是职业培训的基础和前提条件。普通教育侧重于一般性的科学文化基础知识的教育，侧重于知识水平的提高，其对象主要是进入社会职业岗位之前的青少年群体，旨在为国家培养后备劳动力。而职业培训是专业教育，是在一定知识水平的基础上进行的专业知识和技能技巧的教育，侧重于职业技能的发展，其主要对象是从业人员以及有就业意愿的待业、失业人员等群体。与普通教育不同，职业培训的内容就是工作内容，是极为具体的职业技能和行为；在效果上，职业培训能快速地将知识转化为生产力，而且其结果一般是可量化、可测评的。

二、职业培训的特点

（一）针对性和实用性

职业培训的培训目标、专业设置、教学内容等均根据劳动力市场需求、用人单位实际需要和职业标准确定。职业培训主要针对确定的职业岗位培养人才，以满足某一岗位对人才的需求。职业学校教育培养目标主要针对某一职业或职业群，相对于职业学校教育来说，职业培训与生产活动联系更加紧密、针对性更强。

（二）技术性和技能性

技术性和技能性是职业培训的本质要求，是由培养目标决定的。在培训方法上强调理论知识教育与实际操作训练相结合，突出技能操作训练，强化培训者运用所学技术解决实际问题的能力，推动培训与就业的结合。

（三）灵活性和多样性

职业培训在形式上可采取联合办学、委托培训、定向培训等形式，在培训时限上采取弹性学制，即长短结合的方式，可以脱产也可以半脱产，在培养对象上依据岗位的实际需要灵活确定，在教学形式上不受某种固定模式的限制，根据职业标准要求可采取多种形式的教学手段。要鼓励受训者以适合自己的时间、地点、方法、进度安排培训计划，采用即时授课、网上授课、直播辅助授课等方法。总之，让受训者掌握参加培训的主动权，培训部门要采取灵活多样的形式满足受训者的需要，以达到最佳的培训效果。

（四）培训主体的多元结合性

构建灵活的、开放的、多元化的职业培训体系是职业培训未来发展的必然趋势，主要表现在机制、机构两大层面。机制层面的表现主要有：各国根据实际情况采用多元化的办学模式；管理方式多元化，培训的管理体制可以是政府的，也可以是民办的。机构层面的表现主要有：办学功能多元化，培训主体可以是技工院校、民办职业培训机构、就业训练中心、企业培训中心；投资渠道多元化，多渠道筹集经费，调动各方面的积极性做好职业培训，为社会培养更多、更好的合格劳动者。

（五）培训对象的广泛性

职业培训要面向全体劳动者，不分年龄、教育基础和有无就业经历，接受培训是每个人的基本权利。初次就业、在职提高和转换职业是在职业生涯中必然面临的问题，职业培训已经成为永久性的、贯穿终生的事情。我国人口众多，必须大力加强职业培训，以提高全民族的文化素质和职业技能水平，变数量优势为资源优势。通过实施全民教育与培训，人们可以获得最基本的知识和技能，有助于就业能力和工作能力的提高，减少失业。

任务二　职业培训的类型与作用

案例导学

1860—1880年，德国由于全面强化职业培训，经济快速发展，发展速度明显高于英国和法国。第二次世界大战后，日本和德国经济的复苏和快速发展也在一定程度上得益于对职业培训的重视。

当今世界，许多国家都高度重视职业培训，职业培训已成为打开国家未来发展之门的钥匙。例如：职业培训为美国企业成为世界级公司提供了保证；职业培训造就了德国产品，享誉全球；职业培训促使日本从落后的岛国跻身于世界经济大国之列；职业培训加速了新加坡的经济腾飞，使其成为20世纪90年代亚洲经济发展最快的地区之一。

思考　请结合自己的专业想一想职业培训对一个国家或行业的发展有哪些作用？从哪些方面表现出来的呢？请说明你的理由，与同学们分享各自的观点和看法。

一、职业培训的类型

职业培训依不同的划分标准，可分为不同的类型。

（一）依据员工参加工作的阶段划分

可分为岗前培训和上岗培训。岗前培训是针对新员工进行的教育培训。通过岗前培训，新员工对组织的过去、现在、未来发展方向有所了解，并可了解到组织的工作环境、工资待遇、规章制度、组织文化等情况。上岗培训是指新员工被安置在岗位上，在上岗前进行的一种培训。通过上岗培训，新员工可以充分了解岗位工作的职责、规范、要求、条件、行为，同时学习岗位所必需的知识和技能。

（二）依据员工培训是否脱离岗位划分

可分为在职培训和离职培训。在职培训是指在工作岗位上对员工进行的培训。较常见的形式主要有岗位轮换、见习、会议、指导、助理、特别任务、师徒制等。其目的是使员工获得一定的知识、技能及处理实际问题的能力。离职培训是指让员工离开工作岗位到培训机构或学校等教育单位专职学习一段时间，一般需半年、一年或更长时间。离职培训常见的形式有学历教育、高级管理培训、短期研讨会等。

（三）依据培训目的不同划分

可分为自我意识培训、职业知识技能培训、一般技能培训和态度动机培训。自我意识培训的目的是，增进员工对自己在组织中的角色以及在与他人交往中的角色的了解，从而提高员工的自我认识水平。职业知识技能培训的目的是，使员工掌握或增长与工作相关的知识技能，一般包括理论知识与工作技能两个方面。一般技能培训的目的是，提高员工在其本职工作领域之外的工作效率和能力，改善他们的学习能力、沟通能力、与人合作的能力、适应能力以及生产能力等。态度动机培训的目的是，改变员工对工作、组织的认识，提高他们工作的积极性，使他们以更好的状态投入到工作中去。

（四）依据培训对象不同划分

可分为一般员工培训、专业技术人员培训和管理人员培训。

一般员工培训主要是对生产或服务第一线的员工所进行的培训，培训内容主要是他们工作和职业发展所需要的操作知识、技能等。专业技术人员培训主要是对专业技术人员所进行的培训，培训内容主要是他们工作和职业发展所需要的专业领域的知识、技能等。管理人员培训主要是对管理人员所进行的培训，培训内容主要是他们工作和职业发展所需要的管理知识、技能等。

（五）依据培训的主体不同划分

可分为组织内培训和组织外培训。组织内培训是指由员工所在组织内的培训机构所进行的培训。它既可以是在职的，也可以是脱产的；既可以由他人传授，也可以由自我教育、探索完成。组织外培训是指由员工所在组织外的培训机构所进行的培训。培训费既可以由组织负担，也可以由个人负担，或组织与个人共同负担。

二、职业培训的目的及作用

在新的形势下，推进职业培训改革与发展是实施科教兴国和可持续发展战略的一项重大任务。大力发展职业培训，培养和造就成千上万的高级技术技能人才，既是适应产业结构调整的需要，也是适应扩大就业和再就业的需要。

（一）职业培训有利于促进社会和经济的发展

职业培训是随着社会和经济的发展以及科学技术水平的提高而不断变化的，同时职业培训又对生产力的提高以及社会和经济的发展起着重要的促进作用。

（二）职业培训有利于提高劳动者素质

经济的发展与劳动者的素质密切相关，从一定意义上讲，劳动者的素质直接影响和制约着经济发展。经济的增长在很大程度上受制于劳动者的素质。纵观当今世界，经济的竞争，企业的竞争，说到底都是人才的竞争，是劳动者素质的竞争。而提高经济发展水平和企业竞争力的最为有效的途径之一就是职业培训。

时政直通车

党的二十大报告提出“要摸清摸准当地经济社会发展、产业转型发展需要何种类型、何种领域的高技能人才，有针对性地引进各类人才，提升人才匹配度，助力地方经济发展。要结合企业和市场需求，依托职业学校、企业培训中心、高技能人才培训中心等各类平台，采用校企合作、名师带徒、技能竞赛、产教融合、技术交流等多种形式，针对性培养高技能人才，提升人才素质。”国家依然把加强高技能人才队伍建设列入人才强国战略。要实现这些目标，培养高素质劳动者，必须采取有力措施，既要实施素质教育，提高国民素质，又要开展职业培训，提高劳动者的技能水平，从而提高劳动者的就业能力。

（三）职业培训是人力资源开发的重要途径

当今世界，企业、商业和财富的增长需要世界一流的员工。对于任何一个旨在国际竞争市场获胜的企业而言，重视员工培训是必要的条件之一。企业要在激烈的竞争中求生存、求发展，关键在于要有一支素质较高的员工队伍。在企业中应将员工培训放在头等重要的位置上，应当明确职业培训在企业经营战略中的优先发展地位，建立以员工职业培训为龙头，带动和促进企业发展的可持续发展战略，使企业在激烈竞争的市场经济大潮中立于不败之地。

（四）职业培训有利于提升企业的竞争力

面对经济全球化背景下日趋激烈的竞争，提高我国企业的竞争力已成为当务之急。而提高竞争力不但需要在加强管理、加快技术进步和产品开发等方面采取措施，同时必须加快培养和造就一支高素质的技术工人队伍。从目前我国企业职工队伍总体素质状况看，技术人员短缺问题已经相当突出。中国要真正从“中国制造”转变为“中国智造”，其基础是必须有一支素质过硬的技术人员队伍。我们可以从发达国家引进外资，引进先进技术，引进管理经验，甚至引进一些拔尖的管理和技术人才。但是，一支庞大的、高素质的技术人员队伍是无法引进的，只能靠我们自己来培养。培养这样一支产业大军，正是新时期职业教育和培训的使命所在。不从根本上改变这种状况，将严重影响我国企业竞争力的提高，影响企业的发展后劲，影响经济持续快速、健康发展。

（五）职业培训有利于促进就业

职业培训的目的主要是提高人们从事各种职业的技术业务知识水平和实际操作技能水平，我国《劳动法》第六十六条明确指出，发展职业培训事业，开发劳动者的职业技能，提高劳动者素质，旨在“增强劳动者的就业能力和工作能力”。

当前我国就业方面的主要矛盾是经济形势放缓但就业总量在稳步上升，新成长劳动力就业和失业人员再就业问题相互交织。目前，劳动者素质与就业需求不相适应的矛盾十分突出。要解决好这一问题，就需要大力加强职业培训。职业培训对于求职者来说，无论是新生劳动力初次就业，还是下岗失业人员再次就业，都可以通过获得职业技能，提高就业能力，尽快找到工作，缩短失业期；对于在职职工来说，可以通过获得更高技术等级或一专多能提高适应岗位变化的能力，激发创新能力，增强就业的稳定性。

（六）职业培训有利于促进小企业自身的发展

小企业在世界各国经济发展中发挥着极其重要的作用。创业者创立的小企业能够提供大量的工作机会，从而促进经济发展。通过职业培训，提高受训者的创业素质和创业能力，有利于实现创业型的就业。我国政府对创业培训极其重视，如：天津市自2002年与国际劳工组织合作，创办了创业培训中心，在全国首创创业培训新模式，专门帮助具有创业意识的下岗失业人员开办小企业，增强了受训者的创业素质和能力，同年末引进国际劳工组织《创办你的企业》培训模式后，对下岗失业人员实行全程免费服务。形成了项目开发、小额贷款（融资服务）、专家指导、后续服务的“一条龙”的“服务模式”，产生了较好的社会效果。对于那些具有潜在创业素质的人员来说，职业培训可以提高他们自主创业的成功率，形成以培训促进创业、以创业带动就业的良性机制。

（七）职业培训是终身教育的主要形式

1965年，在巴黎召开的联合国教科文组织成人教育会议上，联合国教科文组织成人教育局的保尔·朗格朗第一次提出了终身教育思想。他指出，接受教育应当是一个人从生到死永不休止的事情，教育应当在每个人需要的时刻以最好的方式提供给人们所必需的知识和技能。教育，不能停止在儿童期和青年期，只要人还活着，就应该继续接受教育。终身教育不应仅限于作为一种专业进修渠道，以某人在其原有专业领域内提高技能为目的，而应作为向人们提供更多职业机会的手段。1999年，在韩国召开的第二届国际职业技术教育大会上，联合国教科文组织总干事马约尔在开幕词中说："提供终身教育与培训是我们唯一能够用必要的知识与能力武装人民的途径，使其能够在变化的世界中生存。"由此可以看出，职业培训是终身教育的主要形式。

任务三　职业培训的意义

案例导学

数据显示，我国家政企业近70万家，其中绝大多数属于区域型中小企业，但这些企业都将"阿姨"资源攥在自己手中，信息无法共享。这就导致"新入局"的互联网平台在整合"阿姨"资源时，很难对身份信息、执业资格、健康水平、工作经历等数据验证真伪。尽管互联网还未给家政行业带来变革，但有些企业在进行更多尝试。

在专业培训、征信体系制度层面，××公司在全国开设大型培训基地，设立包括理论培训、实操培训、进阶培训等不同环节，以相应考试和评级作为评判的整套专业培训体系。

思考　请大家通过以上案例，总结一下职业培训的作用在人力资源能力建设中的地位和作用，为什么说它是把科学技术转化为生产力的桥梁？

世界经济的发展证明，高素质的人才资源已为一个国家经济发展的真正动力和源泉。人力资源是人口中蕴藏的劳动能力（包括智力和体力）的总和，它在经济活动中处于主导地位，控制和主宰着其他资源的开发与利用。因此，人力资源建设对于一国社会、经济、文化、政治等各方面的协调发展具有重要作用，是一国经济和社会发展的动力。

随着科学技术的快速发展和知识经济的兴起，高知识化、高科技化成为产业发展的必然趋势。经济结构全面调整和产业大规模升级必然使劳动密集型产业和它所吸收的就业者面临新的选择。数量大、技能要求不高的数量型就业势必向数量精、技能性强的质量型就业转变。实现就业要靠经济发展，经济发展靠人才，人才培养靠教育。终身教育已成为社会发展的普遍要求，而职业培训同经济发展的关系最为直接，它与劳动就业是相互促进、相互制约的关系。企业依赖劳动者的高素质来增强其产品的市场竞争能力，劳动者靠提高自身素质增强其在劳动市场的竞争能力，这些为职业培训的发展创造了非常有利的契机。因此，职业培训在人力资源能力建设中的地位和作用日益突出，它是把科学技术转化为生产力的桥梁。

面对经济全球化，抓紧人力资源开发，实施人才战略，是将我国沉重的人口负担和就业压力转化为现实的人力资源优势、促进经济与社会可持续发展、全面建设小康社会、实现中华民族伟大复兴的战略性选择。而加快职业培训改革与发展，应尽快构建起“结构合理、灵活开放、特色鲜明、自主发展”的现代职业培训体系，重视和加强对求职者的职业技能培训，这也正是人才资源开发的重要组成部分，是提高劳动者素质的重要环节，也是落实科教兴国战略、提高综合国力和国际竞争力的一项重要措施。

一、职业培训在人力资源能力建设中的地位

人力资源的能力建设就是通过塑造、改善、培育和拓展人力资源发挥作用的环境和空间，不断提高其对社会的贡献能力。人力资源能力建设事业发展的好坏是国家经济能否持续发展的关键。

（一）职业培训是人力资源能力建设的重要支柱和现实抉择

我国目前仍处在生产力不发达且发展不平衡、人力资源素质较低的时期，因而职业培训的重点应放在开发人力资源的职业能力和提高劳动者的职业素质上，并通过多种方式的培训和投资形成高质量的人力资本，提高劳动生产率，促进经济的起飞。职业培训正是我国人力资源能力建设的重要支柱和现实抉择。

（二）职业培训体现了人力资源能力建设优先发展的方向

职业培训对人力资源的研究更多地着眼于发展经济学的范畴，将其认为是从经济角度出发的单目标值的活动，这在短期内对发展中国家来说应该是最现实、最实惠的，而且职业培训经济功能的选择并不排斥人力资源的全面发展。透过职业培训的外在功能，可以集中看到人力资源能力建设的主要方面和开发过程中应当优先发展的方向。

（三）职业培训构筑了有助于人力资源职业成长的平台

根据我国国情和生产力发展现状所构筑的新的职业培训平台是：以人力资源技能开发为重点，适应经济的可持续发展和劳动者个人的自我发展，完善继续教育和继续培训，构

建终身教育体系。与构筑这一平台相适应，开通职业培训与用人、分配和待遇各个环节相互衔接的各类人才成长的通道。

二、职业培训在人力资源能力建设中的作用

立足于人力资源的技能开发以促进经济发展和实现就业，一直是我国职业培训的特色和优势所在。即围绕人力资源能力建设这一核心，充分发挥职业培训的功能，造就一支获得良好培训的、适应能力强的劳动力队伍，推动我国经济在一些领域实现跨越式发展。

（一）职业培训可以促进人力资源能力建设核心理念的确立

在职业培训中确立的人力资源能力建设核心理念主要包括两个方面：一是人力资源观念。人力资源是社会经济发展的第一资源，是唯一可连续开发、深层次开发和无止境开发的资源。二是能力本位观念。能力建设是职业培训的核心内容。职业培训的重点是通过建立高效、科学、合理、互动、共赢的环境和机制，为经济和社会发展提供所需要的高素质的专业人员。

（二）职业培训可以促进人力资源能力结构的合理配置，提高国家竞争力

从前述劳动力整体情况来看，我国人力资源能力发展的一个核心问题是如何将占人口比重最大的低素质劳动力转化为熟练的技能人才，使人力资源成为促进经济发展和提高国家竞争力的战略要素。具体表现在以下几个方面。

1. 保障人力资本和资本之间更好的互补性，为社会经济发展提供动力。

2. 促进产业结构调整过程中劳动力的转移，减少结构性失业。

3. 促进国家竞争优势的提升，改善劳动者的就业前景。

（三）职业培训可以推动人才培养战略的实施，拓展人才成长通道

职业培训有双重作用，其主要体现在：一是可以借此提高劳动者的职业技能和适应未来职业变化的能力，引导正在进入或已经进入劳动力市场的人员去确定他们需要的技能以及经济发展需要的技能。二是可以通过实行一种以能力为基础的国家资格认证制度（国家职业培训资格）来解决补充培训的问题，使职业素质更适合劳动力市场的需要。职业培训应服务于劳动者的整个职业生涯，致力于提高劳动者适应变化的职业能力，按照国家提出的“在全社会实行学业证书和职业资格证书并重的制度”的要求，逐步建立起与国家职业资格相对应的职业资格培训和鉴定体系，并使之成为劳动者终身学习体系的重要组成部分，为技术技能型人才的成长和使用铺设一条宽敞的通道。

任务四　从事职业培训人员的素质要求

案例导学

小张是工作3年的职业培训人员，在一次培训课程中专门设计了几个活动，但由于对活动不熟悉，活动效果并不好，学员们也对后面的内容失去了积极性。小张也觉得很窝火，与同事聊天的时候就说："我以后做职业培训再也不搞活动了，就直接讲课，讲完课就下课走人，多轻松！"

思考　请大家通过以上案例，思考一下小张是哪里做得不足，作为一名职业培训人员她需要哪些能力？

在全球化和技术进步不断加速的背景下，今天职业培训所面对的是一个迅速变化的劳动力市场，而劳动力市场上的不确定性特征比以往任何时候都更加明显。职业培训人员必须坚持市场化、社会化的发展方向，以劳动力市场需求为导向，运用市场化的运作机制，充分动员和发挥社会各方面的力量来开展培训。立足于人力资源的技能开发以促进经济发展和实现就业，一直是我国职业培训的特色和优势所在。职业培训人员的工作就是从事面向全社会劳动者进行专业性、技能性、实操性职业（技能）培训一体化教学及培训项目开发、教学研究、管理评价和咨询服务等相关活动。面对社会对专业人员的各种需求，职业培训人员在从事职业培训工作的同时需要具备以下要求。

一、技能素质要求

（一）在培训中有影响力

职业培训人员的功能就是利用已知及一切可利用的资源帮助他人或者影响到他人达到预期设计的目的，通过改变受训人员的知识、技能、态度乃至行为，从而确保学员能够按照预期的标准或水平完成所承担或将要承担的工作任务。

（二）拥有激励他人的能力

在职业培训当中，作为一名成功的职业培训人员要能够让受训者认同自己的情感和价值观，从而为实现他们的目标而努力；培训人员要能够激发受训者内在的动力而不是使用外在的压力；培训人员的信念是使受训者发展自己的潜能，以使其克服障碍和限制，突破心理的恐惧感。

（三）有一定的变通能力

职业培训人员应具备变通能力，根据社会企业的需要、学员、性格、交通、课程的变化，对关键事件要有预测及解决突发事件的能力。

（四）有较强的沟通、演讲及组织能力

职业培训人员应与学员和企业之间有沟通，以加强培训课程及活动的效果。职业培训人员应该拥有广泛的人际交往和沟通的技能，具有一定的敏感性和耐心。要能够对被培训者移情，表现出对他的世界观、价值观、恐惧和梦想的赞同和理解。要能够聆听，提出能激发热情的问题，能做出清晰、直接的反馈。更重要的是，职业培训人员在沟通中必须愿意进行坦诚的交流，能够清楚地识别出不受欢迎的行为。

（五）有前瞻的能力

培训意味着方法与行动的结合，特别是在职业培训中，它的要求更加的专业化。因为自我剖析、洞察力、预测性意识和自我意识总是在行动中发生。如，我们如何达到某个目标或改变某种行为，被培训者会如何对待新观点等。职业培训人员不能只是停滞在培训开始时的状态，或是陷入对情感、目标的关注或对失败的害怕中。如果被培训者最初是不成功的，好的职业培训人员能够让他们在保持活力的同时去寻找导致他们受阻和无效率的原因。职业培训人员应相信被培训者有足够的智慧、创造力和动力以获得成功，但是他们需要一定的帮助。

（六）有控制的能力

对于培训实施的过程、人员互动沟通的原则、游戏的互动组织、团队的合作等发生在培训期间的一切互动活动，都需要职业培训人员的掌控与把握。培训是与发展、成长和变化相关的，职业培训人员对目标和行动计划的控制力，将最终给被培训者带来其所期望的持久的行为变化。

（七）诊断问题并找出解决方法的能力

职业培训人员应该收集被培训者的有关资料，以便找到他们的特定需求。虽然评估和会谈的技巧可以通过学习获得，但一个成功的职业培训人员会拥有一些特定的素质，这些素质使他们能够更有创造性地利用这些信息，诊断被培训者的问题所在，或提出令人振奋的解决办法。这些素质包括：真正了解所询问的问题；意识到什么是“错误”以及应该做什么；将理论运用于实际环境的能力；创造性——能提供新的观点和新的视角；独特的和新颖的解决问题的能力。

二、意识素质要求

（一）要有亲和力

职业培训人员要让学员感觉与你沟通没有距离感，能够笑容可掬、言行一致、为人热忱，给人一种愿意与你接触的感觉。作为一名从事职业培训工作的人员，是团队的公众性人物，更是影响别人的思维、习惯乃至行动的导师，因此亲和力至关重要。

（二）要有与人建立关系的能力

职业培训人员应该是可接近的、友好的、值得信任的。职业培训人员在思想和态度的表现应当是乐于助人的、有想法的、有思路的、有策略的，并且能充分地表达自己的想法。在培训工作中要全神贯注于培训任务并不计较得失。培训的成功很大程度上取决于职业培训人员和被培训者之间的关系。

（三）要有把握职业界限的能力

培训不是对所有人都有效的灵丹妙药，不是所有人都适合被训练。选择被培训对象和建立职业培训人员和被培训者之间的“良好配合关系”十分重要。一些人也许不适合学习和改变，所以职业培训对他们也许不是最有效的方式。培训不可能对所有人都是好东西，没有任何一个职业培训人员无所不知或是可以帮助所有人。好的职业培训人员通常能够意识到他们的能力和局限。

三、心态素质要求

在职业心态上，作为一名职业培训工作人员，应当具备积极、自信、自律、包容、不断学习、感恩的心态。对于职业培训人员而言，学习是工作的一个部分，或者说是工作的一种形式。学习可以达到两个目的。一是职业培训人员自身的进步和提高。通过学习，职业培训人员在理论和实践上都有了新的收获，就等于是增加了自身的“内力”和职业含金量。二是学员的学习进步。通过对课程相关内容的不断充实、提高，对授课技巧的努力钻研，职业培训人员可以在课堂上给学员带来更多的信息和更多的成长动力。而要做到这一点，最重要的是拥有一个开放的学习心态：不是固守已有的知识体系，而是想着还有更多的精华可以加入和充实到培训课程中去。

目标检测

答案解析

一、单选题

1. 我国（　　）第六十六条明确指出，发展职业培训事业，开发劳动者的职业技能，提高劳动者素质，旨在“增强劳动者的就业能力和工作能力”。

A.《合同法》　　B.《劳动法》　　C.《宪法》　　D.《民事法》

2. 职业培训人员应具备（　　）能力，根据社会企业的需要、学员、性格、交通、课程的变化，关键事件要有预测及解决突发事件的能力。

A. 组织　　B. 前瞻　　C. 建立良好人际关系　　D. 变通

二、多选题

1. 职业培训的特点包括（　　）。

A. 针对性和实用性　　B. 技术性和技能性

C. 灵活性和多样性　　D. 培训主体的多元结合性

E. 培训对象的广泛性

2. 职业培训依据培训目的不同划分标准，可分为（　　）。

A. 自我意识培训　　B. 职业知识技能培训

C. 一般技能培训　　D. 态度动机培训

E. 专业技术人员培训

3. 为了加快职业培训改革与发展，应尽快构建起“（　　）”的现代职业培训体系。

A. 结构合理　　B. 灵活开放　　C. 特色鲜明　　D. 自主发展

E. 健康和谐

三、思考题

请你用自己的理解说说职业培训的目的及作用?

（魏雅君）

书网融合……

小结1-1

小结1-2

小结1-3

小结1-4

项目二　家政服务员的基本素养

学习目标

知识目标：理解家政服务员的岗位职责和内容。

能力目标：学会并掌握家政服务员的职业礼仪。

情感目标：正确理解家政服务员的岗位要求，提升道德素养，共同促进家政服务行业稳步发展。

案例导学

家政类专业大学毕业、业务水平精湛的小陈在广州做家政服务工作。今年年初，经过一路过关斩将，小陈应聘到一家英国人家里做见习管家，试用期三个月。为了更好地服务客户家庭，小陈通过细心观察和主动询问，对服务家庭进行了深入细致的了解，并制订了一套针对性的服务计划。由于小陈的细致用心，事事为客户着想，客户一家很快从心里接受了她，提出长期聘用的要求。

思考　请大家通过以上案例，总结如何在工作中了解客户需求，提升本岗位的服务水平？

任务一　家政服务员的岗位认知

一、家政服务业发展概述

随着国民经济的快速发展，近年来家政服务的内涵不断衍生，服务内容延伸到民众日常生活的方方面面。家政服务企业呈现品牌化、多业态、规模化发展态势。家政服务业在为家庭提供多元化服务，满足民众快节奏生活、高品质需求和广泛就业的同时，实现了行业自身的快速发展。

（一）服务内容日趋多样

家政服务涉及20多个门类，200多个服务项目。家政服务为适应市场需求的多样性，也呈现出多样化发展态势。传统的保洁、搬家、保姆等项目不断细分，月嫂、陪护、理财、保健等服务不断成为家政服务的主要内容。

（二）连锁经营步伐加快

现代流通方式在家政服务企业中得到快速推广。多数企业已改变原来的单店经营模式，积极采用连锁经营等现代流通方式，服务网络逐步向全国甚至国外延伸，实现了跨区域连锁化发展，经营理念和服务方式在一定程度上得到了统一。

（三）家庭服务规范化、职业化发展趋势明显

近年来，专业化程度高的家教、理财、保健等新兴服务进入家政服务范畴，母婴护理、保洁收纳、婚介等传统服务的专业性越来越强，对从业人员的专业水平要求不断提高，越来越多的家庭开始重视家政服务员的学历和专业培训水平。母婴护理、育婴早教、养老陪护、营养配餐、家政经纪、家庭保健、理财咨询、高级管家等专业化服务需求明显增强；从业人员已具有一定规模，且具有相对独立、成熟的岗位技能与岗位素质；部分岗位，如母婴护理、育婴早教、养老护理等已建立专业的培训、上岗、考核、晋级机制，正在走向专业化、规范化、职业化。

（四）服务质量全面提升

家政服务业的多样化快速发展，为人民群众提供了高质量、个性化和安全便捷的服务享受。老年人、孕妇可以得到温馨照料和陪护，家庭中的病患可以得到专业的照护，婴幼儿可以得到细心看护和教育，繁杂的家务可以得到专业料理和服务。部分家政服务员已形成了有耐心、有爱心、有责任心的三有执业理念，以更好地为客户提供服务。家政服务已成为服务百姓日常生活不可或缺的重要行业。

（五）企业初具规模，服务体系逐渐形成

由于经济社会发展和人们更高生活质量的要求，近几年来，我国部分城市家政行业蓬勃发展，家政企业数量逐年增多，发展速度不断加快。具体在业态上表现为家政公司、搬家公司、养老中心、婴幼儿早教中心、儿童托管中心、月子中心、养生保健公司等。经调研发现，目前我国家庭服务业正逐渐被市民接受，客户群逐渐扩大，行业初具规模，服务机制日趋完善。家政服务企业在服务体系上形成了身份审核、健康体检、岗前培训、跟踪管理的工作流程；在管理上逐渐走向制度化、规范化，形成了“招工－培训－考核－鉴定－就业安置－售后服务－业务考核”的完整服务流程。为满足客户的不同消费需求，服务形式逐渐多样化，有全日制服务、非全日制服务、计时服务、计件服务等。

（六）高技能人才缺乏，职业能力需要加强

家政服务企业之间的竞争在于人才的竞争。当前家政服务人才稀缺、留不住高层次人才成为制约家政服务业发展的瓶颈。大部分家政公司为中介制管理，有的服务员同时在若干个家政公司报名、注册，整个行业供应链不规范、劳动力不稳定。家政服务企业目前仍比较零散，家政服务消费需求满意率较低，不少居民只是“潜在的客户”。

在雇用家政服务员时，“服务人员素质与技能差，不能满足家庭需要”是人们最担心的问题。服务人员的文化水平、个人素质和职业能力需通过系统学习、专业培训进一步加强。

（七）家政服务企业品牌建立及内部管理需进一步加强

我国家政企业创立时间比较短，整个家政行业仍然面临小、散、弱的局面，规模化、产业化、品牌化发展有待进一步加强。受管理体制影响，家政服务企业存在客户资源易流失、员工队伍不稳定的问题，行业信誉需进一步加强。目前，家政服务员基本上是各公司定自己员工的级别，没有统一的服务和收费标准，这成为雇请纠纷频发和行业恶性竞争的原因之一。

（八）市场监管力度不够，需进一步营造行业环境

家政服务业市场缺口大，企业门槛低，难免会产生一些未注册、不规范、不诚信的企业。这些企业存在合同不规范、乱收费、缺乏员工培训与鉴定等不良行为，违规操作和短期行为严重，极大地扰乱了家政市场秩序。

二、家政服务行业的重要性

（一）家政服务行业为广大客户创造幸福，是利国利民的民生行业

家政服务行业是以“为民、便民、利民、安民”为宗旨，以满足老、弱、病、残、孕、忙等群体的生活需求为直接目标，为人们排忧解难，把人们从家庭琐事的辛苦中解放出来，从而更好地投身于自己的事业中。家政服务行业之所以在现代社会具有如此重要的地位和作用，与我国现代家庭结构和社会人口结构的变化分不开。以往的家庭人口多，家里有兄弟姐妹，亲戚众多，家庭普遍呈现为大家族。家务劳动往往由众多家庭成员合理分担，家庭困难也是兄弟姐妹、亲戚之间互帮互助予以解决，形成尊老爱幼的家庭美德。但社会发展到今天，家庭结构向小型化发展，“4+2+1”的家庭模式，即双方父母4个人、夫妻2个人与1个孩子（目前呈现向“二孩”，甚至“多孩”发展）的家庭结构成为新的主流家庭结构，一个家庭面临的老人赡养和幼儿抚育以及日常家务琐事都重压在夫妻二人身上，加之现代社会生活节奏快、工作压力大，家庭劳务服务社会化成为必然，人口老龄化、婴幼儿抚育带来的诸多问题也需要通过更多社会化服务加以解决。随着人们收入水平的提高，追求更高的生活质量也对专业化、高质量的家庭服务提出了需求。从这个意义上讲，家政服务行业为广大客户创造了幸福，真正提高家庭生活质量和幸福指数，是造福百姓的民生行业。

（二）家政服务行业是就业的大平台、职业的大舞台

家政服务行业为从业人员提供可供选择的就业机会，创造展现自我的职业平台。家政服务行业的社会需求量大，能够提供数量充足且源源不断的就业机会。随着行业发展，家政服务工作的待遇也逐步提高，家政服务行业具有广阔的职业平台和发展空间。只要有梦想、愿意奋斗，就能在这里找到属于自己的职业舞台，取得事业上的成功。

三、家政服务员的岗位要求

（一）料理家庭事务

1.洗烫衣物　家政服务员要能够为客户家庭洗涤、熨烫、收纳、保养常见衣物。

2.家居清洁　能够清洁居室，清洁、养护家居用品，美化家居环境。

3.家庭烹饪　家政服务员要能够采买烹饪原材料及日常生活用品，能够加工、烹制家庭膳食。

（二）照护家庭成员

1.照护孕妇、产妇与新生儿　家政服务员应掌握孕妇、产妇与新生儿的照护技能，能够为孕妇、产妇与新生儿提供起居生活照护、营养饮食配制、新生儿喂养等专业服务。

2.照护婴幼儿　家政服务员要能够为婴幼儿提供起居生活照护、营养饮食配制、婴幼儿喂养、婴幼儿早期教育等服务。

3.照护老年人或患者　家政服务员要能够为老年人或患者提供起居生活照护、营养饮食配制、半自理老年人或患者的生活护理等服务。

（三）管理家庭事务

1.经济管理　经济是家庭生活的物质基础。在家庭中经济管理首先是财务管理，但是家政服务员只是家庭财务工作的执行者。家政服务员参与的家庭经济管理主要是管理日常收入和消费。

（1）收支管理　量入为出，正确而有效地用钱、用物。

（2）日常采买　避免盲目性消费、积压性消费、有害性消费。

（3）节俭财物　在客户家庭经济管理上，客户处于主导地位，家政服务员可以协助客户量入为出，计划理财；在日常家政服务过程中要保持节俭，注意节约用水、节约用电。

2. 家庭事务管理　家庭事务管理主要是指家务劳动的管理，在家庭中家务劳动十分重要，它可以调剂生活，增进家庭和睦，增加家庭欢乐气氛，还能培养下一代独立生活的能力和劳动习惯。在家务劳动中可以很好地协调家庭内部关系，发挥家务劳动的特有功能，创造优异的工作业绩。

3. 生活管理

（1）物质生活管理　物质生活管理包括家庭中衣、食、住、行的管理以及家庭保健、卫生、安全等。一般来说，物质生活管理是提高家庭生活质量的主要内容。

（2）精神文化生活管理　精神文化生活管理包括家庭教育、文娱、体育、旅游、休闲活动安排等。家政服务员不仅要掌握生活管理的技术、技能、技巧以满足家庭生活质量需要，还要掌握精神文化生活管理知识与技能，以提升客户的精神与文化生活质量。

上述的这些管理是家庭生活的基本内容，是家庭成员要共同努力合作完成的。家政服务员作为客户家庭中的准成员，其在家庭中的角色和地位要由所承担的主要任务、服务的主要对象以及服务质量来决定。家政服务员的职责是根据家庭需要，依法、据实承担相关工作；但不可能承担起家庭管理的全部责任。此外，为了提高所服务家庭的生活质量，家政服务员一定要和家庭成员共同努力，做好家庭事务管理，有效完成自己的主要工作职责。

四、家政服务员的职业划分和级别

为规范从业者的从业行为，引导职业教育培训的方向，为职业技能鉴定提供依据，依据《中华人民共和国劳动法》，适应经济社会发展和科技进步的客观需要，立足培育工匠精神和精益求精的敬业风气，人力资源和社会保障部组织有关专家，制定了《家政服务员国家职业技能标准》（以下简称《标准》）。以“职业活动为导向、职业技能为核心”为指导思想，对家政服务从业人员的职业活动内容进行规范细致描述，对各等级从业者的技能水平和理论知识水平进行了明确规定。本《标准》依据有关规定将本职业分为五级/初级工、四级/中级工、三级/高级工和二级/技师四个等级，包括职业概况、基本要求、工作要求和权重表四个方面的内容。

（一）家政服务员的职业工种

依据家政服务员职业活动特点，结合市场需求定位，家政服务员职业经科学规划，细分为三个工种，即母婴护理员工种、家务服务员工种和家庭照护员工种。

（二）家政服务员的职业技能等级

标准五级/初级工、四级/中级工、三级/高级工定位于专业技能人才，二级/技师定位于知识技能型的管理型人才，各级别技能要求与知识要求逐级递进，由简到繁，由易到难，遵循高级别涵盖低级别原则。标准职业功能、工作内容、工作要求进行了科学规划、突出时代特色，即体现了职业活动的当前平均水平、阶段发展水平，亦体现职业发展趋势；知识要求强调系统性，促进从业人员向知识技能型转换，提升行业发展质量。

家务服务员，分别为：五级/初级工、四级/中级工、三级/高级工。

母婴护理员，分别为：五级/初级工、四级/中级工、三级/高级工。

家庭照护员，分别为：五级/初级工、四级/中级工、三级/高级工。

二级/技师不分工种。

（具体职业技能等级要求详见《国家职业技能标准》职业编码：4-10-01-06）

任务二　家政服务员的职业道德

一、职业道德概述

通常所说的职业道德是指不同行业的人在职业活动中所遵循的行为准则、道德准则与规范。职业道德是社会道德的重要组成部分，它具有以下几个特点。

（一）稳定性和连续性

职业道德的内容往往表现为某一职业所特有的道德传统和道德准则。一般来说，职业道德所反映的是本职业的特殊利益和要求，而这些要求是在长期的反复的特定职业社会实践中形成的，有些还是独具特色、代代相传的。

不同的民族有其特有的生活方式，特定职业也有其特定的从业方式。这种由不同从业方式、不同生活方式长期积累逐渐形成的相对稳定的职业心理、道德传统、道德观念以及道德规范、道德品质，构成了相对连续和稳定的职业道德。例如，医生的宗旨是救死扶伤，军人要服从命令，商人要诚信无欺，教师要为人师表，领导应以身作则等，这些均是约定俗成的社会共识，已流传上千年。一般来说，进入某个行业，从事某一职业，先要学习掌握这一职业的道德，要遵守行约、行规。只有认真、规范地遵守职业道德的人，才有可能成为这一职业中的优秀人才。家政服务业既是一个传统行业，又是一个新兴行业，是近些年随着人们生活水平不断提高，需求不断加大，而迅速发展起来的。家政服务员作为新兴职业，其职业道德、职业理念有一个创建的过程，并为创建被社会认可的职业道德而努力。

（二）专业性和有限性

道德是调节人与人之间关系的价值体系。鉴于职业的特点，职业道德调节的范围主要限于本职业的成员，而对于从事其他职业的人就不一定适用。这就是说，职业道德具有两部分调节作用：一是调节从事同一职业人员的内部关系，二是调节本职业从业人员与其服务对象之间的关系。

（三）多样性和适用性

由于职业道德是依据本职业的业务内容、活动条件、交往范围以及从业人员的承受能力而制定的行为规范和道德准则，因此，职业道德是多种多样的，有多少种职业就有多少种职业道德。但是，每种职业道德又必须具有具体、灵活、多样的特点，以便从业人员记忆、接受和执行，并逐渐形成习惯。家政服务是一个新兴的行业，它的服务场所可能是社区、健康管理中心、客户家庭等，服务主体是人，故而家政服务人员必须严格遵守其相应的职业道德规范。

二、职业道德的作用

职业道德在每个人的职业生涯中均有着极其重要的意义。随着社会主义市场经济的发展，道德教育问题已成为国家和社会十分关注的重要问题。每一个中国公民均要紧密结合发展社会主义市场经济的新要求，努力加强社会主义道德教育，不断提高思想道德素质。提高思想道德素质是提高职业道德的前提，对家政服务职业的新人来说，只有懂得思想道德教育的重要性，才能进一步懂得职业道德在职业生涯中的重要性。

道德和法律都是上层建筑的组成部分，是维护社会秩序、规范人们思想和行为的重要手段。法律及各种行政措施、规章制度，对人加以限制和约束是强制性的，违反限制和约束的人要受到批评、惩罚和制裁；而道德对人的限制和约束则是通过社会舆论和每个人自己的内在信念共同起作用。道德教育的内容包括培养、提高个人道德品质，树立人对于善恶的内在信念，以及使人们正确认识和处理各种利益关系，而不做有损社会和他人的事。思想道德教育之所以重要，是因为在社会生活中，为了共同的生活需要，每个人都应对自己的行为加以必要的限制和约束。因此，道德教育是社会主义精神文明建设的重要组成部分，是规范人们思想行为的重要手段。职业道德在人们的职业生涯中的重要性，就在于它在人的职业生活中进行了道德规范。

家政服务员是进入客户家庭料理家务、照护家庭成员、管理家庭事务的人员，这一职业要求从业人员必须具有较高的职业道德素养。由于家政服务员职业的特殊性，从家庭伦理需要出发，家政服务员必须与被服务家庭成员共同努力，相互融合，学习掌握家庭管理特点，协调好家庭关系，做好家庭事务管理，创建家庭美德。加强家政服务员的思想道德教育，用社会主义职业道德观念规范家政服务员的道德理念和职业行为。

（一）做好角色定位，共建家庭美德

家政服务员是从自己家庭走出来，进入另外一个家庭即客户家庭中，角色由自我家庭的一员转换为职业人。这一角色的转换是否成功，取决于家政服务员对家庭美德的认知，这对家政服务员进入客户家庭之后的角色转换、角色定位、服务质量影响很大。家政服务员在所服务的客户家庭中处于比较特殊的地位，既是家庭成员又不是家庭成员，所以对客户家庭应有更多的认识，更深刻地了解家庭美德的重要意义，并且身体力行，做创建家庭美德的积极参与者和传导者，不能做家庭美德的破坏者。

（二）关心客户家庭成员，协调和谐人际关系

家庭是以婚姻关系为基础，以血缘关系为纽带，有共同经济生活的社会基本组织单位。家庭中人与人的关系是一种特殊的社会关系，家政服务员进入家庭，协调、处理好自己与客户家庭成员的关系十分重要。协调好家庭人际关系是家政服务员职业道德的体现，也是其能否做好家政服务员职业的根本。

1.尊重客户风俗习惯，协调好家庭关系。首先，家政服务员要摆正自己的心态。家政服务员是为客户家庭提供服务的工作人员，是服务工作的执行者，不是客户家庭成员。家政服务员和所服务家庭的家庭成员，在人格上是完全平等的。但是家政服务员在客户家的位置比较特殊，既要有主人翁的责任感，又要有服务者的身份意识。其次，家政服务员和客户家庭是“你有所需、我有所助”的工作关系，是平等互助的。家政服务员在工作期间不需要低声下气，但是也不能喧宾夺主，要时刻警醒自己是职业家政服务员，必须认真工作。再次，家政服务员是进入家庭从事服务工作的职业人，工作的同时必须尊重所服务家庭的习惯和习俗，并尽力满足客户合理、合法的家庭服务需求。最后，家政服务员应尊重客户及其关联成员。家政服务员进入客户家庭提供家政服务，要在职业情感方面与客户家庭成员相互融合，积极地处理好与客户家庭中每个人的关系；这既是做好家政服务工作的需要，也是家政服务员职业道德的体现。

2.发挥优秀品质，增加可信度。客户是家政服务员职业道德、劳动态度、服务质量的直接评判者。家庭是千姿百态的，有很强的个性，对家政服务员服务的需求是各种各样的。在家庭生活中，人与人的关系有浓厚的人情味和道德关系。

家政服务员在进入客户家庭工作之后，工作态度要和蔼可亲，对待客户家庭成员要热

情友好，尊重客户，对自己的工作要尽心尽力、忠诚本分。这样，工作就可以得到客户的认可，家政服务员本人也能够取得客户的信任。尊重客户可换来相互尊重，热情友好将增进同客户家庭成员的友谊，和蔼可亲会使家庭成员增加对你的亲切感，忠诚本分会增加家政服务员的可信度。家政服务员在为客户家庭服务时要充分发挥和展现这些优秀品质，并有效保持工作热情和优秀品质，成为优秀的家政服务员。

3.加强个人道德修养，建立良好关系。在家庭中，平等关系必须建立在相互尊重的基础上。家政服务员自进入客户家庭开始，就要与客户家庭中的每个成员打交道，要同这个家庭建立起良好的人际关系，这是做好家政服务工作的基础。

家政服务员必须加强个人道德修养，使自我更完善，这样才能真正实现家政服务员的职业道德。个人道德修养的内涵非常丰富，而且因人而异。我国历来重视个人的道德品质修养——“修身，齐家，治国，平天下”，其中“修身”是一个人成家、立业、报效国家的基础。也可以说，道德品质修养是做人的根本。有关个人品德修养的理论、方法，从古至今有千千万万；但是，每个人都有不同体会。个人品德修养体现在家政服务员的职业行为中，是衡量家政服务员工作质量的重要标准。家政服务员要根据自己的条件和所处的地位、环境以及承担的角色规范自己，不断地加强个人修养，增强自身职业素养。

（三）不断提升自身素质，为客户提供品质家政服务

1.不断提高家庭服务的基本修养，展现职业化服务形象。

2.不断学习家庭生活的基本知识，为客户提供更为全面、周到的家政服务。

3.不断掌握家庭生活的基本技能，以便圆满地完成家政服务员的职责。

从家政服务的角度看，管理家庭的技术、技能是很重要的，特别是在社会经济发展、家庭物质生活水平提高之后，为满足家庭成员的物质需求，家政服务员做好家政服务工作是很重要的。家庭管理包括物质的、经济的、生活的、劳务的等各个方面。家庭管理的技能不仅仅是技术性的，还有许多是思想观念、思想方法上的。作为家政服务员要做到为家庭生活服务，和客户一起为不断提高家庭生活质量作出努力，就必须懂得并学会家庭管理。

家政服务员要做一个严格遵守职业道德和社会公德的人，做一个爱的使者和播种爱的人，做一个懂得赞美和尊重他人的人，做一个懂得聆听别人的人，做一个对自己、对客户有使命感和责任感的人。

三、家政服务员职业守则

家政服务诚信是根本，爱心是基础，勤快是保证，修养是关键。诚信要做到忠厚老实、诚实守信、做事认真、负责敬业。爱心在于坚持疼爱孩子，细致照护孩子的生活起

居；倍加关照孕产妇；尊重老人（病患），耐心照护饮食起居；善待他人，讲究人际沟通技巧。勤快是具有强烈的服务意识，做事积极主动，耐心细致。修养体现在言谈举止得体，具有职业特点。

（一）遵纪守法，诚实守信

1.遵纪守法是社会主义国家公民应有的责任与义务。遵纪守法是社会主义道德规范的要求，是每个公民应尽的义务，是建设中国特色社会主义的基石。遵纪守法要求每名家政服务从业人员都应遵守法律法规和行业纪律，同时也要学会用法律保护自己，正确维护自身的合法权益。随着家政服务行业的规范化、法制化发展，规范家政服务行业的各种政策措施和法律制度不断健全和完善。在法律面前是人人平等的。这不仅是法律地位的平等，还包括人员生命安全，集体、家庭和个人财产安全以及人格尊严平等地受到法律保护。遵纪守法，树立法律意识，敬畏规则，做任何工作不要心存侥幸心理。只有增强法律意识，正确履行自己的义务，才能避免违法。

2.诚实守信是家政服务员的美德。家政服务员的工作过程其实也是与人交往的工作过程。有的家庭人口多家庭成员各具特色，因此在完成客户交给的任务或者与客户家庭成员有什么约定时，家政服务员一定要诚实守信，说到做到。诚实守信是一种品质，具有这种品质的人，会给人一种靠得住、信得过的感觉，这样人们才会把重要的、需要办的事委托给他。

诚信是道德的重要内容，也是立德树人的根本。家政服务员进入到客户家中，一定要经得住金钱、物质、精神的考验，自觉遵守法纪，必须无条件做到不属于自己的钱财、物品不能拿，不适合的朋友少交往。

（二）爱岗敬业，主动服务

1.爱岗敬业是社会主义职业道德的核心，是中华民族的传统美德。爱岗敬业是社会主义职业道德最基本、最起码、最普通的要求。爱岗，就是热爱自己的工作岗位，热爱自己的本职工作。敬业，就是以极端负责的态度对待自己的工作。宋朝朱熹对“敬业”的解释是：“专心致志，以事其业也。”就是说，敬业的核心要求是严肃认真、一心一意、精益求精、尽职尽责。敬业精神是一种积极向上的人生态度。人生的价值在于勤奋、进步、奉献，而敬业精神就是一种奉献精神。

2.主动服务展现职业素养，提升职业形象。家政服务工作内容较为繁琐，相关工作要在具体工作中发现。这就需要家政服务员主动、细致地开展工作。客户往往是在无法自主解决家政服务内容的情况下，才聘请家政服务员进入家庭提供服务的；也许因为工作忙，也许因为自己不会做家务等因素，才有了家政服务的需求。家政服务员与客户之间是各尽其能、互为支撑的关系。

家政服务员在开展工作时必须具备主动服务的观念，应依据家政服务员国家职业技能标准的要求，认真、细致地完成工作，不能客户交代一件事就只干这一件事，客户未明确交代的就不去主动提供服务，这种得过且过的工作作风将严重损毁职业形象。

（三）尊老爱幼，谦恭礼让

1.尊老爱幼是社会主义社会公德。尊老爱幼对家政服务员来说，不仅是一般意义上要履行的社会道德，而且是必须具备的一种品质。由于我国社会已经进入人口老龄化阶段，老年人对家政服务的需求越来越多，而且当前的老年人在文化素质、经济条件均有很大提高的情况下，对家政服务的质量要求也越来越高。我国是讲“孝道”的国家，推行以家庭养老为主、社会养老为辅的养老政策。家政服务员所服务的老年人家庭，不论有无儿女同住，家政服务员都承担着替儿女尽孝的责任，这就要求家政服务员要有一份孝心，要有一种真正的爱心。

2.谦恭礼让是做好家政服务工作的前提。尊重客户、热情和蔼、谦恭礼让是优秀家政服务员的基本素养。家政服务员进入客户家庭之后，服务态度和蔼可亲，对待家庭成员热情友好，对自己的服务工作尽心尽力、忠诚本分，并且能够尊重客户，这是家政服务工作的基础。谦恭礼让、尊重客户可换来相互尊重，热情友好将增进家政服务员与服务家庭成员的友谊，和蔼可亲会使家庭成员增加对家政服务员的亲切感，忠诚本分会增加家政服务员的可信度。家政服务员在家政服务过程中充分发挥和展现这些优秀品质，一定会得到客户的赞赏和信任。

（四）崇尚公德，不涉家私

1.维护并履行社会公德，是家政服务员必备的道德规范。社会公德是所有社会成员在公共生活领域中应遵循的基本道德规范。《中华人民共和国宪法》明确规定：“国家提倡爱祖国、爱人民、爱劳动、爱科学、爱社会主义的公德。”五爱精神和以为人民服务为核心的集体主义道德原则是我国社会主义社会公德的基本内容。家政服务员要自觉地遵守这些公德，并且应加以维护。

家政服务员和我国的其他公民一样，有责任和义务履行社会公德，并在工作中尽力发挥其作用，如果能充分发挥道德的调节作用，家政服务员也能为建设社会主义精神文明作出贡献。

2.不涉家私是家政服务员必备的品质。家政服务员是料理家务、照护家庭成员、管理家庭事务的人员。有的家庭把整个家交到家政服务员手里，因此，家政服务员必须得到家人信任，一举一动都要使家人放心。个人家庭有隐私权，不容侵犯。家政服务员进入客户家庭后，一定要尊重该家庭和家庭成员个人的隐私权和财产私有权。家政服务员对家庭中不需要自己知道的事要做到不闻不问，做好自己应尽的责任则可。当家中只有自己时，也不应出于好奇随意乱翻客户家中的东西，更不应将家中东西据为己有。遇到客户家庭内部发生矛盾时，一般情况下不要参与进去，更不能偏袒一方或说三道四，需要劝解时也只能点到为止。不涉家私是家政服务员职业道德的重要内容，也是家政服务员必备的品质。

案例解析

家庭风波不参与

家政服务员张阿姨在客户家工作3年多了，没有人听到她说过客户家里的事情。她在客户家里只是默默工作，从不多事，不说长道短。遇到客户家里人吵架，她一般不去劝架，也不充当裁判居中调解，更不给其中任何一方帮腔。问其原因，她说："因为只要是客户起了争执，一定会涉及家庭的隐私问题。这种时候，每个人都要面子，如果家里有第三个人在场，很可能想道歉也不好意思，双方无法下台阶。"有一次，她在客户家里，遇到夫妻俩吵架，两人你一言我一语，互不相让。妻子从衣柜里把衣服都摘下来，要回娘家。张阿姨见此情景，便自觉回避，默默离开现场，带着孩子回到自己房间。事后，她也没有去开导其中任何一方，更没有四处宣扬，而是绝口不提此事。结果是客户小夫妻在风波过后仍然相爱如初。

案例点评：张阿姨的做法是比较恰当的。俗话说：清官难断家务事。家政服务员到客户家里是来做服务工作的，没有调解客户家矛盾的义务。切记不把自己当外人，充当调解人，不管客户双方的年龄、身份，对他们指手画脚，结果往往是适得其反。记住，职业的特殊性要求家政服务员干好本职工作就好，不要随便参与客户家事。

任务三　家政服务员的职业礼仪

礼仪修养是一个人综合素质的重要组成部分，直接体现其品质、品位和形象。家政服务员掌握相关的礼仪常识是非常必要的。

一、言谈文明

（一）言谈的基本要求

1.吐字清晰，语调平和。说话时，吐字要清晰，语速不要太快，不要旁若无人，大呼小叫，口沫四溅。语调要平和，尽量不用或少用语气词，力求嗓音甜美、清脆，使听者感到自然亲切。

2.态度诚恳，意思清楚。与人交流时，语言所表达的内容、感情与表情要相对一致，不能口是心非，不能信口开河，不能虚假浮夸。与他人交谈时，不能东张西望、时不时地看手机、面带倦意、哈欠连天；否则会给人心不在焉、傲慢无礼等不礼貌的印象，更不能撒谎骗人。语言表达要简单、明了，说出的话要能够准确表达自己的意思，要做到自己清楚、别人明白。

3.称呼恰当，用语谦逊。称呼是指人们在日常交往应酬过程中彼此之间的称谓，它能够反映人们之间的相互关系和个人修养，也能反映社会风尚。在人际交往中，称呼是否恰当往往直接影响交际的成败。恰当使用称呼，能使相互交流各方产生心理上的相容，交往就会顺利、愉悦。称呼恰当，主要是指称呼要符合自己及他人的身份。见到熟人、客人，与他人讲话前要先有称呼。家政服务员到了雇主家里，应按年龄、辈分称呼雇主家的成员，对年轻的夫妇可称大哥、大姐，年长些的可称叔叔、伯伯、姑姑、阿姨，并按辈分随雇主称呼他们的长辈和亲友。在与众人打招呼时，要注意亲疏远近和主次关系，一般以先长后幼、先女后男、先亲后疏为宜。

（二）礼貌用语

能否有效运用礼貌用语，直接关系到人际交往的成败。与人交谈时，一定要和善，多用礼貌用语。常用的礼貌用语有“请”“谢谢”“对不起”“您好”“麻烦你了”“拜托了”“可以吗”“您认为怎样”等。同时，要根据礼貌用语表达语意的不同，选择不同的礼貌用语。

1.问候语　问候语一般不强调具体内容，只表示一种礼貌，用于见面时的问候。在使用上通常简洁、明了。同时，无论何人以何种方式向本人表示问候，都应给予相应的回复，不可置之不理。常用的问候语主要有“你好”“早上好”“下午好”“晚上好”等。问候时表情应自然、亲切，脸上要带有温和的微笑。

2.欢迎语　欢迎语是接待来访客人时必不可少的礼貌语。例如“欢迎您”“欢迎各位光临”“见到您很高兴”等。

3.告别语　告别语用于分别时的告辞或送别，它虽然给人几分客套之感，但也不失真诚与温馨。与人告别时神情应友善温和，语言要有分寸，具有委婉谦恭的特点。常用语有“再见”“晚安”“欢迎再来”“一路平安”等。每次会面结束，都应以希望“再次见面”的心情来向对方告辞或恭送对方离去，要以恭敬、真诚的态度说出告别语。

4.答谢语　答谢语应用的范围很广。有些是表示向对方的感谢，应该说：“非常感谢”“谢谢您的好意”等；有些是表示回应对方的致谢，如“不必客气”“这是我应该做的”等；有时还可用来拒绝对方，如“不用了，谢谢”。使用答谢语时应该以热情的目光注视对方。

5. 请托语　请托语是向他人提出某种要求或请求时使用的用语。当向他人提出某种要求或请求时，一定要“请”字当先，而且态度要诚恳，但也不用低声下气，当然更不能趾高气扬。常用的请托语有“劳驾”“借光”“有劳您”“让您费心了”等。说请托语时首先要尊重对方，语气要委婉谦恭，不要用强求或命令的态度和语气。

6. 致歉语　在日常交往中，有时难免会因为某种原因影响或打扰了别人，尤其当自己失礼、失约、失陪、失手时，都应及时、主动、真心地向对方表示歉意。常用的致歉语有“对不起”“请原谅”“很抱歉”“失礼了”“不好意思，让您久等了”等。当你不好意思当面致歉时，还可以通过电话、手机短信等其他方式来表达。

7. 征询语　当向别人询问要为其服务时常用征询语，诸如“您有事需要帮忙吗”“我能为您做些什么”“您还有什么事吗”“我可以进来吗”“您不介意的话，我可以看一下吗”“您看这样做行吗”等。使用征询语时态度要真诚，语气要温柔，让对方切实感受到自己的关心和体贴。

8. 慰问语　在人际交往中，表示对他人的关心是非常重要的。如他人费心劳神、付出劳动时，可以说“您辛苦了”“让您受累了”等；如果他人身体欠佳，可以说“请好好休息”“望您早日康复”等。一两句温暖的话语就可能换来对方的好感。

9. 祝贺语　当他人取得成果或有喜事、好事时，常用祝贺语。如“恭喜”“祝您节日愉快”“祝您生日快乐”“祝您成功”等。通过祝贺语为他人送上真诚的祝福，可以加深人际间的友谊。

10. 赞美语　向他人表示称赞时要使用赞美语。在人际交往中，要善于发现、欣赏他人的优点长处，并能适时地给予对方以真挚的赞美。这不仅能够缩短双方的心理距离，更重要的是它能够体现出说话人宽容与善良的品质。常用的赞美语有“很好”“不错”“太棒了”“真了不起”“真漂亮”等。面对他人的赞美，也应作出积极、恰当的回应，如“谢谢您的鼓励”“多亏了你”“您过奖了”“你也不错嘛”等。

（三）注意事项

1. 忌无称呼　如“那个穿花裙子的别走”“那个玩手机的过来”。

2. 忌庸俗称呼　如“兄弟”“哥们儿”等不宜在正式场合使用。

3. 忌用不文明称呼　如用“嗨”“喂”等称呼他人是极不礼貌的行为。

4. 忌不用尊称叫人　如把老大爷叫“老头”，把某某叫“胖子”“二饼”等。

5. 杜绝蔑视语、烦躁语、斗气语　如“你算老几”“你死定了”“不如死了算了”“这事办不好，我就倒过来用头走路”等。

案例解析

不文明的后果

家政服务员郑某第一次登门为张大爷提供服务，来到张大爷所住的小区，他找了好半天也没找到张大爷所在的15号楼。这时，迎面走来一位老人，郑某上前问道："喂，老头，15号楼咋走？"老人瞟了他一眼，径直离开了。十多分钟后，郑某终于找到了张大爷家的门，前来开门的不是别人，正是刚才被郑某唤作"老头"的老人，老人一看来人是郑某，就对郑某说："我们不需要家政服务员了，你请回吧！"

案例点评：郑某这次登门失败，主要在于他犯了家政服务员的大忌——不用尊称称呼人。只有尊重别人，才能获得别人的认可和尊重。家政服务员尤其要做到谈吐文明，礼貌待人。

二、举止优雅

举止是指人在特定场合的各种活动中较稳定的礼仪行为，通常包括站姿、坐姿、行姿、蹲姿、睡姿等。文明的姿态举止才能树立良好的自我形象；因此，家政服务员要"站有站相，坐有坐相"。考虑到目前家政服务的从业者多数为女性，这里重点介绍女性行为举止的礼仪规范。

（一）站姿规矩

站姿即站相，是指人在静止状态直立身体，双脚着地，或踏在其他物体上的姿势。

1. 行为要点

（1）脊椎挺直，头正、颈直。站立时，背部脊椎挺直，头部摆正，脖颈挺直，下颚微收，两眼平视前方，面部表情自然，嘴角微向上提。

（2）肩膀放松，双臂下垂。肩膀放松，微微后张下沉，双臂自然下垂，置于身体两侧，中指、大拇指稍内收，呈半握拳状，手部虎口向前，指尖向下，中指轻贴裤缝。

（3）挺胸、裹臀、收小腹。站立时使自己的身体与地面垂直，腹部肌肉紧缩。臀部呈现紧实包裹感，身体重心落在两脚正中。

（4）双腿直立，身体稳定。双腿直立，内侧紧靠在一起，空隙越小越好。调整呼吸，身体保持稳定状态。

2. 注意事项

（1）站姿应该是自然、轻松、优美的，身体要始终保持直立状态，脚的姿势、角度及手的位置可以发生些许变化。

（2）忌探头斜肩，缩脖耸肩。

（3）忌东倒西歪，驼背凸肚，左右晃动，含胸撅臀。

（4）不能双手抱在胸前或叉腰。

（5）与人谈话时，不要扭动身子，东张西望，也不要斜靠门框和墙边。

（二）坐姿端庄

坐姿，指人就座后身体所呈现的姿势，是一种静态的身体造型。

1.行为要点

（1）入座时，应礼貌地邀请对方先坐或与对方同时就座，不可抢先坐下。注意方位，分清座次的尊卑，主动将上座，如正对门、居中、舒适、右侧的座位让给尊长。

（2）落座时，身体要轻要稳，坐于椅子的三分之二处，把右脚与左脚并齐。如穿裙子入座，应用手先将裙摆拢平后再坐，不要坐后再起身整理衣服。

（3）入座后身体自然坐直，头部端正，双目平视，双肩齐平，下颚微收，两手自然搭放，双膝并拢，可视情况向一侧倾斜，两腿自然弯曲。

（4）与人交谈时要抬起头，面向对方，神态自然。

（5）坐的时间长时，可以更换一下坐姿，如两脚交叉、前后小腿分开或侧身坐等。

（6）离座时，要先用动作或语言向周围人示意，与入座时一样，要注意按次序进行，尊长为先。起身时要轻而稳，先将椅子轻轻移动，右脚向后收半步，稳稳直立身体，离开座位。

2.注意事项

（1）不要摇头晃脑、左顾右盼、前倾后仰。

（2）不跷二郎腿，不抖动双腿或做一些不雅动作。不能双膝大开。

（3）不能在异性面前躺坐于沙发上。

（4）即使坐了很长时间，也不能表现出懒散状态。

（三）走姿轻盈

走姿即行姿，指人在行走过程中的姿势。走姿是一种动态的身体造型。

1.行为要点

（1）身体挺拔，重心放准。行走过程中，要面向前方，两眼平视，抬头含颌，上身挺直，收腹正腰，表情平和、自然。起步时身体稍向前倾，重心落于前脚掌，双脚交替时注意膝盖伸直。

（2）摆臂适度，上下肢协调。行进时，以肩关节为轴，两臂自然伸直，前后交替摆动，摆动幅度一般为30°~40°。两手自然下垂，指尖向下，虎口向前，在摆动过程中离开双腿不超过一拳距离，身体上下摆动协调配合。

（3）直线前行，步幅适当。行进时，前伸脚，脚尖向前，脚落在一条直线上，步幅大小适中，正常步幅为一个脚的长度，视不同情况略作调整。

（4）步速平稳，全身协调。迈步时要平稳，匀速前行，动作连贯，有韵律感，身体各部位的动作协调起来，做到挺而不僵、柔而不懈。

2.注意事项

（1）头部不宜抬得太高，两手前后摆动幅度要小，穿裙装走路时要小于自己的一个脚长，两脚落于一条直线上。

（2）行走时脚步要轻快有节奏，落地时动作要轻要稳；步态含蓄、大方、轻盈、婀娜，显示女性的庄重文雅之美。

（3）行走时跨步不宜太大，不要拖拖拉拉或外撇内拐。

（4）行走时不要弯腰驼背，晃肩摇头或两边扭胯。

（5）穿拖鞋走路时，脚要抬离地面，不要发出鞋底磨地的声音。

（四）蹲姿舒适

蹲姿是家政服务员在日常工作中经常使用的一种姿态。

1.基本要求

（1）下蹲拾物时，应自然、得体、大方，不遮遮掩掩。

（2）下蹲时，两腿合力支撑身体，避免滑倒。

（3）下蹲时，应使头、胸、膝关节朝向同一个方向，使蹲姿优美。

（4）女士无论采用哪种蹲姿，都要将腿靠紧，臀部向下。

2.注意事项

（1）不要突然蹲下。

（2）不要蹲得离人太近。

（3）不要蹲在椅子上。

（4）不要蹲着休息。

（5）注意蹲的方位，在人身边下蹲时，要侧身相向。

（6）弯腰捡拾物品时，两腿叉开，臀部向后撅起，是不雅观的姿态。两腿展开平衡下蹲，其姿态也不优雅。

（7）下蹲时注意内衣，不可以露，不可以透。

（8）蹲姿三要点：迅速、美观、大方。若用右手捡东西，可以先走到东西的左边，右脚向后退半步后再蹲下来。脊背保持挺直，臀部一定要蹲下来，避免弯腰翘臀的姿势。女士则要两腿并紧，穿短裙时需更加留意，以免尴尬。

（五）其他注意事项

1.时时在意，及时修正。要时刻注意自己的行为举止，修正不良姿态。

2.他人面前，谨慎修饰。

（1）不在他人面前整理衣物，如穿脱衣服、整理内衣、提袜子、放鞋垫等。

（2）不在他人面前化妆打扮，如梳头、抖动头皮屑、描眉画眼、涂口红、照镜子等。

（3）不在他人面前做不雅动作，如抠鼻孔、剪鼻毛、挖耳朵、搓泥垢、脱鞋抠脚、剔牙缝、修指甲等。

（4）礼貌地处理无法控制的举动，如打喷嚏、咳嗽、擤鼻涕、打哈欠时应用手帕、纸巾捂住口鼻，面向旁边，而且事后要立即与旁边的人说声“对不起”以表示歉意。

3.公共场合，举止规范。

（1）不乱扔果皮纸屑，不随地吐痰。

（2）不损坏公物，不践踏绿地，不采摘园林花草等。

（3）不乱穿马路，不堵塞公共通道。

（4）与人发生争执时不动手。

（5）在公共场合不追逐打闹，高谈阔论。

（6）不抢占公交车座位，遇到老、弱、病、残、孕或抱小孩者，应主动让座或帮助。

（7）携带鱼虾等物品要包装好，以免弄脏他人衣物。

（8）不在名胜古迹及游览场所乱写乱画。

三、表情管理

在人与人的交往过程中，人们的面部表情可以表示出人的喜悦、愤怒、悲哀、惊惧、爱慕、憎恶、欲望、哭泣等各种心态，还可表现出坚强与懦弱、直爽与深沉、安静与急躁等各种性格特质以及肯定与否定的态度。

常见的面部表情与对应的含义为：点头表示同意，摇头表示否定，昂首表示骄傲，低头表示屈服，垂头表示丧气，咬唇表示坚决，撇嘴表示蔑视，咬牙切齿表示愤怒，神采奕奕表示得意，目瞪口呆表示惊讶。

其中，构成表情的最突出因素是眼神和微笑。家政人员应特别注意这两方面。

（一）眼神

眼神是指瞳孔的变化，是人类最明确的情感表达和交际信号。人的喜怒哀乐、爱憎好恶等思想情绪的存在和变化，都能通过眼神微妙地表达出来。人的眼睛时刻在“说话”，时刻表示出内心的秘密。例如，交谈时注视对方，意味着对其重视；走路时双目直视、旁若无人，表示高傲；对来客只招呼而不看对方，表明不愿接待；相互正视片刻，表示坦诚；互相瞪眼，表示敌意；斜扫一眼，表示鄙夷；正视、逼视表示命令；不停地上下打量表示挑衅；白眼表示反感；眼睛眨个不停表示疑问；双目大睁表示吃惊。

一个有着良好交际形象的人，目光应是坦然、亲切、和善、有神的，特别是与人交谈时，目光应该注视对方，使别人感受到自己的自信和坦率。通常视线应停留在对方双肩和头顶所构成的区域内，以示真诚，不应该躲闪或游移不定。

1.行为要点

（1）注意注视的时间。注视时间随着人们之间相互熟悉的程度和感情亲密程度而发生变化。一般来讲，不时地注视对方表示友好；目光常常投向对方表示重视；目光经常游离对方，表示轻视；目光盯住对方，眼神锐利表示敌意。

（2）注意注视角度。一般来说，平视用于注视者和被注视者处于相似高度时，表示双方地位平等和尊重对方，是一种最常见的方式。

（3）注意注视部位。注视部位不同，不仅表示自己的态度不同，也表示双方的关系有所不同；注视对方双眼，表示尊重和关注对方；注视对方额头，表示庄重、严肃、认真；注视眼部和嘴唇，表示礼貌、重视对方。

2.注意事项　一般情况下，不要注视对方的头顶、大腿、脚部与手部，避免“目中无人”。与人交谈时切忌眼神游离不定，东张西望。

（二）微笑

微笑是一种令人感到愉悦的面部表情，是一种无声的情绪语言，是一个人最好的名片。它不仅是个人形象的外在表现，也是个人内在精神的反映。微笑是一种礼节，见面时点头微笑，人们会意识到这是尊重和欢喜的表示。微笑作为一种表情，是一种健康文明的举止。微笑必须发自内心，亲切自然。

1.行为要点

（1）头正，下颌微收，放松面部肌肉。

（2）眼睛聚光有神。嘴角两端微微向上翘起，双颊肌肉上提，让嘴唇略呈弧形，嘴巴张开到不露或刚露齿缝为宜。

2.注意事项

（1）微笑要真诚。发自内心的微笑要做到口到、眼到、心到、意到、神到、情到，眉、眼、口以及面部表情协调统一，并与简明的语言、优雅的举止密切配合，相得益彰。

（2）微笑要适度。微笑要适度，不要过分压抑或夸张。

（3）微笑要得体。与陌生人见面时，给对方一个亲切的微笑，就可以拉近彼此的距离，消除约束感；与同事、邻居见面时，点头微笑，显得融洽和睦。

（4）忌冷笑、怪笑、窃笑、媚笑。冷笑含有怒意、讽刺、不满、不屑、不以为然之意，令人产生敌意；怪笑是一种怪里怪气的笑，这种笑令人反感；窃笑是偷偷地笑，多表示洋洋自得，幸灾乐祸；媚笑代表有意讨好别人，具有明确的功利目的。

（5）忌大声爆笑，以及扭捏作态、脸部僵硬的假笑，这会给人不真诚的感觉。

任务四　家庭伦理关系处理原则

一个人能否与他人建立良好的人际关系，对自己的工作和生活均有着深刻的影响。人际关系良好，人与人之间感情融洽，相互谅解、体贴，工作上相互配合、协调，有利于发挥积极性，提高工作绩效。相反，人际关系紧张，人与人之间相互猜疑、提防，必然影响人的心理和健康，影响工作情绪，降低工作绩效。家政服务员的主要工作场所是客户家里，需要经常面对客户家人及其相关人员。了解家庭人际关系，掌握与客户家人及其相关人员相处的技巧，是做好家政服务工作的重要保障。

一、家庭人际关系

（一）家庭及家庭结构

家庭是以婚姻关系为基础、以血缘关系（包括领养关系）为纽带，有共同经济生活的社会基本组织单位。从社会设置来说，家庭是最基本的社会设置之一，是人类最基本、最重要的一种制度和群体形式；从功能来说，家庭是儿童社会化、供养老人、经济合作的人类亲密关系的基本单位；从关系来说，家庭是由具有婚姻、血缘和收养关系的人们长期居住的共同群体。

家庭结构有传统家庭结构和非传统家庭结构之分。传统家庭结构一般按照家庭的规模来划分，主要有核心家庭和扩展家庭两类。核心家庭是由一对父母和未成年子女组成的家庭。扩展家庭又分为主干家庭和扩大联合家庭。主干家庭是由一对父母和一对已婚子女（或者再加其他亲属）组成的家庭，扩大联合家庭是由一对父母和多对已婚子女（或者再加其他亲属）组成的家庭。

随着时代的变迁以及社会的发展，又涌现出大量的非传统家庭结构，主要有单亲家庭、单身家庭、重组家庭、丁克家庭、空巢家庭等。由单身父亲或母亲养育未成年子女的家庭称为单亲家庭，人们到了结婚的年龄不结婚或离婚以后不再婚而是一个人生活的家庭称之单身家庭，夫妻一方再婚或者双方再婚组成的家庭是重组家庭，双方有生育能力但不要孩子的家庭为丁克家庭，只有老两口生活的家庭叫作空巢家庭。

目前，我国核心家庭居多，空巢家庭也占有较大的比例。

（二）家庭人际关系

家庭人际关系是基于婚姻、血缘或法律而形成的一定范围的亲属之间的权利和义务关系。家庭人际关系基本上有两种——夫妻关系、血缘关系。

1.夫妻关系是婚姻关系，它是家庭中最主要、最基本的关系。夫妻是家庭的核心，只有夫妻感情融洽，互爱互助，才能形成温馨和睦的幸福家庭。

2.血缘关系是家庭的纽带，主要表现为亲子关系和兄弟姐妹关系等，其中亲子关系是最为重要的血缘关系。中国的亲子关系历来为“反馈”模式，即父母养育子女长大成人，子女孝敬父母养老。

由婚姻和血缘关系形成的家庭关系是庞杂的，但随着家庭结构小型化、核心化，三代及以上共同生活的家庭越来越少，空巢家庭反而越来越多，赡养关系、赡养方式也发生很大变化，家庭生活服务社会化越来越重要，从而促进了家庭服务业的健康发展。

（三）建立良好人际关系的重要性

家政服务员每天都将面对客户家庭中的每一个成员，其劳动过程也就是和他人相处的过程，因此，与客户家人建立良好的人际关系就显得尤为重要。

1.与客户家人建立良好人际关系是家政服务员顺利工作的前提。家政服务员自参加工作之日起，就要直接面对客户家庭中的每一个成员，无论是料理家务、照看小孩、照顾老人，还是护理患者、护理孕（产）妇，其劳动都是服务客户家人，劳动过程也就是和客户家人相处的过程，如若不能与客户家庭成员建立良好的人际关系，工作就难以顺利开展。

2.与客户家人建立良好人际关系是家政服务员取得良好业绩的重要保障。家政服务员工作的好坏，客户是主要的、直接的评价者。客户评价家政服务员的劳动除了看工作质量、积极性、服务态度等客观表现外，还会从他们自身修养、爱好等角度，用主观标准进行衡量。人是理性的、情感丰富的高等级动物，人与人相处的基础是感情，如果家政服务员与客户的感情基础好，客户就会在信任、爱护的基础上评价其劳动，会更多地看到家政服务员的长处，会给出家政服务员一个漂亮的成绩单。

3.与客户家人建立良好人际关系有利于家政服务员的身心健康及未来发展。在从事家政服务工作的同时，家政服务员与客户家庭成员朝夕相处，事实上家政服务员已成为该家庭的一定时期内共同生活的成员。这一特定的身份决定了家政服务员不仅要忠于职守地工作，而且在许多场合家政服务员应丢掉“外来者”的心理负担，像在自己家里一样尊重、顺应客户家庭的生活习惯，理解他们的脾气、爱好，关心他们的工作、生活、学习、利益、情感，以家政服务员的爱心、耐心、责任心、自信心和宽容心来感动客户，赢得他们的信任和好感。这对家政服务员的身心健康、工作学习与未来发展均有积极的促进作用。

二、家政服务员与客户家人相处的原则

（一）积极主动，讲究信用

家政服务员一旦参加工作，走进客户家庭，就应积极地关心客户家庭事务，维护客户的家庭荣誉。客户布置的工作任务，要积极主动地去完成，并尽自己最大的努力把它办好。对客户家人的困难要多些关心，主动热情地给予帮助。凡是承诺别人的事一定要守时守信。守时守信是一种品质，具有这种品质的人让人感觉靠得住、信得过，而取信于人又是建立良好人际关系的前提。

（二）一视同仁，坦诚相见

“一视同仁，坦诚相见”是与人交往时最重要的基本准则。家庭关系是一种特殊的社会关系，一些人口多的家庭，其家庭内部关系比较复杂。家政服务员进入家庭后，虽然在这个家庭里，但又不完全是这个家庭的成员。一方面自己要讲文明、讲礼貌，正确地对待所服务家庭中的每一个人，无论是小孩还是老人、家庭的朋友还是亲戚，在需要家政服务员为他们服务时，都要一视同仁、以诚相待。另一方面，遇到客户家庭内部发生矛盾时，一般情况下，家政服务员不要参与进去，更不能偏袒一方或说三道四，需要劝解时也只能点到为止。

（三）尊重他人，礼貌待人

家政服务员与家庭的关系是“你有所需，我有所助”的工作关系，是平等互助关系。家庭是千姿百态的，每个家庭都是个性化很强的，对家政服务的需求也是各种各样的。家政服务是为满足家庭高品质生活服务需求进入家庭的，因而必须尊重家庭成员的各种习惯和需求，并尽力满足各种需求。

要虚心倾听别人的意见，尤其是对长辈的意见要特别尊重，不要自以为是。在社交场合，要多使用亲切和富有人情味的礼貌语言，如“请”“您好”“谢谢”“对不起”“劳驾”等。说话时要面带微笑，语调要亲切友好。

（四）谦虚谨慎，勤学好问

俗话说：“家务活不用学，人家咋着咱咋着”，但实际绝非如此。在家政服务工作中，无论是对家事管理，还是洗衣做饭、照顾患者，都涉及大量的知识技能。客户聘请家政服

务员的目的是希望提高家庭的生活质量，家政服务员只有谦虚谨慎、勤学好问才能学到管理家庭事务的知识，掌握家政服务的技能，为客户家庭提供优质高效的家政服务。

家政服务员要虚心学习他人的长处，努力增长文化知识，不断提高自身修养。这样当与别人交往时，就会获得更多的自信，结识更多的朋友。在与人交往过程中对自己不懂的问题或不会做的事，应做到不懂多问，不会就学，掌握后再做。

（五）严于律己，宽以待人

家政服务员要具有良好的道德品质、强烈的服务意识、高度的责任感、熟练的服务技能、良好的生活习惯、灵活的处事方法、较强的适应性和忍耐性。为人要热情、真诚、开朗、自信，切忌冷淡、孤僻、虚伪、自傲、自卑，不要因为小事彼此非要比个高低、争个输赢。对别人的缺点应拥有宽容之心，不要背后议论他人。要严格要求自己，努力提高服务技能。

（六）加强沟通，密切关系

人与人之间要加强沟通，才能密切关系，增进友谊。家政服务员应经常主动与客户的家庭成员聊聊自己家乡的事，如风俗人情、生产生活、奇闻趣事、礼仪习俗等，这样可以加强相互了解，展示自身价值，消除偏见，融洽彼此的关系。当客户家人生病了，应主动去看望，平时碰到什么问题，互相多谈谈心，遇到共同感兴趣的问题，大家一起讨论。

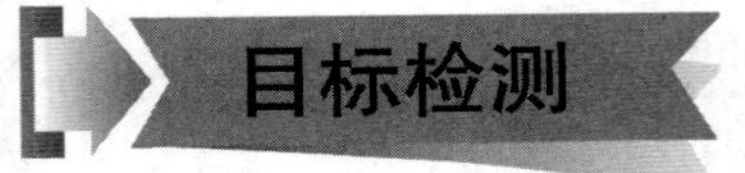

答案解析

一、单选题

1. 家政服务员的职业道德的基本特点不包括（　　）。

A. 稳定性和连续性　　B. 专业性和有限性

C. 多样性和适用性　　D. 不连续性和无限性

2. 家政服务员的美德是（　　）。

A. 遵纪守法　　B. 诚实守信

C. 爱岗敬业　　D. 耐心细致

3. 家政服务员与雇主家人相处的原则不包括（　　）。

A. 积极主动，讲究信用　　B. 尊重他人，礼貌待人

C. 谦虚谨慎，勤学好问　　D. 不懂装懂

4. 家政服务员和雇主家庭的关系是“你有所需，我有所助”的工作关系，是（　　）关系。

A. 公共　　B. 生活救济

C. 奴役　　D. 平等互助

5. 家政服务员坐着的时候应该（　　）。

A. 跷二郎腿　　B. 双膝大开

C. 上身挺直，双腿并拢　　D. 东倒西歪，前倾后仰

二、思考题

家政服务员在工作过程中的注意事项有哪些？

（梁敏怡）

书网融合……

小结 2–1

小结 2–2

小结 2–3

小结 2–4

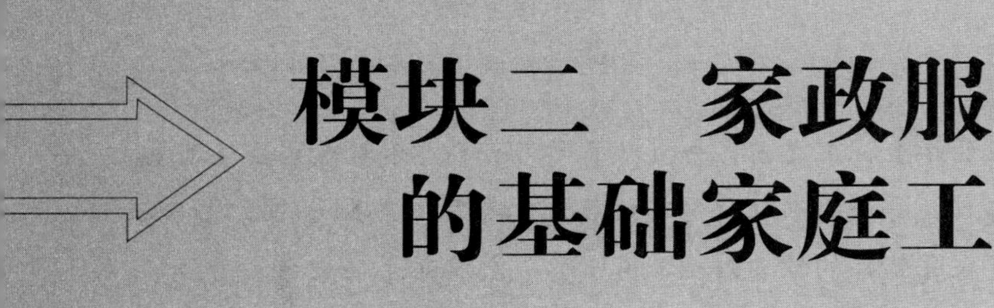

模块二　家政服务员的基础家庭工作

项目三　家庭餐的制作

学习目标

知识目标：理解健康家庭膳食的标准。

能力目标：学会安排和制作营养均衡的家庭餐和家宴餐。

情感目标：乐于运用营养健康知识提高家庭整体健康水平。

案例导学

小林在拿到家政专业的毕业证书之前，一直认真学习营养学和膳食搭配。当她毕业后就进入家政公司工作，每一次家政公司回访雇主，都有一个共同的反馈，就是小林帮助了他们改变了多年错误的饮食结构，家里的成员都越来越健康，身体状态越来越好。这是因为小林将其学习到的膳食搭配知识融入到实践中去，帮助雇主们提高了饮食的健康分和平衡分。因此，雇主们都非常满意。

思考　通过以上案例，大家思考一下，将平衡膳食的知识应用于家政服务的过程，有何意义？

任务一　合理安排家庭膳食

家庭膳食的品质、安全和营养直接影响每个家庭成员的健康水平。随着中国经济的发展，人们生活水平不断提高，餐桌上的食物越来越多，种类也越来越丰富。面对市场上琳琅满目的食材，我们应如何挑选和制作呢？

古语有云，“民以食为天”。想要提高家庭整体健康水平，掌管饭勺的人需要经过专业的学习，才能更合理安排出一日三次的日常餐（家庭餐）以及特殊节日的豪华餐（家宴餐）。

一、健康管理基础知识

基础的健康管理的知识，包括人体需要的七大营养素以及食物的基本分类，同时基于中国营养学会提供的最新膳食指南——《中国居民膳食指南（2022）》来设计营养均衡的家庭餐和家宴餐。在家庭餐的设计和制作的过程中，实践者带着基础知识进行指导，才能更灵活应用。每个家庭的组成结构都不一样，有的家庭只是一对年轻夫妇，有的是一家三口，有的是一对中年夫妻加一个婴儿两个老人。人体对营养的需求随着年龄的变化而变化，家庭成员的年龄组合不同，家庭餐的搭配就不同。因此，一定要掌握基本的营养健康知识，才能更灵活安排。

二、营养素与食物的关系

首先，我们需要了解人体需要的营养有哪些类型。人体需要七大营养素来维持生理功能，以及提供能量支持每天的活动量和工作量。这七大营养素包括了水、蛋白质、脂类、碳水化合物（又名糖类）、维生素、矿物质（包括常量元素和微量元素）和膳食纤维。

接下来，我们来看看这些营养素都藏在我们日常生活中的哪些常见的食物中。

水：白开水、矿泉水、茶水、汤水、饮料等。

蛋白质：瘦肉类（猪、牛、羊、鸡、鸭、鹅、鱼、海鲜）、奶、蛋、大豆类。

脂类：食用油、坚果、动物肥肉、动物内脏、油炸食物。

碳水化合物：谷类、薯类、糖类、各种杂粮、面包糕点、部分蔬菜（例如山药、板栗、马铃薯、莲藕）。

维生素：水果、蔬菜，一般颜色越鲜艳，维生素越丰富。

矿物质：坚果类、贝壳类、蔬菜、水果。

膳食纤维：含麸皮的谷物（例如大麦、燕麦、荞麦）、蔬菜、水果、菌菇类。

需要注意一点，每种食物都含有多种营养素，例如苹果含有丰富的膳食纤维、维生素、碳水化合物、水分，还含有少量的蛋白质和脂类。从苹果的例子看出，它含有人体需要的七大营养素。在日常的很多天然的食物中，都含有人体需要的多种营养素。当我们掌握了七大营养素以及对应的食物，就能够开启营养均衡的家庭膳食的大门了。

三、平衡膳食八大准则

《中国居民膳食指南（2022）》提供了平衡膳食八大准则，称其为“东方健康膳食模式”，八大准则叙述如下。

1. 食物多样，合理搭配；
2. 吃动平衡，健康体重；
3. 多吃蔬果、奶类、全谷、大豆；
4. 适量吃鱼、禽、蛋、瘦肉；
5. 少盐少油，控糖限酒；
6. 规律进餐，足量饮水；
7. 会烹会选，会看标签；
8. 公筷分餐，杜绝浪费。

这八大准则非常清晰地展示了健康家庭膳食的结构以及安排。家庭掌勺者可以用这八大准则来检视自己为家人安排的饮食结构，并逐步调整至合理的水平。根据这八大准则，中国营养学会提供了膳食结构图，这张宝塔图分为五层，展示了每天应该摄入的食物种类和重量。

目前中国大部分的家庭并没有按八大准则以及膳食宝塔结构图来安排饮食。在2020年国务院新闻办公室举行的新闻发布会上，国家发布了《中国居民营养与慢性病状况报告（2020年）》。从这一全国性的调查研究报告中得知，国民的饮食结构依然很不均衡，存在很多问题，比如高油、高盐、肉多菜少、用餐不规律、含糖饮料过多饮用、豆奶类过少饮用等。这些饮食问题导致中国居民超重率不断上升，慢性病患病率和发病率也不断上升。所以，合理膳食、均衡营养的任务落在了每个家庭掌勺人的肩膀上，刻不容缓。

四、不同年龄的营养需求

《中国居民膳食指南（2022）》的八大准则针对的是一般人群以及特殊人群，包括婴幼儿、儿童少年、孕妇、乳母、老年人以及素食主义者。不同人群需要在这八大准则的基础上进行增减。

- 婴幼儿：6月龄内纯母乳加维D补充剂，之后添加富含微量元素的泥糊，再逐步添加达到一般人群的饮食。
- 儿童少年：每天饮奶，少调料，少油炸，足量饮水。
- 孕妇：孕前补充叶酸，少量多餐，补充复合维生素、铁、钙等，增加优质蛋白质的摄入，如奶、鱼、蛋、瘦肉等；少吃油腻食物，避免胎儿过大。
- 乳母：食物多样少量，避免酒、浓茶、咖啡，增加优质蛋白质的摄入，如奶、鱼、蛋、瘦肉等。
- 老年人：消化能力下降，增加细软的食物；预防心血管疾病，减少油脂摄入，多吃富含维E、微量元素和不饱和脂肪酸的食物，例如核桃、海带、芝麻、南瓜、橄榄油、亚麻籽油等。

- 素食主义者：由于没有摄入肉类蛋白，需要增加大豆等植物蛋白来平衡，多吃坚果和菌菇，水果蔬菜应充足。

人体的亚健康状况和疾病都跟营养的缺失有关，跟长期不合理的饮食习惯直接相关。通过了解膳食平衡指南以及特殊人群的饮食营养需求，家政人员将更懂得如何安排家庭膳食，能够根据家庭成员的年龄以及特殊时期，不断调整膳食安排，满足每一个家庭成员的营养需求。

五、家庭膳食评分标准

（一）各种评分标准简介

一个长期关注饮食结构，并且不断优化食物搭配的家庭，成员的健康状态也会越来越好。我们将家庭饮食安排划分为不同的等级，通过对照评分表进行优化，既有明确的方向，又有中期长期的目标，操作性极强。接下来将介绍家庭膳食评分标准。

针对膳食的评分标准，国内外已经出现了各种各样的评分标准，有能量评分表、营养分析表、食物种类分析表等。另外，还有综合指数分析法，包括营养质量指数分析、膳食平衡指数分析、膳食质量指数分析和健康饮食指数分析。以下我们将重点介绍中国膳食平衡指数分析法。

（二）中国膳食平衡指数分析法

中国居民平衡膳食宝塔（2022）

中国膳食平衡指数分析法是基于膳食宝塔的八大准则建立的，通过分析居民日常食物及食物种类，从而评估出居民的膳食质量水平。这一分析法包括谷类、蔬菜水果类、奶类和豆类、动物性食物、酒精和调味品、食物种类、饮水量七种食物种类。这一分析法已经在多个研究项目中应用，调查者通过这一分析法调查各个城市或区域的居民的膳食平衡水平，通过指数法可以比较不同性别、不同年龄和不同城市人群的平衡水平。实际的计算过程比较复杂，表3-1是简化版。表格左侧代表每日推荐摄入量，右侧是评估结果（五级分类：–2，–1，0，1，2）。超级低于每日推荐摄入量得–2分，低于每日推荐摄入量得–1分，接近每日推荐摄入量得0分，高于每日推荐摄入量得1分，超级高于每日推荐摄入量得2分。这里的“高”和“低”的标准是距离推荐摄入量25%。这里的“超级”的标准是高于或低于推荐摄入量的60%。

表3-1 中国膳食平衡指数分析法简化版

每日推荐摄入量	超级低	低	接近	高	超级高
谷类200~300g	–2	–1	0	1	2
薯类50~100g	–2	–1	0	1	2
蔬菜类300~500g	–2	–1	0	1	2
水果类200~350g	–2	–1	0	1	2
奶类300~500g	–2	–1	0	1	2
豆类坚果类25~30g	–2	–1	0	1	2
动物性食物120~200g	–2	–1	0	1	2
每周2次水产品	–2	–1	0	1	2
每天一个鸡蛋	–2	–1	0	1	2
酒精15g	0	0	0	1	2
糖25g	–1	0	0	1	2
盐5g	–1	0	0	1	2
油25~30g	–1	0	0	1	2
每天12种以上的食物	–2	–1	0	1	2
每周25种以上的食物	–2	–1	0	1	2
饮水量1500~1700ml	–2	–1	0	1	2

在这个表格中，关于酒精、糖、盐和油的评分标准与其他项略微不同。《中国居民膳食指南（2022）》建议限制饮酒，限制糖盐油的摄入量，所以当我们完全不喝酒，依然属于平衡膳食。如果超低摄入糖盐油，可能会影响能量供给以及身体电解质平衡，所以超低摄入时，评分为–1。

通过这一个评分表可以分析家庭成员的膳食平衡指数。每一项越接近0，表示越平衡。得0的项目越多，表示整体的膳食结构是均衡、健康、合理的。假如整体的分数大于8，说明摄入量整体超标，那么这个人肥胖的风险将升高。假如整体的分数低于–8，说明营养摄入不足，那么这个人营养不良的风险将升高。但是，整体分数趋于0，不代表膳食平衡，有可能是部分饮食超标，另一部分饮食不足。所以依然需要逐项分析，得出一个科学合理的分析结果。

（三）简化版优点和建议

简化版的家庭膳食分析标准比较简单且易操作，而且从多个维度分析居民的膳食结构，能够全面评估膳食质量。有了这样的分析法，就有了提升膳食质量的方向，即上文所讲的，通过对照评分表进行优化，既有明确的方向，又有中期长期的目标。每个家庭的长期目标是均衡饮食，各项指标都趋于0。但是很多家庭无法在短期内改变整个家庭长期形成的饮食习惯，所以需要逐步调整。以下有四点建议。

- 先提高食物多样化，达到每天12种以上的食物，每周25种以上的食物。
- 然后降盐降油控糖限酒，减少家庭成员得心血管疾病的风险。
- 第三步是平衡荤素种类，降低动物性食物，增加水果、蔬菜。
- 最后一步是改变家庭烹饪方式，多用蒸、煮、炒，少用煎和炸。

通过一步一步改进，每个家庭的饮食结构将越趋平衡，国民的健康水平将能逐年提高，各种慢性病的患病率和发病率才有可能逐年下降。

任务二　各种家庭餐的制作

家是每个人温暖的港湾，也应该是我们健康的助力。通过营养均衡的家庭餐，使家庭成员在享受美食的同时，变得更健康。这一节我们将分享为不同家庭准备的营养均衡的家庭餐。首先，我们先讲讲烹饪方式。

一、健康的烹饪方式

中国的美食文化博大精深，无数的美味菜肴，多样的烹饪方式，使得中国美食变化多端。一种食材可以通过炒、烧、蒸、炸、爆、煎、烤、腌、卤、冻、拌、烩、煮、炖、烫、焖、焗、烘、涮、滚、酱等烹饪方式，使得中国人餐桌上的美食非常多样化，并产生了八大菜系，分别是川菜、鲁菜、淮扬菜、粤菜、浙江菜、闽菜、湘菜、徽菜。每个菜系都有其独特的特点，或偏甜，或偏辣，或偏爆炒，或偏蒸煮。来自不同文化背景的家庭会偏向对应的文化的饮食。在这里，我们不重点推荐八大菜系中的某一菜系，重点是选择相对健康的烹饪方式以及选择多样的食材丰富我们的一日三餐。

平衡膳食的八大准则可用于评估任意家庭餐的组合。国民为了健康应该做到食物多样，合理搭配，多吃蔬果、奶类、全谷、大豆，适量吃鱼、禽、蛋、瘦肉，少盐少油，控糖限酒，规律进餐，足量饮水。

健康的烹饪方式包括蒸、煮、炒等方式，而炸、爆、煎、烤相对比较高温高油高热量，不仅破坏食物的营养物质，而且容易使家人摄入过多的油脂而导致肥胖。其余的烹饪方式如拌、炖、烫、焖要看煮饭的人下了多少盐和糖。

《中国居民膳食指南（2022）》出版后，有很多人说低盐的饮食不美味，太淡的食物影响胃口。其实可以在菜肉中加入柠檬汁、醋、胡椒粉、小黄姜等香辛料。这些调味方法不仅可以提高食物的鲜味，还可以给身体补充多种微量元素。

二、食材的选择

俗话说，巧妇难为无米之炊。营养均衡的家庭餐不仅仅需要健康的烹饪方式，还需要新鲜多彩的食物原材料。在采购和安排食材的过程中，有以下几大原则。

- 新鲜当季的食物为主
- 瘦肉为主，肥肉偶尔
- 多选五颜六色的水果蔬菜
- 少买深加工食物，如腌菜、水果罐头、肉罐头等
- 多选全谷杂粮，少买精米面、白面包

另外，还需特别关注米饭类。中国人的饮食以白米饭为主，最新的膳食指南建议加入五谷杂粮，例如在煮白米饭的过程中加入绿豆、糙米、黑米。这样在主食中不仅有碳水化合物，还有丰富的维生素和矿物质以及膳食纤维。接下来，我们针对不同的家庭成员组合提供各种家庭餐方案。以下的营养均衡的配餐供初学者参考。重点是举一反三，灵活应用。

三、不同家庭结构的家庭餐

（一）没有老人小孩同住的年轻夫妻

这种家庭结构比较好安排膳食。早餐准备玉米、鸡蛋、牛奶加点坚果。午餐小炒两个菜加米饭，饭后吃份水果，有肉有菜有碳水有维生素。晚餐清蒸一条鱼，加份青菜，加份紫菜蛋花汤，加份五谷杂粮。这样的一日三餐非常营养健康，而且食物非常多样，满足年轻人对各种营养的需求。

（二）有婴儿的一家三口

母乳喂养妈妈的饮食非常重要，因为这会直接影响到妈妈自己的体能恢复以及婴儿的营养健康。整个家庭的饮食要清淡纯天然，低油低盐，水果蔬菜要充足，肉类和奶类也要充足。早餐菜肉粥加鸡蛋。午餐蒸鱼，水煮青菜，鸡肉炖蘑菇。晚餐鲫鱼排骨汤，西红柿炒鸡蛋，西兰花炒瘦肉。睡前喝杯温的牛奶。

（三）不与孩子同住的老年夫妻

一日三餐的饮食要细软易消化，低脂高蛋白，而且要适当补充微量元素。早餐五谷杂粮打成粉末的米糊，加杯豆浆。午餐清蒸鱼肉，水蒸青菜至细软，加份番薯或土豆当主食。晚餐也是炖肉至细软，西芹炒腰果，餐后吃点水果。

（四）有老人小孩的多口之家

不同年龄层的人住在一起，饮食方面的设计就要考虑不同人的身体需求。既要满足孩子快速发育的身体营养需求，又要满足工作一族的精力体力需求，还要满足老人细软易消化的饮食需求。在这样的家庭里，食物的安排要更丰富。早餐安排蒸米糕鸡蛋豆浆，即食燕麦片加老年人牛奶。午餐安排五谷杂粮饭，小炒肉，凉拌海带，青瓜炒鸡腿肉。晚餐安排鸡汤，西芹炒腰果，白灼虾，蒸水蛋，炒青菜。老年人增加一杯添加益生元的老年牛奶，孩子们喝杯高钙纯牛奶。

任务三　家宴膳食设计

除了日常的生活，每家每户还会遇到特殊节日、家庭成员的特殊日子以及亲朋好友到访的好日子，这时就需要提高日常餐的配置，提供家宴膳食招待亲友。家宴相对于家庭餐会更加丰盛，可以烘托喜庆隆重的气氛。

平衡膳食指南的饮食准则是低盐低油，控糖限酒。家宴膳食并非经常有，只是偶尔特殊情况下的安排，所以可以跳脱这一准则，为亲朋好友准备一餐美食。建议食物多样，合理搭配，荤素都有。同时，公筷分餐，杜绝浪费，切记不要为了面子准备过多的食物，从而浪费大量食物。接下来，给大家几个场景，大家自行设计一下家宴的菜谱，迎接不同年龄组合的亲戚朋友的到来。

实训案列

①元旦假期，一对住在广州的年轻的两口之家迎来了两位从深圳过来的好朋友还有一个从上海飞过来的好朋友，表示在家里聚一聚就好，聊聊彼此的近况。需要准备五人的家宴。请问，你有什么好建议吗？

②一对中年夫妇跟爸妈同住。国庆假期，有几位亲戚想过来看望老人家，家里没有小孩。需要准备八人的家宴。请问，你有什么好建议吗？

③快过年了，一位住在海边的朋友家里迎来了几个好朋友聚在一起，带着小孩，还有一位带着妈妈一起过来，大家的胃口都不错，需要准备一份十个成年人的家宴午餐，大家表示想吃海鲜。请问，你有什么好建议吗？

以下针对以上不同场景以及不同人数的家宴提供的家宴膳食设计，供大家参考。家宴的设计千变万化，还可以根据当地的饮食做出不同的菜系。

一、五人家宴

一道凉拌黄瓜粉丝虾皮鸡蛋（维生素+碳水+矿物质+蛋白质）开场，加一条红烧黄花鱼（优质蛋白质），加一斤酱牛肉（优质蛋白质）切成肉片摆盘，加一份彩椒炒鸡蛋（维生素+蛋白质），再加一份青菜（维生素+矿物质+膳食纤维）。配五碗米饭（碳水化合物）加一瓶红酒。这样的膳食安排既有丰富的优质蛋白，又有提高代谢的维生素和膳食纤维，还有烘托气氛的美酒。各种营养素都很均衡。

二、八人家宴

餐前每人一碗莲藕排骨汤（维生素+矿物质+蛋白质），一道油焖大虾（优质蛋白质）摆中间，周围摆上一份卤鹅（脂类+蛋白质），一份肉末酿豆腐（矿物质+蛋白质），一份剁椒鱼头（维生素+蛋白质+脂类），一份酸汤肥牛（脂类+蛋白质），加一份青菜（维生素+矿物质+膳食纤维），再加一份五彩炒面（碳水）。各种味道和营养都有，甜香酸辣，鱼虾禽牛都上桌了，代表了对来访亲人的重视和热情款待。

三、十人家宴及以上

一份清蒸大螃蟹（蛋白质+维生素+矿物质），一份白灼虾（蛋白质+矿物质），一份香煎银鳕鱼（脂类+蛋白质+维生素），一份彩椒爆炒鱿鱼（维生素+蛋白质），一份蒜蓉蒸青口贝（蛋白质+维生素+矿物质），一份肉末日本豆腐煲（蛋白质），一份排骨炖酸菜（蛋白质+维生素），一份西芹百合炒腰果（膳食纤维+维生素+矿物质），一份香菜凉拌萝卜丝（维生素+碳水），一份青菜（维生素+矿物质+膳食纤维），一份紫菜肉丸贝壳汤（矿物质+膳食纤维），再加杂粮米饭（碳水）。这一份海鲜家宴既有充足的海鲜类，又有各色青菜酸菜搭配，解了吃海鲜的腻。从营养搭配的角度看，这份家宴设计也包含了人体需要的多种营养物质，还满足了老人小孩和成年人的营养需求。

四、家常菜制作

在本章的最后一个小节，我们来分享几道家常菜的制作。这几道家常菜都很方便制作，而且颜色搭配好看，营养丰富，平时可以经常做给家里的老人小孩吃，对成年人也非常适合。

7种家常菜制作方法

例如，五彩粉丝、酱汁土豆泥、西红柿炒鸡蛋、西芹百合炒腰果、香菇蒸鸡、肉末金针菇豆腐汤、玉米豌豆炒虾仁的制作方法可见二维码所示。

目标检测

答案解析

一、单选题

1. 人体需要的营养素分为（　　）。

A. 三大类　　B. 五大类

C. 七大类　　D. 九大类

2. 以下食物中（　　）的蛋白质含量最高。

A. 纯牛肉　　B. 苹果

C. 白菜　　D. 面包糕点

3. 以下各项中（　　）是膳食指南八大原则之一。

A. 少盐少油，控糖限酒

B. 多盐多油，少糖少酒

C. 少盐少油，少糖少酒

D. 少盐少油，控糖控酒

二、多选题

1. 家庭膳食的评分法有（　　）。

A. 能量评分法

B. 营养分析法

C. 食物种类法

D. 营养质量指数法

E. 膳食平衡指数法

2. 以下准则中，《中国居民膳食指南（2022）》提出的平衡膳食准则的有（　　）。

A. 食物多样，合理搭配　　B. 吃动平衡，健康体重

C. 少吃蔬果、奶类、全谷、大豆　　D. 多吃鱼、禽、蛋、瘦肉

E. 规律进餐，足量饮水

3. 健康的烹饪方式包括的方式有（　　）。

A. 蒸　　B. 爆

C. 煎　　D. 煮

E. 炒

三、思考题

小王和小红是一对年轻的夫妻，有一天他们的好朋友小李带着妻子小静以及妈妈（70岁左右）来拜访他们，小静已经怀孕五个月。假期外面很多人，小王和小红想在家里设家宴招待好朋友。请问在家宴的安排上有什么需要注意的吗？

（郑爱纯）

书网融合……

小结3-1

小结2-2

小结3-3

项目四　居家保洁与美化

学习目标

知识目标：理解居家、浴室、厨房保洁的具体内容。

能力目标：学会家具、家用电器、地面、窗户保洁的具体操作。

情感目标：乐于运用居家保洁与美化的理念指导雇主进行居家保洁与美化。

案例导学

小李在拿到家政专业的毕业证书之前，一直认真学习居家保洁与美化。当她毕业后就进入家政公司工作，每一次家政公司回访雇主，都有一个共同的反馈，就是小李帮助了他们改变了多年错误的居家保洁、美化做法，家里的成员身体健康状态也越来越好。这是因为小李将学习到的居家保洁、美化知识融入到实践中去，帮助雇主们提高了居家的保洁、美化水平。因此，雇主们都非常满意。

思考　通过以上案例，大家思考一下，将居家保洁、美化的知识应用于家政服务的过程，有何意义？

任务一　居家、浴室、厨房的保洁

一、居家的保洁

家庭常用的清洁用品主要有洗洁精、油污剂、洁厕灵、洗衣粉（液）、肥皂等。器具包括抹布、百洁布、钢丝球、清洁刷、板刷、扫把、杯刷、簸箕、清洁布、马桶刷、拖布、水桶、鸡毛掸子、刮刀、吸水毛巾、喷壶、橡胶手套等，甚至旧报纸、梳子、旧牙刷、棉棒、牙签、蜡烛、旧丝袜等也可作为清洁工具使用。保洁设备包括吸尘器、吸尘吸水机、洗地机、沙发清洗机等。下面介绍部分工具的使用方法。

（一）常用清洁用品

1.洗洁精 洗洁精有粉状和液体两种，家庭常用的是液体洗洁精。洗洁精泡沫柔细，能够迅速分解油腻，快速去污、除菌，主要用于清除物品表面、地面油迹，也可以用来洗涤蔬菜、瓜果等。洗洁精一般稀释后使用，具体使用方法见包装说明书。洗洁精使用时的注意事项如下。

（1）一次使用剂量不要太大。

（2）清洗瓜果时，浸泡时间不宜过长，以免洗洁精渗入瓜果。

（3）用洗洁精清洗后的餐具必须用自来水漂洗两次以上，才能有效清除残留。

（4）清洁精不可与其他含氯的清洁剂（漂白粉、消毒液）及含酸的消毒清洁剂（洁厕灵）混用，否则会对人体造成危害。

2.油污剂 油烟机清洗剂是油污剂的一种，是高科技清洗用品，除了具备普通除油产品无法比拟的清洁效果外，还添加了除菌因子，使厨房更卫生。油污剂内含金属光亮剂，可直接乳化油污，反应后生成中性液体，无任何腐蚀作用，清洗后的电器表面光洁如新，清洁、保养一次完成。直接接触皮肤较安全，废液可完全降解，能直接排放，不污染环境。

除厨房外，居室中其他地方使用的去污洗涤剂有酒精、汽油等，它们适用于去除油性污垢。

3.洁厕灵 洁厕灵主要用于除去卫生间的污垢。使用时应注意安全，不要将洁厕灵溅到周边石材地面，以免腐蚀地面。使用时，将洁厕灵喷在物品表面，停留3~5分钟后再进行清洁。

4.洗衣粉（液） 洗衣粉（液）用于清洗较脏的毛巾、拖布，以及用于洗地等。现在的洗衣粉多为无泡洗衣粉和加酶洗衣粉。使用无泡洗衣粉时应少量多次投放。使用加酶洗衣粉时适宜用热水，且水温不超过60℃。

5.肥皂 肥皂主要用于洗手以及清洗衣物、抹布、窗纱及小物件等生活用品。

其他如食用醋、牙膏等也常被作为去污用品用于居室清洁。

6.清洁用品使用注意事项

（1）使用前应戴手套或穿雨鞋，做好防护准备。有些清洁用品不能直接用手接触，如果不慎沾在皮肤上应及时用清水冲洗，一旦溅入眼睛或口中应立即用清水清洗15分钟。

（2）使用前必须查看现场材质，大理石、瓷砖、不锈钢等容易被腐蚀的材质不能用酸性清洁剂。

（3）所有强腐蚀性清洁剂都应严格按照说明书操作。

（4）碱性清洁剂与酸性清洁剂不能混合使用，以免发生中和反应，这会没有清洁效果而且会产生新的污垢与杂质。

（二）常用消毒用品

消毒剂有多种类型，根据其有效成分的不同，可将其分为含氯、含碘、含醛、季铵盐类消毒剂等；根据其作用水平的不同，可将其分为高、中、低效消毒剂。常用于场所、物品、果蔬消毒的主要是含氯消毒剂，市场上常见的84消毒液就是一种含氯消毒液。其他消毒液还有过氧乙酸、漂白粉、高锰酸钾等。

1. 84消毒液　84消毒液主要用于医院等公共场所的地面、墙壁、门窗等处的消毒，也可用于家庭。84消毒液腐蚀性较强，使用时应按说明稀释。在配制84消毒液的稀释溶液时，要戴上手套，避免皮肤与消毒液直接接触。有效氯含量可定量表示消毒效果，含量越高，消毒能力越强。市售84消毒液的有效氯含量为5%左右。

针对不同物体去渍或消毒，84消毒液又有不同的配制比例。

用1：100稀释的84消毒液浸泡30分钟，清水冲洗，可完全去除茶渍、咖啡渍。

用1：100稀释的84消毒液浸泡30分钟，清水搓洗，可去除毛巾上的汗渍、污垢并可除异味。

用1：250稀释的84消毒液浸泡塑料玩具20分钟，可对塑料玩具消毒。

用1：250稀释的84消毒液刷洗菜板，既可杀菌又可去油清洁。

2. 过氧乙酸　过氧乙酸是一种杀菌能力较强的高效消毒剂，具有强氧化作用，可迅速杀灭各种微生物，包括病毒、细菌、真菌及芽孢。过氧乙酸带有刺激性，溶液易挥发、分解，其分解产物是乙酸、水和氧，因此用过氧乙酸消毒物品，不会留下有害物质。用过氧乙酸气体熏蒸消毒后，通风半小时，空气中的过氧乙酸就会分解消散，人们进入消毒后的房间不会受到伤害。因此，过氧乙酸可广泛用于各种器具、空气、环境消毒和预防消毒。但应注意，由于过氧乙酸原液为强氧化剂，具有较强的腐蚀性，因此，不可直接用手接触，应戴橡胶手套，以防止药液溅到皮肤上。过氧乙酸的具体使用方法如下。

（1）喷雾消毒　将过氧乙酸原液稀释到0.3%~0.5%，按每立方米8ml计算，在消毒场所无人的情况下，用气溶胶喷雾器对消毒空间进行喷雾。作用1小时后并通风半小时后人员才可进入。

（2）浸泡消毒　纺织品用浓度为0.04%的过氧乙酸溶液浸泡2小时，餐具洗净后用0.5%的过氧乙酸溶液浸泡30~60分钟，蔬菜、水果洗净后用0.2%的过氧乙酸溶液浸泡10分钟，均可消毒。

（3）擦拭消毒　可用于皮肤与污染物品表面的消毒。如对皮肤进行消毒，可将原液稀释成0.2%的过氧乙酸稀溶液，擦洗双手1~2分钟，再用清水洗净。如对物品表面进行消毒，可用浓度为0.2%~1%的过氧乙酸稀溶液，擦抹后保持30分钟，即能达到杀菌目的。

3.漂白粉 漂白粉为白色粉末，有刺激性氯气味，主要用于食具、药杯、空气、地面、墙壁、家具、运输工具、痰盂、坐便器、污水、垃圾、呕吐物、脓血、痰、粪、尿的消毒。在污物水分足够的条件下，一份污物加0.2份漂白粉，搅拌后加盖放置2小时即可杀灭细菌。漂白粉绝不能撒在干燥处消毒。1%~3%的漂白粉液体可以用于喷洒或擦拭浴室、厕所；0.5%的漂白粉浴液可以浸泡碗杯、痰盂、便盆及被污染的衣物等。

4.高锰酸钾 高锰酸钾又称灰锰氧、PP粉等，它是一种强氧化剂，有较好的杀菌作用。将高锰酸钾按照一定的比例，兑水可配成高锰酸钾溶液，适用于瓜果、蔬菜的消毒，但浸泡的时间必须在5分钟以上。

5.消毒用品使用原则

（1）一般情况下，家庭只需要清洁卫生，无须进行消毒。

（2）家庭消毒时应尽量使用物理消毒法，如蒸或者是晒，餐具消毒宜首选煮沸消毒或者消毒柜消毒。衣物、被褥主要采用在阳光下暴晒的方法消毒。室内空气消毒主要是定期开窗通风。洗手时，如果没有接触患者，使用普通肥皂和流动水即可。

（3）可对经常接触的物体表面，如门把手、楼梯扶手、脚垫、水龙头等重点部位进行消毒。

（4）对于洗脸盆和坐便器，只需要对表面适量喷洒消毒剂，消毒后用大量自来水冲洗即可。

（5）不要遗漏重点物品及场所的消毒，如洗碗布应经常暴晒、煮沸消毒。宠物的窝应经常进行消毒。

（6）确保使用安全。消毒剂避免直接接触人体，如果不慎溅入眼睛应立即用清水冲洗。为安全起见，配制消毒剂时应该戴手套、眼镜，避免儿童在场。

（7）科学实施消毒。如果家庭中出现了传染病患者，应该按照医生的建议和当地疾病预防控制部门的要求采取消毒措施。

（8）避免使用酒瓶、饮料瓶盛装消毒剂，以免误用。家庭中存放的消毒剂要放置在儿童接触不到的地方，或上锁保存。

（三）常见保洁器具

1.钢丝球 钢丝球的全称是金属钢丝清洁球，一般在家庭清洁中使用，是一种常用清洁工具。钢丝球用于强力清洁物体表面污垢，一般适用于锅底（有涂层的锅除外）、灶台、不锈钢用具等的清洁。瓷砖、不粘锅、木地板、浴室、陶瓷用具、塑料用品等忌用钢丝球清洁。

2.清洁刷 日常生活中的清洁刷主要有锅刷、奶瓶刷、玻璃杯刷、烧烤炉刷、不锈钢卫生刷、鞋刷等。其主要作用是去除家居用品表面的浮尘、油垢、顽固污渍等。使用清洁刷时的注意事项如下。

（1）刷子清洗后，应用纸巾轻轻地按压，让水分排出，不要扭绞刷毛，否则易导致脱毛。

（2）刷子洗后应吊挂起来，让刷毛朝下晾干。

（3）不要逆毛清洗。

（4）要自然风干，否则有可能伤到刷毛。

3. 扫把　扫把可由塑料、竹条、草等多种材料制成，形式多样，主要用于清扫室内外地面。扫把的具体使用方法如下。

（1）扫把不离地面。

（2）挥动扫把时，应稍用力向下压，这样既可以把灰尘、垃圾扫净，又可以防止灰尘扬起。

（3）为了不踩踏垃圾，应不断向前方扫，从狭窄处往宽广处清扫，从边角向中央清扫，清扫室内时原则上由里向门口扫。

（4）清扫楼梯时，站在下一阶，将垃圾、灰尘从左右两端往中央集中，然后再往下扫，防止垃圾、灰尘从楼梯旁掉下。

（5）应顺风扫，勿逆风扫。

4. 杯刷　杯刷是洗刷杯具的专用工具，既可以洗刷杯具的里面、外面，也可以把杯口伸进杯体的窄缝中，使杯口的内、外两面同时得到清洗。

5. 清洁布　清洁布由粗细不等的合成纤维制作而成，能去除灰尘、霉菌、杂菌、油污、水印、烟灰等。清洁布具有吸水性好、不掉屑、耐洗涤的性能，不含任何药物成分，能够去除灰尘、汗渍、污渍，被广泛应用于家庭保洁中。

清洁布应依据用途分开使用，不能一布多用。干布可擦拭窗户、木制及皮制家具、室内照明器具上的灰尘、水渍；湿布可擦拭水槽、水龙头、洗面盆周围的污渍，门把手等；蘸肥皂水的清洁布可擦拭厨房墙壁、橱柜等处的油污；手套清洁布和海绵清洁布可擦拭碗筷、浴池里的水渍、百叶窗的灰尘。

6. 马桶刷　马桶刷是指用于清洁马桶的专用刷子。马桶刷与放置马桶刷的容器要放在一起。在使用时，在马桶中倒上洗洁精或者肥皂粉等，倒热水浸泡，用马桶刷旋转刷洗，并冲洗干净；还可倒上消毒剂冲洗，杀灭马桶内的细菌。

马桶刷使用完，应将刷子冲洗干净，把水沥干，喷洒消毒液，或定期用消毒液浸泡，再把马桶刷挂起来。每隔3~5个月要更换一把新马桶刷，马桶刷使用久了会脱毛，影响清洁马桶的效果，还会藏污纳垢。

7. 抹布　抹布主要指厨房中的抹布，厨房中的抹布必须按需求分开使用，做到“专布专用”。厨房里至少要有3块抹布，擦台面和水池1块、擦刀具和铲子1块、擦盘子和碗筷

1块。为防止混淆，最好选择不同式样和颜色的抹布。具体使用抹布时，应遵从“从左到右（或从右到左）、先里后外、先上后下”的原则。抹布宜选用柔软、吸水力强、较厚的棉质毛巾，使用时将毛巾折3次后再对折成8层，正反16面正好比手掌稍大一点；折好的毛巾用脏一面后再用另一面，直到16面全部用脏后，洗净拧干后再用；可将所需的数条毛巾预先拧干后备用，以提高工作效率。

8.拖布 拖布又称拖把、墩布。应选择吸水性好、柔软、纤维长、松散性好、去污力强、耐腐蚀、耐摩擦的拖把头拖地，一般使用棉纱条制成的拖布。拖布有干、湿之分。湿拖布用于在扫帚清扫之后的地板上再一次清洁，除去浮动的灰尘和污渍，而干拖布则用于将地板上湿拖布留下的水渍拖干，以利于下一步的清洁工作。拖布的具体使用方法如下。

（1）按照从左到右、从前到后的顺序用力擦地。

（2）不得遗漏四边死角和摆放物下的空间。

（3）清扫完毕，拖布应放入水桶中拎走，不得悬空拎走。

（4）及时清洗拖布头，晾干待用。

9.玻璃清洁器 玻璃清洁器是用来擦玻璃的，由胶刷、磁铁、橡胶刷等构成，简单、安全、方便，主要用来擦玻璃。玻璃清洁器的使用方法如下。

（1）把玻璃清洁器打开，撕开清洁棉，检查挂绳是否牢固。

（2）贴上清洁棉，加入洗洁精（清洁剂），放入水中搓一下，把洗洁精搓均匀。

（3）把清洁器固定在玻璃的内外两侧，由于磁铁的作用，操作内侧的清洁器，可带动外侧的清洁器。从玻璃的一个顶角开始横向刮玻璃表面到另一边，向下再横向刮，直到最底部。

（4）清洗清洁器上的洗洁精，纵向使用清洁器，刮除残余液体。

（四）常用保洁设备

1.吸尘器 吸尘器是用于地面、墙面和其他平整部位吸灰尘、污物的专用设备，是清洁工作中最常用的设备之一。

（1）吸尘器的使用方法

①将软管与外壳吸入口连接妥当，将软管与各段接管以及接管末端的吸嘴连接好。

②检查电源线有无破损，确保用电安全。

③根据清洁场合的不同，调节吸力控制装置，使吸力大小合适。

④吸尘时应确保清洁区域内无铁钉、碎玻璃等杂物，避免吸尘器吸入铁钉、碎玻璃等。

⑤由里向外依次吸尘，注意清洁死角。

⑥吸尘后应及时清理尘袋，避免用水洗。

⑦擦拭机器表面。

（2）使用吸尘器时的注意事项

①吸尘器使用完毕后，应放在干燥的地方保存。

②吸尘时避免拖拽吸尘器软管或用脚踢吸尘器。

2.吸尘吸水机　吸尘吸水机多用于酒店、商场、车站、机场等场所，有时也在家居保洁中使用。

吸尘吸水机的具体使用方法如下。

（1）认真阅读说明书，掌握具体的操作方法。

（2）使用前必须检查电源线有无破损，插头有无开裂或松脱，以免引起触电事故。

（3）使用吸尘吸水机吸尘时要一只手抓吸尘机的吸管，另一只手拉着吸尘机的手柄，这样可方便移动。吸尘吸水机连续工作时间控制在2小时以内，若主机发热，发出焦味，或有异常振动和响声，应及时维修，不要勉强使用。

（4）吸尘吸水机堵塞时，要立即停止使用，以免增加吸尘的负荷，烧坏电动机。

（5）发现有大件物体和尖、硬物体时要拣起，如果进入吸尘吸水机会损坏内部机件或造成吸管堵塞。

（6）吸尘后要检查吸尘机的轮子是否缠绕有杂物，要及时清理、加油。

（7）面对特殊污渍时，油渍可以用海绵蘸上干洗剂擦拭后再吸干；奶油可以先用抹布、纸巾等彻底吸干，再用海绵蘸清水擦拭；咖啡、饮料、茶水等可以用纸巾、抹布吸干溶液后，再用海绵蘸清水擦拭干净，也可以用带微量漂白剂的专用溶液除去，吸干后再用海绵蘸清水擦拭；处理唇膏印时应轻轻刮去地毯上的残迹，再用海绵蘸上醋酸或者清洁剂擦拭，然后用抹布把溶液吸干，接着用海绵蘸上清水擦拭，最后把水分吸干。

（8）吸尘吸水机每次使用完毕必须清理吸尘袋，擦干净机身。定期用水清洗过滤网及布袋，清洗后在阴凉处晾干后再使用。

（9）清洁机器时，用含水或中性清洁剂的湿布擦拭。主机头严禁浸入水中清洗，不要用有腐蚀性的清洁剂，否则会导致外壳龟裂。

（10）吸管可拆出单独用水冲洗，但要等晾干后方可使用。软管不要频繁和过度地拉伸和弯曲。

（11）在搬运时，应两人抬，即一人抓住机器顶部的手柄，另一人抓住机器底部的边沿处。

3.洗地机　洗地机是将擦地、洗地、吸水、干地功能集为一体的高效保洁机械，只需一人操作，每小时能完成超过2000平方米的清洁任务。

洗地机的具体使用方法如下。

（1）使用前要仔细阅读洗地机说明书。

（2）把要清洗的地面打扫干净，防止灰尘、杂物堵塞机器而影响操作。

（3）清洗前要检查机器是否有电，电量不足时不要使用机器。使用前还应检查刷盘、胶条等。

（4）根据地面的污垢情况选择合适的清洁剂。油污地面用化油剂，一般污垢地面需要使用中性清洁剂，同时在污水箱内注入适量的消泡剂。

（5）按喷、洗、吸的顺序进行操作。

（6）特别脏的地面可选择先不吸水单独多次重复洗刷，然后再单独吸水，或选择不同的清洁剂来提高洗地机的清洁效果。

（7）由于地面不平，有时虽经清洗，但仍有积水。此时可将刷盘升起，启动吸水开关，推动洗地机，在积水区域反复、多次吸水。

（8）若地面有深沟槽，会影响机器的吸水效率，应根据具体情况酌情进行处理。

（9）当刷盘处于上升位置时，不要随意启动刷盘电动机，否则刷盘会被自动卸下。

（10）每次工作完毕应按喷、洗、吸的顺序断开电源。

（11）完成清洗工作后，对洗地机进行清洗、保洁、保养，排清设备内的清水和污水，污水排放后要及时清理污水箱内的污泥、杂物和垃圾。取下地刷，将其清洗干净并放于阴凉处晾干，不能暴晒，以防刷子老化而影响使用。用干布擦净机身外部，包括露在外面的连线以及按键，以免影响洗地机的性能和使用。

4. 沙发清洗机　广义的沙发清洗机包括蒸汽桑拿机、高温清洗机、吸尘吸水机等对沙发进行蒸汽杀螨虫、杀菌、泡沫清洗除污操作的机械。

狭义的沙发清洗机主要指干泡沙发清洗机，它将泡沫制造、电动刷洗、真空抽吸功能三合一，是清洗各种布艺沙发、皮革沙发和装饰的专业设备，适用于清洗沙发、床头靠垫、墙裙软包、局部地毯等。在使用沙发清洗机时应配以专业清洁剂（如高泡清洁剂、化泡剂、全能去渍剂等）进行清洗。

沙发清洗机的具体使用方法如下。

（1）使用前要仔细阅读沙发清洗机的说明书。

（2）用吸尘器全面吸尘。

（3）稀释清洁剂，将高泡清洁剂加入打泡箱。

（4）在不显眼的部位清洗一小块地方，查看沙发布料是否会褪色或脱落。如果一切正常，可在沙发上全面喷洒清洁剂，用干泡进行清洗。

（5）清洗10~15分钟后，污渍脱离纤维。

（6）交替使用蒸汽桑拿机、高温清洁机，最少经过两次抽洗。

（7）在清洗沙发的同时，用吸尘吸水机吸净已洗完的沙发。

（8）开启空调或打开窗户，加快沙发的干燥速度。

二、各个房间的保洁

（一）居室保洁

居室清洁主要是客厅、书房、卧室、厨房、卫生间的整体清洁，也包括对居室内的各种家具表面进行清洁，让不同材料、不同表面的家具经过清洁处理后表现出其特有的光彩和美感。居室清洁的总体程序如下。

1.开启窗帘和窗户　每天上午或下午打扫房间卫生时，必须先开启窗帘。若房间有异味，可开窗通风。

2.清理烟灰缸　把烟灰缸里的烟头、烟灰倒入垃圾桶内。倒烟灰缸时，未熄灭的烟头必须及时处理，消除隐患。

3.清理废纸篓　要妥善处理垃圾袋里的危险品，用新袋换旧袋。

4.擦拭除尘　擦拭时应按顺时针或逆时针方向从房门做起，擦拭每一件家具与装饰物，清洁地面，保证每一间居室的干净、整洁。

5.擦玻璃　要求做到：洁净、无灰尘、无污点、无油渍、无指痕。

6.整理床铺　铺床叠被，并对床上用品勤洗勤换。

7.清洁家居用品　家中桌、椅、沙发、柜子等家具及生活用品应经常清洁。

8.清扫、擦拭地面　清扫、擦拭地面是家居清洁必经的程序，应先扫后擦。

（二）客厅保洁

客厅是一个家庭的门面和镜子，它是否明亮、整洁、秩序井然直接反映着一个家庭的风貌，因此客厅的清洁必须彻底和迅速。客厅的清洁主要是对沙发、茶几、窗户、房门、空调出风口、电视机、电话机、饮水用具、灯具、家具、饰物、地板的清洁。

1.整理沙发　根据沙发质地清洁沙发表面灰尘，整理沙发靠垫。

2.收拾茶几　收拾好茶几上的垃圾。倒掉烟灰缸里的烟头、烟灰及水杯里的茶叶并清洗，将洗好的烟灰缸、水杯放回原处。

3.擦拭窗户　首先打开窗户，通风换气，每天至少开窗换气2~3次，每次10分钟左右。然后擦拭窗台、玻璃。窗台凹槽内应该洁净无污渍，玻璃应洁净明亮。

4.擦拭房门　擦拭房门时应将门牌、门面、门框全部擦干净。

5.擦拭空调出风口　空调出风口每周最少彻底擦拭1~2次，以保持清洁，防止使用时尘土飞扬。

6.擦拭电视机　擦拭电视机时，要先关掉电源开关，然后用布擦去外部表面浮尘，再打开电源开关，检查电视有无图像，频道选用是否准确，颜色是否适宜。清洁电视机内部灰尘要请专业人士进行，以充分保证人身安全。为防止潮气腐蚀电视机，可以在电视机后面放置干燥剂，并定期更换。

7. 擦拭电话机 擦拭电话机时，应先查看电话机有无拨号音，然后用干净抹布擦去浮尘及污迹，用酒精棉球擦拭消毒，保持电话机的清洁。

8. 清洁饮水用具 清洁饮水机，对用过的茶杯、茶碟、茶壶、水槽进行清洁、消毒，扔掉一次性用具。拿放已消毒的水杯、漱口杯时要用手拿杯的底部。

9. 擦拭墙、吊灯 每半个月擦拭墙、吊灯一次。清洁台灯等灯具前应先关掉电源，用半干的抹布擦，以防生锈、触电。

10. 擦抹家具 擦抹家具时先上后下，从左往右或从右往左，按顺序抹，边抹边整理，将物品摆放整齐。未经雇主许可，不能扔掉雇主的任何东西，要注意尊重雇主的生活习惯。

11. 擦拭饰品 用鸡毛掸子拂去字画上面的灰尘，用湿抹布擦拭玻璃饰品、瓷器，玻璃饰品、瓷器应轻拿轻放。

12. 清洁地面 根据地面材质不同，选择合适的方法清洁地面。要注意清洁角、底等卫生死角。

（三）书房保洁

书房是学习、工作的地方，一要清静，二要光线明亮，三要雅致，四要通风，在清洁时应认真、细致。书房的清洁主要是对书房中摆放的计算机、书籍等的清洁，并清除书房中的异味。

1. 清洁计算机 计算机上的灰尘要用软布或软刷清扫，可蘸酒精抹拭，然后再用干净的布擦干，必要时可用吸尘器吸灰尘，有些插槽插口可用小刷子扫一下，计算机内外部严禁用水、湿抹布擦。另外，清洁时要将计算机关机，以免丢失信息。鼠标表面的灰用软布擦拭，或用专用清洁剂擦拭，严禁用水洗。

2. 整理书籍 书籍忌潮湿，为了防潮防霉，应用干布擦拭。存放书籍的房间要经常通风，降低湿度，搞好室内卫生，抑制害虫的滋生。

3. 清除异味 清除房间内的异味、霉味，可在写字台、书柜、书架里放一块香皂。

（四）卧室保洁

卧室清洁与否，直接关系到居住者的健康，因此在清洁时必须做到认真细致，按照开窗→整理床铺→清扫地面的基本程序清洁卧室，使房间空气清新，无异味。

1. 清洗枕巾、枕套 枕巾、枕套不能用肥皂洗，必须用碱性合成洗衣剂洗。先用盐水揉洗，再用清水冲净，可清除异味，而且能延长枕巾、枕套的使用寿命。清洗枕套时，洗涤剂应加在温水或热水中，将枕套浸泡2~3小时，可将油污洗除。

2.清洗床单、被罩、被单　床单、被罩、被单在清洗时需用弱碱性洗涤剂，一般洗过的床单、被罩、被单都应放在阳光下暴晒。

3.清洗毛毯　清洗毛毯时，可在温水中加入少量氨水，容易去垢。毛毯的边缘部分往往比较脏，因此，应先用刷子蘸上洗涤液把毛毯边缘洗干净，再整体清洗，或拿到洗衣店里干洗。

4.清洗毛巾被　毛巾被要趁有阳光时清洗、暴晒，而洗时最好在热水中加2~3匙氨水浸泡，容易除垢、除渍。

5.清洗凉席　用凉席时，可在每天起床后用洗净拧干的湿毛巾擦拭凉席。凉席不用时，可用温肥皂水将凉席洗净，再用清水冲干净，阴干后卷好，用纸包严，置于干燥通风处。收藏折叠时，勿挤压，不要在阳光下暴晒。

6.清洗蚊帐　洗涤被熏黑的蚊帐，可先用清水浸泡几分钟，洗去表面灰尘，再先将洗衣液放入盛有冷水的盆中，再将蚊帐放入，浸泡15~20分钟后再轻轻搓揉。漂洗后挂在通风处晾干。

7.清除卧室异味　对卧室用具清洁完毕后，如果室内由于通风不畅还有异味，可在灯泡上滴几滴香水或花露水，开灯后便会自动散发香味。冬季时，可在暖气片上放一些橘子皮，散发出的橘子皮香味可消除异味。

（五）厨房保洁

厨房清洁总体上要去除厨房的湿气、异味、臭味，应使厨房尽可能通风、换气，清洁时由上到下、由左到右、由里到外、由角到面，使每一件厨房用具干净、整齐、卫生。

1.配菜用的工具、容器、盛器保持清洁干净。刀、砧板用后洗刷干净，配菜用刀不用时可放入清洁的石灰水中，可防止生锈。砧板洗刷、擦干后竖立存放，防止发霉。抹布在使用过程中应经常清洗，用后洗净晾干。盛放菜的容器、盛器，应按照生熟、荤素分开使用，每次使用后应洗刷干净，用前消毒。

2.灶台及墙壁的清洁。应经常洗刷，做到无油垢、无积灰、无食物残渣。经常清洁排气罩，确保其不滴油；工作结束后做好地面、灶台、操作台和工具的清洗工作，保持厨房清洁。

3.搞好厨房内的害虫防治工作。厨房中要安装纱门、纱窗，灭蝇、灭鼠、灭蟑螂。保持下水道畅通，保持垃圾桶清洁并加盖，消除夹层以减少鼠虫的侵入和造窝；所有物品应摆放整齐；将食物等储藏在密封的器皿中，再放进冰箱。

（六）卫生间保洁

卫生间也称洗手间、盥洗室。卫生间按照洗脸盆→化妆台→镜面→浴缸→马桶→墙面→隔门→门→门套→地面的顺序清洁，做到卫生间清洁、干燥、无异味。

1.清洁洗脸盆、化妆台、镜面等。应做到表面无灰尘、污渍、污垢、水渍、水迹等，洗脸盆上下水及溢水口通畅无阻，洗脸盆及化妆台下面无灰尘、污渍、污垢等。

2.擦拭浴缸等。应做到表面无铁锈斑迹，无污迹，无皂垢；釉面色泽光亮，无损伤等。

3.清洗、擦拭马桶。马桶是坐便器的俗称，是卫生间主要的卫生洁具。马桶清洁要求是做到内部无污渍、污垢；外部无灰尘、污渍、污垢及明显水渍、水迹；釉面色泽光亮、无损伤；上下水通畅，无阻碍；马桶盖、马桶圈无水迹等。

4.擦拭墙面、隔门、门、门套等。不得有灰尘、污渍、污垢、水渍、水迹、印迹等，墙釉面砖色泽光亮，无损伤。

5.清洗地面。不得有污渍、污垢、水渍、水迹，地板釉面砖色泽光亮，无损伤等。

三、浴室的保洁

（一）马桶

1.清洁方法

（1）按下马桶冲水按钮，冲洗马桶内粪尿残留。

（2）将洁厕灵均匀喷洒到马桶外表上。

（3）掀开马桶盖，将洁厕灵喷洒到马桶内部。

（4）数分钟后，用马桶刷刷洗。应先刷洗马桶外部，然后刷内壁。下水道和缝隙处要重点擦拭。

（5）使用洁厕灵擦拭后，用清水将马桶里外冲洗干净。

（6）用专用抹布擦拭马桶底座外部、马桶盖和马桶圈。

（7）马桶应每天清洁一次，如果马桶圈上套了布套，应每周取下清洗一次。

2.注意事项

（1）不能将热水倒入马桶内，以防马桶裂开。清洗时要特别注意水圈边缘及水封下方排水口处。

（2）不能用汽油、松香水、挥发性液体、酸性溶液或热水擦拭马桶。

（二）面盆、化妆镜、梳洗柜

面盆、化妆镜、梳洗柜是家家户户卫生间的必备设施，应做到天天用、天天清。

1.清洁方法

（1）面盆可用软毛刷或海绵蘸清洁剂清洗。可在不穿的尼龙丝袜筒中装入肥皂头，放在无孔的皂盒内，泡上一点水，使小袋经常保持湿软，置于适当位置，可用于除污。面盆有油污时，用小袋在内壁上摁着转几转，然后用清水冲净，效果很好。用餐巾纸配上中性洗涤剂擦拭面盆会擦得很干净。

（2）清洁化妆镜时，可用半杯氨水加一升清水擦拭镜面；为防止镜子被蒸汽熏得模糊不清，可用甘油或肥皂涂抹镜面，再用干布擦拭；为防止浴室镜子上面产生蚀斑，可将镜子的四周缝隙用塑料胶带或油灰封死，用玻璃清洁剂擦拭镜面，不仅可以晶亮无比，还具有防雾、防尘的效果。

（3）梳洗柜可用湿抹布擦拭清洁。

（4）应定期将水池下方存水弯头拆卸下来，将堆积的污物取出，以保持排水通畅，有效避免水管的堵塞。

2.注意事项

（1）忌用热水冲洗，以免面盆裂开。

（2）忌用菜瓜布或硬质刷子、酸碱性化学药剂擦拭刷洗，否则会在面盆、化妆镜、梳洗柜表面形成细小刮痕，使其变得粗糙而容易沉积污垢。

（3）改变顺手在面盆上放置物品的不良习惯。这样不但不利于面盆的清洁，而且很有可能因为物品掉落到排水管而导致堵塞。

（4）面盆置物板上不放置体积较大或较重的日用品，防止置物板无法承载而掉落到面盆上对面盆造成猛烈撞击。

（三）浴缸、花洒和水龙头

1.浴缸　浴缸清洁时要求做到表面无铁锈斑迹，无污迹，无皂垢；釉面色泽光亮、无损伤等。

（1）将洗洁精或洗衣粉稀释后浸泡浴缸中的污迹。

（2）用塑料刷蘸洗洁精或洗衣粉溶液对浴缸进行擦拭。可用海绵或丝瓜筋直接蘸上洗衣粉擦洗，特别脏的地方用氨水擦拭，即可清洁光亮。浴缸长期使用后，会产生褐色斑迹。清洗时，可将适量的盐放入同质量的醋中，稍微加热搅拌，然后用布浸溶液放在斑迹上捂20~30分钟，再用粗糙的布用力擦洗，即可除去。

（3）擦拭后用清水冲洗浴缸，直至干净为止。

2.花洒和水龙头　花洒和水龙头很容易被水垢堵住。清洁时，可将花洒拆下用旧牙刷擦拭喷头，并用粗针清除阻塞物。水龙头表面的硬水沉积物可用柠檬切片或抹布蘸醋擦拭消除。

3.清洁浴缸、花洒和水龙头的注意事项

（1）不可用洁厕灵等高浓度和强酸、强碱溶液清洁花洒和水龙头。

（2）不论对何种材质的浴缸，都不要使用硬质刷子或去污粉刷洗，以免损伤表面。

（四）热水器

一般的电热水器都会安装镁棒以减少水垢的产生，但是长期使用后电热水器中的水垢还是会积少成多，因此，热水器每隔3年就要深度清洗一次。深度清洗需要打开热水器维修孔。为保证安全，最好请专业的维修工清洁。每隔半年可以自己小规模清洗一次。

1.清洁方法

（1）拔掉插座，关闭进水阀。

（2）旋开热水器底部的出水阀，排尽电热水器内部的水和沉淀物。

（3）打开进水阀门，用自来水冲洗热水器内胆30秒，再关闭进水阀门，再次排尽电热水器内部的水。

（4）再次打开进水阀门，用自来水冲洗热水器内胆30秒（共2次），清洗过程中不要堵塞电热水器的出水口。

（5）清洗完毕后，再将电热水器排水开关恢复原位。打开进水阀门，待电热水器注满水后，把温控器调到最高温，加热至自动跳转。

（6）再次从插座上拔下电热水器的电源插头，关闭进水阀门，拿一只水桶放在电热水器下面，小心旋开电热水器底部的出水阀，防止烫伤，放尽电热水器内部的热水。

（7）再依上述方法用自来水冲洗热水器内胆30秒，共2次，去除电热水器内胆和加热管表面的水垢污物，清洗完成。

2.注意事项

（1）清洗前，热水器的水温最好在50℃以下，这样的水温可以直接排到下水管道，不会对管道造成影响。

（2）清洗时，热水器如果有排污口的话，可以同时打开，因为排污口的位置比冷水口更低，排污更彻底。

（3）及时更换镁棒。

（4）净化进水水质。可在电热水器冷水进口处加装净化水装置，过滤掉有害的杂质及矿物质，达到减少水垢的目的。

（5）防止水垢的生成。水垢的生成速度与水温和水的流动情况有关。水在高温和静止的情况下容易产生水垢，因此，在使用中要尽量避免上述两种情况。电热水器的使用温度通常调到50~60℃。

四、厨房的保洁

（一）厨具清洁

1.储藏用具（冰箱、冰柜、橱柜等）

（1）冰箱　为使冰箱表面看起来更加光亮，可以使用家具护理喷蜡。门边较难处理的细缝处，可以用牙刷清洁。冰箱内部可以用稀释的漂白粉溶液擦拭，既干净又可达到杀菌的功效。

（2）冰柜　清洁冰柜时，可使用软布干擦，或蘸点中性洗洁精擦干净后再用湿布擦干净。可用软毛刷清除冷凝器及压缩机上的灰尘、杂物，以保持良好的制冷效果。要经常用温水擦洗密封条，使密封条保持弹性，以延长其使用寿命。如果清洗后柜里仍有异味，可用3%浓度的小苏打溶液擦洗一遍内壁，以快速去除异味。

（3）橱柜　橱柜包括地柜和吊柜。橱柜应该经常清洁，可以每周用清洁抹布擦拭其表层和隔层，如果隔层上有垫纸，垫纸应经常更换。应该从柜中取出的物品，定期用清洁剂彻底清洁，橱柜应注意防蛀、防鼠、防蟑螂。橱柜用久了有异味时，可放些活性炭在橱角，不但能去除异味，还能吸收橱柜里的湿气；也可用干净抹布蘸白醋或白酒擦拭，待晾干后，异味即除。橱柜的具体清洁方法如下。

①清洁台面。根据橱柜台面的材质不同，有不同的清洁方法。人造石和不锈钢材质的台面要用软毛巾、软百洁布带水擦拭或用光亮剂擦拭；防火板材质的台面可使用家用清洁剂，用尼龙刷或尼龙球擦拭，再用湿热布巾擦拭；天然石材质的台面宜用软百洁布擦拭。

②清洁门板。门板的材质和台面差不多，因此它的保养和清洁也和台面大同小异。门板表面的油污及脏渍最好在12小时以内去除。油漆类门板不可用可溶性清洁剂，所有苯类溶剂和树脂类溶剂不宜作为面板清洁剂。避免台面上的水流下来浸泡门板，否则时间长了门板会变形。门板合页及拉手出现松动及异响时，应及时调整或维修。实木门板可使用家具水蜡清洁保养。

③柜体清洁。橱柜中的五金件用干布擦拭，避免水滴留在其表面造成水痕。吊柜的承载力一般不如地柜，所以吊柜内适合放置比较轻的物品，重物最好放在地柜里。

2.洗涤用具（水池、水盆）　厨房洗涤池既要洗菜也要洗碗，容易沾染洗碗水中的油垢，如果没有专门的水池清洁剂，可在有油污的地方撒一点儿盐，然后用废旧的保鲜膜擦拭，再用温水冲洗几遍，也能让水池光亮如新。水池的四周弯角和下水处可以准备专门的小刷子或者牙刷，用细盐、肥皂水、清洁剂擦拭，下水处的水盖最好用温肥皂水浸泡20~30分钟，也可以达到理想的去污效果。

3. 调理用具（菜板、配料器皿等）

（1）菜板　菜板必须充分刷洗，使木见本色；菜板的缝隙、切痕更应细致冲刷，最后用清水冲净、立放，待其自然干燥；菜板冲洗时不要用太热的水去烫，以防止菜板炸裂变形；夏天空气潮湿，菜板容易发霉，每次用完，要置通风处晾干，以防发霉。

为了防止菜板生熟不分、使用混乱，可准备3~5块菜板，各有用途：第一块做面食，保持干燥；第二块切菜、剁菜馅；第三块切生肉类食品；第四块切直接食用的生菜及熟肉食品，保持洁净，不受污染；第五块专门切各种原味作料，供凉拌菜用。

（2）配料器皿　油瓶有很多污垢，可用茶叶渣洗擦。如果瓶内油垢较厚并有异味，可以将鸡蛋壳捣碎后放入瓶中，加少量温水，盖紧瓶盖，上下摇晃1分钟左右，然后倒出蛋壳残渣，用清水冲洗干净。擦洗有印花图案的玻璃器皿可以用薄绵纸，避免用洗洁精清洗，以免损伤器皿的印花图案。

4. 烹调用具（锅、微波炉、电磁炉等）

（1）锅

①不同用途的烹调锅，其清洁方法不同。

油锅：油锅可使用洗洁精类清洁剂擦洗，或将油锅放在炉火上，等锅内冒烟时撒适量盐，然后关火，趁热用纸擦。

熬制糖汁的锅：可在锅中加入肥皂水，边煮边刷。

奶锅：牛奶煮沸后，锅底会留下焦痕，先用冷水浸泡，然后再洗。若锅内油垢厚重，可用新鲜的梨皮放在锅内用水煮一下，锅垢就很容易脱落；若锅底烧焦，可以用小刀或菜刀轻轻地把焦垢刮除，也可以蘸点醋和洗洁精一起用力刷。

②不同材质的锅，其清洁方法不同。

铁锅：新铁锅在第一次烧煮时会把食物染成黑色，可事先用豆腐渣在锅中擦几遍，即可避免；铁锅生锈后，可用食醋擦拭，然后用清水洗净，如果铁锅内有铁锈味，可用火烧空锅，然后加入热水和土豆皮或番茄皮煮一会儿，锈味即可除去；如果铁锅内有鱼腥味，可以在锅内加水放些菜叶一起煮开，水冲净即可除腥味。

铝锅：新铝锅要先用油脂擦一遍，然后用淘米水或在水里加入1~2匙醋，煮开后再使用；清洁铝锅时用百洁布加去污粉，蘸些水，再加一些洗洁精刷洗10分钟左右，就会光洁如新，如果铝锅生黑斑，可把锅泡在醋水混合液中清洗。

不锈钢锅：用洗洁精将污渍拭去、冲洗干净即可；可用萝卜在锅的近火苗部位擦拭，去除黑印；如果锅底有焦痕，可用水浸软后再用竹片轻轻刮去洗净后，再用干软布擦干后放置在干燥处。

铜锅：铜锅上面留有污垢，可用醋、面粉和锯末拌成膏状擦拭，然后再用布擦拭一遍；如果铜锅颜色灰暗，可涂抹桐油或在锅上敷上少许蜂蜜，再用干布擦拭，或用软布蘸牙膏摩擦，都可使铜锅保持光亮；如果铜锅上有锈迹，可用干净的布浸满食醋再蘸盐擦拭，即可除去铜锈。

砂锅：对于用久以后发黑的砂锅，可把适量梨皮或苹果皮放到砂锅里煮。如果有污垢，可用淘米水浸泡加热，用刷子刷净，再用清水洗即可除垢。

搪瓷锅：对于搪瓷锅上的陈年积垢，可用刷子蘸少许牙膏刷拭，也可在热水中加入少许食碱清洗，然后用清水洗净，再用软布擦干。如果糖瓷器皿上有黄色斑痕，可用湿布蘸小苏打擦洗，再用清水洗净并彻底擦干；如果搪瓷锅烧焦，可在锅冷却后加水淹没焦迹，并加入适量食用碱，加热煮开，然后刷洗。

锅盖：对于锅盖上厚厚的一层油垢，可在锅内放少许水，将锅盖反盖在锅上，把水烧开，让蒸汽熏蒸锅盖，焖一段时间后，待油垢变得发白、柔软时，再用软布轻擦锅盖除垢。

（2）微波炉　详见项目六任务二。

（二）灶具清洁

1. 燃气灶　如果燃气灶台附近墙壁贴有墙面砖或装有不锈钢板，应该每天擦拭，以保持干净。使用完毕后，应趁热用干布或废报纸擦拭。可以用萝卜横断面蘸上清洁剂擦拭，等到清洁剂干后，再用干布使劲擦拭，就能使不锈钢灶台台面发亮。

灶头架沾有污垢时，可先涂上清洁剂或强力洗涤剂，然后再用醋水擦拭。如果污垢还是无法除去，可将它泡在洗涤剂里一个晚上，第二天就能将它彻底清洗干净。燃气灶台盛水盘可以先用洗涤剂擦拭，要清理炉火边的焦黄，应先用湿布覆盖一夜，然后用洗涤剂轻擦，把汁液抹除，如果仍留有油腻部分未除，可用力擦抹，也可用碱水或洗衣粉擦除。百洁布蘸上啤酒可用来擦拭灶台上的污渍。如果燃气灶具堵塞，可取下燃烧头，用细铁丝从气嘴口插入，反复捅几次，以排除堵塞物，然后打开开关，用气流反复冲几次即可。

2. 油烟机　详见项目六任务二。

（三）餐饮用具清洁

餐饮用具主要包括碗碟、茶杯、筷子、汤勺、刀叉等。存放超过一周的餐具，再用时应当进行清洗处理。针对餐具的不同类型以及不同脏污程度或材质，清洁方法有所不同。

1. 碗碟　清洗碗碟前，先用一个大点的盆装上开水放在一旁，将清洗干净的碗碟放进开水里过一下，然后将碗碟扣放在沥水筐内，自然晾干即可。

2. 叉匙　用土豆切片擦拭叉匙，可使叉匙清洁光亮；叉匙上的铁锈斑迹可用葱头切片擦拭除去，也可用软木塞蘸植物油擦除；锈得很厉害的叉匙，需用炉灰、植物油和机油调制成的糊状物擦拭，锈迹去除后，再用清水洗一遍擦干；铜匙上如果出现污迹或黑点，可用抹布蘸上食盐来擦洗；有锈迹的叉匙可放在淘米水里泡一泡，擦干即可去锈。

3.茶杯 喝茶的杯子时间一长会积起一层咖啡色茶垢，用细盐末擦洗即可，也可用牙膏擦拭。

4.餐具上的油污 如果餐具上沾有油污，可将餐具浸入碱水、淘米水或剩面汤中清洗；或是将洗洁精滴入水中刷洗，然后用清水冲净；或是用开水煮的方法进行清洗；挤点牙膏加少许水用百洁布进行擦拭也能够去掉油污。

5.装过牛奶、面糊、鸡蛋的餐具 装过牛奶、面糊、鸡蛋的餐具先用冷水泡后再用热水洗效果较好。蒸炖鸡蛋后的餐具，先在碗里放一点食盐，然后再擦洗，餐具上干硬的蛋迹就很容易被除掉；蒸蛋碗、煮粥锅、焖饭锅或煮牛奶的锅，用椰子外壳的横断面在附着食物残渣的部分用力反复蹭刷，即可将餐具刷干净；如果餐具上有积垢，可用食盐或醋洗擦，效果比较好。

6.不锈钢和镀铬餐具 针对发黑的不锈钢和镀铬餐具，可用软布蘸上去污粉或洗洁精擦拭发黑部位；对于硬水造成的不锈钢餐具上的白斑，可用抹布蘸上食醋擦洗，即可去除。

7.塑料餐具 针对塑料餐具表面的污垢，可在温水中加一些洗涤剂，用海绵擦洗，以免碰伤塑料；如果污垢严重，可在60~80℃的热水中加入适量漂白剂，把餐具置于水中浸泡一夜，第二天再擦洗，效果会更好；一般的污垢可用布蘸碱、醋或肥皂水擦洗，不能用去污粉，以免磨掉表面光泽。

8.餐具清洁注意事项

（1）洗涤顺序。先洗不带油的后洗带油的，先洗小件后洗大件，先洗碗筷后洗锅盆，边洗边码放。

（2）儿童和患者尤其是患有传染性疾病患者的餐具应单独洗涤、码放。

（3）自然晾干盘碟。

（四）厨房操作台面养护

厨房操作台面有天然石、龙岗岩、人造石、不锈钢、防火板等材质，不同的材质有不同的清洁与养护方法。

1.天然大理石台面

（1）清洁与养护方法

①定期清洁大理石台面。用抹布去除所有残留，用冷水清洗大理石表面。

②可用干毛巾、纸巾、软布定期清洁和抛光大理石。保养橱柜台面时要事先用渗透性好的防护剂封闭好石材，防止污染物进入，然后再用表面保护剂来保护台面的色泽。

③大理石表面的油渍要立即用清水和肥皂清洗干净，或用酒精擦拭，然后清洁和干燥。

④涂覆双氧水（过氧化氢的俗称），清洗干净大理石表面的茶叶和烟草污渍。双氧水

在台面停留不要超过2小时。

⑤轻微的擦伤可用专门的大理石清洁和护理剂修复，旧的或珍贵的大理石家具应请专业人员处理。

⑥定期打蜡保养大理石台面。

（2）清洁与养护注意事项

①不要用醋或其他酸性溶液清洗大理石制品，只能用中性温和的清洁剂清洗。

②大理石是多孔材料，清洁用水应尽可能少。

③不要把玻璃杯放在大理石表面，不要让污渍留在大理石表面。

④不能用啤酒、葡萄酒、茶水、柑橘类果汁清洁，这会损坏大理石。

2.花岗岩台面　花岗岩是一种多孔火成岩，主要成分是石英和长石，材质坚硬，常被用作室内各种台面。但花岗岩是多孔材料，若护理不当，极易被刮伤和划伤。

（1）清洁与养护方法

①只用软质布料清洁台面。

②在台面切菜时，要使用菜板，以防止划痕出现，同时也可以起到保护刀刃的作用。

③常见油污可使用中性的含有表面活性剂配方的清洗剂。清洁时先将清洗剂倒在台面上，用略硬一点的刷子刷开，浸泡一会儿，再用刷子来回擦洗，然后清理掉这些污液，最后用清水擦洗两遍。

④对于油漆、颜料等难去除的污渍，可先用薄刀片轻轻地剥离石材表面上的污渍（注意不要刮伤石材），然后用清洗剂清洗花岗石表面的油漆和颜料。

⑤花岗岩耐酸碱程度优于大理石，因此清洁时可用弱酸性清洁剂。

⑥定期做防水、防油处理，每2~3年做一次。

（2）清洁与养护注意事项

① 要及时清除花岗岩台面上的污渍，以避免污物渗入抛光表面而产生污迹。

②在台面上放置水瓶、水杯、锅、碗等盛装液体容器时，尽可能使用桌垫。

③避免将过热的炊具直接放在台面上。

④清洗花岗岩台面时，避免用漂白粉、去油剂或玻璃清洁剂等化学品。

⑤不能将醋酸、柠檬或橙汁等作为花岗岩台面清洗剂。

⑥避免在台面上坐立，或放置超过10千克的重物。

⑦避免将香水、发胶、护肤霜、指甲油等日化用品放置在花岗岩台面上。

⑧清洁保养时，尽量少用水，即使用水也应快速吸干。

⑨避免在台面上直接切割物品或使用尖锐器具，置放在台面上的物品要避免拖拽，以免磨损、刮伤台面。

3.人造石台面　人造石是一种人工合成的实体无毛细孔的密实材料，抗污力强。

（1）清洁与养护方法

①一般污渍清洁。水渍或污渍要及时用湿抹布加清洁剂或肥皂水擦拭除去。

②顽固污渍清洁。顽固污渍要根据人造石台面不同的表面情况来进行清洁。

光洁表面的人造石台面：用海绵百洁布蘸去污清洁剂画圆打磨，然后清洗，再用干毛巾擦干。隔段时间用百洁布把整个台面擦一遍，以保持光洁。

亚光表面的人造石台面：用百洁布蘸非研磨性的清洁剂画圆打磨，再用毛巾擦干，并用非研磨性的抛光物来增强表面效果。

高光表面的人造石台面：用海绵和非研磨性的亮光剂摩擦去污，然后清理掉这些污液，最后用清水擦洗两遍。

（2）清洁与养护注意事项　清洁方法与花岗岩台面的方法大概相同。使用时应注意以下几点。

①放置餐具时轻拿轻放，并放隔热垫。使用时应注意以下几项。

②保持台面清洁，及时用湿布擦去污渍，再用干布擦干台面。

③液体调味料瓶罐下面应放置垫圈。

④均匀放置重物，且不在台面上直接拖拽。

4.不锈钢台面　不锈钢台面与其他材质的台面相比，具有不怕烫、防渗透、好清洗、不变色、不开裂、绿色环保、无辐射、防水易洁、不沾油污、耐热、耐磨、无开裂、经久耐用、始终光亮如新等优点。其缺点是不锈钢的表面容易发生划伤且易发生氧化反应。

（1）清洁与养护方法

①不锈钢台面沾到盐水有可能被腐蚀，平时应将酱油瓶等物品放在碗柜上。

②要用软毛巾、软百洁布带水擦或用光亮剂擦拭，否则会造成刮痕或侵蚀。

③用肥皂水或含氨水成分的清洁剂清洗，可以用湿抹布将水垢除去，再用干布擦净。

④不要将高温物体直接或长时间放在台面上。从灶台上取下，或从烤箱、微波炉中取出的热锅等会给台面带来损伤，可以使用带橡皮脚的锅支座，或在台面上放一块隔热垫。

⑤切菜时应垫上菜板，否则会留下划痕且会弄缺刀口。若不慎留下刀痕，可以根据刀痕的深浅，用240~400目的砂纸轻擦表面，再用百洁布处理一遍。

（2）清洁与养护注意事项

①严禁强酸、强碱性化学品接触台面，如油漆剂、金属清洗剂、炉灶清洗剂等；若不慎与以上物品接触，应立即用大量肥皂水冲洗表面；若沾上指甲油，可用不含丙酮的清洗剂，如香蕉水、酒精擦拭，再用水冲。

②不要让过重或尖锐的物体直接冲击表面。

③超大或超重器皿不可长时间置于台面上。

④冷水冲洗后不要马上用开水烫。

⑤应避免将酱油瓶、醋瓶等物品直接放在台面上。

⑥不锈钢台面切忌用硬质百洁布、钢丝球、化学品擦拭或钢刷磨洗。

⑦避免热锅、热水壶直接与台面接触，最好能置于锅架上。

⑧有色液体渗透其中，会造成污渍或变色，因此应避免将染料或染发剂直接置于台面上。

5.防火板台面

（1）清洁与养护方法

①防火板台面可使用家用清洁剂，用尼龙刷或尼龙球擦拭，再用湿热布巾擦拭，最后用干布擦拭。

②切菜时应垫上菜板。

③若沾上指甲油，可用肥皂水或含氨水成分的清洁剂清洗；对于水垢，可以用湿抹布将水垢除去再用干布擦净。

（2）清洁与养护注意事项

①防火板台面应避免水渍长时间滞留。

②严防强酸、强碱性化学品接触台面，若不慎沾染这些化学品，如去油漆剂等，应立即用大量肥皂水冲洗台面。

③避免热锅、热水壶直接与台面接触。

④操作中应尽量避免用尖锐的物品触击台面，以免产生划痕。

⑤应避免将染发剂等直接置于台面上。

任务二　家具、地面的保洁

一、家具的保洁

（一）原木家具（不含红木等高档家具）

1.清洁方法

（1）防止灰尘。一般原木家具都有精美的雕花装饰，如不能定期清洁除灰，细小缝隙中容易积灰，影响美观，同时灰尘会让木质家具迅速“变老”。

（2）保持滋润。选用专业的家具护理油定期上油和打蜡，锁住木质中的水分，以防止木质干裂变形。

（3）快速清洁残留于原木家具上的液体，保持干燥。否则，长时间停留的水、酒精等液体会在家具表面留下白色痕迹。

（4）如果原木家具上沾有油污，可以用剩茶水擦洗或在油污处撒些玉米粉，然后用干布反复擦拭，即可去污。

（5）如果家具上面沾有污垢，可以用面粉做成的面团在污处滚动去污；也可以用过期的牛奶，将抹布浸湿，用来擦拭污垢。

（6）如果原木家具内油漆味过重，可把煮开的牛奶倒在杯子里，放在新家具内，关紧家具门，经过3~5小时，油漆味便可消除。

（7）如果不能每天擦拭家具，至少应3~7天进行一次清洁工作。

2.注意事项

（1）应该注意原木家具的摆放位置，避免放置在除湿机旁，避免太阳直射。

（2）抹布不能太湿。

（二）板式家具

1.清洁方法

（1）对家具进行清洁时，应先用鸡毛掸子进行清尘，再用拧净水分的湿布擦，而后用干布擦干净。

（2）应用毛巾、棉布、棉织品或者法兰绒布等吸水性好的布料擦拭家具。

（3）为保持家具日久常新，应选用适宜的清洁剂。

（4）有些家具表面用的是钢琴漆涂层，可以用清水适当擦洗。

（5）刷过油漆的家具沾染了灰尘，可用冷茶水擦洗。

（6）家具金属饰件只需用干毛巾轻轻抹拭。

（7）如果金属饰件表面出现难以去除的黑点，可用煤油擦拭。

2.注意事项

（1）不要用肥皂水、洗洁精或者清水清洗家具。

（2）不要使用粗布、有线头的布或有缝线、纽扣等会导致家具表面刮伤的旧衣服擦拭家具。

（3）尽量避免使用汽油或有机溶剂擦拭经过油漆处理的家具，否则会造成掉漆。

（4）切忌用酸性液体清洗，因为酸性液体会造成金属部件的腐蚀。

（5）不要将湿抹布长时间留置在家具表面。

（6）不要用干抹布擦拭家具表面的灰尘。

（三）聚氨酯漆面家具

1.清洁方法

（1）要经常吸尘或用潮湿的布擦拭，保持漆面干燥清洁，并经常用上光蜡涂擦。

（2）避免与大量的水接触，如有接触应及时擦干或用风扇吹干。

（3）若表面沾上污渍，要立即用软毛巾蘸取低浓度肥皂水轻轻擦去。

2. 注意事项

（1）家具不能被阳光直射，如果放置于近窗的地方，应注意随时拉上窗帘，遮住阳光的照射，以免漆膜褪色和过早老化。

（2）家具切忌靠近火炉和暖器片等取暖器，也不可接触滚烫的水壶等高温物体，以免高温烘烤，致使家具开裂、漆膜剥落。

（3）家具表面漆膜不能用碱水或沸水洗刷，更不能接触酒精、香蕉水，以免损坏漆膜，也不可用汽油擦拭。

（4）家具表面漆膜应尽量避免长时间浸渍各类液体，如有接触，应立即抹去并擦干。

（5）家具表面谨防硬物碰撞和刀子刻划，不可在桌面上切菜。

（6）如有玻璃台面，下面应铺放棉质台布，不宜直接铺放纸张或塑料薄膜。

（7）打蜡的表面不宜用水擦拭，以免擦去表面蜡质，减少油漆面的光亮度。

（四）金属家具

1. 清洁方法

（1）用鸡毛掸子将家具表面灰尘扫除。

（2）用毛巾或软棉绒布轻轻顺着金属纹路擦拭。

（3）优质镀钛家具不会生锈，经常用干棉丝或细布擦一擦，可保持光亮和美观。

（4）喷塑家具如出现污渍，可用湿棉布擦净后再用干棉布擦干。如果家具生了锈，可用棉纱蘸机油涂于锈处，稍候片刻，再用布擦拭便可消除锈迹。平时可用机油经常擦拭。

（5）镀铬家具容易生锈，甚至会发生镀层脱落。平时不用的家具可在镀铬层上涂一层防锈剂，放在干燥处。如已生锈，可用棉丝或毛刷蘸机油涂在锈处，反复擦拭几次，到锈迹清除为止。

（6）清洁钢制办公家具，可使用柔软的布擦拭，避免使用粗糙的、湿的布擦拭，杜绝用有机溶剂如松脂油、去污油擦拭。

（7）用盐和醋的混合液清洁电镀物体，可使其更加光亮。

2. 注意事项

（1）金属家具摆放时要避开阳光的直接照射，以免漆面变色、着色漆层干裂剥落、金属氧化。

（2）金属家具不能放在潮湿处。镀铬的金属家具不宜放置于燃气灶附近。

（3）无论哪种涂装的金属家具，移动时都要轻拿轻放，避免磕碰；避免触及硬金属件，如水果刀、钥匙等，以免造成划伤；折叠时用力不要过猛，以免折叠部分受损。

（4）不能用开水清洁金属家具。

（5）镀铬家具不能触及酸碱等腐蚀液体，防止氧化生锈。镀铬家具生锈时，不可用砂纸打磨，更不要用刀刮。

（五）布艺家具

以下以布艺沙发为例，介绍布艺家具的清洁方法。

1.清洁方法

（1）选用沙发专用清洁剂，用洁净的白布蘸少量，在脏处反复擦拭，直至去掉污渍。

（2）布艺沙发的扶手、坐垫易脏，可在上面放上沙发巾。布艺沙发易积灰，所以应定时用吸尘器除尘。

（3）布艺沙发的耐磨度不如皮沙发，所以应避免总坐在同一位置。若起毛球，可用小剪刀去掉。

（4）有大片脏污时，先用清水擦拭，若是可拆布面，可拆下来清洁。

（5）新沙发购回时，可喷上布面保洁剂，避免脏污或油水吸附。

（6）沙发的扶手、靠背和缝隙要用吸尘器吸尘。

（7）每周至少吸尘一次。

2.注意事项

（1）清洁布艺沙发时不要用很多水擦拭，避免水进入沙发内层，使沙发里面的布受潮、变形、沙发布缩水，影响沙发外观。

（2）布艺沙发可另做一个沙发套。洗刷时须严格依照布料要求清洁，个别材质的沙发套还需定期送干洗店清洁。

（六）藤艺家具

藤艺产品是最环保的产品，不受地方性和季节性的限制。其韧性大，防蛀、防潮，经久耐用，越用越亮。

1.清洁方法

（1）藤艺家具比皮制、布艺家具更耐磨、耐脏，平时只需用干布擦去灰尘即可。

（2）每3个月用刷子或吸尘器清理灰尘一次。较脏时将湿布拧干擦拭，特别脏的地方用旧牙刷轻轻刷干净。

（3）平时多坐藤编家具，因其越坐越亮。如果使用时间长了或受潮后出现凹陷变形的情况，可用少量淡盐水弄湿需要调整的部分，待其晾干后自会收缩平整。

（4）藤条上有污垢可以用淡盐水擦拭，既能去污，又能使其柔韧性长久不衰，还可以有一定的防脆折、防虫蛀作用。

（5）藤艺家具表面上的灰尘可用柔软湿抹布擦拭，缝隙间的灰尘可用刷子或吸尘器清理。

2. 注意事项

（1）不要将产品放在火炉旁或暖气旁，更不要在阳光下暴晒。

（2）不能使用会破坏藤艺家具表面的清洁剂或溶剂擦拭。

（七）家中常用家具的清洁

家中常用的家具主要有衣柜、沙发、书桌、餐桌和椅子、茶几等。不同的家具有不同的清洁方法。下面介绍部分家具清洁的操作准备、操作步骤、注意事项。

1. 清洁、擦拭衣柜

（1）操作准备 工具及材料准备：干燥剂、色拉油、上光剂、吸尘器、小毛刷、橡皮、刮铲、湿抹布、干抹布、钢丝绒、软布等。

（2）操作步骤

步骤1 清洁柜体、柜门。可用半湿抹布擦拭柜体、柜门，但不能使用有腐蚀性的清洁剂。轨道的灰尘用吸尘器或小毛刷清理即可，架子、拉杆等金属件用干抹布擦。应防止重物及锐器砸碰轨道、划伤柜体及门板，柜体封边不能碰水及其他液体溶剂，以免封边出现脱落。

步骤2 在过于潮湿时，应定期打开门窗通风并在衣柜角落放置干燥剂，以防止柜体及门板发霉和变形，避免柜体、衣物受潮生菌。

步骤3 擦拭柜体上的贴纸，可用色拉油把纸浸透，几分钟后用专用钢丝绒按木纹方向轻擦，擦完后上光。

步骤4 柜体上的水痕，可用涂了少量色拉油的干净软布顺着木纹方向擦拭。

步骤5 柜体上的烫痕，用专用钢丝绒垫在烫痕处顺着木纹方向轻轻擦拭，之后用清洁的软布将其擦干净，再上光。

步骤6 柜体上的食品污渍，如茶水、菜汁、水果汁、黄油等溅在柜体表面留下的轻微污点，要立即擦掉，然后用一块干净的软布对污渍处上光。

步骤7 擦拭圆珠笔或墨水痕迹，可用软的橡皮擦拭，为防止掉色，可在污痕处滴几滴清水。

步骤8 擦拭橱体上的口香糖，可用冰袋或冷水使口香糖冷却变硬后，拿钝的刮铲或硬卡片轻轻刮掉。

（3）注意事项

①尽量少用含有化学成分的芳香剂去除衣橱中的异味。

②不要将衣橱放置在阳光直接照射的地方，以免木质在阳光照射下受损。

2. 清洁展示柜

（1）操作准备 工具及材料准备：抹布、展示柜护理喷蜡、清洁保养剂等。

（2）操作步骤

步骤1　用干净的抹布清洁展示柜，边清洁边变换抹布擦拭面，不能重复使用抹布已经弄脏的一面。

步骤2　选用展示柜护理喷蜡和清洁保养剂两种产品进行清洁，维持展示柜原有的亮度。使用前，先摇匀，然后直握喷雾罐，在距离展示柜表面约15cm处轻轻喷一下，随后用干抹布擦干。

步骤3　抹布使用完后，洗净晾干。

（3）注意事项

①擦拭展示柜时，最好选用棉布等吸水性较好的抹布。粗布、有线头的布或有缝线、纽扣等的布料容易划伤展示柜表面。

②不要用肥皂水、洗洁精或者清水来清洗展示柜。

③有些展示柜表面用的是钢琴漆涂层，可以用清水适当擦洗，不要将湿抹布长时间留置在展示柜表面，以免湿气渗入木纹中。

④擦拭展示柜表面灰尘，宜使用清洗并拧干的湿抹布，干抹布不能带走灰尘。

3.清洁养护皮革沙发

（1）操作准备　工具及材料准备：抹布、软布、刷子、清洗液、皮革护理剂、皮革防霉剂等。

（2）操作步骤

步骤1　用软布或刷子将皮革沙发表面轻轻刷一遍，以除去表面灰尘。

步骤2　涂抹皮革护理剂，自然干燥。

步骤3　第一天晚上涂上护理剂，第二天开始清洁。用清洁剂将全部沙发表面抹拭一遍，不断擦拭，直到发出光亮为止。

步骤4　清除污垢时，可用刷子刷至污垢脱落。不要用力刷至刷毛弯曲，否则毛孔中的污垢就难以清洁干净。清洁缝隙时，则要顺着缝隙擦拭。

步骤5　用干净软布将污垢回收。

步骤6　对难以去除的沙发污垢，可将少量专用清洁剂涂在污垢厚处静置一段时间，再用软布轻擦干净。

步骤7　晾干后，在皮革表面涂上一层皮革保养油。在潮湿的地区，上皮革防霉剂可有效防霉。

（3）注意事项

①清洗污染严重的真皮沙发，需要用清洗沙发的专用蒸汽机和专用的清洗剂，否则清洗效果不佳。

②不要用自来水擦洗真皮沙发，否则时间长了会使皮质变硬，失去柔软的感觉。

③沙发清洗完后，应给沙发上一层真皮沙发专用防护液，以防止污垢再次渗入皮质毛孔中。

④冬季应每月保养一次，夏季应每周保养一次。

⑤如果不小心将圆珠笔等画在皮沙发上留下印迹，及时用橡皮轻轻擦拭便可去除。

4.清洁养护人造革座椅

（1）操作准备　工具及材料准备：抹布、软布、海绵、洗涤剂、肥皂水、蛋清等。

（2）操作步骤

步骤1　每周一次用干净抹布蘸水拧干后对人造革座椅轻拭。

步骤2　若皮革上有污渍，用干净湿海绵蘸洗涤剂擦拭，或者用软布沾适当浓度的肥皂水洗擦，然后自然晾干即可。

步骤3　用拧干的湿抹布擦拭，如果使用温水，水温不能超过40℃。

步骤4　可用一块干净的软布蘸蛋清擦拭，既可去除污迹，又能使皮面光亮如初。

步骤5　如果发现有洞孔、破烂、烧损现象，要请专业人士来清理。

步骤6　人造革座椅应放置在通风干燥处，避免潮湿、生霉和虫蛀。

（3）注意事项

①忌用汽油擦洗，也不要使座椅沾染酸碱等有腐蚀性的化学物品。

②洗涤时，不可用热水泡，也不能干洗。

③不能在阳光下暴晒，不用时，最好平放，不要折叠。

④不要使用过硬的毛刷或用力洗刷印有图案的部位。

⑤切忌使用暖气或明火烘干，以防人造革老化、开胶、褪色和变形。

⑥不要与坚硬、粗糙的物体摩擦、碰撞，以免损坏表面涂膜。

5.清洁擦拭桌椅

（1）操作准备　工具及材料准备：皮革清洁剂、清洁剂、温水、吸尘器、刷子、湿抹布、干抹布等。

（2）操作步骤

步骤1　要了解办公桌椅的材质。不同的材质有不同的清洁方法。

步骤2　擦拭皮艺的办公椅，可用皮革清洁剂先在不显眼的位置上试一下，如果有褪色情况要用水稀释。特别脏时可用微温的水清洗，自然晾干即可。

步骤3　擦拭实木的办公椅，可喷洒一些清洁剂，再用干抹布进行擦拭。

步骤4　处理缝隙时可用刷子将脏东西刷出来，再用吸尘器吸干净。餐椅容易沾染油烟，应勤擦，以减少灰尘的附着。可以用椅套来保护餐椅，避免油污沾染，椅套弄脏时，将椅套拆下清洗即可。

步骤5　喷洒清洁剂，轻轻擦拭一般布艺的凳子，特别脏的可以用温水结合清洁剂清洗。

（3）注意事项

①要尽量避免办公桌接触水分或者有腐蚀性的气体、液体。如果平时在工作时不小心把水倒在桌面上，应马上用干布将水分擦干净，避免水分残留在桌子上，进而腐蚀办公桌。

②不要用太潮湿的布擦拭桌椅。桌椅湿擦后不能暴晒，否则会加快实木内部的腐烂。也不要随便用刷子猛擦，否则会导致桌椅损伤，看起来会很旧。

③日常要用干净的抹布清洁办公桌。在抹布清洁或者擦拭过灰尘之后，应使用另一面来擦拭或者换一块干净的抹布。

④擦拭办公桌时，最好选用毛巾、棉布、棉织品等吸水性较好的抹布。粗布、有线头的布或有缝线、纽扣等的抹布容易刮伤办公桌表面，应选用合适的抹布。

二、地面的保洁

（一）居室地面特性及其清洁

居室地面按材质不同，可分为地板砖、石材砖、实木地板、复合木地板、地毯等。

地面的清洁应遵循以下步骤：用扫帚清扫地面；将垃圾扫入簸箕内；用拧干水的湿拖布擦拭，如污垢较厚，可用刮刀铲除，并用百洁布、抹布擦拭；用百洁布、抹布擦拭墙角踢脚板与地板的连接直角处；将喷壶内的消毒清洁剂喷在地面上，用干拖布或干抹布拖抹地面。具体到不同材质的地面，有不同的清洁方法与注意事项。

1.地板砖和石材砖 石材砖主要有光面大理石、花岗岩、人造石等，常规清洁方法与地板砖的清洁方法基本相同。先用扫帚将地板表面的污物清扫干净，再用潮湿的拖布，按照清扫—擦拭—清洁地面的顺序反复擦拭直至洁净为止。

（1）地板砖和石材砖的具体清洁方法

①经常清洁保持干净。一般来说，最好每星期清洁、擦拭一次。

②沾上污渍及时清洗。一旦弄脏了，就应该在最容易清洁时清洗干净。

③修复地板砖划痕。可以用地板蜡涂在小划痕上，再用软布反复用力擦拭，这能在一定程度上修复填平地板砖划痕。

④因大理石不耐酸碱，清洁时要使用中性的清洁剂，不能用酸性溶液。当酸性物质如橙汁、苹果汁、番茄汁洒到大理石上时，要及时清理，并用清水冲净。

⑤大理石石质较软，硬度低，不耐磨，砂粒及金属硬物均可划伤石面，清洁保养时应及时将表面硬物清除。

⑥大理石表面不宜长时间积水，如果积水在石面停留时间过长，石材会发生变化，清理起来会很困难，特别是浅色大理石，清洁保养时应尽可能减少用水量，及时将水及清洁剂吸干净，保持石材干爽。

⑦定期对大理石做日常结晶硬化处理，1~2个月做一次。

⑧定期对大理石做防水、防油养护，1~2年做一次。

（2）地板砖和石材砖的清洁注意事项与技巧

①可用碎布蘸取安全的漂白剂涂在地砖上，等20分钟后用湿布抹除。

②清理地面上的碎头发，可将卫生纸蘸湿擦拭，再将沾满头发的卫生纸丢掉。

③日常除尘不可使用湿拖把以免污染石材。应使用尘推除尘，牵尘液不可使用过多，以不在石材上留下痕迹，又能将尘土吸附于尘推之上为准。使用后的尘推不可平放在石材上，可在尘推下垫上能防油的塑料布，或将尘推置于架子上，以免过于集中的尘液污染石材；尘推上吸附尘土太多时，可拍打除尘或清洗，干燥后重新使用。

2.实木地板和复合木地板 复合木地板又称强化木地板，是使用中密度人造板或者高密度人造板经过模压、覆膜、裁边、裁接口等工序制造而成的地面装饰材料。无论是天然漆实木地板还是油蜡实木地板以及复合木地板，在日常清洗时，都应注意防水、防潮、防火。

（1）实木地板和复合木地板的具体清洁方法

①用吸尘器除尘。

②使用半干拖布清洁。经常保持地板的干爽和清洁，尽量避免木地板与大量的水接触。不要用大量的水冲洗，注意避免地板局部长期浸水。如果家中空气干燥，拖布可湿一些，或在暖气上放一盆水，或使用加湿器。

③拖地后打开门窗，让空气流通，也可用电扇吹，以尽快将地板吹干。

④在门口处放置地垫，可防止带进尘粒，损伤地板。

⑤在地板上行走时穿布拖鞋，给家具的脚底都贴上软底防护垫，可避免家具的脚底刮花地板耐磨层。

⑥如果遇到地板缝或墙角等不易清理的地方，可以用旧牙刷蘸地板清洁剂刷洗，也可以将清洁剂倒在抹布上擦拭地面。

（2）实木地板和复合木地板的清洁注意事项

①避免用酸性、碱性液体擦拭，以免破坏地板表面漆的光洁度，更不要用汽油等易燃物品和其他高温液体来擦拭地板。可以用淘米水擦洗。

②避免尖锐器物划伤地面，尽量避免用砂纸、打磨器、钢刷、强力去污粉或金属工具清理、打蜡或涂漆。

③尽量避免拖动沉重的家具。

④不要在地板上扔烟头或直接放置太烫的东西。

⑤忌用湿拖布直接擦拭油漆地板，更不要用水洗地板。

⑥尽量避免强烈阳光的直接照射以及高温人工光源的长时间炙烤，以避免地板表面提前干裂和老化。

⑦雨季要关好窗户，以免雨水进入室内浸湿地板。

⑧注意室内通风，以保持正常的室内温湿度，延长地板的使用寿命。

（二）清洁地板砖地面

1. 操作准备 工具及材料准备：扫把、簸箕、肥皂、氨水、松节油、草酸洗洁精、牙膏、水盆、干抹布、清洁球、拖布等。

2. 操作步骤

步骤1 清理垃圾、除尘。用扫把、簸箕、拖布清理垃圾、除尘。

步骤2 清洁。用拖把蘸洗洁精、肥皂水等清洗地板砖，比较脏的地方用拖把蘸肥皂水加少许氨水与松节油的混合液清洗，特别脏的地方用清洁球清除。

步骤3 修补划痕。砖面如出现划痕，可在划痕处涂抹牙膏，用干布擦拭地板砖地面即可修复。

3. 注意事项

（1）砖与砖缝隙处可用去污膏除去污垢，再在缝隙处刷一层防水剂，可防止霉菌生长。

（2）可使用专用清洁剂清除油漆、涂料等污染物。

（3）可用废旧牙刷蘸少量草酸清洁剂擦拭火柴梗、纸张燃烧后留下的印记。

（三）清洁实木地板

1. 操作准备 工具及材料准备：清洁剂、牙膏、水盆、抹布、旧牙刷、扫把、簸箕、拖布、吸尘器等。

2. 操作步骤

步骤1 清理垃圾、除尘，用扫把、簸箕清理垃圾、除尘，用吸尘器将尘土、杂物清理干净。

步骤2 清洁。依照清洁剂的配比说明和地板的脏污程度，在一桶水中稀释适量清洁剂，并把拖布稍微浸湿，从房间里面往门口的方向拖地。地板缝或墙角等不易清理的地方，可以用旧牙刷直接蘸清洁剂刷洗，也可以将清洁剂倒在抹布上擦拭地面。

步骤3 修补划痕。木地板板面如出现划痕，可在划痕处涂抹牙膏，用干抹布擦拭即可修复。

3. 注意事项

（1）保持地板干燥清洁。不宜用湿拖布拖地板或直接用水清洗。

（2）不定期地对地板表面进行打蜡护理，涂抹地板精油。

（四）居室墙面材质分类及其清洁

居室墙面按材质分类，可分为涂料墙面、壁纸墙面、墙布、饰面板、墙面砖等。清洁墙壁时，无论使用抹布、百洁布，还是使用鸡毛掸子、吸尘器，都应遵循以下清洁顺序：上、下、角、边、凹陷处、面积较大处；可使用吸尘器吸尘，干毛巾擦拭，清洁保养剂喷涂擦拭，清扫凹凸部位和死角处，用簸箕、水桶收纳污物。清扫结束应将清扫工具清洗、晾干、收起，以备后用。

1. 涂料墙面　涂料是既起装饰作用又起保护室内墙面作用的一类装饰材料，具有良好的耐碱性、耐水性、耐擦性、耐粉化性和透气性，包括刷浆材料、水溶性涂料、溶剂性涂料、乳胶漆、油漆等。

（1）涂料墙面的具体清洁方法

①用吸尘器吸去涂料墙面的表面灰。

②用鸡毛掸子清除墙角处灰尘。

③用抹布或百洁布浸清洁剂擦拭脏污处。

④用湿毛巾擦拭被清洁剂清洁过的墙面，不留擦拭痕迹。

（2）涂料墙面的清洁注意事项

①用半湿的毛巾直接擦净。

②乳胶漆的墙面最好每月清洁一次。

③用橡皮擦拭不耐水墙面。

2. 壁纸墙面　根据材质和加工工艺的不同，墙面壁纸分为PVC胶面壁纸、纯纸质产品、无纺布产品和纯天然材质产品。

（1）壁纸墙面的一般清洁方法

①用鸡毛掸子掸净壁纸上的灰尘。

②用吸尘器全面吸尘。

③在壁纸上全面喷洒清洁剂，作用10~15分钟后，污渍脱离纤维，用半湿的毛巾用力擦拭。最好用浅色的毛巾擦拭墙面，不要用有脏物或深色的毛巾摩擦，以免污染墙面。

④污迹擦洗不掉的地方可用清洁膏进行擦拭。

⑤用另外一条湿毛巾擦拭壁纸两遍。

⑥最后用干布擦干壁纸。

（2）不同材质墙面壁纸的清洁方法

①PVC胶面壁纸。夏季炎热高温，清洗PVC胶面壁纸时，不宜用温水清洁，用水清洁时要注意将抹布尽量拧干。

②纯纸壁纸。纯纸壁纸根据其材料的不同，分为原木浆纸和再生木浆纸。原木浆纸相对来说韧性更好，表面光滑。对于纯纸壁纸来说，它的耐水性很弱，表面清洁不要用湿布。

③天然材质壁纸。这类壁纸的色彩保持度不够好，用水清洁壁纸很容易出现掉色的现

象，所以应使用干毛巾或鸡毛掸子清洁。

④无纺布壁纸。无纺布壁纸具有布的外观和某些性能，能吸音，不变形。清洁无纺布壁纸可以用鸡毛掸子掸去灰尘，再选择干净的湿毛巾用粘贴的方式去除污渍。

⑤塑料壁纸。塑料壁纸是以优质木浆纸为基材，以PVC树脂为涂层，经压合印花或发泡处理制成。它有一定的抗拉性、耐湿性、耐裂性和伸缩性，可擦、可洗、耐酸碱。

3. 墙布　墙布也称织物壁纸，是用丝或羊毛、棉、麻等纤维织成面层，以纱布或纸为基材，经压合而成，具有无毒、无塑料气味、无静电、不褪色、耐磨、耐晒、收音效果好的特点。

（1）墙布的具体清扫要求及方法

①定期用吸尘器吸去墙布表面的灰尘。

②用鸡毛掸子掸去墙布表面死角处的灰尘。

③用微温微湿毛巾轻轻擦拭墙布表面。

④用浸有清洁剂的百洁布擦拭，用微湿毛巾擦拭被清洁剂除去污垢的局部表面。

⑤用吸水毛巾吸去水分，擦干墙布的潮湿表面，最后清洗、保存百洁布。

（2）清扫墙布的注意事项

①清洁剂要用毛巾及时擦拭，水分要用毛巾及时吸去，不可拖延。

②不要碰坏墙布的接缝处。

4. 饰面板　饰面板主要为木胶合板。木胶合板的吸潮性、耐水性较差，对饰面板的清洁保养实际上是对其表面涂覆层的清洁保养，不能让水分、溶液浸入板材中，否则会引起变形。饰面板的具体清洁方法如下。

（1）用吸尘器对饰面板表面进行吸尘。

（2）对于吸尘器吸不到的地方及角落，用鸡毛掸子清除灰尘。

（3）用温水抹布擦拭饰面板表面。

（4）用百洁布蘸清洁剂进行局部除垢。

（5）用干燥、洁净的吸水毛巾擦拭被清洁保养的饰面板表面，恢复其原有的光泽、颜色、质感，最后清洗工具，妥善保存。

5. 墙面砖　瓷砖铺墙具有防火、防潮、不易损坏等特点，主要用于厨卫墙面装修，这样更容易清洁与保养。墙面砖的具体清洁方法如下。

（1）对于一般的污渍，可用柔软干抹布处理，遇到必须用水清理的污渍，建议使用浸湿后拧干至不滴水的抹布清洁。

（2）清洗后最好马上打开门窗，让空气流通，吹干瓷砖墙面的湿气。

（3）在夏天潮湿的天气里，可用干布再擦一次，然后开空调除湿。

（4）瓷砖墙面特殊污渍清洁

①清洁油渍。厨房墙面上的油污很难清洁。对此，如果瓷砖上或缝隙里的油污很厚，可先用铲子铲一下，或用钢丝球清洁一下。待将污渍弄薄后，再用含酸性或含溶解成分的清洁剂清洁。

②清洁肥皂垢。对于瓷砖上的肥皂垢可以先用热水冲洗一下，使皂垢部分溶解后，再使用刷子轻轻擦除。另外，还可以将白醋等酸性溶液涂抹在砖面上，静置几分钟后进行擦拭。

③清洁铁锈。家中水管、水龙头后方的瓷砖墙面容易出现一层铁锈，影响美观。可用草酸清洁剂去除，然后用清水擦净。另外，还可以将3~4粒维生素C片碾成粉末后，撒在瓷砖表面，然后用水冲洗几次，也可去除铁锈。

6.硅藻泥墙面　硅藻泥是一种以硅藻土为主要原材料的室内装饰壁材，是替代壁纸和乳胶漆的新一代室内装饰材料。

（1）硅藻泥墙面的清洁方法

①硅藻泥墙壁不容易挂尘，时间长了，用掸子或干爽的抹布轻轻擦拭即可。

②对于轻微的、表面的污渍，可以用干净的湿布蘸上肥皂或洗涤液轻轻地擦拭污点处，擦拭后待其自然干。

③对于较大的深层的污渍，可将污渍处的硅藻泥铲掉，再补上足够的同花色的新硅藻泥。

④对于手印、脚印或字迹等，可用橡皮或细砂纸等去除。

⑤如果不慎将咖啡、橙汁等带色液体溅到墙上，在污点没有渗透之前应及时擦拭，痕迹可以用蘸有含氯漂白剂的干净抹布轻轻点拭，即可去除。如果用同色色浆涂刷遮盖。已经渗透并扩散且污渍较大，则需要在其彻底干透后，必要时还可局部用水润透、去掉，再用硅藻泥修补。

（2）清洁硅藻泥墙面的注意事项　操作时应避硅藻泥墙面经水浸泡后会出现脱落、变形、变色等现象，避免直接接触水。

7.彩绘墙面

（1）彩绘墙面有油画、彩绘雕刻砖等。彩绘墙面的清洁方法如下。

①使用小号油画笔扫出裂缝和缝隙处的污垢。

②轻轻地用法兰绒布擦去残留物。

③使用除漆剂和小号油画笔清除污垢，保持原来的漆不变。

④使用油画颜料，颜色尽可能一致。用小号油画笔填充缺失的部分，使油画颜料完全干透。

（2）清洁彩绘墙面的注意事项

①为了保护新恢复的油画，颜料干了以后需要涂上一层上光油。

②如果是有颜色的彩绘雕刻砖，只能用清水抹布擦拭，切忌使用酸碱洗剂，否则会把彩绘颜料洗掉。

8. 玻璃墙面 玻璃墙多以隔断形式存在于卫生间、餐厅、客厅等处。玻璃墙面一般采用玻璃、不锈钢、紫铜、金属箔等装饰而成，在进行保洁工作时应谨慎小心，以免损伤墙面而留下痕迹。玻璃墙面比较容易被污染，而且清洗比较麻烦。

（1）玻璃墙面的清洗方法

①选择对材质无损害、无污染的清洗液。

②清洗的时候，要注意将抹水器浸入水桶内的清洁剂溶液中浸泡一段时间，然后再用浸泡过清洁剂溶液的抹水器在玻璃装饰材料表面涂抹。

③使用刮水器刮擦，把流到密封胶缝隙中的污水擦干净，防止玻璃墙面的再次被污染。

④对于不锈钢饰面，应用绒布揩拭，并定期用不锈钢光亮剂上光。

⑤对于紫铜、金属箔等饰面，一般用掸子轻轻掸几次即可。如果仍有污迹，可用纯水喷洒在其表面，再用绒布根据需要轻擦，最后搽上相应的光亮剂。

（2）清洁玻璃墙面的注意事项

①在刮擦玻璃的时候要注意防止对其他装饰材料表面造成再次污染。

②切不可用酸性药剂刮擦玻璃，这样很容易对玻璃墙面造成损坏。

9. 石材墙面 石材墙面主要指硬质石材类墙面和文化石墙面。

硬质石材类墙面是指用釉面砖、大理石板、花岗岩板等室内饰面石材装贴的墙面，其优点是表面坚硬光滑，不易污染。

文化石墙面是较为时尚的一种用各类文化砖装饰而成的墙面，有的家庭在墙壁上贴上文化石。文化石墙面是由浮雕型陶瓷砖即艺术陶瓷砖与平板陶瓷砖组合镶嵌而成的，其特点是墙面凹凸不平，粗细不均，色彩变幻，同时容易藏尘。清扫时要细心，需定期用软棕刷扫掉上面的灰尘，有针对性地用掸子掸除污尘，切忌遗漏。

（1）石材墙面的清洁方法

①用掸子掸除表面的灰尘和蜘蛛网。

②用浸过清洁剂的半干毛巾，沿着墙面从上往下来回擦拭。

③用清水、湿抹布彻底擦净清洁剂。

④定期用喷雾蜡水清洁，蜡水具有清洁功效，并能在墙面形成透明的保护膜，使墙面光洁不易污染。

（2）清洁石材墙面的注意事项 清洁时不可用酸性清洁剂刮洗。

实训1　玻璃清洁器具的使用

【实训目标】

1.知识目标　掌握玻璃清洁、擦拭的注意事项。掌握卫生洁具清洁、消毒方法。

2.能力目标　能清洁、擦拭门窗与玻璃。

3.素质目标　态度认真，操作卫生安全、规范有序，按照雇主需求顺利完成操作任务。

【实训时间】2学时。

【实训步骤】

表4–1　实训表

具体内容与要求		要点提示
素质要求	仪表举止端庄大方，面带微笑，态度温柔。 服装鞋帽整洁，头发、着装符合要求	注意个人仪态，取得雇主信赖及喜爱
评估与沟通	核对雇主信息，与雇主亲切交流，了解雇主喜好和需求；根据雇主的要求，向雇主介绍服务的内容和思路	根据清洁内容选用合适的清洁用品/器具/设备
操作前	1.环境准备：光线充足、开窗通风、空气新鲜。 2.用物准备：喷雾器、洗洁精、水盆、干抹布、玻璃清洁器等。 3.自身准备：佩戴鞋套、穿着干净整洁、取下饰物、剪指甲、洗手	环境、用物注意防止污染，人员注意个人卫生
操作步骤	1.准备器具。 2.步骤 （1）先用喷雾器将清水均匀地喷在玻璃上，不要遗留死角。 （2）从上到下慢慢擦洗，不用洗涤剂也能擦干净。在使用专用的玻璃清洁器时，如果它的位置低于操作者的腰部，可把它的柄卸掉，直接拿着专用玻璃清洁器的根部擦，既能用上力，也便于适时使用洗涤剂。 （3）用洁净的干布擦拭玻璃	
整理复位	结束工作 （1）擦外边的玻璃时，玻璃清洁器的挂绳要戴在手上，以免玻璃清洁器掉落。 （2）如果玻璃很脏，或者天气很干热，可以拿一条毛巾多蘸点儿洗洁精，涂抹到内外玻璃上，外玻璃不用全涂抹，要注意安全，玻璃清洁器的清洁棉也蘸水和洗洁精，用手涂抹均匀。 （3）如果是新手刚开始用超强磁玻璃清洁器，尽量两个人操作，一个人拿一半，注意不要吸到一起，使用熟练了，一个人操作即可。 （4）脱鞋套、洗手	擦拭难点。玻璃窗由于日晒雨淋而霉变，会出现水迹花纹。擦拭时，可将一汤匙盐酸调入一碗清水中，戴橡胶手套以海绵蘸取擦拭，待半小时后过水，花纹一般可消除。可用蘸醋的布擦玻璃窗上的鸟粪。可用柠檬切口擦抹有油渍的窗户。如果油渍较厚或较脏，可将清洁粉撒在湿布上，在玻璃面上擦拭，然后用湿布将粉末擦净，再用干布擦拭干净
整体要求	1.与雇主沟通交流有效； 2.沉着镇定，操作过程中保持专业态度，解释耐心，语调柔和； 3.操作熟练、动作轻稳、准确流畅； 4.操作卫生安全、规范有序，按照雇主需求顺利完成	

目标检测

答案解析

一、单选题

1. 饮水机一定要定期清洗，清洗周期是（　　）

A. 一般1~2个星期清洗1次　　B. 一般1~2个月清洗1次

C. 一般2~3个星期清洗1次　　D. 一般2~3个月清洗1次

2. 有关菜板的清洁，以下叙述不正确的是（　　）

A. 清洁菜板时，先用自来水和洗洁精将菜板彻底地刷洗干净后，再采用热水烫的方式进行消毒处理

B. 清洁菜板时，先用热水烫的方式进行消毒处理，再采用自来水和洗洁精将菜板彻底地刷洗干净

C. 剁完肉馅后，应用清水刷洗，刮去表面一层污物，再用清水洗干净

D. 菜板使用一周后最好用开水烫一遍，然后放入浓盐水中浸泡几小时，取出阴干

3. 使用加酶洗衣粉时适宜用热水，水温不超过（　　）

A. 60℃　　B. 70℃

C. 80℃　　D. 90℃

二、多选题

1. 关于厨房中的抹布，以下说法正确的是（　　）

A. 厨房中的抹布必须按需求分开使用，做到“专布专用”

B. 厨房里至少要有3块抹布，擦台面和水池1块、擦刀具和铲子1块、擦盘子和碗筷1块

C. 为防止混淆，最好选择不同式样和颜色的抹布

D. 具体使用抹布时，应遵从“从左到右（或从右到左）、先里后外、先上后下”的原则

E. 使用时将毛巾折3次叠成8层，正反16面正好比手掌稍大一点；折好的毛巾用脏一面后再用另一面，直到16面全部用脏后，洗净拧干后再用

2. 居室清洁的工作内容，以下各项正确的是（　　）

A. 开启窗帘和窗户　　B. 清理烟灰缸

C. 清理废纸篓　　D. 擦拭除尘

E. 擦玻璃

3. 厨房操作台面材质分类有（　　）

A. 天然大理石台面　　B. 花岗岩台面

C. 人造石台面　　D. 不锈钢台面

E. 防火板台面

三、思考题

玻璃窗由于日晒雨淋而霉变，会出现水迹花纹。如何去清楚玻璃上的水迹花纹？

（李　菲）

书网融合……

小结4-1

小结4-2

项目五　衣物的洗涤和保管

学习目标

知识目标：熟悉衣物洗涤和保管的相关知识。

能力目标：掌握衣物洗涤、衣物收纳存放、衣物熨烫的具体方法。

情感目标：具备良好的职业道德和综合素质，热爱家政服务工作。

案例导学

李阿姨，58岁，退休后和老伴居家带孙女，近日李阿姨想要清洗衣物，无奈衣物太贵重，不知该如何清洗，于是其儿媳在线上为李阿姨预约了衣物清洗服务。

思考　作为家政服务员，根据此情景，你应该怎么做呢？考虑衣物面料材质、款式、洗涤方式、洗涤剂。请你思考如何正确完成清洗操作可以让顾客满意？

随着纺织产品中的各类纤维、材料及整理剂以及洗涤和维护方法的发展，使得人们很难或不可能对每件纺织产品仅通过简单的判定来选择出适当的清洗、维护和保管方法。作为家政服务员，应熟练掌握衣物洗涤剂和保管的相关知识，为雇主提供更优质的居家服务。

任务一　衣物洗涤相关知识

人们在穿着和使用衣物的过程中，如沾上污垢，不但影响其外观，而且会影响衣物的弹性、透气性、保暖性和降低衣物的牢度。因为污垢分解会产生有害于人体的成分，并为细菌及微生物提供繁殖的条件，从而危害人体健康。污垢有两种，一是身体污垢（体内及皮肤的分泌代谢物和排泄物，如汗液等）；二是体外的污垢（人们生活和工作环境以及各种活动所致，如油污等）。污垢的种类繁多，可分为水溶性污垢、油溶性污垢和固体微粒污垢。这些污垢常以混合状态粘附在衣物上，因此，衣物如沾染了污垢，必须采用正确的方式及时清洗。

洗涤是指以化学和物理的方法，将附着在衣物上的污垢除掉，从而使衣物洁净的过程。

一、通用洗涤标识的识别

（一）洗涤标识的作用

服装成衣按规定一般会挂有多种标识，比如在衣领、袖口部位上会注有商标，这些标识便于消费者确认品牌。在领窝、侧缝处会注有规格、尺寸，方便消费者按尺码选择合适的服装。

服装标识又叫耐久性标识，藏在衣服夹缝中，上面标明了生产商提供的有关服装洗涤和保养的重要信息，以便让消费者能够从原料的成分和含量、洗涤和保养方法等方面进行参考。

家政服务员可以通过从标识上获取的信息鉴别出服装的质地，从而了解服装的特性，采取正确的方法做好衣物的洗涤和保养工作。

（二）洗涤标识分类

为了帮助消费者、洗涤者和专业干洗者选择适当的维护方法，中华人民共和国国家质量监督检验检疫总局、中国国家标准化管理委员会于2008年6月18日发布《GB/T 8685-2008纺织品维护标签规范符号法》并于2009年3月1日起正式实施。该标准反映了目前的实际清洗方法，包括技术的发展，新的漂白方法以及可选的水溶性常规干洗方法。常见的洗涤标识符号如下。

1. 水洗　水洗槽代表手洗或机洗的家庭洗涤程序（表5-1），用于表达允许最高的洗涤温度和最剧烈的洗涤条件。

表5-1　水洗符号

符号	水洗程序	符号	水洗程序
95	——最高洗涤温度95℃ ——常规程序	40	——最高洗涤温度40℃ ——缓和程序
70	——最高洗涤温度70℃ ——常规程序	40	——最高洗涤温度40℃ ——非常缓和程序
60	——最高洗涤温度60℃ ——常规程序	30	——最高洗涤温度30℃ ——常规程序

续表

符号	水洗程序	符号	水洗程序
60	——最高洗涤温度60℃ ——缓和程序	30	——最高洗涤温度30℃ ——缓和程序
50	——最高洗涤温度50℃ ——常规程序	30	——最高洗涤温度30℃ ——非常缓和程序
50	——最高洗涤温度50℃ ——缓和程序		——手洗 ——最高洗涤温度40℃
40	——最高洗涤温度40℃ ——常规程序		——不可水洗

2. 漂白　三角形代表漂白程序（表5-2），漂白是为了提高去污力和提高白度，在水洗之前、水洗过程中或水洗之后，在溶剂水中要求使用含氯或含氧（非氯）的氧化剂的程序。

氯漂是指利用次氯酸钠的氧化作用来破坏染料、污渍的结构，从而达到洁净或者褪色的目的。氧漂是指利用双氧水在一定pH及温度下的氧化作用来破坏染料结构，从而达到褪色、增白的目的。

表5-2　漂白符号

符号	漂白程序
	——允许任何漂白剂
	——仅允许氧漂/非氯漂
	——不可漂白

3. 干燥　用正方形代表干燥程序（表5-3）。例如，常使用的以下两种。

自然干燥：在正方形内添加竖线表示悬挂自然干燥程序，横线表示平摊自然干燥程序，左上角再添加一条斜线表示在阴凉处自然干燥程序。

翻转干燥：用正方形里的圆来表示水洗后翻转干燥程序，在符号里添加一个或两个圆点表示该程序所允许的最高温度。

表5–3　干燥符号

符号	干燥程序	符号	干燥程序
	——悬挂晾干		——在阴凉处悬挂晾干
	——悬挂滴干		——在阴凉处悬挂滴干
	——平摊晾干		——在阴凉处平摊晾干
	——平摊滴干		——在阴凉处平摊滴干
	——可使用翻转干燥 ——常规温度，排气口最高温度80℃		——可使用翻转干燥 ——较低温度，排气口最高温度60℃
	——不可翻转干燥		

4.熨烫　熨斗代表家庭熨烫程序（表5–4），熨烫是为了恢复衣物的形态和外观，借助于适当工具对其进行加热加压或蒸汽的处理程序。如果熨斗图案下面有波纹，就表示在熨烫的时候需要垫布；而下面如果多了一些竖条，则表示需要用蒸汽熨斗熨烫。此外，在符号里添加一、二或三个圆点分别表示熨斗底板的最高温度。

表5–4　熨烫符号

符号	熨烫程序	符号	熨烫程序
	——熨斗底板最高温度200℃		——熨斗底板最高温度110℃ ——蒸汽熨烫可能造成不可恢复的损伤
	——熨斗底板最高温度150℃		——不可熨烫

5.专业纺织品维护　圆圈代表由专业人员对纺织产品（不包括真皮和毛皮）的专业干洗和湿洗程序（表5–5）。干洗是指以一定量的挥发性有机溶剂对衣物进行洗涤，达到去除

污垢的目的。干洗一般由专业洗涤人员完成。

表5–5　专业纺织品维护符号

符号	专业纺织品维护程序	符号	专业纺织品维护程序
P	——使用四氯乙烯和符号F代表的所有溶剂的专业干洗 ——常规干洗	P	——使用四氯乙烯和符号F代表的所有溶剂的专业干洗 ——缓和干洗
F	——使用碳氢化合物溶剂（蒸馏温度在150~210℃，闪点为38~70℃）的专业干洗 ——常规干洗	F	——使用碳氢化合物溶剂（蒸馏温度在150~210℃，闪点为38~70℃）的专业干洗 ——缓和干洗
	——不可干洗	W	——专业湿洗 ——常规湿洗
W	——专业湿洗 ——缓和湿洗	W	——专业湿洗 ——非常缓和湿洗

二、常用的洗涤剂

在衣物洗涤中使用的去除污垢的用剂称为洗涤剂。洗涤剂能使污垢软化、松动，便于清洗，是洗涤衣物的必备用品。

家庭常用洗涤剂的种类很多，有的以清洗为主，如肥皂、洗衣粉、液体洗涤剂等；有的以局部去污、增艳、增白等辅助清洗为主，如衣领净、洁衣漂水、氧漂水等；有的以蓬松、柔软等调理为主，如膨松剂、柔顺剂等。不同的洗涤剂功效也不同，在选购时要考虑洗涤剂的去污能力，同时也要考虑衣物的特性，合理选择，以免影响衣物的使用寿命，也能达到最理想的清洁效果。

（一）肥皂

肥皂的主要成分为脂肪酸钠，它是由天然油脂经皂化反应生成的，通常制成块状，是生活中最常见的传统洗涤用品。肥皂的种类、特性与用途见表5–6。它具有去污力强、生物降解性好、对人体无毒副作用、对环境无污染的优点；但是它在硬水中与钙、镁离子发生置换反应会形成皂垢，皂垢粘附在衣物上，使被洗涤衣物板结，并在洗涤衣物上形成污垢。

表5-6　肥皂的种类、特性与用途

种类	特性	用途
普通洗衣皂	碱性大，用温水及软水洗涤效果更好	适用于棉、麻织物的洗涤，不适合洗涤丝、毛织物
透明皂	碱性小，含有甘油、椰油成分	适合洗涤合成纤维织物
增白皂	碱性小，含有增白及漂白剂的成分，有增白作用	适合洗涤白色及浅色织物
硫黄皂	中性，含有硫黄成分，有杀菌作用	可以用于内衣的洗涤
消毒药皂	中性，含有消毒成分，有杀菌作用	可以用于内衣的洗涤
香皂	中性，有的含有杀菌成分，气味芳香	主要用于皮肤的清洗，也用于服装上个别污渍的处理

知识链接

硬水：硬水是指含有较多可溶性钙镁化合物的水。硬水并不对健康造成直接危害，但是会给生活带来很多麻烦，比如用水器具上结水垢；热水器、增湿器等设备管路阻塞、流量减小、寿命缩短；此外，硬水和肥皂或清洁剂反应时产生不溶性的沉淀，降低洗涤效果（利用硬水这个特点也可以区分硬水和软水）。

洗涤用水的要求：pH 6.5~7；总硬度不超过25ppm；铁不超过0.1mg/L；锰不超过0.05mg/L。

（二）洗衣粉

洗衣粉是一种碱性的粉状（粒状）合成洗涤剂，是用于清洗衣物的化学制剂，洗衣粉的种类、特性与用途见表5-7。它具有去污力强、溶解性能好、使用方便等优点，在抗硬水、泡沫丰富等方面都更胜一筹，同时价格较便宜，属于性价比较高的衣物清洁剂。

洗衣粉分手洗和机洗两种。手洗洗衣粉中添加了护手的成分，使用时不伤皮肤。机洗洗衣粉则趋向于无泡，可以防止泡沫从洗衣机中溢出，便于漂清。随着科技的不断发展，高效、节能、多功能、综合性、环保型的无磷洗衣粉正在逐步取代有磷洗衣粉。生活中，在选购洗衣粉时，家政服务员应主动选择无磷洗衣粉，以减少对环境的污染。

表5-7　洗衣粉的种类、特性与用途

种类	特性	用途
普通合成洗衣粉	颗粒大而疏松，溶解快，泡沫较为丰富，但去污力相对较弱，不易漂洗	适合手洗棉、麻织物的洗涤，不宜洗涤丝、毛织物
浓缩合成洗衣粉	颗粒小，密度大，泡沫较少，但去污力强（至少是普通洗衣粉的两倍），易于清洗，节水	适合机洗棉、麻织物的洗涤，不宜洗涤丝、毛织物

续表

种类	特性	用途
加酶洗衣粉	可去除血渍、尿渍、奶渍、汗渍等污渍，特定酶还能起到杀菌、增白、护色增艳等作用	适合洗涤内衣等贴身衣服，以及床单、被套等床上用品，还可洗涤有血渍等特殊污渍的衣物
增白洗衣粉	有增白作用	适合洗涤白色织物和部分浅色面料服装，不宜洗涤深色服装
多功能高效合成洗衣粉	去污范围广泛，有护理织物的功能	适合多种污渍的清洗，可用于棉、麻、化纤等多种面料的洗涤，有的能洗涤丝、毛织物

知识链接

酶：是一种热敏性物质，温度是影响酶活性的一个重要因素。因此，使用加酶洗衣粉洗涤水温应控制在40℃左右，不可用60℃以上的水泡洗衣粉，以免酶制剂失去活性，影响去污效果。

多功能高效合成洗衣粉整合了多种去渍、护理成分，洗涤污渍的范围更广泛，还具有保护织物、改善手感等功能。这类洗衣粉大多添加了酶，主要是蛋白酶及各种生物酶，它们能分解血渍、蛋白质污渍，可用于特殊污渍的洗涤。加酶洗衣粉不能用来洗涤毛、丝绸类含蛋白质纤维的织物，因为酶能破坏蛋白质纤维结构。

（三）液体洗涤剂

液体洗涤剂（简称洗衣液）有中性、弱酸性和弱碱性三种，常加入低泡的非离子表面活性剂，因此较易漂洗。适合洗涤内衣、床单等重垢织物。它的水溶性好，在冷水中也能迅速溶解，充分发挥作用。相对洗衣粉而言，洗衣液碱性较低，性能较温和，不易损伤衣物，不含磷，是高浓缩、具强去污力的环保型高档洗涤用品。液体洗涤剂的种类、特性与用途见表5-8。

表5-8　液体洗涤剂的种类、特性与用途

种类	特性	用途
液体合成洗涤剂	呈弱碱性	洗涤棉、麻、化纤织物
羊毛衫洗涤剂	呈弱酸性	洗涤羊毛衫及纯毛织物
羊绒衫洗涤剂	呈弱酸性，有护理织物成分	专用于羊绒织品的洗涤
丝织品洗涤剂	呈中性	洗涤各类丝绸
牛仔服洗涤剂	含护色因子	洗涤牛仔服

续表

种类	特性	用途
羽绒服洗涤剂	含蓬松成分	洗涤羽绒服装
内衣洗涤剂	不含磷、铝、碱、荧光增白剂，含杀菌、去渍成分	专用于内衣的洗涤
床上用品洗涤剂	有除螨、护理织物成分	洗涤床上用品

（四）辅助洗涤用品

辅助洗涤用品的品种很多，其种类、特性与用途见表5-9。

表5-9　液体洗涤剂辅助洗涤用品的种类、特性与用途

种类	特性	用途
衣领净	能去除汗黄渍和顽固污垢	用于衣领、袖口等处顽固污垢的洗涤
洗洁精	含去油因子，高效去油	主要用于厨房用品的洗涤，也可用于洗涤服装上的油渍
氯漂水	属含氯漂白剂	漂洗各种白色织物，不能用于丝、毛织物
消毒液	以次氯酸钠为主要成分的液体消毒液	用于餐具、果品及其他生活用品的消毒，也能用于各种白色织物的漂白、消毒，不能用于丝、毛织物
氧漂水	以双氧水为主要成分的漂水，性质温和	可用于白色、浅色的丝绸、毛料织物和棉、麻织物及各种化纤织物的增白、增艳

（五）皂粉

皂粉是一种把洗、护功能结合起来的洗涤产品，具有天然、强去污、超低泡、易漂洗等特点。普通洗衣粉中的表面活性剂，一般是以石油为原料合成而来；而皂粉的主表面活性剂则由天然油脂经简单皂化而来，原料90%以上来自可再生的植物油脂，且不含聚磷酸盐。由于主表面活性剂的不同，产品的特性也表现出较大的差异。与洗衣粉相比，洗衣皂粉通常具有更好的柔顺效果、有效减少衣物损伤、洗衣时泡沫少、易漂清等优点。皂粉对水要求较低，即使在低温和高硬度水中仍然表现出优良的洗涤性能。皂粉更适合用于手洗的贴身衣物、婴幼儿的衣裤和尿布等。

（六）洗衣凝珠

洗衣凝珠，也叫洗衣珠，是一种创新性的洗衣产品，专为洗衣机设计，具有操作简单、方便、不脏手、气味芬芳的特点，它质地软滑、浓稠适中、性质温和不伤衣物，特有的低泡浓缩锁色配方，更易漂洗。凝珠遇水即溶无残留，还能有效快速去除顽固污渍让衣物洁净如新。一颗8g左右的洗衣凝珠就能洗6~10件的衣服（4~5kg）。一般在洗涤前，先放入洗衣凝珠，再放衣物进洗衣机，最后启动洗衣机即可。

任务二　各类衣物洗涤与保养方法

案例导学

李女士，30岁，高校教师，由于刚生完二胎，目前在家坐月子，日常忙于照顾小宝，无暇打理家务，于是李女士在线上平台预约了衣物清洗服务。

思考　作为家政服务员，根据此情景，请您为李女士提供衣物清洗服务并指导雇主衣物保养的方法。

生活中，洗涤的对象主要涉及两样东西，一是衣物，常见的有棉质、羽绒类、丝绸类及毛织品衣物；二是污渍，这里所说的污渍是指难以去除的渍迹及污斑，污渍不能用一般的洗涤剂去除，必须要用化学方法和物理方法相结合的方式进行正确的技术处理。应根据衣物性质选择合适的洗涤用品，根据衣物多少与脏污程度严格控制用量。

在去除污渍的过程中，家政服务员要了解污渍的种类及特点，熟悉面料的特性，在不损坏衣物的前提下，正确使用不同的处理方法去除不同的污渍。

一、常见污渍去除方法

1.汗渍　汗渍是生活中最常见的污渍，属于蛋白质污渍，容易被酸、碱、盐性物质分解。因蛋白质受热后，会凝固成长链蛋白质，与衣服纤维锁在一起，很难被洗涤干净，因此有汗渍的衣物切记不能用热水洗。如是新汗渍可用小苏打+食盐+牙膏+清水混合，浸泡1个小时后正常清洗；若是陈年汗渍可用白醋或柠檬水装瓶，喷在有黄汗渍的部位，静置10分钟，然后用白醋或柠檬水把整件衣物喷湿，再静置10分钟，最后正常清洗即可。

2.动植物油渍　动植物油渍是衣物上最常见的污渍，可用水加上针对性较强的乳化剂如洗洁精、去油王等进行处理。将洗洁精涂擦在油渍上，加上几滴水，稍微揉搓后即放入含有洗涤剂的水溶液中，按常规水洗方法洗涤即可。如果是熟食油（菜汤油等）弄脏了衣物，可用温盐水浸泡后，再搓上肥皂冲洗便可除去。另外，在油渍处放上吸墨纸，用熨斗熨烫，这样油渍遇热可以蒸发被吸墨纸吸收。同时为防止油渍变性，要尽可能趁油渍还新鲜时去除。

3. 酱油渍　衣物上沾染了酱油渍，可先用冷水搓洗，再用洗涤剂清洗。丝、毛织物上的酱油渍可用柠檬酸溶液进行洗涤。

4. 咖喱油渍　新染上的咖喱油渍，可先用水把衣物上的咖喱油渍润湿，然后放入50℃的温甘油中刷洗，最后用清水洗净。白色衣物上的咖喱油渍可先用漂水（指在超市可买到的专门用于洗衣物的洁衣漂水，包括彩漂水和氯漂水）浸泡20分钟，然后用洗涤剂洗涤，再用清水洗净。

5. 蜡烛油渍　衣物上有蜡烛油渍时，要先用手搓掉衣物表面上的蜡质，再用草纸或吸附性较强的纸分别垫在污渍的上下两面，最后用熨斗熨烫。蜡烛油渍遇热就会熔化，熔化后就会被纸吸收。若一次弄不干净，可以反复几次，蜡烛油渍就会被除掉。

6. 圆珠笔油渍　衣物上沾染了圆珠笔油渍，可先用酒精擦洗，再用清水漂洗；也可先用冷水浸湿，涂上牙膏，再用少量肥皂轻轻揉洗。

7. 墨水渍　棉麻、涤纶、化纤等白色织物上沾染墨水渍，可先用冷水浸透，再用肥皂搓洗或刷洗，去除浮色，然后用漂水溶液进行氧化漂洗，最后进行低温皂洗。深色羊毛、丝绸等织物上沾染墨水渍，可先用优质洗涤剂或肥皂涂抹，再用软刷轻轻刷洗，去除浮色，然后用柠檬酸溶液彻底去除，最后用清水清洗。如染上墨渍时间过久，可以用氨水或碱溶液浸泡片刻，再用水冲洗，即可去掉。

8. 茶水渍　新沾染茶水渍的一般衣物可立即用70~80℃的热水洗涤。如果是旧渍，就要用浓食盐水浸洗去除。若毛织品衣物沾上茶水渍，可用甘油揉搓，再用洗涤剂搓洗，最后用清水漂洗干净即可。

9. 咖啡渍　一般衣物上的咖啡渍可先用洗涤剂洗涤，再用少量的氨水洗涤。羊毛服装上的咖啡渍要用甘油溶液来清除。

10. 啤酒、黄酒渍　新染上的啤酒、黄酒渍放清水中立即搓洗即可洗掉。陈迹可在衣服干的时候手洗，将专用洗衣液涂抹在污渍处（完全覆盖污渍），静置5分钟后（可轻轻搓洗）进行常规洗涤。清洗前，必须查看衣物洗涤标签，可水洗且不易褪色的衣物才可用此方法。

11. 口香糖渍　对于粘到口香糖的衣物，可用棉花蘸醋将其擦掉。对于衣物上的口香糖胶迹，先把衣物用塑料袋包好，放到冰箱中冷冻半天，等口香糖变硬后取出来再剥去，若还留有痕迹，可用白醋将其轻轻擦掉。

12. 铁锈渍　对于衣物上的铁锈渍，可先用质量分数为1%~2%草酸，取一匙放入盆中，倒入一杯热水，使草酸全部溶解，然后加入半盆温水，将有铁锈的衣服浸入，约10分钟后取出，铁锈渍即可消失，最后用肥皂擦洗一下，再用清水漂净即可。

13. 口红渍　衣物上沾染了口红渍，可先用洗洁精或“去油王”直接涂抹，再沾上少量水轻轻揉搓，最后用清水洗净。若仍有残留，可重复以上操作。最后若还有轻微红色，可采用漂水处理，具体操作可参照漂水使用说明。

14.血渍　因血液里含有蛋白质，蛋白质遇热则不易溶解，因此不可用热水清洗。如沾上新鲜血渍，应立即把衣物放入冷水中浸泡半个小时，在冷水中稍加一些盐，再用肥皂或洗衣粉搓洗。若血渍沾上时间较长，可用硼砂2份、10%的氨水1份、水20份混合液揩擦，待血渍去除后，再用冷水清洗。加了酶的洗衣粉是洗涤血渍的理想用品，目前市场上许多洗衣粉都加了酶，将沾有血渍的衣物放在加酶的洗衣粉溶液内浸泡就能去除血渍。

二、各类衣物的洗涤与保养方法

（一）棉

1.衣物特性　包括以下几项。

（1）吸湿性好，手感柔软，穿着卫生舒适；

（2）湿态强度大于干态强度，但整体上坚牢耐用；

（3）染色性能好，光泽柔和，有自然美感；

（4）耐碱，高温碱处理可制成丝光棉；

（5）抗皱性差，缩水率大。

2.洗涤方法

（1）以棉、麻成分为主的服装，需分开手洗，如机洗则需轻柔的洗涤方式分开洗涤，使用中性洗衣液或专门洗衣液，如丝麻洗涤剂等，禁止使用含氯、酶洗涤用品。

（2）最佳水温为30~50℃，洗涤时间不超过30分钟。深颜色的衣服可用盐水泡1~2个小时，以防止衣服脱色，但时间不宜过久，以免颜色受到破坏。不可用热水浸泡衣物，以免使汗渍中的蛋白质凝固而粘附在衣物上，出现黄色汗斑。

（3）深色和浅色的衣服需分开洗，深色的衣服第一次洗会有一点褪色的现象；浅色的衣服分开洗涤最好反洗反晒，避免太阳暴晒，强烈的紫外线照射会有褪色。

（4）为了穿着效果更加完美，在穿着前先熨烫，棉麻织物使用160~180℃中温熨烫，麻丝的涂层、过胶面料切勿熨烫。

（5）衣物不穿时，洗后叠放整齐或挂好，置于阴凉通风处。

3.保养方法

（1）应在通风阴凉处晾晒，以免在日光下暴晒，使有色织物褪色；晾晒时不要正晒，应晒反面，以防止衣服毁色或变黄硬化。

（2）贴身内衣不可用热水浸泡，以免出现黄色汗斑。

（3）洗净晾干，深、浅色分开放置；注意通风，避免潮湿，以免发霉。

（二）麻

1.衣物特性

（1）手感粗糙，易起皱，悬垂性差；麻纤维钢硬，抱合力差。

（2）透气，有独特凉爽感，出汗不易粘身。

2.洗涤方法

（1）麻纤维的耐碱性比较好，可使用含纤维素酶的碱性洗涤剂洗涤麻织物，可使其表面平整、光滑、柔软，包含织物自身的颜色，并起到去污增白的效果。

（2）洗涤液温度不宜过高，麻织物的着色性差，洗涤温度过高容易引起衣物掉色，使其失去原有的色泽，一般洗涤温度在40℃为宜。

（3）洗涤时间不宜过长，以10~15分钟为宜。漂白要浸泡彻底，麻织物的组织比较粗硬，因此漂白时要尽量浸泡均匀。

（4）揉搓，不绞拧，麻织物的抱合力较差，如洗涤时力度过大，会使面料的组织结构发生位移，使麻织物容易起毛。在漂洗时要避免绞拧，否则容易引起织物组织发生滑移变形，影响其外观效果。

3.保养方法　麻类衣物的保养方法与棉衣物基本相同。

（三）丝绸

1.衣物特性

（1）蛋白质纤维，富有光泽，有独特“丝鸣感”，手感滑爽，穿着舒适，高雅华贵。

（2）强度比毛高，但抗皱性差；比棉、毛耐热，但耐光性差。

（3）对无机酸较稳定，对碱反应敏感。

2.洗涤方法

（1）忌碱性洗涤剂，应选用中性或丝绸专用洗涤剂。

（2）需与其他衣物分开，冷水或温水轻柔洗涤，不宜长时间浸泡，忌拧绞，忌硬板刷刷洗，应阴干，忌日晒，不宜烘干。

（3）部分丝织物应干洗；深色丝织物应清水漂洗，以免褪色。

3.保养方法

（1）避免阳光下暴晒，以免降低坚牢度及引起褪色泛黄；忌与粗糙或酸、碱物质接触。

（2）收纳前应洗净、晾干、熨烫，用布包好，叠放整齐；不宜放置樟脑丸，以免白色衣物泛黄。

（3）熨烫时需垫布，避免熨出极光现象。

（四）毛

1. 衣物特性

（1）蛋白质纤维。

（2）光泽柔和自然，手感柔软，比棉、麻、丝等其他天然纤维更有弹性，抗折皱性好，熨烫后有较好的褶皱成型和保型性。

（3）保暖性好，吸汗及透气性较好，穿着舒适。

2. 洗涤方法

（1）不耐碱，应选用中性洗涤剂，最好采用羊毛专用洗涤剂。

（2）冷水短时间浸泡，洗涤温度不超过40℃，采用挤压洗，忌拧绞，挤压除水，切忌用搓衣板搓洗，平摊阴干或折半悬挂阴干，忌阳光下暴晒。

（3）湿态整形或半干时整形，能除皱纹。

（4）机洗勿用波轮洗衣机，可先用滚筒洗衣机选择轻洗档洗涤；高档全毛料或毛与其他纤维混纺的衣物，建议干洗；夹克类及西装类应干洗，不宜水洗。

3. 保养方法

（1）忌与尖锐、粗糙的物品和强碱性物品接触；洗涤后，在阴凉通风处晾晒，干透后应放置适量的防霉防蛀药剂。

（2）收藏期间应定期打开箱柜。

（3）高温潮湿季节，定期晾晒，防止霉变，保持干燥，通风透气。

（4）切忌拧绞。

（五）涤纶

1. 衣物特性

（1）坚牢耐用，抗皱挺括，尺寸稳定性好。

（2）吸水性差，易洗快干，免烫。

（3）易产生静电，易起毛球，穿着不舒适。

2. 洗涤方法

（1）可用各种洗衣粉及肥皂洗涤，可用毛刷刷洗，水温在45℃以下。

（2）可机洗，可手洗，可干洗。

3. 保养方法

（1）机洗时间要短，甩干时间要短。

（2）不可曝晒，不宜烘干。

（六）锦纶

1.衣物特性

（1）棉纶又称“尼龙”，弹性好，耐磨。

（2）不耐晒，易老化。

2.洗涤方法

（1）选用一般合成洗涤剂，水温不宜超过45℃。

（2）可轻拧绞，忌暴晒和烘干，洗后通风阴干。

（3）低温蒸汽熨烫

3.保养方法

（1）为了防止起皱，机洗的洗涤、甩干时间要短。

（2）熨烫时需开蒸汽，不能干烫，温度不超过110℃。

（七）灯心绒

1.衣物特性 灯芯绒面料的表面有沿经向排列的条状绒毛，像一条条灯草芯，因此被称为灯芯绒。灯芯绒织物手感弹滑柔软、光泽均匀柔和、绒条圆润清晰、面料质地厚实且非常耐磨，保暖性好，适合作为冬季的外衣，能够保暖御寒。

2.洗涤方法

（1）在容器里放入适量的清水，将灯芯绒放在清水里浸泡约15分钟，使灯芯绒充分的浸透。

（2）在另一个容器里倒入45℃以下温水，放入适量洗衣粉。

（3）将灯芯绒从清水里取出拧干，放在温水中浸泡15分钟左右。

（4）用手轻轻揉洗，用清水漂洗几次，将灯芯绒晾在通风的地方。

3.保养方法

（1）洗涤时不宜用力搓洗，不能用搓板搓洗，也不能用硬毛刷用力刷洗，宜用软毛刷顺绒毛方向轻轻地刷洗，不要横刷。

（2）衣服上如有油渍，可先除去油渍，再放入洗衣液中浸泡5~10分钟，然后用洗衣机轻洗2分钟或是用手轻轻揉洗。洗完后不要用力拧干，应将衣服上的水挤干。

（3）熨斗最好选择喷汽式的，温度在170℃。如果熨斗不能喷气，则需在衣服上覆盖喷湿的棉。熨烫时不能将熨斗直接压在上面，绒毛会被压倒并产生极光。刚烫完的灯芯绒衣服不可以马上穿，否则容易变形，影响美观。

（4）收藏时应注意不要放在其他衣服下面，长期压着会导致倒毛、起皱，应挂起收纳。

（八）羽绒

1.衣物特性 在棉花、羊毛、蚕丝和羽绒四大天然保暖材料中，羽绒的保暖性能最佳，并具有吸湿发散的特性。

2.洗涤方法

（1）需手洗，切忌干洗。因干洗用的药水会影响羽绒的保暖性，也会使布料老化。而机洗和甩干常需拧搅羽绒制品，极易导致填充物薄厚不均匀，使衣物走形，影响美观和保暖性。

（2）因面料多数选用尼龙绸或涤纶织物，这些织物组织结构紧密，对羽绒的封闭性较好，因此污垢多数附于织物的表面而无法进入内部。洗涤前要预先进行浸泡，水温在30℃左右，不宜过高，洗涤时轻轻揉搓和翻动，使衣物表面沾染的污垢疏松溶解。

（3）在清水中放入适量的低泡中性洗涤剂，溶液量以浸没衣物为宜，20分钟左右取出衣物平铺在桌面上，按照面料结构用软刷子轻轻顺向刷洗。领口、胸前、门襟、袖口等容易脏的地方，可擦少许碱性很轻的肥皂，最后用水清洗。

（4）洗好后，不能拧干，应将水分挤出，再平铺或挂起晾干，切勿放在阳光下曝晒，也不可熨烫，以免烫伤衣物。晾干后，可轻轻拍打，使羽绒服恢复蓬松柔软状态。

3.保养方法

（1）应减少水洗次数，以减少对羽绒的损伤，延长其使用寿命。

（2）在清洗过程中，应将羽绒制品折叠后压干水分，切不可用手绞或用搓板搓；否则会损伤羽绒纤维，影响保暖性。

（3）洗涤不可用洗衣粉，因洗衣粉碱性大，不仅容易损伤羽绒，如漂洗不净，残留的洗涤剂会对羽绒服造成损害，并且容易在衣服表面留下白色痕迹，影响美观。最好使用中性洗涤剂，中性洗涤剂对衣料和羽绒的伤害最小。

（九）皮革

1.衣物特性 皮革是指用牛、羊、猪等动物的皮去毛加工的熟皮，其具有柔韧和透气等性能。

2.洗涤方法

（1）只进行皮衣外表面的清洗、上油、上色、上光和保养，皮衣内衬不属于清洗范围之内。如果需要清洗内衬，只能擦洗。

（2）绒面皮、磨砂皮、翻毛皮、油光皮及皮毛一体的皮衣属于整洗，较容易吸附污物，洗涤时容易掉色，可简单喷一遍顶层无色油，如涂层过厚，则会改变手感，甚至导致裂面，从而改变皮衣原有的风格，失去真皮感。此类皮衣在清洗过程中会出现不同程度的色浅、色花、磨处发白，脏、油、色素洗后有印。

（3）油光皮是一种特殊皮质，在清洗过程中只能上无色油，不能补色，如有污迹，上油后遮盖不住，如有油渍，清洗后仍有印迹。

（4）裘皮皮衣一般采用四氯乙烯干洗机在6~8℃低温下洗涤，洗涤时加裘皮光亮剂，洗后再进行整理。裘皮衣物的保养，由于毛皮的皮板和毛被的结构具有特殊性，应通风干燥，这是因为裘皮的皮板和毛被以蛋白质为主要成分。在潮湿状态下，皮板易变腐烂，毛被易被虫蚀。在入箱保存前，应送到专业洗衣店进行保养，除净裘皮衣物上的油污和灰尘，因为灰尘中带有大量霉菌，长期依附于裘皮面料，易引起裘皮蛋白质变硬损坏。穿用裘皮服装时，要做到五防，即“防雨淋、防潮湿、防曝晒、防摩擦、防油垢”。

（5）光面皮清洗多采用乳液加脂、着色护理。着色护理主要根据皮面的不同色泽要求，对皮衣进行均匀着色护理，遮盖轻度磨损及某些实在无法去除的污渍等，使涂层色泽鲜艳、均匀、细腻。

3.保养方法

（1）由于牛皮、羊皮、猪皮的主要成分是蛋白质，所以都容易受潮、生虫。因此在穿着时，要避免接触油污、酸性和碱性等物质。

（2）皮革衣物最好经常穿，并常用细绒布擦拭。如遇到雨淋受潮或发生霉变，可用软干布擦去水渍或霉点。切记不能用水和汽油涂擦，因为水能使皮革变硬，汽油能使皮革的油分挥发而干裂。

（3）如有起皱，可用使熨斗，温度可掌握在60~70℃之间。熨烫时要用薄棉布作衬烫布，同时要不停地移动熨斗。

（4）皮革衣物失去光泽，可用皮革上光剂上光，不可用皮鞋油去擦。用布蘸上光剂在皮衣上轻轻擦两遍即可，一般每隔两三年上一次光，使皮革保持柔软和光泽，并可延长使用寿命。

（5）如有撕裂或破损时，应及时进行修补。如是小裂痕，可在裂痕处涂点鸡蛋清，裂痕即可粘合。

（6）不穿时，最好用衣架收纳，避免将其压瘪起皱，影响美观。

（7）收存前应挂在阴凉干燥处通风，不能曝晒。为使皮革衣物在较长时间内保持色泽美观，可在皮面上涂一层牛奶或甘油，这样就能长期存放而不变色。

任务三　衣物熨烫

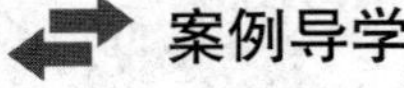

案例导学

张先生，55岁，跨境电商公司老板，平时喜爱收藏西服。由于平常工作繁忙，无暇整理家务。今晚要去赴约一个重要的聚会，需要穿正装出席，于是张先生在线上平台预约了熨烫服务。

思考　作为家政服务员，根据此情景，请您为张先生提供熨烫服务并指导雇主衣物熨烫。

衣物经过洗涤尤其是水洗后，由于纤维吸水膨胀或收缩，加上洗涤剂和机械力的作用，易出现褶皱、缩水、变形和走样等现象，严重影响外观和穿用价值。衣物洗涤后若能及时进行熨烫，不仅能使衣物恢复原状，还可以起到杀菌、消毒的作用。

一、熨烫的基本要素

熨烫是指用不同的熨烫工具、设备来平整各类衣物和织物，使其挺括、平整、成形、定型的一种工艺。想要达到完美的熨烫效果，必须具备以下基本要素，即温度、水分、压力、冷却，它们之间相互发生作用，从而构成了熨烫的全过程。

（一）温度

1.温度在熨烫中的作用 温度是影响熨烫效果的最主要因素，是使衣物面料变性与定型的关键。织物纤维由线形分子组成，这些分子在纤维中自由排列。在纤维内部，分子排列紧密、整齐度高的部分称为结晶区或定型区，分子排列松散、整列度低的部分称为无定型区。热能使纤维内部的反应更加强烈，由于纤维中的无定型区结构松散，分子间作用力相对较小，分子链段在受热后活动能力相应加大，在力的作用下可产生变形。但这种热现象是有限度的，纤维在70℃以下变化不大，如果温度继续升高，分子活动开始加剧因而产生形变。

根据此原理，可以用加热的方法来促使织物纤维内部结构排列发生剧烈变化，并通过控制温度的高低来控制纤维分子运动的程度（膨胀或收缩），从而达到熨烫的效果。

2.熨烫中温度的要求 各种面料纤维不同，需要的温度也不同（表5-10）。温度过低，不能使纤维分子产生运动，达不到熨烫的目的；相反，温度过高，会使纤维发黄，甚至碳化分解，也会使合成纤维收缩和熔蚀。

表5-10 各类衣物熨烫温度对比

纤维名称	直接熨烫温度（单位℃）	垫干布熨烫温度（单位℃）	垫湿布熨烫温度（单位℃）
麻	180~200	200~220	220~240
棉	170~190	190~210	210~230
羊毛	160~180	180~200	200~230
蚕丝	160~180	180~200	200~230
柞丝	150~160	170~190	190~210
涤纶	150~170	170~190	190~210
锦纶	120~140	150~170	180~200
维纶	120~140	150~170	180~200

续表

种类	特性	用途	
腈纶	110~130	180~200	180~200
丙纶	80~100	130~150	160~180
氯纶	40~60	80~90	/

熨斗温度的高低可从三方面去辨别，即嗅、看、手感。

（1）嗅 通过对织物熨后产生的气味来判断温度的高低，如果温度高了就会发出异味。

（2）看 看烫后织物的色泽和有无折损。如出现变色、变形、色发黄，说明温度高了；有折皱没熨平，说明温度偏低；如织物原色不变，烫后平整无折皱，温度就合适。

（3）手感 指在烫衣时手推熨斗的感觉。如移动时感到阻力较大，熨斗涩发黏，就是温度过高，如衣物和垫布随熨斗移动又无异味，就是熨斗温度低了。

（二）水分

1.水分在熨烫中的作用 在熨烫定形中水分是必不可少的条件。水分是指衣物本身所携带的水分和熨烫时所添加的水分（喷水或蒸汽），纤维中所含的水分也是促使纤维发生变形的一个重要因素。当纤维遇水时，水分子会沿着纤维中无定型区中的微小空隙进入纤维内部，使纤维膨胀、疏松、伸展；而在自行干燥后，纤维又会恢复原来蓬松卷曲的状态。熨烫就是利用了这个规律，从而达到熨烫的目的。

2.熨烫中的水分要求 织物在熨烫过程中，对水分的需要有一定限度。水分适当，织物定型快，也会加快熨烫的速度；水分过少，织物纤维就不能膨胀和伸展且不易定型，这样就无法达到熨烫的目的，甚至还会将织物烫伤；而水分过多，则会造成两方面问题，一是水分不易烫干，会出现反潮（即烫平后过一段时间后又回到原状态），二是会对容易缩水的织物产生不良的影响。

熨烫中所用的水分必须适量，织物品种不同，熨烫时的用水量就不同，厚织物的用水量偏多，薄织物的用水量偏少。但并不是所有的材料都需加湿熨烫，如柞蚕丝、维纶等根本不能加湿熨烫，否则会使服装产生水渍或引起严重的收缩。

（三）压力

1.压力在熨烫中的作用 压力是指熨斗自身的重量加上操作熨斗时的压力（胳膊上的力量），对衣物所起的机械性压迫作用。在织物的熨烫过程中，压力能迫使纤维分子做定向排列，是织物熨烫不可缺少的因素。

水受热后会急骤蒸发，定向的水蒸气具有很强的穿透性和扩散性，能对织物纤维润湿和加热，使纤维分子和水分子加速运动。在熨斗压力的作用下，纤维分子链段做定向运动，有次序、整齐地排列。当熨斗离开时，织物表面急骤冷却，纤维分子就在新的位置固定下来，使织物原来的无定型区变成定型区，从而达到熨烫的目的。

2.熨烫中压力的要求 压力主要来源于两方面：一是熨斗本身重量；二是手的压力。熨烫时，需要在熨斗上施加一定的压力。熨烫不同的衣物面料，所施加的压力不同。对同一衣物的不同部位，所使用的熨烫压力也有所不同，如领子、袖口和夹层部位等，需要相对大些的压力。对于棉、麻、毛料织物，一般施加在熨斗上的力为70~100N，化纤织物为40~70N，丝织物为20~30N。

熨烫时，施加在熨斗上的压力并不是绝对的，与熨烫温度和熨烫时间有着一定的关系。当熨烫压力和温度一致时，对单层面料部位的熨烫时间一般为3~5秒。熨烫温度稍高，则熨斗在衣物单层面料部位的熨烫时间和压力就应该少一些，因为温度稍高时，会使纤维分子运动加剧。因此，对于不同的纤维，必须根据实际情况采用适当的压力。

（四）冷却

1.冷却在熨烫中的作用 冷却能抑制纤维分子运动，从而达到定型的目的，是织物熨烫不可缺少的因素。当织物纤维分子在水分、温度、压力的作用下，在新的位置上整齐排列时，受到急骤冷却会使其固定下来，从而达到织物定型的目的。如果没有急骤冷却，这些纤维分子将继续运动，就不会固定下来，也就无法定型。如果是缓慢降温的过程，那么运动着的纤维分子就会回到原来的位置上，也就不能达到熨烫定型的目的。

2.熨烫中冷却的方式 冷却有两种方法：一种机械冷却，另一种是自然冷却。普通家庭在熨烫中常采用自然冷却法，即熨斗离开衣物后自然降温。要使自然降温加快，就需要在熨烫时将水分烫干，同时在熨斗刚走过的地方用嘴吹气。吹气时不要用力过猛，要使气细而长。尤其是在烫毛料西裤的裤线时，熨斗往回撤时，在刚熨烫过的部位吹气，能达到冷却的目的。

二、常见衣物的熨烫要领

衣物面料的特性不同，其熨烫方法和熨烫温度也不同，家政服务员应掌握各种面料的熨烫温度，以免损伤服装的外观和使用性能。为了正确掌握熨烫温度和熨烫方法，家政服务员应注意识别附在衣物上的熨烫标识。

1.棉织物 棉织物的熨烫效果比较容易达到，但其在穿用过程中保持的时间并不长，它受外力后容易再次变形。所以棉织物需经常熨烫。熨烫时一般可直接熨烫，此时熨烫可使表面平滑且有一定的亮光；也可喷水熨烫，使服装光泽柔和；对于棉与其他纤维的混纺材料，其熨烫温度应相应降低，特别是氨纶包芯纱织物如弹力牛仔布等，应用蒸汽低温压烫，否则易出现个别部位起泡的现象。

2. 麻织物　麻织物同棉织物一样也比较容易熨烫，但其褶裥处不宜重压，以免纤维脆断。麻织物的可穿性比较差，也需经常熨烫。但这几年仿麻织物较多，有的含麻量少，有的根本不含麻，应分别对待。

3. 毛织物　毛织物光泽柔和，纤维表面有鳞片，不宜在织物的正面直接熨烫，以免发生“极光”现象，应先烫反面，烫挺括后再在正面垫布熨烫整理。在垫湿布的情况下熨烫，可使服装光泽柔和。其熨烫效果在衣物干态时可保持不变，一旦洗涤后，需要重新熨烫，才能使服装平服。要注意袋边、衣缝等有高低的部位，应避免出现“极光”或烫焦。

4. 丝绸织物　丝绸衣物一般在反面熨烫。个别丝绸面料熨烫时会产生水渍，所以烫时不能喷水，宜采用干烫或少量蒸汽熨烫。

5. 化纤织物　化纤衣物的不同纤维面料对熨烫温度的要求差别很大，所以熨烫前一定要仔细加以区别，防止因没掌握好熨斗温度而使服装面料局部收缩、发硬或变色。

6. 涤纶织物　要注意第一次的熨烫定型，一方面是一步到位的定型需要，另一方面是以后要改变必须比第一次时的温度要高，如此会影响效果。同时要防止热收缩与“极光”的产生。

7. 锦纶织物　锦纶织物稍加熨烫便可平整，但不易保持，穿用时较易折皱，挺缝与褶裥也较难形成。

8. 腈纶织物　由于腈纶织物蓬松，压力应适当小些，类似于毛织物。

9. 维纶织物　必须干烫，否则易引起严重的收缩。

10. 丙纶、氯纶、氨纶织物　一般不必熨烫，如需要熨烫时，其熨烫温度一定要严格控制。

11. 黏胶织物　熨烫比较容易，但熨烫时不宜用力拉扯衣物材料，以防变形。

12. 各混纺织物　各混纺织物的熨烫方法根据混纺的纤维品种与混纺的比例而定，要根据不同面料的成分决定熨烫温度。一般以耐热性最低的纤维来决定熨烫温度。

知识链接

极光：“极光”是熨烫时常易出现的一种疵点，它不但影响衣物的外观效果，还容易引起内在质量问题。

所谓“极光”，是在指服装织物因压烫而发生表面构造的变化所形成的一种光反射现象。这种光泽多出现在有较多层材料重叠之处所，如衣边接缝处或口袋等部位，在压烫时，这些多层材料重叠之处所承受的压力与其他单层部位相比较为强烈，随着长时间的压烫，会使这些部位衣料纤维的毛羽被压平磨光，从而形成了极光。

三、熨烫的注意事项

1. 熨烫时熨斗不能在同一部位时间过长，注意移动应有规律，不得盲目乱烫，以免烫坏衣料。

2. 熨烫时应尽量在衣料的反面进行熨烫，如必须在衣物正面熨烫时，应盖上水布，以免表面烫出极光。

3. 熨烫时温度、湿度、压力和时间应与衣物的性能相配合，并根据需要和所烫部位选择适当的熨烫方式。

四、家庭熨烫设备

（一）平板电熨斗

在家居生活中，电熨斗是不可缺少的家用电器之一。随着科技的进步，市面上出现了各种不同种类的电熨斗，电熨斗的功率从150瓦到1000瓦不等，按功能可分普通型、调温型、蒸汽型、蒸汽喷雾型四大类。

1. 电熨斗的分类

（1）普通型电熨斗　这是电熨斗的最基本形式，因其无调温功能，目前已渐趋淘汰。

（2）调温型电熨斗　在普通型电熨斗基础上增加了温度控制装置。这种熨斗调温范围一般为60~250℃，可以满足对尼龙、合成纤维、丝、羊毛、棉、麻等各种纤维的熨烫要求，操作结束后能自动切断电源，比普通型熨斗更省电、更安全。

（3）蒸汽型电熨斗　这类产品既有调温功能，又能产生蒸汽，不但可免除熨衣时人工喷水的麻烦，而且能使织物润湿更均匀，熨烫效果更好。

（4）蒸汽喷雾型电熨斗　这类电熨斗在蒸汽型电熨斗的基础上增加了雾化装置。除具有蒸汽型电熨斗的全部功能外，还在手柄前方设置了喷出雾化冷水的喷雾孔，适用于熨烫厚实衣物时加大湿度用。因其具有蒸汽和喷雾功能，能同时满足熨烫时对温度、湿度以及压力等方面的要求，是家庭中理想的熨烫工具。

2. 烫板　烫板即熨烫衣物用的普通案板和穿板式烫板。

（1）普通案板　普通案板一般为自制，同普通写字台的面积差不多，高度为90~100cm。案上铺设毛毡或棉毡，再用纯棉白布做案面。普通案板可烫大型棉、丝织品及衬衣、风衣各种较大的衣物及织品。

（2）穿板式烫板　穿板式烫板用架子支撑，可以伸缩。它比普通案板窄一半左右，一头呈尖圆形，穿板面上铺设与普通案板相同。可以烫上衣的肩部、胸部，还可以把西裤的裤腰穿在板上烫，使用方便，所以在家庭中也较普及。

3.棉馒头　棉馒头是熨烫必备的辅助工具。其一般规格为长、宽15~25厘米左右，厚4~5厘米，内填充棉絮，一层层絮平，用棉布缝制好，呈圆形或椭圆形，棉絮要填充饱满。棉馒头用于上衣肩头和胸部垫烫，是家庭及洗衣店必备的熨烫工具。

（二）挂烫机

挂烫机也叫挂式熨斗、立式烫斗，功率1500~2100W。在使用挂烫机时，机器内部产生的灼热水蒸汽不断接触衣物，达到软化衣物和布料纤维组织的目的，并通过“拉”“压”“喷”的动作平整衣物。挂烫机可分为手持式蒸汽挂烫机、普通蒸汽挂烫机、压力型蒸汽挂烫机三大类。

1.手持式蒸汽挂烫机　其体形小巧，方便携带，适合出远门携带，方便快捷，但是厚点的衣服很难熨烫而且机器使用寿命偏低。

2.普通蒸汽挂烫机　其蒸汽压力小，蒸汽流量小，一般只有每分钟27~32g，出气口蒸汽温度高，熨烫化纤衣服效果明显，熨烫厚重衣服效果一般。

3.压力型蒸汽挂烫机　其蒸汽压力大，蒸汽流量大，蒸汽喷射距离远。出气量为30g，出气口温度较低。熨烫普通衣服和厚重衣服效果一般。

五、蒸汽型电熨斗的使用

1.操作步骤

（1）关闭蒸汽烫斗的蒸汽开关。

（2）手持熨斗向上倾斜45°，防止注水时水溢出，用量杯往注水口加蒸馏水或冷开水，加水不得超过水箱最高水位线。

（3）插上电源线，打开电源开关。

（4）根据熨烫标识和面料的特性设置熨斗温度，缓慢旋转调温拨盘至所需档位，指示灯亮，表示熨斗正在加热，大约3分钟左右，指示灯会熄灭。

（5）打开蒸汽开关，蒸汽自动喷出，开始烫衣服。

（6）当衣服较厚或衣服上褶皱较多时，可启动手柄上前方的拨动式蒸汽按钮，使其指向“喷雾”，熨斗的前方便立即喷出水雾。

（7）熨烫完毕之后，将调温旋钮转至关闭，拔下电源插头，将熨斗水箱内的水倒出。

（8）竖着放置熨斗，将其放在儿童触摸不到地方，自然冷却。

2.熨斗的使用技巧

（1）轻　各种呢绒毛料和轻薄衣服，纽扣和重点部位熨烫时只能轻压，便于绒毛能恢复原状，切记不可重压，以免压出亮光或扣印。

（2）重　主要部位要重压，如衬衣领口等，只有加重压力，才能烫出平整、挺括、耐久的样式。

（3）闷　指的是“捂”，还可以理解为慢。如需要水量较大和较厚的地方，熨烫的速度宜慢，才能烫平烫干，否则衣服要回潮，失去硬挺、美观。

（4）拱　有装饰品的衣物，特别是女性的衣物，只能用烫斗尖在装饰品边缘之处往前拱着烫，不能用烫斗直接压熨，因为有些装饰品怕高温和高压。在拼缝、贴边等处，用拱的手法，才能把线缝劈烫开，压倒、压平，使之硬挺。

（5）拍　拍就是手提熨斗，在熨烫的部位上下几次。如不易烫平之处和有褶皱不易烫开的地方可用拍的方法，使其烫平归位。

（6）快　轻薄织品和不需要闷的部位，熨斗速度宜快，尽量不要来回重复烫，否则易烫坏或烫出亮点。

3.熨斗的清洁和保养　使用后，为防止熨斗内部腐蚀，务必做到以下几点。

（1）蒸汽旋钮转至干熨位置，温度旋纽转至低温，拔出插头。

（2）将水箱中剩余的水倒出。

（3）待熨斗冷却之后，必须再将温度旋转至蒸汽区的位置，插上插头干燥5分钟。

（4）清洁电熨斗时，最好用海绵蘸温水及清洁液来清洁熨斗表面和底板，不能用粗糙的物品（如钢丝球等）擦拭，熨斗底板上的浆迹可在熨斗温热时用橄榄油擦除。

（5）不可使用强酸或强碱，以免伤到本体或产生变色现象。

（6）已经产生水垢，可利用熨斗自动清洗功能自动清洗，如无此功能，可用少量醋兑水注入熨头，然后用强力蒸汽喷放方式喷射蒸汽，可去除水垢。事后应将水箱清洗干净。

4.注意事项

（1）严禁在无人照管情况下接通电熨斗电源。

（2）加热时不要将电线绕在熨斗上以免损坏电线，磨损的电线一定要及时更换。

（3）当需要开门、接打电话或处理其他事情时，必须切断电源，不可扔下熨斗走开，也不要把热的熨斗放在小孩能接触到的地方。

（4）蒸汽熨斗如果无特殊功能不可使用自来水。若蒸馏水已用完，可用凉开水代替。

（5）蒸汽熨斗不能在电源接通的情况下注水，否则有可能造成触电事故。

（6）在熨烫衣物的间歇应将电熨斗竖立放置，或者放在专用的电熨斗架子上。切不可将电熨斗放在易燃物品上，以免着火；也不要把电熨斗放在铁块或砖石上，以免划伤底板的电镀层。

（7）熨好的衣服，不要马上放进衣柜，可先挂在衣架上，让热气完全蒸发后再挂进衣柜，这样才不会发霉、腐坏。

（8）在熨烫不同织物时，调节温度要从较低温度开始熨烫，当温度不够时可适当地调高。

（9）熨斗使用完毕，不可将其浸入水中冷却，以免生锈或影响电器绝缘性。等电熨斗完全冷却后再用软布将其擦净，收藏在干燥处。

任务四 正确收纳保管衣物、皮鞋

案例导学

陈女士，40岁，国企白领，由于工作繁忙，经常出差，难以顾及家务。最近处于秋冬换季，于是陈女士在线上平台预约了整理收纳衣橱。

思考 作为家政服务员，根据此情景，请您为陈女士提供衣橱整理收纳服务并指导雇主收纳衣物、皮鞋。

"收纳"是日常生活中一种基本的能力，更是一种生活理念。家庭衣物收纳整理是一项重要的工作，它可以有效地节省空间和时间，确保衣物清洁、干净、美观，使家庭环境更加干净、整洁、有序。

一、家庭收纳的要点

（一）保持清洁

1. 衣物要清洁 穿过的衣物会受到外界及人体分泌物的污染，对这些污染物如不及时清洁，污物长时间黏附在衣物上，随着时间的推移就会慢慢渗透到织物纤维内部，最终变得难以清除。

2. 橱柜要清洁 收纳衣物的橱柜要保持清洁，四周无缝隙，没有异物及灰尘，并定期进行消毒、灭菌，以免污染衣物。

（二）保持干燥

1. 存放前要晾干 清洗或熨烫后的衣物需要彻底干燥后才能储存，衣物晒、翻的适宜时期一般为7月底、8月初阳光充足的天气，不宜在梅雨季节和5月底或6月初。有些衣物不能在阳光下暴晒，可覆盖一层薄布或将衣物反晒，以保护衣物色泽鲜艳，防止褪色。晾晒过的衣物需在通风处尽量透气再存放。如果把没有干透的衣物进行收纳，不仅会影响衣物本身的品质，同时也会降低整个衣物收纳空间的干燥度，影响收纳效果。

2. 存放空间要干燥 收纳衣物的空间应选择通风干燥处，避开潮湿和有挥发性气体的地方，要设法降低空气湿度，避开潮湿的地方，防止衣物发霉。

3. 适时通风和晾晒 由于衣物都带有霉菌，当自然纤维织物在长期受潮下，也会发生酸败和霉变现象，而使织物发霉、发味、变色或出现色斑。因此，衣物在收纳期间要适时地进行通风和晾晒，尤其在伏天和梅雨季节后更要注意通风与晾晒。晾晒不仅能使衣物干燥，同时还能起到杀菌作用，防止受潮发霉。

（三）防止虫蛀

在各类纤维织物中，化纤不易招虫蛀，天然纤维织物易招虫蛀，尤其是丝、毛纤维织物服装更甚。棉、毛、丝、麻服装的织物纤维是由葡萄糖的聚合物和蛋白质所构成，具有一定的营养性。天然纤维都具有亲水性的特点，有着很强的吸湿回潮性能，能使自身保持一定的湿度。这就给蛀虫创造了较好的滋生条件，因此常招虫蛀。丝、毛织物纤维是由蛋白质构成，营养更为丰富，所以丝、毛织物服装更易招虫蛀。

（四）保护衣形

平整、挺括的衣物给人以很强的立体感、舒适感。因此，在收纳衣物时，那些褶皱变形后不易恢复平整的衣物一定要保护好衣形，不能使其变形走样或出现褶皱。

不同质地、不同用途、不同颜色的衣物要分类存放。衬衣衬裤及针织服装可以平整叠起来存放，对于外衣外裤要用大小合适的衣架裤架将其挂起。挂时要把服装摆正，防止变形，衣架之间应保持一定的距离。切不可乱堆乱放。装箱时将服装整齐摆放，封箱时避免损伤衣物，使其变形，破损。

二、收纳方法

（一）合理的空间区分

衣柜作为一个相对独立的完整空间，其内部一般可分为叠放区、悬挂区、压缩区、杂物区、抽屉区、大件区等区域。收纳前先对衣柜的空间布局进行整体的规划，分区放好更方便日常使用。

1. 叠放区 是衣柜里最常用到的地方。折叠存放的衣物主要有各种内衣、毛衣、床单、被面、被套和工作服以及对褶皱要求不高的其他衣物。

2. 悬挂区 又分短衣空间、中长衣空间、长衣空间和裤子空间。悬挂存放主要针对不希望有折痕，或者难以通过熨烫等手段来消除折痕的服装，这类衣物主要有衬衫、皮衣、精纺呢绒大衣、西服及其他各种高档服装。

3. 压缩区 是把需要存放的衣物放入抽气压缩袋，抽出空气，压缩体积，以便于存放。衣物经过抽气压缩后会产生许多密集的褶皱，消除压缩后，褶皱很难完全清除。压缩存放只适用于对褶皱没有要求的物品，一般用来存放棉被等体积大的物品。

4. 杂物区 一般用来放置储存盒，放置的物品视个人要求而定，可以放些行李箱之类，如有承重要求，一般设计在柜子的下部。

5. 大件区　属于最上一层，高度不方便平时的拿取，可以把被子和过季衣物放在上面。

（二）巧用储物工具

如果衣柜结构相对简单，内部隔断不合理，可以使用储物工具来帮助完成储藏的需求。常见的储物工具有带盖储物盒、抽屉式收纳盒、内衣裤收纳盒、无盖抽屉篮、多功能衣架、挂式储物格、防尘袋、真空收纳袋。

1. 带盖储物盒　可选择带有透明小视窗的储物盒，方便日常查找，也可以在上面贴上标签，注明衣物种类。带盖储物盒具备防尘、防潮功能，可存放使用率低的大件衣服，或者是过季衣物。

2. 抽屉式收纳盒　无需安装，可选择尺寸多，能轻易拿取隔板深处衣物，换季时可直接挪动整盒，灵活变动位置。也可以在上面贴上标签，注明衣物种类。

3. 内衣裤收纳盒　可将内衣裤与衣橱中其他衣服分隔开，保护贴身衣物不被二次“污染”，同时拿取方便。

4. 无盖抽屉篮　有抽屉式、网格式两种。网状拉篮适合叠放比较薄的衣物，如毛衣、针织衣等。拉篮抽取方便，适合放置拿取频率比较高的衣物。

5. 多功能衣架　可以将围巾和挂饰分开挂放，两者不会再因为藏在抽屉里而相互缠绕，方便取用。

6. 挂式储物格　可以挂在衣橱中，将内衣内裤、围巾、薄毛衣、针织衣卷放在中间，每个格子都可以放置多件衣物，既便于分类和查找，也可充分利用衣柜的立体空间。

7. 防尘袋　对于较贵的衣服，在挂的时候需要罩上防尘袋加以保护，以及穿过但却没有清洗的衣物也可以罩上防尘袋后放置在衣橱中。

8. 真空收纳袋　能有效地减少衣物收纳中空间的占用度，可有效节省衣橱空间。其丰富的尺寸适用于各类衣物的存放，尤其是大件衣物。其密封设计还可以达到防潮、防虫咬、清洁保存的效果。

三、衣物收纳

1. 按照衣物收纳黄金“四步法”清—分—收—归，即清空衣橱、分类筛选、收纳陈列、归置定位的原则，将衣服按内衣、上衣、衬衫、裤、裙归类，再依衣服的形状加以区分，例如：T恤归于一叠、男衬衫归于一叠，长裙以挂着为宜，短裙可折叠，要穿时再烫。袜子及内衣裤则各归于不同的小抽屉收纳为宜。各类衣物折叠方法见表5-11。

表5–11　各类衣物折叠方法

类别	折叠方法
袜子	两袜子交叠折三折，将末端反折入袜子里包起来
三角裤	纵向折三折，对折后将其卷入包起来
四角裤	纵向对折两次，从下往上折两到三次将其卷入包起来
胸衣	扣好扣子，将肩带收入凹陷内，向后对折
大衣	正面朝上，两边向中间折叠，从上往下将衣服塞入下摆里面
衬衫	背面朝上，两边向中间折叠，从下摆往上折两次，边角整理好
T恤	背面朝上，两边向中间折叠，从下摆往上折两到三次
连衣裙	背面朝上，两边向中间折叠，从上往下折三次，把已对折的裙身部分塞进裙摆里面
长裤	两边缝线居中折起，从下往上折两到三次
牛仔裤	拉链朝外，纵向对折，从下往上折两到三次
丝袜	将丝袜双腿重叠对折，从下往上对折两次，向上卷起并反折入裤头松紧带里面包起来

2. 衣物按季节分门别类整理好。每季要用的内衣、外衣、裙、裤、配饰等，按照衣柜的主、次位置，将当季的衣物放在主要的位置，其他季节的衣物则放在次要的位置，以便于寻找。

3. 衣物收纳注意事项，主要有以下几项。

（1）根据衣橱的空间评估收纳的方式。

（2）根据衣物的材质和面料采用正确的折叠方式。

（3）折叠好的衣服可以按照类别、颜色、长短等进行分类。

（4）合理使用收纳工具。

（5）质料佳、有亮片、怕钩纱的衣物，不要挂得太密，以免衣物挤压变形，质料受损起毛，或不易寻找。

四、衣物防霉、防蛀方法

（一）认真清洗

霉菌和蛀虫虫卵是引起衣物霉蛀的“罪魁祸首”，它们的生长及繁殖需要合适的温度和湿度，在潮湿的季节会迅速繁殖，对衣物产生损害。霉菌无处不在，而虫卵则主要寄生于织物纤维中。衣物中的污物是霉菌、虫卵赖以生存的重要条件，因此，防霉及防蛀的关键是将衣物洗涤干净。高档衣物清洗时还需仔细检查是否有污渍，如有污渍必须用去污剂或其他溶剂彻底清除，必要时需送到专业干洗店处理。

（二）彻底晾晒

潮湿天气可使衣物中水分增加，导致霉菌或虫卵大量繁殖及生长，从而使衣物发霉或虫蛀。因此，衣物必须彻底晾晒后才能入柜储存。晾晒要在梅雨天过后进行，而且必须选择晴好、干燥的天气。不同衣物应在适宜的时间晾晒，真丝、毛料、麻类等高档衣物可在夏季上午10点以前或下午3点以后晾晒，并在衣物上遮盖一层白布，避免阳光暴晒。浅色衣物或棉毛衫裤等可在上午10点与下午3点之间进行晾晒。晾晒后的衣物必须在通风处放置1~2小时，待衣物的温度下降后再放入箱柜存放。

（三）防霉、防蛀剂的使用

樟脑丸等防霉、防蛀剂可杀死蛀虫虫卵，防止其繁殖，是家庭防霉、防蛀的好帮手，但需正确使用。

（四）注意事项

1.水分是霉菌和虫卵生长的有利条件，因此在梅雨季节和潮湿季节应尽可能少开储物箱柜的门，以免吸湿性较强的棉、麻、丝、毛等衣物霉变。

2.储存裘皮服装时，应在其表面盖上干净的白布，隔1~2个月在通风处晾晒，透气保养。

3.棉毛衫裤或其他可叠放的衣物不宜装在塑料袋中存放，应该使用透气的棉布包起来，以免衣物中的湿气集聚，引起霉变或遭到虫蛀。

4.用蒸汽熨斗加热的方法不能完全杀死衣物中的虫卵或霉菌，因为这样做不能完全烫干衣物，更容易引起衣物霉变。

五、防霉、防蛀药物的使用

防霉、防蛀一般都使用樟脑丸等。樟脑丸是由樟树的根、干、枝、叶蒸馏产物分离后制成的。卫生樟脑丸具有很强的挥发性，挥发出的气味就能防止虫蛀。新一代的樟脑丸、防霉防蛀片剂和喷雾剂没有萘的成分，使用安全，效果好。但防蛀剂用量过多或者直接与织物接触时间过长，会加快织物老化，影响衣物的使用寿命。樟脑丸含有一定数量的杂质，如直接与织物接触会造成污斑。白色、浅色织物会泛黄，深色织物会褪色。因此，最好根据防霉、防蛀剂的类型决定使用量，使用时避免随意性。

防虫工作要在每年的3~4月进行，在收存期间每1~2个月检查一次。一般情况下防霉、防蛀药物不能与衣物直接接触，要用干净、透气的白纸或白布包好，放在服装的口袋、夹层及箱柜的四角，或吊挂在衣橱的四角，让药物气体弥漫在橱柜内，达到驱杀霉菌、蛀虫的目的。樟脑丸通常不使用于合成纤维衣物，也不能接触婴幼儿衣物或皮肤，如果受到污染，穿之前必须清洗、晒干。

六、正确收纳保管皮鞋

皮鞋通常是由牛皮、马皮、猪皮和羊皮制成，但怕烤晒和潮湿，收纳时应注意以下几项。

（1）皮鞋应经常保持干燥，受潮后要放在阴凉通风处晾干，不穿时应放在干爽的地方。为防止皮质发脆、干裂和收缩，皮鞋切忌暴晒或火烤。

（2）擦鞋油时，有褶皱的地方要多用些油，前尖和后跟部位可以少擦些，并涂抹均匀，以防皮革上出现花纹。

（3）皮鞋穿久后，鞋面容易磨得掉色无光泽。可以用生鸡蛋清代替水放进砚池，用墨磨成深色的墨汁，再用毛笔蘸上墨汁在鞋面上反复涂抹几遍，尤其是有裂痕的地方，然后放在阴凉通风处晾干。整修后的皮鞋涂上鞋油，认真揩擦，皮鞋就会油黑乌亮，翻旧如新，以后即便被雨水淋湿，墨汁也不会脱落。

（4）皮靴或雨靴内浸水，可用电吹风对着鞋底内吹15分钟左右（此法同样适用于冬季透气性较差的棉鞋或翻毛皮鞋）。

（5）收藏皮鞋时，可以用一小块肥猪肉，沿鞋面涂抹1遍，如果保存较长时间可多涂抹几遍，这样，皮鞋就不会干燥也不会出现裂口。忌涂抹鞋油，因为鞋油属干燥性油，长时间不穿的鞋涂上鞋油保存，反而会变硬甚至出现裂口。

（6）皮鞋不要久放不穿，否则皮革容易老化发脆。皮革如果变硬，可涂些鸡油、牛油滋润一下。

实训2　衬衫熨烫技巧

【实训目标】

1. 知识目标　熟练掌握蒸汽熨斗使用方法、注意事项，掌握衬衫熨烫的要领，能根据衣物的面料调节熨烫温度。

2. 能力目标　熨烫操作熟练、动作轻稳、准确流畅，并能对雇主进行熨烫技术指导。

3. 素质目标　态度认真，操作卫生安全、规范有序，按照雇主需求顺利完成操作任务。

【实训时间】2学时。

【实训步骤】

表5-12　实训表

	具体内容与要求	要点提示
素质要求	仪表举止端庄大方，面带微笑，态度温柔。 服装鞋帽整洁，头发、着装符合要求	注意个人仪态，取得雇主信赖及喜爱
评估与沟通	核对雇主信息，与雇主亲切交流，了解雇主喜好和需求；根据雇主的要求，向雇主介绍服务的内容和思路	根据衣服内侧的熨烫标识和衬衫面料纤维的特性设置熨斗温度
操作前	1.环境准备：光线充足、开窗通风、空气新鲜。 2.用物准备：蒸汽熨斗、白布、烫衣板、衣架、电插板、凉开水等。 3.自身准备：佩戴鞋套、穿着干净整洁、取下饰物、剪指甲、洗手	环境、用物注意防止污染，人员注意个人卫生
操作步骤	1.准备蒸汽熨斗 （1）关闭蒸汽熨斗的蒸汽开关。 （2）打开蒸汽熨斗注水口。 （3）给蒸汽熨斗加水。 （4）插上电源线，打开电源开关，指示灯亮起。 （5）选择正确的蒸汽档，插上蒸汽熨斗电源，根据熨烫标识和面料的特性设置熨斗温度。 （6）温度达到时指示灯会熄灭，打开蒸汽开关，蒸汽自动喷出，开始烫衣服。 2.熨烫步骤 （1）烫左、右门襟：将衣服放平，反烫，避开纽扣。 （2）烫袖口：先烫里面，再烫外面，同时把两个开衩处烫平。 （3）烫袖管：先把袖子的缝线两两对齐，沿袖缝放平熨烫，同时把袖口褶皱烫好，最后再整烫整个衣袖。 （4）烫衣领：将衣领摆平，里面朝外，一手拉住领端，一手拿着熨斗，由衣领底部向上端熨烫，熨斗的前半部要稍用力压烫，并且边烫边移动。烫完后，换面再烫，趁热将领子弯下去，使领子呈圆弧形。 （5）烫肩部：在穿板上把衬衫肩部至背后领肩（即背部的横向缝线）部分摊平，用熨斗从衣领底部向外压烫。熨斗不要压得太紧，以利于移动。 （6）烫前片：里外都要烫。有扣眼一边先由上往下，把衣服烫平，然后拿起熨斗从衣袖往扣眼方向重新整烫，最后翻面再烫一次。一只手将衣物拉直，另一只手微提熨斗滑烫，才能达到又快又好的效果。钉有纽扣的部分高低起伏大，整烫时熨斗的尾部要提高，以熨斗尖避过纽扣轻轻滑压。全部完成后，再回到第一颗纽扣，仔细地再烫一遍，可增加重点修饰的效果。 （7）烫后背：将衣服放平，烫平整。 3.结束工作 （1）熨烫结束后必须及时切断电源。 （2）要将熨斗放在儿童触摸不到地方，自然冷却。将其余物品归位。 （3）衬衫整烫后，宜挂于通风处冷却或吹干水蒸气。 （4）根据雇主习惯，将衬衫挂于衣橱或折叠存放。 （5）脱鞋套、洗手	加水时，应抬起熨斗前端，使加水口向上，用量杯将经过煮沸并晾凉的水从加水口慢慢注入。 熨烫一定要按照熨烫说明进行规范标准的操作，保证熨烫质量。 熨烫时温度要适宜。烫衬里温度要低，防止将其烫坏。 熨烫深色面料衣服，正面熨烫时一定要垫布烫，以防出现极光
整体要求	1.与雇主沟通交流有效。 2.沉着镇定，操作过程中保持专业态度，和蔼、解释耐心、语调柔和。 3.操作熟练、动作轻稳、准确流畅。 4.操作卫生安全、规范有序，按照雇主需求顺利完成	

实训3　衣物整理收纳

【实训目标】

1. 知识目标　熟练掌握各类衣物收纳方法、注意事项，能根据空间评估衣物收纳方式。

2. 能力目标　收纳衣物操作熟练、动作轻稳、准确流畅，并能对雇主进行衣物收纳指导。

3. 素质目标　态度认真，操作卫生安全、规范有序，按照雇主需求顺利完成操作任务。

【实训时间】2学时。

【实训步骤】

表5-13　实训表

具体内容与要求		要点提示
素质要求	仪表举止端庄大方，面带微笑，态度温柔。 服装鞋帽整洁，头发、着装符合要求	注意个人仪态，取得雇主信赖及喜爱
评估与沟通	核对雇主信息，与雇主亲切交流，了解雇主喜好和需求；根据雇主的要求，向雇主介绍服务的内容和思路	根据衣柜空间评估衣物收纳方式
操作前	1.环境准备：光线充足，开窗通风，空气新鲜。 2.用物准备：操作台、各类衣架、各类衣物（牛仔裤、衬衫、长裙、西服套装、袜子、内衣、内裤等）有盖储物筐、免洗手洗手液等。 3.自身准备：佩戴鞋套、穿着干净整洁、取下饰物、剪指甲、洗手	环境、用物注意防止污染，人员注意个人卫生
操作步骤	1.清空 （1）铺设地垫，留有过道区域。 （2）一次性清空橱柜内和地柜上物品。 （3）玻璃、瓷器等易碎的物品摆放在中间位置。 （4）使用纸巾或干净的毛巾对橱柜进行清垢。 2.分类/贴标签 按照“上衣、下装、打底衫、连衣裙、外套、裤子、正装、袜子、内衣、包、功能类”分类。 3.整理 （1）折叠方法：根据T恤衫材质和面料采用正确的折叠方法，并将折叠好的T恤衫整齐摆放，不能出现褶皱；根据袜子收纳盒尺寸选择正确的袜子收纳方法，并将收纳好的袜子整齐摆放。 （2）折叠效果：折叠后衣物外观规整，皱褶少。 （3）易识别性：衣物折叠后可快速识别类别和个体。 （4）外观统一：同类衣物高度宽度保持一致。 （5）陈列方式：衣物陈列方向一致、色彩合理。 （6）容器容量控制：同一收纳盒内衣物容量合理。 4.收纳 （1）选择尺寸和材质与物品、柜体尺寸相匹配的收纳工具（以棉麻材料和pp材质为主）。 （2）按照衣柜布局将物品放置相应位置。 （3）按照由大到小的原则进行收纳。 （4）西服、西裤、连衣裙等衣物悬挂于衣橱内。 （5）悬挂要求：相同材质的衣物悬挂，色彩搭配合理，按照长短顺序悬挂	清空过程中轻拿轻放，不得损坏物品。 西装不宜折叠，尤其上衣。 连衣裙不宜折叠，按要求挂起，不压裙摆

续表

	具体内容与要求	要点提示
	5.结束工作 （1）地垫处理，自行带走。 （2）垃圾放入垃圾桶，垃圾袋带离。 （3）根据雇主习惯，将其余物品归位。 （4）脱鞋套、洗手	
整体要求	1.收纳的合理性、科学性、规范性、创新意义。 2.与雇主沟通交流有效，符合雇主需求。 3.沉着镇定，操作过程中保持专业态度，和蔼、解释耐心、语调柔和。 4.操作动作规范、熟练、准确	

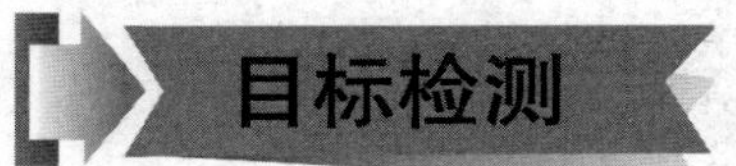

答案解析

一、单选题

1.（　　）是霉菌和虫卵生长的有利条件，因此在梅雨季节和潮湿季节应尽可能少开储物箱柜的门，以免食物霉变。

A.水分　　B.细菌

C.霉菌　　D.汗液

2.衣物收纳黄金“四步法”是指（　　）

A.清—纳—收—归　　B.清—分—收—归

C.清—叠—收—归　　D.清—分—纳—归

3.以下关于防止虫蛀的描述，错误的是（　　）。

A.化纤不易招虫蛀

B.天然纤维织物易招虫蛀

C.棉、麻服装的织物不易招虫蛀

D.毛、丝服装的织物更易招虫蛀

4.下列关于熨烫的注意事项，错误的是（　　）。

A.熨烫时熨斗不能在同一部位时间过长，注意移动应有规律

B.不得盲目乱烫，以免使面料丝缕受损或烫坏衣料

C.熨烫时应尽量在衣料的正面进行熨烫

D.熨烫时温度、湿度、压力和时间应与衣物的性能相配合

5. 关于涤纶的衣物特性和洗涤方法，以下叙述错误的是（　　）。

A. 坚牢耐用，抗皱挺括，尺寸稳定性好

B. 吸水性好，不易洗，可熨烫

C. 易产生静电，易起毛球，穿着不舒适

D. 可用各种洗衣粉及肥皂洗涤，可用毛刷刷洗，温度在45℃以下

二、多选题

1. 常见的洗涤标识包括（　　）。

A. 水洗　　B. 漂白

C. 干燥　　D. 熨烫

E. 专业纺织品维护

2. 常用的洗涤剂包括（　　）。

A. 肥皂　　B. 洗衣粉

C. 洗衣凝珠　　D. 衣领净

E. 皂粉

3. 羽绒服在洗涤时应注意（　　）。

A. 需手洗，忌干洗

B. 洗涤前要预先进行浸泡，水温在45℃左右

C. 在清水中放入适量的高泡中性洗涤剂

D. 洗好后，不能拧干

E. 晾干后，轻轻拍打，使羽绒服恢复蓬松柔软状态

4. 平板电熨斗按功能可分（　　）。

A. 普通型　　B. 调温型

C. 蒸汽型　　D. 蒸汽喷雾型

E. 挂烫机

5. 熨烫的基本要素包括（　　）。

A. 温度　　B. 水分

C. 压力　　D. 冷却

E. 以上均是

二、问答题

1. 请简述普通合成洗衣粉的特性和用途。

2. 衣物上沾有血渍，应如何清洗？

3. 请简述丝绸的特性。

（梁若婷）

书网融合……

小结5-1　小结5-2　小结5-3　小结5-4

项目六　智能家电的应用、维护与清洁

学习目标

知识目标：了解家电的结构和拆洗方法。

能力目标：学会并掌握家电拆洗的方式和方法。

情感目标：愿意掌握家电拆洗的相关知识促进自身技能培训的提升从而创造价值。

案例导学

小王中职家政专业毕业后在一家家政公司工作，掌握了家电清洗的技能；为人勤恳，工作效率高。公司发现其优点，不断加强对他的技能培训。他在工作期间善于与客户沟通介绍家电清洗的必要性，拆洗技术过硬受到客户一致好评。慢慢的在工作中表现越来越优秀。工作3年薪资水平比学历较高的同龄人要高出不少且稳定，期间小王还参加了管理人员的考核，走到了公司管理岗位。

思考　请大家通过以上案例，总结一下家电拆洗技能的作用可以表现在哪里，我们应该如何把技能变现？

任务一　家电清洁概论

目前，很多家庭都忽视了家电就是家里的卫生死角。很多的家电内部都有很多细菌，如果不清理这些污垢的话，会破坏我们的生活环境。

一、家电污染的危害

根据中国室内环境监测中心专家介绍，家用电器往往是家庭卫生死角，目前家庭中常见由家电导致的污染包括细菌污染、辐射污染及噪音污染等，重则危害健康，甚至引发漏电和火灾等事故。

（一）细菌污染

祸首一：空调。主要滋生霉菌和军团菌。处于相对密闭状态的室内空气经过空调过滤网过滤并循环制冷，而此时空气中的细菌、真菌等微生物就容易在过滤网表面密集滋生，并随空调出风口吹出。

祸首二：冰箱。电冰箱门上的密封条上的微生物达十几种之多。冰箱的低温环境为一些细菌的生长繁殖提供了有利条件。

祸首三：洗衣机。某大城市疾控中心的专家对部分家庭用洗衣机进行了微生物污染状况的调查，其中细菌总的检出率达到了95.8%、大肠菌群的检出率达到了37.5%、真菌检出率达到了45.8%。防治策略：新买的洗衣机使用半年后及以后每隔3个月都应用洗衣机专用清洁剂清洗一次；洗完衣服后应及时排空洗衣机中的水，并敞开盖子直至干燥；袜子、脏外衣和内衣分开洗涤；尽可能在阳光下晾晒衣服，用阳光中的紫外线杀死霉菌。

祸首四：吸尘器。要防螨虫和真菌。吸尘器的过滤绒垫和积尘袋对细小尘粒的阻留能力低，吸尘时会在吸尘管的强吸力作用下通过绒布从排气口喷到空气中。

（二）辐射污染

事件案例

案例一：张女士怀孕了，又刚刚搬了新家。由于担心装修污染，她请来了室内环境监测专家。结果令张女士十分意外，原来她家的污染并非来自装修，而是家用电器。专家用仪器在张女士家中共检测了6种常见电器，结果显示微波炉辐射超过国家标准近一倍，而音响、电视、空调等家电的辐射是很微小的。在张女士家中检测出的电脑辐射为零，是因为怀孕的张女士已经把家中的电脑套上了防护罩，阻断了辐射。可是张女士忽视了微波炉也是辐射量较大的家用电器之一。

案例二：一位身体健康的青年女性，意外地生下一畸形男婴，虽经产后极力治疗，但这个小生命还是活了不到1个月就夭折了。夫妻二人痛心疾首，百思不得其解。后经有关部门追踪调查才发现，罪魁祸首竟是家里使用的电热毯。

目前，室内的主要家电电磁辐射污染源包括电热毯、微波炉、电脑、手机等。专家提醒道，室内电磁辐射污染，对孕妇及胎儿可能造成的健康危害不容忽视。因此，孕前女性及怀孕早期还是尽可能远离手机与电脑等辐射源为好。怀孕后最好不要使用电热毯，少接触微波炉，不要长时间、近距离看电视，并注意开启门窗通风换气，看完电视后要及时洗脸。孕妇卧室的家电不宜摆设过多，尤其是彩电和冰箱不宜放在孕妇卧室内。也可以购置防电磁辐射产品加以防护。

（三）噪音污染

家庭中噪声污染的主要来源是各种家电的使用。比如电视机、录音机、洗衣机、电风扇、空调器、电脑主机等，都会产生噪声。如果同时开启几种家电，噪声汇集，其危害程度不亚于商业繁华区的噪声污染。长时间生活在这样的环境里，有损人们的健康。尤其对婴幼儿、老人和孕妇以及神经衰弱、心脏病、高血压、胃肠功能紊乱等疾病的患者危害更大。

二、家电清洁的必要性

（一）空调清洁的必要性

主要有：①有效预防空调病；②有效消除传染病菌；③有效去除空调内外机蒸发器、翅片上的灰尘、污渍、细菌；④有效防止尘污重新积累；⑤降低翅片表面的静电负荷；⑥有效去除空调异味；⑦延长空调使用寿命；⑧可节电15%~20%。

（二）抽油烟机清洁的必要性

抽油烟机长时间不清洁会导致输油管堵塞或边缘出现漏油现象，这是因为油烟长时间附着在抽油烟机上，其黏性就会增强，进而影响风轮转速，使排烟不顺畅，由此电机负荷加重。清洗抽油烟机可以有效防止油烟的二次污染。

1.线路断路，电机就容易烧坏，同时也带来安全隐患。

2.清洁抽油烟机可极大提高或恢复电器能力，节省耗电，避免电力浪费，延长电器使用寿命。

3.许多家庭的油烟烦恼来自油烟的无孔不入，哪怕一点点缝隙都可能造成房间内空气污浊，也会腐蚀家具、电器。清洁抽油烟机能够使室内空气清新，营造良好的居家环境。

4.定期清洁抽油烟机有助于预防疾病。烹饪时都会释放出一些糊味、呈黑色状的油烟，长期吸入这些油烟，就对人的身体造成一定的伤害。

（三）洗衣机清洁的必要性

洗衣机使用时间长了，内筒和外桶之间会积累大量的水垢、洗衣粉的游离物、衣物的纤维素、人体的有机物以及衣物带入的细菌污垢等（这些都是看不到的，必须将洗衣机拆开后才能看到）。有的洗衣机打开后有一股严重的臭味，就是由于长期不清洗产生的。如果长期不清洗，这些细菌或赃物会粘附到衣服上面，会直接危害人体的皮肤，尤其在炎热的夏季，细菌二次污染更为严重。

1.彻底去除洗衣机夹层槽内因长期使用而积存的大量污渍、细菌。

2.彻底进行消毒杀菌，有效去除内部污垢产生的异味。

（四）冰箱清洁的必要性

冰箱每日使用时，会不断地放入蔬菜、水果、饮料、肉类等，这会使冰箱里面出现异味、霉味、串味，甚至冰箱里的食物也会产生污染。因此一年四季都是需要定期清洁冰箱。

冰箱长时间使用不清洗，不仅很容易结冰，还会滋生大量的细菌。很多人认为，冰箱的温度比较低就不会滋生细菌，其实不然，即使在低温的环境下，细菌也是非常容易滋生的，低温是不能将细菌杀死的。而且，在一个密闭的环境里，细菌一旦进入了冰箱，就很难清理出来，还容易产生异味，所以我们需要定期彻底地给冰箱做卫生。

据研究表明，有些细菌的适应能力很强，对于一些在低温下生存的病菌来说，冰箱0~10℃的低温环境反而是其生长繁殖的温床。这些病菌生长代谢的过程中会产生许多代谢气体，如甲烷、硫化氢、甲硫醇、甲基胺等发臭气体。当细菌群长到一定程度的时候，散发的气体也就更浓烈，这些臭气混合在一起就会让家里的冰箱产生更难闻的异味。

任务二　家电清洁方法及原则

一般家用电器的保洁包括以下几种。

（一）电视机

电视机清洁一般包括清洁外壳、内部和屏幕三部分。

1.清洁方法

（1）擦拭之前拔下电源插头。

（2）清洁电视机外壳时，切断电源，用柔软的布擦拭。如果外壳油污较重，可用40℃的热水加上3~5ml的洗涤剂搅拌后进行擦拭。

（3）清洁电视机内部时，应由专业人员进行。

（4）电视机的屏幕可用专用清洁剂、洁视灵和干净柔软的布擦洗，它能清除屏幕上的手指印、污渍及尘垢，或是用棉球蘸取专用清洁剂擦拭，最后一定要擦干，即可通电使用。

（5）若电视机上的开关有污垢，可先用酒精喷洒，用牙签或竹签卷着软布或软纸来擦除，还可以将洗涤剂满几滴在布上或纸上擦拭。

（6）为防止潮气腐蚀电视机，可以在电视机后面放置硅胶等干燥剂，并定期调换。

2.注意事项

（1）不要用挥发油、稀释剂等擦拭电视机外壳，应先用水冲淡中性洗涤剂，再将软布浸泡在洗涤剂里，然后将布拧干擦拭机壳，再用干布擦干。

（2）擦拭屏幕时，宜用细软的绒布或棉球蘸少许酒精，从屏幕中心开始向四周擦拭。

（3）不要用塑料布、布套等覆盖电视机，电视机底部也不要垫泡沫塑料以免影响透气、散热。

（二）冰箱

冰箱使用时间长了会产生难闻的气味，甚至滋生细菌，所以要定期清洁，每年至少清洁两次。

1.清洁方法

（1）切断电源。

（2）用软布蘸上清水擦洗，或用洗洁精轻轻擦洗，然后蘸清水将洗洁精拭去。箱内附件肮脏积垢时，应拆下用清水或洗洁精清洗。将装有柠檬片的盘子放入冰箱，可以吸走冰箱内的异味。平时一般应每周擦拭冰箱一次。如在冰箱内洒了东西，应立即擦干净，否则很可能散发出异味或发霉。

（3）电器零件表面应用干布擦拭。擦拭冰箱背部冷凝器上的灰尘时，应拔下电源。

（4）冰箱的门垫是极易积聚污垢的地方。针对黑色的污垢斑点，可用旧牙刷蘸上洗洁精擦拭，再用干布擦干。平均两个月就要用中性清洁剂擦拭一次。

（5）冰箱长时间不使用时，应拔下电源插头将箱内擦拭干净，待箱内充分干燥后，再将箱门关上。

（6）使用洗洁精清洁冰箱外壳的污垢时，可用海绵或抹布蘸一点儿洗洁精，搓几下，再用干布擦干水分。

（7）清洁完毕，将电源插头牢牢插好，检查温度是否设定正确。

2.注意事项

（1）冰箱必须保持清洁、干燥，要经常除尘、去污、排臭味。

（2）不能用洗衣粉、去污粉、滑石粉、碱性洗涤剂、开水、油类、刷子等清洁冰箱，这些洗涤用品会损害箱外涂覆层和箱内塑料零件。

（3）不要用热水擦洗冰箱，不要用水冲洗冰箱的外壳和内胆。

（4）不要用锐器刮除污垢，清洁冰箱时应用软布蘸温水或中性洗涤剂擦洗冰箱的外壳和内胆，用软毛刷刷除冷凝器上的积尘，也可用吸尘器吸尘。

（5）如果箱体上的积垢过多，可用毛巾蘸上牙膏或洗衣粉涂擦，再用清水擦净。

（6）清洗工作结束后，应等冰箱完全干燥后再放入食物，然后通电、启动。

（三）洗衣机

洗衣机的洗衣筒分为内筒和外筒，即内筒外还套着一个筒。在洗衣的过程中，水会在这两个筒之间来回冲洗，当取出洗衣套筒时，就会看到洗衣机内筒内污垢严重。

洗衣机套筒上的污垢是由水垢、洗衣粉游离物、衣服纤维、人体有机物及衣服上的灰尘细菌组成的，经过繁殖和发酵后，这些污垢会对所洗的衣服造成二次污染，严重影响人体健康。因此家庭洗衣机要经常清洗，并进行有效消毒。

1.清洁方法

（1）正常情况下，新买的洗衣机在使用半年之后，每隔两到三个月就应进行一次清洗和消毒。特别是节水型的侧开门洗衣机，污垢形成比顶开门洗衣机更严重，所以清洗也应更及时、频繁。

（2）在清洗前先将洗衣机排水管拿下，放到一个空桶上，并关闭进出水阀门。

（3）按说明书，如将除垢剂和水按1：2的比例混合成除垢液后，从洗涤剂添加盒倒入洗衣机。

（4）将洗衣机程序设定为洗衣，使洗衣筒旋转。待除垢液从排水管排到桶里后，再将排出的除垢液从洗涤剂添加盒加入，如此反复多次，直至程序运行完毕。

（5）打开过滤器，清洗过滤网。

（6）将进水阀打开，排水管恢复至原位。重新选择洗衣程序，使洗衣机再次运转，待程序运行完毕，污垢清理完毕。对于有自洁功能的洗衣机，只需将水量调至最高，并放入适量洗衣机专用清洁剂，静置90分钟排水后，再清洗一遍即可。

2.消毒方法

（1）消毒液消毒　用洗衣机消毒液消毒时，将消毒液与水按说明书上的比例稀释调配好，然后均匀地喷洒到洗衣机的内筒壁。在平日洗衣服时加入一定量的消毒液，可以同时为衣物和洗衣机内筒进行消毒。

（2）高温消毒　霉菌对高温很敏感，其在35℃左右水中的生存率已很低。如果将45℃的热水倒入洗衣机内筒中，那么霉菌的存活概率几乎为零，所以用45℃的热水可以对洗衣机进行有效消毒。

3.注意事项

（1）洗衣机在不用时尽量敞开盖。

（2）下排水口一定要高于排水管道，不让水残留在排水管内，排水管道每次用过后最好用干净水冲洗一次。

洗衣机清洗前后对比图

（3）不用的时候要把过滤袋取下来晾在外面，让它充分干燥。

（4）洗完衣服立刻拿出来晾，不要闷在洗衣机里，防止潮气闷在里面导致发霉。

（5）洗完衣服一定要将洗衣机里的水排尽并开盖晾干，以免残留的水在机内滋生微生物。

（6）顶开门的洗衣机用过之后要用干抹布将其内部的水擦干，侧开门的洗衣机还要把镶嵌在门口的垫圈中的水擦干，以免发霉。

（四）微波炉

可将一大碗热水放微波炉中，将水煮沸，直至产生大量蒸汽，用百洁布蘸洗洁精将里面的油渍清洗干净，然后用湿布将里面的油渍擦拭干净。最后，将微波炉门打开，使炉内彻底风干。具体方法如下。

1. 清洁方法

（1）拔下电源插头。待微波炉及内部配件冷却后再进行清洁。

（2）微波炉内部表面、炉门的前后及炉门开口处，可使用软布、温水及温和的清洁剂清洗，切勿使用金属刷和腐蚀性清洗剂。

（3）炉内壁可使用卫生棉球蘸医用酒精或高度白酒擦洗。

（4）炉内壁的云母片应细心擦干净。

（5）如果微波炉中的污垢太厚，可以用微波炉专用容器装好水，加热几分钟，先让蒸发的水分湿润一下炉内的污渍，然后用湿纸巾擦掉，再用清洁剂清洗。

（6）如果是计算机控制型的微波炉，应避免用湿抹布擦拭开关。

（7）可以在一杯水中加入一两滴白醋，放在炉内加热一两分钟，即可去除微波炉中的异味。

2. 注意事项

（1）切勿使用金属刷清洗，以免划伤微波炉。

（2）擦拭时需要注意保护炉内壁的云母片。

（3）取下转盘进行清洁时，切勿操作微波炉。

（4）最后擦拭时一定要用清水和布将内壁擦净，避免清洁剂残留，污染食物。

（五）电磁炉

每次使用电磁炉后，应尽快擦拭面板以保持干净。对于电磁炉面板上的细小污渍，用拧干的抹布擦拭即可。如果沾有油污，可用抹布蘸洗洁精小心地擦拭。对于电磁炉面板上的顽固污渍，可在面板处使用油脂清洁剂，然后使用弄皱的铝箔擦拭，切勿直接用水冲洗或浸入水中刷洗。使用后的炉面，不要马上用冷水去擦。吸气孔的灰尘可用吸尘器清理，或用棉棒将灰尘除去，若有油渍，用牙刷加少许洗洁精小心清洗即可。切勿使用化学药品擦拭，以免发生化学反应而损坏机体。为避免油污污染炉面或炉体，减少清洗工作量，在使用电磁炉时可在电磁炉上面放一张略大于炉面的旧报纸，以此来处理锅具内溢出的水、油等污物，用后即可将旧报纸扔掉。

（六）电饭煲

电饭煲主要用于煮饭，其内胆底部的脏物主要是饭粒的焦垢。电饭煲的外壳烤漆也常因高温汤液溢出而被腐蚀，使外壳的烤漆脱落。开关与安全装置还会因为汤液或饭粒的进入而失灵。因此，要经常清洁电饭煲。

1. 清洁方法

（1）拔下电源插头。

（2）清洁电饭煲的上盖。有些电饭煲上盖用胶垫固定，轻轻一拔即可拆下；有的用螺钉固定，可卸下螺钉后将上盖拆下。上盖拆下后用清水洗净，用抹布擦干后装上。排气孔处用湿抹布擦净表面。

（3）清洁内部。当电饭煲内部控制部位有饭粒或污物掉进去时，应用工具取下电饭煲底部相应装置，用小刀清除干净后，用无水酒精擦洗。有时饭粒掉入或米汤溢到锅底，会使锅底出现黄色焦垢，影响电饭煲的使用寿命，应用稍潮湿的软布擦拭，除去焦垢。

（4）清洁内胆。如果电饭煲内胆底部有焦垢，可在锅内加一点儿清水，水漫过焦垢即可，插上电源，水沸后待焦垢变软便可切断电源清除。如果是铝质内胆，可用热水浸泡后再刷洗。内胆受碱或酸的作用会被腐蚀而产生黑斑，可用去污粉擦净或用醋浸泡过夜后去除。清洗内胆后，需要把内胆外侧特别是底外侧的水分擦干。电饭煲外壳上的一般性污迹，可用洗洁精或洗衣粉的水溶液进行清洗。

（5）电饭煲上的电源插座和感温探头等部位容易被弄脏或腐蚀，要及时用细砂纸小心打磨抛光。

2. 注意事项

（1）电饭煲的电气部分密封程度不够，故不可用水冲洗或浸泡，擦拭使用的湿布不可滴水。

（2）清洁内胆时，应用清水浸泡一会儿，然后用海绵或软的布清洗，硬质的清洁布可能会损坏内胆的不粘涂层。切忌使用金属物品铲刮。

（3）清洗电饭煲时，不要用水直接清洗插头等部件，应该用拧干的抹布擦洗。

（4）内胆可用水洗涤，但外壳及发热盘切忌浸水。

（5）不宜用电饭煲煮酸、碱类食物，也不要将其放在有腐蚀性气体或潮湿的地方。

（6）清洁后要接通电源测试外壳是否带电，以保证电饭煲的使用安全。

（七）饮水机

因饮水机背面有很多散热孔，容易吸附空气中的灰尘、细菌等，如果饮水机长时间处于加热状态，会使储水胆、水道和出水口沉积水碱、污垢，易滋生细菌，所以饮水机一定要定期清洗，一般2~3个月清洗1次。

1.清洁方法

饮水机的清洗

（1）关掉饮水机电源，拔下电源插头。

（2）打开饮水机的两个水龙头和饮水机底部放水的塞子，把饮水机中的水彻底放干净，再关水龙头，塞好塞子。

（3）倒入白醋。把白醋倒入后，打开水龙头，看出口是否流出白醋，如果流出白醋就说明白醋已经装满内胆。内胆必须装满，否则加热时容易烧坏内胆（一瓶不够，可以倒两瓶醋）。

（4）接通电源，加热40分钟后，断开电源，同时打开两个水龙头，放出饮水机中的白醋。当白醋停止流出时，再打开底部的塞子，这时流出的是黄褐色带有杂质的白醋。如果饮水机很久没有清洗，建议再洗一遍。最后，在内胆中倒入清水，多冲洗几遍即可。

2.注意事项

（1）最好把饮水机搬到有排水条件的地方，便于排水。

（2）饮水机清洁后，还可能有微量的白醋残留，不能马上饮用。应该先放一杯水，闻闻有没有白醋的气味。如果有，应该再放水，直到闻不出白醋的气味才能放心饮用。

（八）消毒柜

正确地清洁保养消毒柜，能有效地延长消毒柜的使用寿命，可以防止因使用不当造成的内胆生锈、餐具损坏等问题的发生。

1.清洁方法

（1）拔下电源插头，将柜体下端集水盒中的水倒出并洗净。

（2）用干净的湿布擦拭消毒柜内外表面，若太脏，可先用湿布蘸中性洗涤擦洗，再用干净的湿布擦净残留的洗涤剂，最后用干布擦干水分，禁止用水冲淋消毒柜。

（3）检查柜门封条是否清洁和密封良好，以免热量散失或臭氧溢出，影响消毒效果。可经常用微湿的软布擦拭。如果橡胶门封里嵌入沙尘，可在尖头筷子的筷头上包上一小块薄薄的微湿软布，从上到下慢慢拨出尘粒，以保持门封光洁。

（4）每日通电一次，这样既能杀菌消毒，又能延长消毒柜的使用寿命。

2. 注意事项

（1）应将餐饮具洗净沥干后再放入消毒柜内消毒，这样既能缩短消毒时间，也能降低电能消耗。

（2）清洁时，注意不要撞击加热管或臭氧发生器。

（3）塑料等不耐高温的餐饮具不能放在高温消毒柜内，以免损坏食具；彩色器皿放入消毒柜进行消毒时会释放有毒的铅、镉等重金属，危害人体健康。

（4）碗、碟、杯等餐具应竖直放在层架上，最好不要叠放，以便通气和快速消毒。

（5）消毒柜应水平放置在周围无杂物的干燥通风处。

（九）油烟机

清洗油烟机时，先将油盒里的油污倒掉，然后将油盒浸泡在肥皂水里或用中性清洁剂兑成的温水中20分钟左右，如果油污顽固，可浸泡40分钟。

油网如果有少量油污可以直接用温水浸泡后洗净、擦干，如果油污较为严重，可以与油盒一起浸泡。清洗扇叶时，将扇叶小心拆下，放入加入2ml洗洁精和50ml食醋的热水中，浸泡约15分钟后，用干净的抹布擦洗。油烟机的机身也可用此溶液清洗。溶液温度在60℃左右，去污力较好。开盖烧一锅水，待水沸腾，水蒸气不断上升时，打开油烟机，水蒸气会带着扇叶上的油污慢慢流入油盒中，这时的油烟机较易擦洗。

如果油烟机内的纤维积聚了厚油渍，应用大塑料盆盛满碱水，将纤维放入后按住，使油烟污垢溶入碱水内，如此重复数次，直至油渍完全脱除，然后用浓洗衣粉水泡洗晾干，还可再用。

清洗外壳表面时，可用软布或棉纱稍蘸清洁剂进行擦洗，切不可用洗衣粉等容易破坏油漆表面的液体清洗，因为，外壳表面变粗糙后，更容易积聚油垢。

实训4　挂式空调清洁

【实训目标】

1. 知识目标　熟练掌握空调各部位的清洁方法、注意事项，能根据空调情况选择清洁方式。

2. 能力目标　独立能完成蒸发器铝翅片除尘，风轮、导风槽、挡风板、过滤网与外壳喷雾清洁及消毒和保养。

3. 素质目标　态度认真，操作卫生安全、规范有序，按照雇主需求顺利完成操作任务。

【实训时间】2学时。

【实训步骤】

表6–1 实训表

具体内容与要求		要点提示
素质要求	掌握空调清洁与使用方法	
用物准备	多功能电器清洗机、螺丝刀（十字、一字，大中小各一把）、万能螺丝套、空调罩一个、保护膜、毛刷两把（各样式一把）、水桶两个、垫布一张、美纹纸、插线板一个、毛巾两条、空调清洁剂	
步骤方法	教师示教，学员在实训室跟练。 1. 验机（即验证各个部件是否完好，各项功能是否正常。验机时间在30秒以上）。 2. 铺上布垫，墙身铺上保护膜。 3. 切掉电源。 4. 拆卸空调外壳及配件。 （1）拆卸空调面板、过滤网。 （2）拆卸空调导风条。 （3）把空调机壳螺丝用相对应工具取出后把机壳跟机身分离。 （4）观察空调风口的左右导风件，松开导风件卡口，取下导风件。 5. 将空调套上空调罩，空调底部贴上美纹纸，防止水顺着空调底部流到墙面，把空调罩下面的水管放入空桶中，将线路板部分掩盖好。 6. 先对蒸发器铝翅片由上到下进行雾化喷水，然后再喷洒空调清洗剂。待3~5分钟后用空调清洗机对蒸发器铝翅片按从上往下顺序进行擦洗，完成擦洗后冲水，冲洗时查看排水是否通畅，如堵塞及时疏通。 7. 用空调清洁剂将空调内部零件、外壳擦洗后再对送风槽和滚筒均匀喷洒塑壳清洁剂，然后用长毛刷进行刷洗，并用空调清洗机对滚筒进行加压冲洗，完成后把送风槽清洁干净。 8. 插电源打开空调，把风轮内的水分排出。 9. 取下空调罩并用塑壳清洗剂把空调表面及墙面的水渍擦拭干净，将空调开机运行。 10. 用塑壳清洗剂将拆取下来的外壳、挡风板、过滤网在卫生间进行清洗并擦干。 11. 关机，安装已拆卸的所有配件还原机身。 12. 接上电源，进行验机	要确保现场对学员是安全的再进行。 1. 注意部分空调面板会连接空调接受器，需先把接收器分离。 2. 注意四卡口导风条需从右边卡口开始拆，不能暴力拆卸。 3. 注意有部分螺丝位置与卡口位置比较隐蔽，需注意检查。 4. 喷洒清洗剂时要与蒸发器铝翅片成垂直角度，喷洒要均匀，喷一遍即可。 5. 方可在清洗配件时发现空调有没有异常
整体要求	1. 在工作过程中有沟通交流。 2. 安全操作，动作规范、熟练、准确。 3. 反应敏锐，能及时发现问题，能熟练处理突发事件。 4. 事后总结、记录	1. 空调表面干净光亮、无异味、无水渍。 2. 蒸发器铝翅片、滚筒、排风槽、挡风板、过滤网无污渍；空调无损坏

实训5　油烟机清洁

【实训目标】

1. 知识目标　熟练掌握油烟机的清洁方法、注意事项，能根据油烟机情况选择清洁方式。

2. 能力目标　能独立完成油烟机内外表面与涡轮的清洁及消毒；油烟机过滤网的除油养护及消毒。

3. 素质目标　态度认真，操作卫生安全、规范有序，按照雇主需求顺利完成操作任务。

【实训时间】2学时。

【实训步骤】

表6-2　实训表

具体内容与要求		要点提示
素质要求	掌握常见油烟机清洁与使用方法	
用物准备	刷子、垫布、螺丝刀（十字、一字，大中小各一把）、尖嘴钳、万能螺丝刀一套、手套两双（耐酸碱手套）、保护膜、活口扳手、水桶、钢丝球两个、百洁布两块、毛巾三条、油烟机颗粒清洗剂	
步骤方法	教师示教，学员在实训室跟练。 1. 验机。 2. 切断电源。 3. 用60~80℃热水溶解油烟机颗粒清洗剂。 4. 将油烟机过滤网、面板、网板、风轮拆卸下来用溶解的药水清洗。 5. 用药水将涡轮、油烟机表面、油烟机顶部清洗干净后最少过两次清水。 6. 将各项清洗后的部件用清水冲洗，用毛巾擦干并安装。 7. 用油烟机清洗剂和毛巾清洗油烟机的外壳，擦干确保无水印、油。 8. 接上电源，进行验机	要确保现场对学员是安全的再进行。 验证各个部件是否完好，各项功能是否正常，验机时间在30秒以上。 注意：清洗电机周边时注意电路的保护
整体要求	1. 在工作过程中有沟通交流。 2. 安全操作，动作规范、熟练、准确。 3. 反应敏锐，能及时发现问题，能熟练处理突发事件。 4. 事后总结、记录	1. 油烟机上无油污、无水渍，光洁干净。 2. 油烟机无损坏

实训6　滚筒洗衣机清洁

【实训目标】

1. 知识目标　熟练掌握洗衣机各部位的清洁方法、注意事项，能根据洗衣机情况选择清洁消毒的方式。

2. 能力目标　能独立完成洗衣机内外表面、内部配件的清洗、除味及消毒杀菌。

3. 素质目标 态度认真，操作卫生安全、规范有序，按照雇主需求顺利完成操作任务。

【实训时间】 1学时。

【实训步骤】

表6–3 实训表

具体内容与要求		要点提示
素质要求	掌握滚筒洗衣机清洁与使用方法	
用物准备	毛巾两条、水桶、洗衣机槽清洗剂、毛刷（2把）、除霉粉、洗衣机清洁剂	
步骤方法	教师示教，学员在实训室跟练。 免拆的清洗方法 1. 验机。 2. 切断电源。 3. 用50℃温水将洗衣机槽清洗剂溶解。 4. 将除霉膏涂在胶圈发霉位置。 5. 将溶解的药水倒入洗衣机滚筒内，转动滚筒让药水充分依附在滚筒内部位置。 6. 用滚筒刷将滚筒全面刷洗。 7. 开机正常运转，运转时多次打开排污口，排到没杂物为止。 8. 用家电清洗机依次对滚筒内部进行蒸汽与臭氧消毒。 9. 依次将部件进行复位安装，清洗外壳。 10. 接上电源，进行验机。 11. 开机注水（最高水位），并进行清洗（清水洗2遍，放布或淘汰衣服）	要确保现场对学员是安全的再进行。 验证各个部件是否完好，各项功能是否正常，验机时间在30秒以上。 洗衣机内外干净整洁、无污渍、无异味。 注意：密封圈霉点要用除霉粉提前处理
整体要求	1. 在工作过程中有沟通交流。 2. 安全操作，动作规范、熟练、准确。 3. 反应敏锐，能及时发现问题，能熟练处理突发事件。 4. 事后总结、记录	

实训7　冰箱清洁

【实训目标】

1. 知识目标 熟练掌握冰箱的清洁方法、注意事项，能根据冰箱具体情况选择清洁消毒的方式。

2. 能力目标 能独立完成冰箱内外表面、内部配件的清洗、除味及消毒杀菌。

3. 素质目标 态度认真，操作卫生安全、规范有序，按照雇主需求顺利完成操作任务。

【实训时间】 2学时。

【实训步骤】

表6-4　实训表

	具体内容与要求	要点提示
素质要求	掌握冰箱清洁与使用方法	
用物准备	冰箱清洗机一台、插线板一个、毛刷、毛巾三条、布垫一张、长十字螺丝刀、百洁布、中性洗洁精、冰箱消毒液、除霉膏	
步骤方法	教师示教，学员在实训室跟练。 1.验机。 2.切断电源。 3.铺上布垫。 4.取出冰箱内部的物品，包括抽屉、隔板（食物最好让客户取）。 5.在冰箱最下面垫上毛巾，然后使用冰箱消毒剂对冰箱内部、密封条等进行消毒杀菌处理。 6.用铲子除掉冰块。 7.用冰箱清洗剂和毛刷对冰箱内部、密封条、门边沿进行清洗，清洗完后用清水擦拭两次。 8.清洗取出的抽屉、隔板并擦干。 9.再用冰箱清洗机对冰箱内部及污水口蒸汽消毒，用干净的干毛巾将冰箱内部水分擦拭干净。 10.用螺丝刀打开冰箱后面接污水盒，倒掉后擦拭干净。 11.用中性清洁剂、毛巾对冰箱的表面进行清洗并擦干。 12.将抽屉、隔板等部件恢复原位。 13.接上电源，进行验机	要确保现场对学员是安全的再进行。 验证各个部件是否完好，各项功能是否正常，验机时间在30秒以上。 注意：1.若冷冻室里面有冰块，要先放一条毛巾防止水从冷冻室流出，再用蒸汽机装上清水加热，用铲子除掉里面的冰块。 2.如有异味，擦拭第一遍水中可放点化味剂
整体要求	1.在工作过程中有沟通交流。 2.安全操作，动作规范、熟练、准确。 3.反应敏锐，能及时发现问题，能熟练处理突发事件。 4.事后总结、记录	冰箱内外干净、整洁、无污渍、无异味

实训8　燃气灶清洁

【实训目标】

1.知识目标　熟练掌握燃气灶的基本结构和清洁方法、注意事项，能根据燃气灶具体情况选择清洁工具。

2.能力目标　能独立完成燃气灶表面、内部配件的清洁。

3.素质目标　态度认真，操作卫生安全、规范有序，按照雇主需求顺利完成操作任务。

【实训时间】2学时。

【实训步骤】

表6-5　实训表

	具体内容与要求	要点提示
素质要求	掌握燃气灶清洗与使用方法	
用物准备	刷子、牙签、小细刷、细铁丝、百洁布、锅、厨房清洁剂、小苏打、清水及干净抹布等	

续表

具体内容与要求		要点提示
步骤方法	教师示教、学员在实训室跟练。 1.小苏打与水1∶1配比，用抹布蘸小苏打水擦拭污渍。 2.清洁灶头。可用“水煮”法清洁灶具。盛满一锅水，把要清洁的灶头架放进锅里煮，加一点儿厨房清洁剂，待水热后，油污脏物会自动剥离。 3.清洁台面。清洁燃气灶上的玻璃台面，用百洁布蘸厨房清洁剂擦一下，再用干净抹布抹净即可。 4.清洗灶台及其他部件。用洁净的干布擦拭即可。 5.水冲洗，用毛巾擦干并安装	要确保现场对学员是安全的进行。 注意：小苏打与水的配比。混合时需佩戴手套，保护皮肤。 注意：清洁时可以将灶头取下来，用牙签清理出气孔。灶头上堆积的炭化物和焦屑可以用小细刷清除，也可以用细铁丝将出火孔一一刺通。 禁止用钢丝球擦玻璃台面
整体要求	1.在工作过程中有沟通交流。 2.安全操作动作规范、熟练、准确。 3.反应敏锐，能及时发现问题，能熟练处理突发事件。 4.事后总结记录	沟通中要注意提醒：日常要注意清洁保养，要经常检查和清洁燃气灶胶管，发现老化、龟裂、烤焦、鼠虫的啮咬痕迹，应立即更换，防止出现漏气，以免造成火灾、煤气中毒等事故

实训9　电视机清洁

【实训目标】

1.知识目标　熟练掌握电视机的基本结构和清洁保养方法、注意事项。

2.能力目标　能独立完成电视机表面、内部的灰尘的清洁。

3.素质目标　态度认真，操作卫生安全、规范有序，按照雇主需求顺利完成操作任务。

【实训时间】1学时。

【实训步骤】

表6–6　实训表

具体内容与要求		要点提示
素质要求	掌握电视机清洁与保养方法	
用物准备	洗涤剂、酒精、吹风机、吸尘器、牙签、软纸、温水、湿抹布、干抹布、棉布或眼镜布等	
步骤方法	教师示教，学员在实训室跟练。 1.关掉电源开关，用干抹布擦去电视机表面浮尘，再打开电源开关、检查电视机有无图像，频道选用是否准确，颜色是否适宜。 2.若电视机的选台器和各种开关有污垢，可先用酒精喷洒并进行擦拭，也可用牙签卷着软纸来擦除，还可以将洗涤剂滴几滴在纸上擦拭。 3.电视机外观包括外壳和屏幕两部分。外壳的灰尘可用柔软的抹布擦拭，勿用汽油或其他任何化学试剂清洁外壳。清洁屏幕前将电视机关闭，准备柔软的棉布或眼镜布，蘸清水擦拭，蘸水量不宜过多，避免水流下来。 4.清除电视机内部的灰尘时，应由专业人员进行。把电视机搬到室外，应小心拆下盖板，利用吹风机吹掉机内的灰尘，也可用吸尘器除尘，效果较好	要确保现场对学员是安全的再进行。 注意：外壳油污较重时，可用40℃的温水加上3~5ml的洗涤剂搅拌后进行擦拭。 擦拭时从屏幕中心开始，轻轻地逐渐向外打圈，直至屏幕的四周。 操作时不可碰坏电气元件及机内连线

续表

具体内容与要求		要点提示
整体要求	1.在工作过程中有沟通交流。 2.安全操作，动作规范、熟练、准确。 3.反应敏锐，能及时发现问题，能熟练处理突发事件。 4.事后总结、记录	

实训10 微波炉清洁

【实训目标】

1.知识目标 熟练掌握微波炉的基本结构和清洁保养方法、注意事项。

2.能力目标 能独立完成微波炉表面、内部的清洁。

3.素质目标 态度认真，操作卫生安全、规范有序，按照雇主需求顺利完成操作任务。

【实训时间】1学时。

【实训步骤】

表6-7 实训表

具体内容与要求		要点提示
素质要求	掌握微波炉清洁与保养方法	
用物准备	软布、毛巾、钢丝球、柠檬汁、橘皮、醋、清水、清洁剂等	
步骤方法	教师示教，学员在实训室跟练。 1.清洗时拔下电源插头。 2.高温会使加热的食物飞溅，可使用软布、温水及温和的清洁剂清洁微波炉内部表面、炉门的前后及炉门开口处。 3.擦洗微波炉的底部时，取下玻璃转盘和轴环，用热水泡一会儿，然后将清洁剂均匀地喷在转盘上，用钢丝球刷一遍。转盘和轴环清洗完毕后，按原样复位。 4.清洁微波炉后，若还有异味，可在一杯水中加入柠檬汁或醋，放在炉内加热几分钟，或将橘皮放进微波炉中加热15~30秒，即可除去微波炉中的异味。 5.最后擦拭时一定要用清水和布将内壁擦净，避免清洁剂残留，污染食物	要确保现场对学员是安全的再进行。 如果微波炉上的污垢沉积太多，可以用微波炉专用容器装好水，加热几分钟，让蒸发的水分湿润一下炉内的污渍再清洁。 若玻璃转盘和轴环是热的，需冷却后再行处理。 取下转盘进行清洁时，切勿操作微波炉
整体要求	1.在工作过程中有沟通交流。 2.安全操作，动作规范、熟练、准确。 3.反应敏锐，能及时发现问题，能熟练处理突发事件。 4.事后总结、记录	擦拭时注意保护内壁的云母片

答案解析

目标检测

一、单选题

1. 清洗油烟机时，如果油污顽固，先将油盒里的油污倒掉，然后将油盒浸泡在肥皂水兑成的温水中（　　）分钟。

A. 20　　B. 30　　C. 40　　D. 50

2. 以下消毒柜的清洁方法中，错误的是（　　）。

A. 拔下电源插头，将柜体下端集水盒中的水倒出并洗净

B. 用干净的湿布擦拭消毒柜内外表面，禁止用水冲淋消毒柜

C. 检查柜门封条是否清洁和密封良好，以免热量散失或臭氧溢出，影响消毒效果

D. 每日通电两次，这样既能杀菌消毒，又能延长消毒柜的使用寿命

3. 清洗油烟机时，如果油污顽固，溶液温度在（　　）℃左右，去污力较好。

A. 40　　B. 50　　C. 60　　D. 70

4. 霉菌对高温很敏感，其在（　　）℃左右水中的生存率已很低。如果将（　　）℃的热水倒入洗衣机内筒中，那么霉菌的存活概率几乎为零。

A. 25，35　　B. 30，40　　C. 35，45　　D. 40，50

5. 以下电视机清洁的方法中，错误的是（　　）。

A. 电视机清洁一般包括清洁外壳、内部和屏幕三部分

B. 电视机外壳油污较重，可用40℃的热水加上3~5ml的洗涤剂搅拌后进行擦拭

C. 电视机内部的清洁，应由专业人员进行

D. 可以用挥发油、稀释剂等擦拭电视机外壳

二、思考题

空调清洗的必要性有哪些?

（周健宗）

书网融合……

小结6-1

小结6-2

项目七　居室、庭院美化、养护工作

学习目标

知识目标：懂得如何美化居室和庭院，学会养护家庭花卉。

能力目标：掌握插花的制作，能够合理摆放家具和饰品；学会居室和庭院盆栽花卉绿植的摆放；学会花卉的养护方法，学会修剪草坪和绿篱。

情感目标：通过美化家居和庭院、家庭花卉养护知识的学习，可以使我们更加热爱家庭，热爱生活，而一个美好的家居环境能够更好促进家庭的和谐。

案例导学

小杨家里是一栋两层半的别墅，原来家里到处堆满了东西，房间、客厅、厨房、书房都显得杂乱不堪，家人经常因为找不到东西或踢到东西而发脾气，时不时都会发生争吵。小杨学了这一课程后，对家里做了一次彻底的整理，重新布置了家里的摆设，并进行了美化，增加了一些艺术插花，合理调整了庭院花卉绿植的摆放，使家里变得井井有条，亲戚朋友来了都赞不绝口。自此家人的争吵声也消失了，又重新回到和乐融融的日子。

思考　请大家通过以上案例，总结一下美化家居的意义在哪里，我们应该如何去美化我们的家里，让我们的居家环境变得舒适，温馨？

任务一　识别与选择插花花材

一、家庭常用插花花材

家庭常用的插花花材包括鲜花花材、干花花材和人造花花材。鲜花花材一般选择当季鲜花和新鲜植物的叶、根、茎、果、藤蔓等，保鲜时间短，对一般家庭来说，更加适合在节日和比较重要的日子来制作和摆放。干花花材和人造花材保持时间长，适合长期摆放，也可以根据个人喜好定期进行更换。

（一）鲜花花材

鲜花花材根据花材的形态可分为线型、团状、散状和特殊形态四种类型。

1. 线型花材　线型花材又叫线条花，在插花构图中起骨架轮廓作用，决定插花作品的比例和高度。线型花材包括植物的枝条、根、茎、长形的叶片、蔓状植物及长条形的花等。常用的有柳条、富贵竹、迎春、剑兰、蛇鞭菊、金鱼草、千蕨菜、兰花、麦冬、刚草、剑叶等。

2. 团型花材　团型花材呈团状或块状，又叫焦点花、定型花，是整个插花作品的中心。常用的有玫瑰花、非洲菊、百合花、康乃馨、朱顶红、芍药、绣球花等。

3. 散状花材　散状花材分支多且花朵较小，又称填充花、陪衬花，一般用来填补造型空间，调和作品色彩。常见的有满天星、情人草、勿忘我、雏菊、小丁香、小苍兰等。

4. 特殊形态花材　特殊形态花材是指花材形体较大，形态独特，在作品中等同于团型花材的作用。常见的有天堂鸟、红掌、帝王花、马蹄莲、风轮花、五彩凤梨、美人蕉、卡特兰等。

另外插花离不开配叶，配叶以绿色为主，在作品中起衬托主题和遮盖泥土的作用。常用的有波斯草、吊兰、凤尾葵叶、龟背竹叶、兰花叶、绿萝叶、金钱叶等。

（二）干花花材

干花花材是指通过物理方法使鲜花迅速脱水而制成的花材，它既可以较长时间保持鲜花原来的色泽和形态，又可以随意染色和进行组合，尤其适合在暗光的位置摆放。

（三）人造花花材

人造花花材是利用各种材料按照各种植物的形态由人工仿制而成，常见有绢花、涤纶花、塑胶花等，它的特点是色彩艳丽、造型丰富、便于清洁、可长时间摆放。

二、常见插花花材的寓意

每种植物都有各自的寓意，创作作品时我们要根据我们的文化、习俗、信仰和审美来选择花材。常见插花花材的寓意见表7–1。

表 7–1　常见插花花材的寓意

花名	花材寓意	花名	花材寓意
非洲菊	有毅力、适应性强	红掌	热情、热心、热血
剑兰	高雅、长寿、康宁	天堂鸟	自由、幸福、吉祥
康乃馨	慈祥、温馨、真挚	马蹄莲	纯洁、清秀
雏菊	娇小玲珑、精灵可爱	小苍兰	清新、舒畅
太阳菊	热情、活力	银柳	生命光辉、银元滚滚
鸢尾	热情、适应力强	鸡冠花	独立、勤奋
勿忘我	友谊万岁、永远思念	水仙	清芳幽雅
满天星	不可缺的配角	桃花	美艳、烂漫
郁金香	繁荣	牡丹	荣华富贵
跳舞兰	青春活泼	大丽花	美丽、和气、吉祥
金百合	高贵纯洁	迎春花	生命力强、清高
白百何	纯洁、百事合心	梅花	高风亮节
非洲紫罗兰	亲切、繁茂、永远美丽	君子兰	丰盛、君子之风
荷包花	荷包满满	比利时杜鹃	鸿运当头、生意兴隆
仙客来	天真无邪	圣诞花	美满冷漠
风信子	丰盛、凝聚生命力	万年青	健康长寿
一串红	喜气洋洋、吉庆满堂	荷花	脱俗、恩爱、关怀
洋水仙	美丽、虚伪、自大	五代果	老少安康、金银无缺
玫瑰	真挚爱情	桂花	和平、友好、吉祥
茉莉	朴素自然、清静纯洁	仙人掌	坚韧不拔
蝴蝶兰	美丽夺目、须时常滋润	富贵菊	荣华富贵、繁茂兴盛
秋实兰	欢迎	海棠	集中精力

任务二　摆插花卉

一、插花器具

插花制作需要借助一些器具对花材进行整理枝条和承放安插。一般有插花工具和花器。

（一）插花工具

1. 花剪　用于裁剪花枝，柄较长于普通剪刀，刀刃短而且比较厚。

2. 削刀　用于砍削枝干、去皮和进行雕刻。

3. 花泥　花泥是用来固定和支撑花材的用具，花泥吸水、保水能力较强，容易固定花材状态，便于造型，是应用最多的插花固定材料。花泥有绿色和淡豆沙色两种，绿色花泥用来插鲜花，使用时先将花泥切成合适大小的块，使其吸足水，放入花器，将花枝直接插入花泥即可。淡豆沙色花泥一般用来插干花和仿真花。花泥是一次性固定用品，插花孔洞不会复原，不能重复使用。为了不影响感官，透明的玻璃花器不建议使用花泥。

4. 花插　底座以铅、锡为材料，有向上密布的齿钉，形状、尺寸、大小不一，用于固定浅口容器插花花枝的基部，以保持所需的花枝倾斜角度。花插使用完后要清除污垢，置于干燥处存放，以防生锈。

5. 插花辅助工具　包括美工刀、双面胶、透明胶、订书机、彩纸、金属丝、钳子、喷雾器、缎带等。美工刀用于切削花泥和包装纸；双面胶和透明胶用来固定叶面；订书机用于彩纸定型；金属丝用于枝叶的定型；钳子用于剪断金属丝；喷雾器用于为花材喷水；彩纸用于包装花束；缎带用于衬托花型和包装配件。

（二）花器

花器是用来放置插花的器皿。花器种类繁多，一是常见的质地有玻璃、塑料、陶瓷、竹木、藤、漆器、铜器、贝壳等。二是造型各异，有花瓶、水瓶、花篮、笔筒、笔洗、木桶、杯、盘、缸、壶、鼎、钵、罐、碟、碗等。三是风格不同，有仿古、现代、中式、欧式或其他异域风格的等。

二、插花步骤

（一）构思

插花前要根据作品使用或摆放的空间环境来选择作品的风格、造型、色彩搭配，构思作品是保证插花效果的重要环节。

（二）选材

1. 根据不同花材的寓意，挑选适合作品使用或摆放的空间环境的花材。

2. 根据作品使用场合来选择花色，如红、橙、黄等鲜艳、温暖的颜色适合喜庆集会，明快、洁净的中性色调适合客厅、书房、卧室等。

3.根据造型选择花器和辅助材料。花材与花器的色彩要协调，如淡雅的花材适合配素色的细花瓶，色彩亮丽的花材适合配釉色粗陶罐，粉色小朵花材配浅蓝色水盂，非洲菊配晶莹剔透的细颈玻璃瓶。

（三）修剪和保鲜

插摆之前要根据作品的风格和造型对花材进行处理。包括去掉花卉的残枝败叶、裁剪长短、弯曲及保鲜处理。

（四）插摆

插花时插摆的顺序遵循先高后低、先叶后花的原则。首先插线型花材，确定作品的造型和高度；其次插叶，再插造型花，以突出主花；最后是插散状花材，点缀完善作品。

（五）固定

最后根据所用花器，选择花插、花泥、金属丝等工具对花型进行固定。

三、插花种类

1.瓶插　以花瓶为容器，是插花的最常用形式。如口径较大时可用插架固定花枝。

2.盆插　以水盆样浅口容器为器皿，借助花泥或花插固定花枝的插花形式。

3.花束　是不需要任何器皿的束把状插花形式。制作时份量不宜太多，粗细以一手握住为宜，长度不超过50cm。选用无刺带香味的花材，花枝一般中间长、四周短。扎好后用精心选择的包装纸包裹，在手握处扎上的蝴蝶结或丝带。

4.花环　将花材摆插在环形器物上的插花形式。环形器物一般选择藤条或竹片弯曲成环形，外裹稻草便于插摆和固定。花环用于墙面装饰，也在特定节日和场合使用。节日应选红色、黄色花卉，加红色丝带装饰。用于丧葬场合选用白色、黄色花卉，再加松枝、龙柏等，上挂挽联。

5.花篮　是以竹、木、藤等材料编织的篮子为花器，内置花泥、花插，摆插鲜花、干花、仿真花制作而成的作品。花篮是社交场合最常用的插花形式，用于开业、庆典、迎宾、会议、生日、婚礼及丧葬等场合。造型有扇面形、辐射形、椭圆形、新月形等。花篮一般有提梁，便于携带，花篮内可铺上包装纸，外可用丝带装饰。

6.壁挂式插花　是挂在墙面或吊在空中的插花形式，所用花器多为半圆形花器、吊钵或小花篮。常见造型有圆形、下垂形和T形。

四、插花造型

（一）插花造型原则

1.构图完善 构图直接影响作品效果，作品应注重枝条、叶片的布置，讲究均衡，做到中心稳重又有层次的变化，应四面观赏皆佳。要做到：高低错落；比例协调，花材与容器高度比为8：5或5：3，花材之间也要根据造型保持合适的比例，花材高度以造型的最高花枝为准，花束比例以扎束的地方为分界点，上面占三分之二，下面占三分之一。花材之间要疏密相间，作品看起来要有透视感、延伸感。花材使用应该为上小下大、上少下多。

2.色彩协调

（1）花卉之间要色彩协调。插花应用两种以上花色时，要注意花色之间的协调，一般上部使用浅色，下部使用深色；花体小用深色，花体大用浅色。另外要适当使用不同色调的绿叶，配合造型花的色调。花色使用要突出主题，主次分明，或鲜艳华丽，或高雅素洁，切忌杂乱无章。

（2）花卉与花器之间色彩协调。一是利用较大色差的花卉与花器进行组合，或一明一暗，如白色花配黑色花器等；或一浅一深，如黄色花配紫色花器等；或一冷一暖，如红色花配绿色花器等。从而使色感鲜明、饱满、活跃。二是利用同类色或近似色系的花卉与花器进行组合，如深红配浅红，红与橙、黄与绿、绿与青等，形成色彩的节奏感和韵律感。还有黑、白、金、银、灰等中性色花器配七彩花卉也能彰显花卉的光彩耀眼。

（3）花卉与环境、季节之间的色彩协调。墙壁和家具的颜色较浅时可选用颜色相对艳丽的花卉，较深时选用颜色浓重的花卉。春季选用颜色鲜艳的花卉，给人以生机勃勃、精神振奋的感觉。夏天选用清新淡雅的花卉，给人以清凉舒爽的感觉。秋季选用红、黄等明艳的花卉，给人以喜悦丰收的感觉。冬季选用暖色系的花卉，使人们在寒冷的冬天感到温暖和舒适。

3.物境和谐 插花创作要考虑空间大小、室内光线、背景色彩、欣赏对象等因素。还要考虑氛围因素，节日或家有喜事，花色以喜庆、欢快为主；家有丧事，花色以淡色、朴素为主。此外，作品还要与家里装修风格融合，中式风格一般配以陶瓷花器插制传统文化艺术插花作品为宜；现代风格配以造型夸张、花器别致的作品；欧式风格配色彩浓郁的作品。

（二）插花造型的方法

1.直立型 造型花枝基本成直立状。第一主枝垂直插立，倾斜夹角小于15°，第二、三主枝也基本呈垂直状，倾斜角度不大于30°，三条主枝不处于同一平面，主枝之间留有空间，使作品呈现立体透视感。同时要注意作品整体轮廓的高度必须大于宽度。直立式插花平和稳重，多用于正式、隆重的场合。

2. 倾斜型　以第一主枝斜插于花器一侧为标志，斜插位置在花器口水平线至往上不超过60°斜角线的空间，第二、三主枝围绕第一主枝进行变化，不处于同一平面，与第一主枝呈相互呼应的态势。斜插型插花呈自然生长的状态，花型清秀，适用于日常生活的装点。

3. 平出型　造型花枝呈水平状，花枝之间没有高低层次的变化。第一、二主枝在各一侧或同一侧，第三主枝起平衡作用，三个主枝在同一平面，允许在水平线上下各15°范围位置。中间插人造花使其稍微凸起。平出型插花比较适合放在餐桌、茶几、会议桌和适合俯视的装修环境。

4. 下垂型　造型花枝在花器上悬挂下垂。第一主枝斜插或平插入花器后，向下弯曲在花器口水平线以下30°斜角线至120°斜角线之间的位置，第二、三主枝插入位置可以有所变化，但须与第一主枝保持趋势一致。三大主枝要超过花器口水平线以上进行插摆，但在花器上方呈现不宜过高。下垂型插花多应用于壁挂式、吊挂式或高的花器。造型花材选用藤蔓或花枝柔韧易弯曲的植物，可以借助金属丝做弯曲处理。如使用花枝，花头朝向要和视角保持一致。下垂型插花一般适合摆设在高处欣赏。

5. 半球型　插花造型呈半球形，以花朵为主体，花枝之间没有明显的高低层次变化，长度相同，密集分布向外发展成圆弧状，最外部用细长的叶片勾连成半圆形。半球形插花多选用康乃馨、非洲菊、百合花、菊花、郁金香、玫瑰等花材，造型雍容华贵、浪漫柔和，适合于节日、婚礼场合。

6. 三角型　先将与花器比例合适的第一枝定型花枝直插在花泥上面，第二、三枝定型花枝分插在花泥两侧水平线（长度均为第一定型花枝的三分之一左右），再将与第二、三定型花枝长度相等的第四枝定型花枝插在花泥前面，与第一、二、三定型花枝均呈90°角，随后按三角形轮廓填充花枝，最后在第一定型花枝前面位置摆插焦点花。三角形插花适合单面观赏，一般放在墙边的桌面和角落的家具上面。

问题讨论

随着经济发展，人们的生活水平逐渐提高，对美化家居环境越来越重视，摆插花卉也成为提高审美能力、提升生活品质的一门技能。

请各位同学讨论回答：请根据自己的理解来阐述我们为什么要来学习摆插花卉？摆插花卉可以给我们的生活带来什么影响？摆插花卉是西方享乐主义的表现形式吗？请说明你的理由，与同学们分享各自的观点和看法。

五、插花作品的养护

（一）鲜花插花的保鲜

1.插花前的保鲜处理 插花前对失水较严重的花枝可用水浸至花的颈部位置约半小时；对茎部较粗的花材和水生花材，可用注射器将水从茎端注入茎内。

2.保障水分 保证插花作品有足够的水分，瓶插花枝要伸入水中；经常更换花器中的水，夏季每隔1~2天更换一次，秋冬季2~3天；经常用细喷壶给叶面喷水；使用花泥时，要将花枝切口插到一定的深度，以保持充足的水分。

3.花材切口处理 对含汁液及多肉的木质茎花材，如牡丹、芍药、一品红等，剪切后应立即用火灼烧切口处，以阻止乳浆外流，防止切口变质腐烂；对吸水性差或含汁液的草花，可将茎端2~3cm处浸入沸水中30~40秒后取出再摆插，此法适合水中插花；用酒精、盐等浸渍切口可杀菌防腐、提高花茎吸水力；给插花换水时，可将花枝切口处剪切2~3cm，换新切口有利于花材吸收水分。

4.避免阳光直射 插花作品不宜在高温和阳光直射处摆放，同时应远离吹风口。

5.溶剂保鲜 花器中的水中放入0.1%的盐可以防腐，放入0.1%的糖可以增加花材营养，放入1：4000的高锰酸钾或适当的硫磺、水杨酸、维生素溶液等，均可起到延长花期的作用。

（二）干花和人造花的养护

1.干花养护 应将干花置于空气干燥、通风良好的环境中，干花一旦受潮，将会变形走样，甚至发霉变色；忌阳光直射，以防止褪色；保持环境清洁，每隔1~2月对作品进行除尘，以延长观赏周期。

2.人造花养护 避免阳光直射，不然会导致花材褪色，如果是塑料花还会令材质变脆变硬，容易折断；保持环境清洁，定时除尘，以保持作品的美感。

任务三　家具和饰品的摆放

一、家具的摆放

家具是居室的主体部分，所以家具的摆放会影响整个家庭环境的美观舒适度，而且会决定我们日常生活的方便与否。我们应该如何正确合理地摆放家具呢?

（一）按居室功能摆放

一套居室一般分为三个区：安静区，安静区离窗户较远，光线弱，噪音小，适宜安放衣柜、床；明亮区，明亮区靠近窗户，适合看书写字，适宜安放书桌、书柜；活动区，活动区在保留一定的走动空间外，适宜放置沙发、桌椅等。

（二）家居摆放时高低、大小搭配要相称

高度一致的家具组合让人感觉没有变化，过于规整，落差过大又容易产生凌乱、不平衡的感觉。家具的摆放要给人由低到高逐渐延伸的感觉，高度落差过大的家具之间一定要有适中的家具摆放得以过渡，以获得生动而顺畅的视觉效果，大小搭配也是如此。总之要做到大小相称、高低相接、错落有致。如果居室一侧家具过小或过少，可借助盆景、小摆设或墙面的装饰来补充。

（三）家具的风格、造型要保持一致

家具的风格和造型要尽量保持一致或相近，特别是在同一个空间范围。比如在西式的沙发旁边出现一张中式的椅子，比如有些是圆腿，有些是方腿，有些是中式的虎型腿，这样看起来十分不匹配。还有家具的细节处理也要尽量保持一致，比如抽屉和橱门的拉手最好都是一样的造型。家具的颜色也要尽量保持相近，否则跳跃过大会显得杂乱无章。

二、饰品的摆放

（一）常见的饰品

室内装饰品是人们生活中可供使用并兼有装饰效果的一些物品。常见的有以下几种。

1. 瓷器　瓷器色彩鲜艳、造型多样，尺寸大的一般可以放在玄关位置，以提升客厅的品位和档次，显示主人的审美情趣。尺寸小的可以摆放在多宝格、桌面和墙面隔板，用于点缀美化空间。

2. 陶器　陶器物美价廉、纯真质朴，通常在古典装修风格中使用，有时也用于时尚的装修风格，以强烈的反差来显现不俗的新鲜感。

3. 钟表　现代的钟表演变为兼顾装饰性和提供时间日期参考工具的饰品，造型美观的钟表已经成为家居装饰不可缺少的一部分。

4. 玻璃制品　玻璃制品品类繁多、造型各异，在装点美化空间的同时又兼具实用性。常见的有玻璃花瓶、玻璃吊灯、彩绘玻璃等。

5. 藤草编制品　藤草编制品造型美观、朴素雅致，在居室摆放可以给人宁静素雅的感觉。

6. 布艺品　布艺品也是家庭最常用的饰物，起到柔和空间、表达心意的作用。布艺品包括窗帘、沙发罩、床上用品、桌布、布艺玩偶等。

7. 铁艺工艺品　铁艺工艺品线条流畅，质感特别，一般用于楼梯扶手、阳台护栏、暖

气外罩及一些家具的造型装饰等。

8. 植物 植物可净化空气、美化空间，一般选择适合装修风格、喜阴常绿的品种。

（二）摆放饰品常识

1. 宜精不宜多 居室摆放饰品以少而精为原则，做到恰到好处才能起点缀美化、画龙点睛的效果。

2. 与家居整体风格保持一致 摆放家居饰品时要根据装修风格来选择适合的饰品，如田园风格可以选清新自然的饰品，大小也要与空间相匹配，这样看上去才和谐。

3. 与居室的使用功能相协调 要根据居室的使用功能来选择摆放的饰品，一幅字画、一个花瓶、一张照片、一件工艺品等的摆放都要和使用的空间融为一体，并且和空间的使用功能产生和谐的意境。例如在书房的一角设置一个古朴的花架，花架上放置一盆盛开的君子兰，粉红的花蕊、翠绿的叶子能给人一种宁静祥和、生机盎然的氛围。

4. 根据居住者喜好来摆放 每个人的审美不一样，饰品摆放要符合居住者的喜好。

5. 兼顾实用性 摆放饰品也要考虑其使用功能，过多华而不实的饰品对美化家居空间反而起相反作用。

任务四 摆放盆栽花卉绿植

一、盆栽花卉绿植的种类

1. 观花类盆栽 是指以观赏花部为主的盆栽花卉，常见的有月季花、杜鹃花、茶花、菊花、大丽花、仙客来、一品红、凤梨、梅花等。这类花一般比较喜欢阳光，适合室外布置，室内只能短期摆放。

2. 观叶类盆栽 是指以观赏叶色、叶形为主的盆栽植物，包括木本和草本植物。木本植物有南洋杉、龙血树、苏铁和棕竹等，草本植物有白鹤芋、虎尾兰、文竹和万年青等。这类盆栽相对喜阴，比较适合室内较长时间摆放。

3. 观果类盆栽 是指以观赏果实为主的盆栽，一般选择挂果期长、颜色鲜艳、外形美观的品种，如金桔、无花果、佛手果等。

4. 盆景类盆栽 是指以盆景艺术造型为观赏的盆栽，多为喜欢阳光的树木类别，只适合在室内短时间摆放，如五针松、九里香、火棘等。

5. 大型盆栽 一般高80~150cm，适合在较大的生活空间摆放。常见的有发财树、金钱树、绿萝等。

6. 中型盆栽 一般高30~80cm，一个人双手可以自由搬动，可布置于玄关、客厅、茶几，最贴切生活空间。常见的有茶花、发财树等。

7. 小型盆栽　一般高在30cm以下，单手可以搬动，可布置于茶几、书桌或小的房间。常见的有碗莲、金边吊兰、豆瓣绿等。

8. 迷你型盆栽　高10cm左右，适合摆放在桌面和狭小空间。

二、盆栽花卉绿植摆放

适合居家摆放的盆栽种类很多，各种各样的盆栽该如何摆放呢？可以从以下几个方面来参考。

1. 居家盆栽要少而精，室内每个空间适合摆放1~3盆，过多不但给我们的起居生活带来不便，还会造成凌乱杂散的感觉。

2. 大小要与居室空间相匹配，在狭小的空间摆放大型盆栽，不但不美观，而且影响我们生活。在宽敞的空间摆放迷你盆栽，不协调而且起不到装点的效果。

3. 盆栽品种搭配要恰当，每种类别的盆栽所表现的景致都不一样，为了体现多样的美感和丰富的趣味，摆放时应把不同品类的盆栽合理搭配、错开摆放。

4. 摆放方式要多样，不同的摆放位置对应不同的盆栽品种和摆法。比如室内空间宽敞时，可在墙面或角落悬挂一些悬垂姿态的盆栽，如迎春花、天门冬、紫藤等。在墙角或沙发边可放置一些高60~90cm的较大盆栽，如龟背竹、棕竹、扶桑等。一些小型盆栽可以放在花架上，也可以放在书桌、茶几、五斗柜上面。树木盆景要放置在视平线上，可以欣赏到全貌和透视层次。山水盆景则适宜放在视平线以下，如果有明显的正背面，宜放在靠墙的位置。

5. 摆放要有变化，盆栽的摆放要根据摆放的空间、位置及季节不同而有所变化。如书房、卧室宜摆放些文静素雅的盆栽，客厅餐厅宜摆放鲜艳大方些的盆栽。春季以观花盆栽为主，秋季以观果盆栽为主，冬季以观叶盆栽为主。节假日或客人来访则以喜庆的观花盆栽为主。

6. 摆放不宜影响植物的生长，室内由于空气不流通，光照少，会影响植物的生长，所以要将盆栽轮流放置在向阳的地方。同时在室内摆放一段时间后，要定期根据植物的阴阳喜好把它们搬到室外进行养护。

三、摆放盆栽花卉绿植注意事项

1. 卧室不宜摆放盆栽植物　植物白天在光的作用下进行光合作用，产生氧气，使人感到空气清新，精神舒爽。如果植物摆在卧室，当我们休息关灯后，植物失去光照就停止了光合作用，此时它吸收的是氧气，呼出的是二氧化碳，这样对在睡眠中的人们产生不好的影响，尤其是中高型大叶盆栽植物。

2. 室内不宜摆放浓烈香味的盆栽 一些花草香味浓烈，摆放在室内会让人有些难受，甚至会出现一些不良反应，如夜来香、郁金香等。还有一些会让人产生过敏反应，如月季、玉丁香、洋绣球、天竺葵、紫荆花等，这些品种都要谨慎摆放。

任务五 家庭花卉养护

一、花卉的生长特点及养护方法

（一）花卉的生长特点

不同的花卉它们的生物特性各有不同，而不同的特性又需要采取不同的养护方法。花卉的生长特点可以归纳为以下几点。

1. 生命周期的差异 花卉的生命周期有一年、二年和多年之分。

（1）一年生的花卉其生长、开花结实、衰败死亡在一年周期中完成，一般都在春天播种，夏秋生长、开花结实，秋冬衰败死亡，所以又称春播花卉。常见的有凤仙花、鸡冠花、半枝莲等。

（2）二年生的花卉是在相邻两年的季节内完成整个生命周期，一般在秋季播种生长，越冬后于次年春夏开花、结实和死亡，因此称之为秋播花卉。常见的有雏菊、金盏菊、五彩石竹、紫罗兰、羽衣甘蓝等，它们的幼苗越冬时处于半休眠或休眠状态。

（3）多年生的花卉寿命超过两年，能多次开花结实。常见的有牡丹、月桂、杜鹃、大丽花、郁金香、美人蕉等，它们地下部分在秋冬季节进入休眠，有些适应了环境后就不再需要休眠。

2. 开花习性的差异

（1）开花季节不同 大部分花卉在春季开花，有些在夏季，如南天竹、广玉兰、含笑、紫薇、石榴、栀子、凤仙花、金银花、玫瑰、月季、海仙花、凤尾兰、合欢、荷花等。有些在秋季开花，如桂花、菊花、木芙蓉等。有些在冬季开花，如梅花、山茶、日本早樱花等。

（2）每年开花次数不同 大多数花卉一年只开一次花。桃树、杏树、玉兰、紫藤等一年可以开两次花；茉莉花、月季、四季桂花、佛手、紫玉兰等一年内可多次开花，这和品种、环境气候有关。通过控制温度、湿度、光照等也可促成一年多次开花。

（3）开花顺序不同 大多数花卉都是先长叶再开花，但梅花、腊梅、迎春、玉兰、紫荆、木棉等是先开花后长叶，再有榆叶梅、苹果、贴梗海棠是开花和长叶是同步进行的。

3. 温度要求的差异 有些花卉耐寒，有些花卉喜温。能耐受零下3~5℃低温的耐寒品种有月季花、金盏花、石竹花、芍药、石榴等。喜温的花卉一般需要在15~30℃的温度条件下才能正常生长，冬季时需要在室内护养，常见的有大丽花、美人蕉、秋海棠、茉莉花等。

4.水分需求的差异　有些花卉必须在水中才能正常生长，如菖蒲、睡莲、芡实、风尾莲等；有些花卉只需要很少的水分就能正常生长，如仙人掌、景天类等；有些花卉需要在湿度较大的土壤环境中生长，如月季花、栀子花、桂花、芍药、大丽花等。

（二）花卉的养护方法

1.浇水　花卉需要水分才能保持生长，不同的品种对水分的要求也不一样。

（1）水质　水质按照含盐类多少分为硬水和软水。硬水含盐类较多，用它来浇水会使花卉叶面出现褐斑，所以浇花用软水较为适宜。软水以雨水和雪水最为适宜，雪水浇花时需将其放置到室温时才使用；其次是河水和池塘水，残茶水、淘米水、过期牛奶等因其含有营养物质，也是较佳的浇花用水。如果使用自来水浇花，应将其放入缸或桶内存储1~2天再使用，目的是使水中的氯气挥发掉。浇花不能使用含有洗涤剂的洗衣水，也不能使用含有油污的洗碗水。

（2）浇水方式

①叶面喷水：叶面喷水可以增加花卉周围湿度，降低温度，冲去花卉绿植的灰尘及害虫等，防止嫩叶枯焦和花朵早谢。山茶、杜鹃、龟背竹等喜阴花卉，热带兰类花卉、天南星科和凤梨科花卉都适合经常喷水，有利于它们更好地生长；刚栽的花木浇足连根水后，在短时间内也需要喷水来保持生长水分；幼苗和娇嫩的花卉，新上盆和尚未生根的插条也需要多喷水；还有夏季也适合用喷水来降温防病。喷水量一般以喷水后不久水分便可以蒸发掉为宜。

有些花卉对水湿比较敏感，叶面有较厚的茸毛，水落上去不易蒸发，容易造成叶面腐烂，这类花卉就不宜使用叶面喷水的方式，如大眼桐、蒲包花、秋海棠等。对于盛开的花朵也不宜多喷水，不然容易造成花瓣霉烂或降低结实率。

②根部浇灌：根部浇灌有浇水壶手浇、水管浇灌和渗灌三种方式。手浇方式适宜盆养花卉；水管浇灌方式适合庭院花木；渗浇方式可用于盆花浇水，也可用于施肥，操作方法是用含肥料的水溶液从底部浸泡花盆10~20分钟。浇水和喷水同时进行时，要先浇根水再喷叶水。对速生花卉和过干土壤一定要浇透，不用叶面喷水。

（3）浇水时机　浇水时机掌握的原则是不干不浇，浇则浇透。判断土壤是否干的方法是：一看，看土表颜色变化，变浅或颜色灰白表示盆土已干，需要浇水；变深或呈褐色，表示盆土潮湿，不用浇水。二弹，用手指关节轻轻敲击花盆壁中间位置，发出清脆的声音表示盆土已干，需要浇水；发出沉闷的声音表示盆土潮湿，不用浇水。三模，用手指轻轻插入盆土约2cm摸摸土壤，如感觉干燥或坚硬表示盆土已干，需要浇水；如感觉土质细腻松软表示盆土潮湿，不用浇水。四捻，用手捻一下盆土，如呈粉末状表示盆土已干，需要浇水；如成片状或团粒状表示盆土潮湿，不用浇水。

浇水时间一般情况下以早晨及傍晚比较适宜，如早晚温差大时，应该在中午土壤温度和气温差不多时浇水比较合适。

（4）浇水量　浇水量掌握的原则是：湿生植物要浇透，旱生植物要少浇；喜阳的多浇，喜阴的少浇；枝叶单薄的多浇，枝叶肥厚的少浇；开花结果期多浇，叶片小、硬、表面有蜡质的少浇。

2. 施肥

（1）花肥的种类　花肥主要包括有机肥（又称土肥）和无机肥（又称化肥）。常用的无机肥有氮肥、磷肥、钾肥及微量元素肥料等，使用时要按照操作说明，注意浓度和施肥量。有机肥包括鸡粪、牛粪、猪粪、堆肥、油菜、茶饼类等，使用时需要进行稀释。

（2）施肥的时机　一般发现花卉颜色变淡、生长细弱时进行施肥最合适。处于开花期的花卉不宜施肥，不然会出现落花和掉蕾；新栽的植株不宜施肥，否则会造成伤口不能愈合，容易引起烂根；处于休眠期的花卉不宜施肥，追施肥料会破坏其休眠，促使其继续生长，消耗养料，影响来年开花。

（3）施肥的方法　可分为根部施肥和叶面施肥。盆养花木适合将肥料稀释后进行盆土浇灌，种在庭院地面的花木可以撒施、穴施和环施。叶面施肥是在植物生长期内，用配成的速效肥料溶液施喷在植物叶面上，其特点是可以快速吸收。

二、花卉的四季护理和病虫害防治

（一）春季花卉的护理

1. 翻盆换土　翻盆换土是春季花卉补肥的好方法，一般情况小盆每年操作一次，大盆3~4年操作一次。翻盆时有些根系过密的要进行修剪，并且清除枯腐的根枝。翻盆后第一次要浇透水，看到盆土干燥时再浇，待到新根长出后可正常浇水并移至阳光处摆放。

2. 整枝修剪　石榴、月季等可在早春把枯枝和生长过密的枝条剪除，以促其生长更加繁盛；茉莉在换盆时要摘除老叶，可以长出更多的新芽；爬山虎、紫藤、蔷薇、木香等藤本攀缘性植物进行整枝，使其生长更加旺盛；迎春、杜鹃等则不宜过分修剪。

还有早春的盆花不要过早移出室外，以免受到冻害，浇水可以随气温的升高而逐渐增多，以保持适合的干湿度。

（二）夏季花卉的护理

1. 浇水　夏季花卉枝叶浓密，温度较高，每天早晚要浇水充足。

2. 注意通风　当气温超过30℃室内的花卉就要注意通风，要把窗户打开，让清新空气流入室内。

3. 降温保湿　夏季温度高，容易蒸发水分，可用喷雾器把花卉叶子喷湿，同时周围也保持一定的湿度，达到保湿降温的效果，还可以在盆土上面盖些禾草，避免阳光直射，从而降低盆土温度，减少水分蒸发。

（三）秋季花卉的护理

秋季花卉护理的重点是加强肥水管理。立秋过后，天气逐渐转凉，对一些观叶类花卉，每隔15天可以施一次比较稀薄的液肥，以保持叶片的翠绿，对一年开一次花的花卉要及时施以磷肥为主的液肥，以保证其花多而大。对于观果类花卉，要施1~2次以磷肥为主的液肥，以使果实鲜艳，并延长观赏期。随着气温降低，应减少浇水次数，做到盆土不干不浇水。

（四）冬季花卉的护理

为了保证花卉越冬，要根据花卉的不同习性，采取不同的管理措施。

1. 落叶木本花卉的护理　落叶木本花卉多数原产于温带地区，它们冬天一般处于休眠状态，放置室内的话温度保持5℃左右即可，也可集中放置阳台背风处或庭院的角落，用塑料膜包裹好就可以安全过冬。常见的有金银花、石榴、月季、碧桃、迎春等。

2. 常绿木本花卉的护理　常绿木本花卉如金桔、桂花、夹竹桃等冬季处于半休眠状态，室温保持0℃以上就可以过冬；有些温度过低容易死亡，如米兰、栀子花、茉莉、扶桑等，需要室内温度在15℃左右，而且要把它们放置在阳光充足的地方。

3. 一至两年生草本花卉　君子兰、文心兰等冬季处于休眠状态的草本花卉需要维持5℃左右的室温，给予适当阳光即可过冬；蒲包花、彩叶草、四季报春等，室温保持在5~15℃才能正常生长；文竹、凤仙、海棠、天竺葵等多年生草本花卉需要在室温10~20℃，并且阳光充足才能生长良好。

（五）病虫害的防治

家庭花卉病虫害的防治贯彻以防为主的方针，首先要增强花卉自身的防御能力，日常管理要做好通风、光照、浇水、施肥等养护工作，使花木能够茁壮茂盛生长。一旦发现病虫害，要及时采取措施，以防蔓延扩大。

常见的虫害处理有以下几点。

1. 花盆中出现小飞虫时，用3~4根棉签饱蘸敌敌畏（以不滴落为度），将柄端插在盆土中，即可消灭飞虫。

2. 出现白蝇和细菌时，将一汤匙洗衣粉溶解在4L水中，每隔15天喷洒花叶，即可彻底消灭。

3. 出现壁虱和虱卵时，用4杯面粉和半杯牛奶掺入20L水中搅拌，用纱布过滤后喷洒叶面。

4. 把啤酒倒入花盆下的垫盆，蜗牛爬入会失去活性。

5. 花盆中出现蚂蚁，将烟丝和烟蒂用热水浸泡1~2天，待颜色转为深褐色时，将一部分水撒在花茎和花叶上，其余部分稀释浇到花盆里面，蚂蚁即可消失。

任务六　草坪和绿篱的修剪

一、修剪草坪

（一）修剪工具

修剪草坪的工具有很多种，家庭常用的是手推式草坪机和剪刀。手推式草坪机质量小、功率大、操作简单、灵活、易保养、效率高，缺点是剪草后留茬大于2.5cm，不能剪2.5cm以下的草。

1. 手推式草坪机使用方法

（1）调试，将调节手柄调到合适的切割高度，装上草屑箱，充满电或加满燃油。

（2）启动发动机。

（3）剪草作业。均速前行，速度不宜过快，在下坡及过坑洼处要注意减速；转弯时双手按下两个把手，使前轮离地后再转弯；行至草坪中的绿植、树木时要谨慎操作，防止刀片损伤或损坏绿植树木；注意及时清理草屑箱中的草屑和杂物。

（4）停机。结束剪草时，将控制手柄推至慢速位置，运行2分钟，再推至停止位置，让发动机自动停止。

2. 手推式草坪机使用注意事项

（1）必须严格按照产品说明书进行操作。

（2）操作时必须双手进行操作，严禁单手操作，行进时往前推，由左到右割草，禁止将机器往自己方向后拉，以防伤到自己的脚。

（3）运行时不宜长时间大油门工作，每工作1~2小时要休息10分钟。操作中如出现异常震动，要立即关停机器。

（4）每次剪完草要及时清理草屑箱内杂草，并且要经常检查草屑箱是否有损坏，及时进行维修和更换。

（5）剪草季节过去后，应按照保养手册进行保养，或将机器送到指定维修处进行检测保养，并存放在干燥的环境。

（三）草坪修剪方法

1. 准备工作　清除操作区域的石块、树枝等杂物；准备修剪工具；计划好行进路线。

2. 修剪方法　修剪前先观察草坪的形状，规划修剪起点和路线，对于硬质边缘，可先行修剪，以避免草坪机在往复的修剪过程中碰到。对于墙边、栅栏边、灌丛或林下草坪机不容易操作的地方，可用专用剪刀进行修剪。草坪修剪下来的草屑大部分会自动收集到草屑箱，一部分散落在草地上，如果叶片较短，可以让其留在草坪分解；草叶太长时，要用耙子收集归拢带出草坪；如果天气干热，也可将草屑留在草坪，以防土壤水分蒸发。

二、修剪绿篱

绿篱以小乔木或灌木密植的形式修剪成各种造型，用以美化环境。庭院常见的有高矮绿篱墙、半球形树篱等。

（一）绿篱修剪工具

绿篱修剪工具很多，一般庭院的绿篱使用绿篱专用剪进行修剪。

（二）绿篱修剪方法

一般情况下，绿篱新枝长4~6厘米时就要进行修剪，每次把新长的枝叶全部剪掉以保持原来设计好的造型。

1.家庭绿篱多用手工操作，绿篱剪要刀口锋利，修剪时刀口紧贴篱面。要求不漏剪，尽量不重剪，旺盛部分多剪，弱少部分少剪，周围少剪，顶部多剪，平面直线处可拉线进行修剪。

2.庭院绿篱分为自然绿篱和整形绿篱。

（1）自然绿篱以藤蔓植物为主，依附在栅栏或栏杆上，形成绿篱墙。对于自然绿篱，一般不进行造型修剪，让其保持自然生长，只需清除干枯和病虫枝条。

（2）整形绿篱要定期进行修剪，以保持造型的美观，常见的有条带状绿篱和半球形绿篱。条带状绿篱一般为直线形，也有曲线形，按照一定的高度和形状进行修剪整形，修剪时表面枝叶、顶部和两侧都要修剪平整，做到高度一致，棱角分明，平整划一。半球形绿篱修剪时要使整个形状成半球状或馒头形，表面齐整。

（三）修剪绿篱注意事项

1.随时观察绿篱的生长情况，及时把突出的枝叶剪除。

2.不能修剪成上大下小，给人以头重脚轻的感觉。

3.中午、强风对流天气、雨雾天气不宜进行修剪，雨水会使修剪伤口不易愈合，易感染病害，同样道理修剪后也不宜喷水。

4. 不可过度修剪，以免造成枝条过于稀疏。

5. 对于下面部分严重光秃的老绿篱，可以将其上部枝条全部剪除，只留下基部很矮的主干，让其重发新枝，以后每剪一次逐步升高，直至到达规定高度。

实训11　修剪长条状绿篱

【实训目标】

1. 知识目标　熟练掌握绿篱剪的使用方法、修剪高度的标示方法、剪长条式绿篱时的方法和注意事项。

2. 能力目标　修剪操作熟练、动作轻稳，修剪平整美观。

3. 素质目标　态度认真、操作安全规范，按照雇主要求顺利完成操作任务。

【实训时间】 2学时。

【实训步骤】

表7-2　实训表

具体内容和要求		要点提示
素质要求	仪表举止端庄大方，面带微笑，态度温和	注意个人仪态，取得雇主信任和喜爱
评估与沟通	核对雇主信息，与雇主亲切交流，了解雇主喜好和需求，根据雇主需求介绍服务内容和工作思路	选定修剪工具和辅助用具
操作前准备	1. 环境准备：清理周围杂物，保证操作通道通畅。 2. 工具准备：绿篱剪、垃圾清理工具、丈量工具、细绳。 3. 自身准备：穿工作鞋，穿着干净整洁，不佩戴饰物，剪指甲，洗手	环境、用物注意防止污染，人员注意个人卫生
步骤方法	1. 确定修剪高度：丈量好要修剪的绿篱高度，用细绳横向系在绿篱两端，作为绿篱修剪高度的标尺。 2. 修剪顶部平面：双手握紧绿篱剪，使其平贴绿篱顶面，按照标尺高度水平修剪。修剪过的绿篱面要平整划一。 3. 修剪侧面：修剪后要做到边角清晰明显，绿篱面平整、无漏剪。 4. 清理垃圾：修剪完成后将修剪下来的枝叶清理干净，倒入垃圾桶	高度标识要拉直；不漏剪，尽量少重复剪，不可过多修剪
操作复位	收拾好修剪工具，将周围环境打扫干净	

实训12　使用手推式草坪机修剪草坪

【实训目标】

1. 知识目标　熟练掌握手推式草坪机的使用方法，能正确规划草坪修剪路线；掌握修剪草坪的方法和注意事项。

2. 能力目标　修剪操作熟练、动作轻稳，修剪平整美观。

3. 素质目标　态度认真、操作安全规范，按照雇主要求顺利完成操作任务。

【实训时间】2学时。

【实训步骤】

表7–3　实训表

具体内容和要求		要点提示
素质要求	仪表举止端庄大方，面带微笑，态度温和	注意个人仪态，取得雇主信任和喜爱
评估与沟通	核对雇主信息，与雇主亲切交流，了解雇主喜好和需求，根据雇主需求介绍服务内容和工作思路	选定修剪工具和辅助用具
操作前准备	1.环境准备：清除准备操作区域里面的石块、树枝、铁丝等杂物。 2.工具准备：准备一台手推式草坪机，检查是否充满电或加满燃油，螺丝是否稳固，刀片有无缺损，草屑箱是否完好。 3.自身准备：穿工作鞋，穿着干净整洁，不佩戴饰物，剪指甲，洗手	环境、用物注意防止污染，人员注意个人卫生
步骤方法	1.将手推式草坪机推到草坪边。 2.打开电源开关，启动发动机。 3.双手扶好把手，用中速匀速前进。 4.修剪草坪边缘。 5.修剪为来回式运行，注意不要漏剪。 6.遇到草坪上的树木、花植时，应绕行或向外倾斜，以免造成损坏。 7.及时清理草屑箱内的草屑和杂物	按规划路线修剪，保证不漏剪
操作复位	收拾好修剪工具，清理草坪上散落的草屑，将周围环境收拾干净	

实训13　制作瓶插

【实训目标】

1.知识目标　掌握花材的选用和处理方法，掌握插花的操作方法。

2.能力目标　能选用搭配合适的花材，插花操作熟练、动作轻稳，作品美观。

3.素质目标　态度认真，操作安全规范，按照雇主要求顺利完成操作任务。

【实训时间】2学时。

【实训步骤】

表7–4　实训表

具体内容和要求		要点提示
素质要求	仪表举止端庄大方，面带微笑，态度温和	注意个人仪态，取得雇主信任和喜爱
评估与沟通	核对雇主信息，与雇主亲切交流，了解雇主喜好和需求，根据雇主需求介绍服务内容和工作思路	选定插花花材和花器
操作前准备	1.环境准备：光线充足，开窗通风，空气清新。 2.花材准备：百合花、康乃馨、黄莺等。 3.插花工具准备：水桶、花剪、削刀、喷壶等。 4.花器准备：花瓶。 5.自身准备：戴手套，穿着干净整洁，不佩戴饰物，剪指甲，洗手	环境、用物注意防止污染，人员注意个人卫生

续表

具体内容和要求		要点提示
步骤方法	1.修剪花枝：用花剪或削刀除去花枝下部的叶子和侧枝。 2.加工康乃馨：用手轻轻捏康乃馨的花苞，使花朵张开。 3.插入康乃馨：将修剪好的康乃馨花枝依次插入花瓶，花枝与花瓶的高度比以8∶5为合适。 4.插入百合花：放在康乃馨花束的中间位置，花枝高度略高于康乃馨。 5.插入黄莺进行填充：置于康乃馨和百合花之间，花枝也略高于康乃馨。 6.整理花型，使整体变得和谐美观。 7.保鲜处理：作品完成后将水注入花瓶，并用喷壶喷湿花材，以延长花期	注意花材的配置； 造型保持圆弧度； 每一面都要插得丰满、圆整
操作复位	收拾好修剪下的枝叶，收拾好工具，将周围环境打扫干净	

实训14　制作扇形插花

【实训目标】

1.知识目标　掌握花材的选用和处理方法，掌握插花的操作方法。

2.能力目标　能选用搭配合适的花材，插花操作熟练、动作轻稳，作品美观。

3.素质目标　态度认真、操作安全规范，按照雇主要求顺利完成操作任务。

【实训时间】2学时。

【实训步骤】

表7-5　实训表

具体内容和要求		要点提示
素质要求	仪表举止端庄大方，面带微笑，态度温和	注意个人仪态，取得雇主信任和喜爱
评估与沟通	核对雇主信息，与雇主亲切交流，了解雇主喜好和需求，根据雇主需求介绍服务内容和工作思路	选定插花花材和花器
操作前准备	1.环境准备：光线充足，开窗通风，空气清新。 2.花材准备：百合花、非洲菊、散尾葵、鱼尾葵等。 3.插花工具准备：水桶、花剪、削刀、花泥、装饰彩纸、丝带、喷壶等。 4.花器准备：装饰性浅盘。 5.自身准备：戴手套，穿着干净整洁，不佩戴饰物，剪指甲，洗手	环境、用物注意防止污染，人员注意个人卫生
步骤方法	1.加工花泥：将初加工过的花泥用削刀切割为小于花器盆口的形状。 2.修剪散尾葵：将散尾葵修剪成长叶片状，作为造型花的轮廓。 3.造型：将修剪好的散尾葵依次插入花泥，第一枝插在花泥边缘中线位置，第二、三枝插在其左右两边，高度略低于第一枝。 4.插入造型花：在第一枝散尾葵的前面插入第一枝非洲菊，高度约为散尾葵的三分之二。 5.插入百合花：在花泥的中间位置插入3枝百合花，作为焦点花。 6.插入非洲菊：依次插入非洲菊，构建花型整体轮廓。 7.插入鱼尾葵作为填充叶，剪去高出部分。 8.用装饰彩纸包裹花泥，系上丝带。 9.完成作品后用喷壶喷水进行保鲜	注意花材的配置； 造型保持扇形
操作复位	收拾好修剪下的枝叶，收拾好工具，将周围环境打扫干净	

实训15　盆栽浇水

【实训目标】

1. 知识目标　掌握盆栽浇水的方法和注意事项。

2. 能力目标　操作熟练、动作轻稳。

3. 素质目标　态度认真、操作安全规范，按照雇主要求顺利完成操作任务。

【实训时间】1学时。

【实训步骤】

表7–6　实训表

具体内容和要求		要点提示
素质要求	仪表举止端庄大方，面带微笑，态度温和	注意个人仪态，取得雇主信任和喜爱
评估与沟通	核对雇主信息，与雇主亲切交流，了解雇主喜好和需求，根据雇主需求介绍服务内容和工作思路	选定浇水方法
操作前准备	1. 环境准备：清理周围杂物，保证操作通道通畅。 2. 工具准备：浇水壶、水瓢、水缸、塑料盆、抹布等。 3. 自身准备：穿水鞋，穿着干净整洁，不佩戴饰物、剪指甲，洗手	环境、用物注意防止污染，人员注意个人卫生
步骤方法	1. 浇水法 （1）装壶：用水瓢将水装入淋壶，不要装得太满。 （2）用双手或单手提起淋壶壶把，壶嘴向下倾斜，对准盆栽根部，轻轻转动使水顺着壶嘴慢慢流出，不宜过快，令水浇均匀。 （3）当盆底有水渗出时，说明盆栽已浇透，应停止浇水。 2. 浸水法 （1）将浇花用水注入水槽或浅水缸。 （2）将盆栽放入水中，盆土高度要高于水面高度，让水从盆底排水孔渗入盆土里面。 （3）观察盆土湿透时停止浸水。 3. 喷水法 （1）将浇花用水装入喷壶内，不要装太满。 （2）将喷头对准叶面轻轻转动，均匀喷洒。 （3）叶片全部打湿，叶面污垢冲洗干净后停止喷水	注意浇水的用量； 注意需要对叶面喷水时先浇根部，再喷叶面，开花时不要把水直接淋在花朵上
操作复位	浇水完成，用抹布擦干地面和桌面水渍；完成后打扫卫生，保持现场整洁；收拾好工具	

实训16　盆栽追肥

【实训目标】

1. 知识目标　掌握盆栽追肥的方法和注意事项。

2. 能力目标　操作熟练、动作轻稳。

3. 素质目标　态度认真、操作安全规范，按照雇主要求顺利完成操作任务。

【实训时间】1学时。

【实训步骤】

表7–7 实训表

具体内容和要求		要点提示
素质要求	仪表举止端庄大方，面带微笑，态度温和	注意个人仪态，取得雇主信任和喜爱
评估与沟通	核对雇主信息，与雇主亲切交流，了解雇主喜好和需求，根据雇主需求介绍服务内容和工作思路	选定追肥方法
操作前准备	1.环境准备：清理周围杂物，保证操作通道通畅。 2.材料准备：根据盆栽的种类准备相应的肥料，浇花用水。 3.工具准备：花铲、水杯或水瓢、淋壶、勺子、抹布等。 4.自身准备：穿水鞋，穿着干净整洁，不佩戴饰物，剪指甲，洗手	环境、用物注意防止污染，人员注意个人卫生
步骤方法	1.土肥施肥 （1）干土肥施肥步骤 1）打开花肥包装袋，将适量化肥撒在盆土上面。 2）用花铲给盆土松土，使肥料和盆土混在一起。注意松土不要过深，以不伤根系为宜。 3）用淋壶装入浇花用水，均匀浇洒盆土。浇水以盆底有水渗出为止。 （2）湿土肥施肥步骤 1）将适量的土肥倒入塑料盆内，再倒进适量的浇花用水，肥水比例为1∶20，搅拌均匀以无黏稠感为适宜。 2）用稍大的勺子将肥液均匀的浇在盆土上，浇时要避开根茎。 2.化肥施肥 （1）根据盆栽品种选择适合化肥。 （2）将化肥用浇花用水进行稀释，稀释比例为1.5%~2%，叶面肥稀释比例为3%。 （3）用水杯或水瓢将肥水装入淋壶至七八分满。 （4）用双手或单手提起淋壶壶把，壶嘴向下倾斜，对准盆栽根部，轻轻转动使水顺着壶嘴慢慢流出，不宜过快，令肥水浇均匀	掌握好用肥的用量
操作复位	浇水完成，用抹布擦干地面和桌面水渍；完成后打扫卫生，保持现场整洁；收拾好工具	

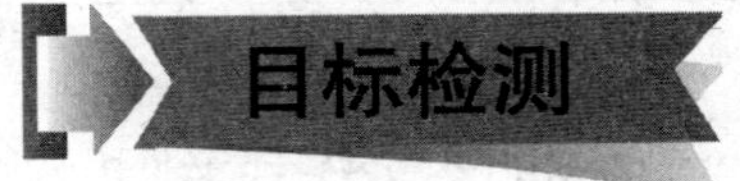

答案解析

一、单选题

1.海棠花的象征寓意是（　　）。

A.坚韧不拔　　B.热情奔放

C.朴素自然　　D.集中精力

2. 鲜花花材按形态分没有（　　）。

A. 团状花材　　B. 线型花材

C. 散状花材　　D. 扇形花材

3. 插花的步骤不包括（　　）。

A. 固定　　B. 构思

C. 摆拍　　D. 保鲜

二、多选题

1. 居室摆放家具的正确的方法是（　　）。

A. 按居室功能摆放　　B. 按家具价值摆放

C. 造型、风格要相近　　D. 色彩要丰富

E. 高低、大小要相衬

2. 只适合在室内短期摆放的盆栽是（　　）。

A. 观花类盆栽　　B. 观叶类盆栽

C. 盆景类盆栽　　D. 观果类盆栽

E. 虎尾兰

3. 先开花后长叶的花卉品种有（　　）。

A. 茉莉　　B. 梅花

C. 紫荆　　D. 月季

E. 迎春花

4. 可用于花卉浇灌的是（　　）。

A. 雨水　　B. 自来水

C. 洗碗水　　D. 池塘水

E. 河水

5. 家庭花卉不宜施肥的情况有（　　）。

A. 生长细弱时　　B. 开花期

C. 新栽植株　　D. 休眠期

E. 叶色变淡时

6. 春季花卉主要的护理措施包括（　　）。

A. 翻盆换土　　B. 防寒防冻

C. 整枝修剪　　D. 保湿

E. 补肥

7. 夏季花卉的主要护理措施有（　　）。

A. 追肥　　B. 浇水

C. 降温保湿　　D. 注意通风

E. 修剪树枝

二、思考题

1. 我们该如何摆放家居的装饰品?

2. 居家摆放的盆栽种类繁多，我们该如何进行摆放呢?

3. 如何判断花卉需要进行浇水?

4. 如何科学预防花卉的病虫害?

（杨玲杏）

书网融合……

小结 7-1

小结 7-2

小结 7-3

小结 7-4

小结 7-5

小结 7-6

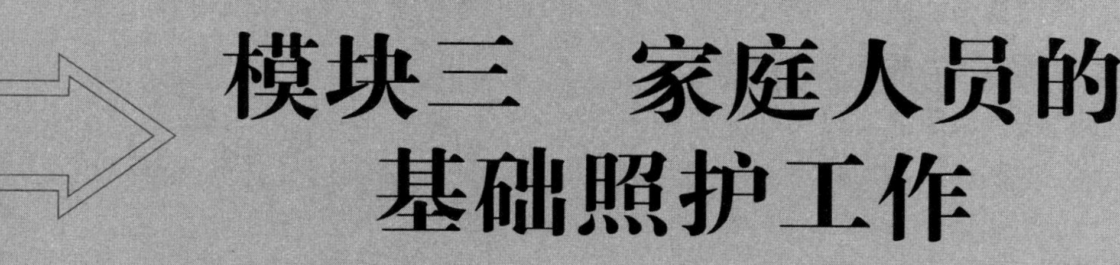

模块三　家庭人员的基础照护工作

项目八　婴幼儿护理

学习目标

知识目标：理解掌握婴幼儿的营养与喂养知识、营养的组成及来源、婴幼儿常见病症的护理、新生儿非疾病的多种异常状况、新生儿紧急情况的处理。

能力目标：学会并掌握母乳喂养指导、奶具的清洗和消毒、人工喂养指导、婴幼儿辅食制作、给新生儿沐浴、给新生儿穿衣服和裤子、给新生儿更换纸尿裤、正确抱婴幼儿、照顾婴幼儿睡眠、婴儿抚触、脐部护理、给婴幼儿喂药以及婴幼儿眼、耳、鼻滴药法和婴幼儿心肺复苏的施救。

情感目标：愿意运用职业培训的相关知识促进家政行业职业培训的发展。

案例导学

家政工作人员阿娟的新工作是为期一个月的产妇及婴幼儿的照护工作，在工作期间，阿娟发现小婴儿在出生后肚脐处红肿并有发热的情况，阿娟立刻提醒产妇需带孩子去医院处理，经医院诊断孩子为脐炎。阿娟的专业提醒让产妇一家避免出现了严重后果，得到雇主的感谢。

思考　请大家通过以上案例，总结一下阿娟的专业体现在哪里？我们应该如何去照护婴幼儿？

任务一　婴幼儿的生理特点

婴儿期是指从出生后至1周岁的时期，其中出生后28天内称为新生儿期；而幼儿期是指从1周岁至3周岁的时期，这两个阶段统称为婴幼儿期。

一、婴幼儿生理特点概述

（一）生长发育

婴儿期是人类生长发育的第一高峰期，尤其是出生后的0~6个月生长速度是最快的。婴幼儿生长发育的特点具体见表8–1。

表8–1　婴幼儿生长发育的特点

生理指标	发育特点
体重	出生5~6个月时的婴儿体重可增至出生时的2倍，而1周岁时将增至出生体重的3倍
身长	身长是反映骨骼系统生长的指标，婴儿期身长平均增加25cm，1周岁时将增至75cm，是出生时的1.5倍
头围	头围的大小反映脑及颅骨的发育状态，出生时头围平均为34cm，1岁时增至46cm
胸围	胸围反映胸廓和胸背肌肉的发育，出生时比头围小1~2cm，但增长速度快，到1岁时与头围基本相等并开始超过头围

（二）消化和吸收

婴幼儿消化系统尚处于发育阶段，功能不够完善，对食物的消化、吸收和利用都受到一定的限制。若喂养不当，易发生腹泻而导致营养素丢失。婴幼儿消化系统发育特点见表8–2。

表8–2　婴幼儿消化系统发育特点

消化系统各器官	发育特点
口腔	婴幼儿口腔狭小，口腔黏膜相当柔嫩，且血管丰富，易受损伤，故应特别注意保持婴幼儿口腔的清洁，不宜进食过热、过硬的食物，避免损伤婴幼儿的口腔黏膜
牙齿	乳牙在6~8个月开始萌出，因牙齿的生长影响婴幼儿的咀嚼功能，故婴幼儿咀嚼食物的能力较差
食管和胃	婴幼儿食管和胃壁的黏膜与肌层都较薄，弹性组织发育不完善，易受损伤
肠道	婴幼儿肠道比例相对于成人较长，且固定性较差，易发生肠套叠。其肠壁黏膜细嫩，血管和淋巴丰富，透过性强，因此有利于对营养物质的吸收
胰腺	婴幼儿的胰腺发育尚不成熟，所分泌的消化酶活力低。5个月以内的婴儿只分泌少量胰淀粉酶，因此在此以前不宜添加淀粉类辅食
肝脏	婴幼儿肝脏血管丰富，但肝细胞分化不全，肝功能较差，胆汁分泌较少，故婴儿时脂肪的消化吸收能力差

（三）脑和神经系统发育

婴儿出生时的脑重量约为370g，占体重的1/8左右，6个月时脑重量为600~700g。大脑的发育尤其是大脑皮层细胞的增殖、增大和分化主要是在孕后期和出生后的第一年内完成的，尤其是婴儿出生后头6个月内是大脑和智力发育的关键时期。

二、婴幼儿肠道吸收功能及其特点

（一）碳水化合物

3个月前的婴儿唾液淀粉酶很少，6个月以下的婴儿胰腺发育不够成熟，分泌的消化酶活力低，因此在3个月前不宜喂婴儿淀粉类食物（如米糊）。早产儿和足月儿都适应各种糖类，如乳糖和蔗糖。

（二）脂类

新生儿对脂类吸收不够完善；而人乳中有脂肪和多不饱和脂肪酸，这有利于婴儿吸收。

（三）蛋白质、胰蛋白酶

蛋白质、胰蛋白酶早在26~28孕周已分泌足量，因此新生儿对蛋白质能很好地消化吸收。摄入的蛋白质也可影响新生儿胃肠道的发育。乳清蛋白对足月儿和早产儿都较酪蛋白更易吸收。

（四）肠道菌群

一般胃与十二指肠内几乎无菌，结肠和直肠最多，小肠次之。胎儿肠腔内基本无菌，出生后数小时菌群即可通过口、鼻和肛门进入肠腔。婴幼儿肠道菌群组随摄入的食物不同而不同，母乳中乳糖多、蛋白质少，能促进乳酸杆菌、双歧杆菌等有益菌的生长，抑制大肠杆菌生长，因此不易腹泻。而喂哺牛乳者因乳糖少、蛋白质高，促使大肠杆菌增多。肠道细菌参与一部分食物的分解以及合成维生素K和B族维生素。

任务二　婴幼儿的营养结构

婴幼儿时期的营养是很重要的，除生理活动需要营养外，婴幼儿生长发育也需要营养。喂养中既要注意各种营养物质的充分供给，又要兼顾婴幼儿新陈代谢、消化功能和生理特点，使其既能获得足够的营养物质，又不发生消化功能紊乱，所以婴幼儿应强调合理喂养。

婴幼儿的营养结构对其生长发育至关重要。为了确保婴幼儿获得充足的营养，需要关注食物营养的组成及来源、膳食的成分等。

一、营养的组成及来源

（一）蛋白质

1.蛋白质的主要生理作用

（1）蛋白质是人体重要的组成成分，是人体的“建筑材料”，神经、肌肉、内脏、血液、骨骼甚至指甲、头发都由蛋白质组成。

（2）蛋白质构成酶、激素、抗体等生理活性物质，参与各种生命活动和生理、生化反应的调节，同时抗体能保护机体免受细菌和病毒的侵害，提高身体的抵抗力。

（3）蛋白质维持机体内环境的稳定，蛋白质在酸碱平衡、渗透压平衡和水的分布中均起了重要的调节作用。

2.蛋白质缺乏的后果　人体蛋白质缺乏常与能量的缺乏同时发生。蛋白质缺乏将阻碍细胞和组织的正常发育，造成生长发展迟缓，免疫功能下降，严重时发生营养不良，甚至有生命危险。

3.蛋白质的食物来源和推荐摄入量　蛋白质的食物来源有两种：一种是动物蛋白质，如禽、肉、鱼、蛋和奶制品，另一种为植物蛋白质，来自于粮谷类和豆制品，蔬菜和水果中的蛋白质很少。动物蛋白质的质量比植物蛋白质好，如果能吃各种食物，可以使膳食的蛋白质质量提高。中国儿童蛋白质的推荐摄入量可见表8–3。

表8–3　中国儿童蛋白质的推荐摄入量（2011年中国营养学会制定）　单位：g/（kg · d）

年龄/岁	推荐摄入量（RNI）
0~1	1.5~3
1~2	35
2~3	40
>3	45

（二）脂肪

1.脂肪的主要生理作用

（1）提供能量　脂肪是人体重要的能量来源，也是体内重要的储能物质，且产生能量高。1g脂肪可提供9kcal能量，是蛋白质和碳水化合物（1g提供4kcal能量）的2.25倍。

（2）构成组织的成分　细胞膜、大脑、神经组织都由磷脂、糖脂、胆固醇等组成。

（3）保护内脏和维持体温　人体的内脏器官、关节的外面都有脂肪包裹，可以起到保护和固定的作用，防止机械性损伤。脂肪在皮肤下面可阻止体温散失，有隔热、保温和御寒的作用。

（4）提供必需脂肪酸　脂肪酸是脂肪的重要组成部分，某些多不饱和脂肪酸是人体不能合成的，需要通过膳食尤其是植物油提供。必需脂肪酸是组成细胞膜的重要成分，可以促进大脑和视力的发育。

（5）促进脂溶性维生素的吸收　维生素A、D、E、K属于脂溶性维生素，它们不溶于水，而溶于脂肪，溶解后才能被身体吸收、利用。

（6）其他　脂肪可增加菜肴的香味，口感好，增进食欲，同时在胃内的停留时间长，有饱腹感。

2.脂肪缺乏和过量的后果　脂肪缺乏常使婴幼儿的能量摄入不足，引起体格生长落后、脂溶性维生素缺乏症。必需脂肪酸缺乏会引起某些皮肤病，如湿疹，且不易痊愈，还会造成智力发育迟缓。脂肪摄入过多则会引起肥胖。

3.脂肪的食物来源和推荐摄入量　脂肪的来源可分为两大类：动物脂肪和植物油。前者如猪油、牛油、奶油、鱼油等，后者如芝麻油、豆油、花生油、菜油、玉米油、橄榄油等，植物油中的必需脂肪酸含量高于动物脂肪。

母乳中脂肪提供的能量占总能量摄入的50%，配方奶粉中脂肪提供的能量亦为总热能的40%~45%。中国儿童脂肪占能量比例见表8-4。

表8-4　中国儿童脂肪占能量比例（2011年中国营养学会制定）

年龄（岁）	脂肪供能占总能量的百分比
0~0.5	45%~50%
0.5~2	35%~40%
2~7	30%~35%

（三）碳水化合物

1.碳水化合物的生理作用

（1）供给能量　是碳水化合物最主要的作用。身体各个组织器官要维持正常生理功能，必须由能量来保证，尤其是肌肉、心脏的活动都需要糖原氧化供能，神经系统更是除葡萄糖外，不能利用其他营养物质供给能量。

（2）构成神经组织的成分　所有神经组织和细胞都含有碳水化合物。作为生物遗传物质的脱氧核糖核酸（DNA）就含有核糖。糖蛋白是一些抗体、酶和激素的组成成分。

（3）保肝、解毒　肝糖原储备充足时肝脏对由某些化学毒物（如一氧化碳、砷、乙醇等）以及由各种致病微生物感染引起的毒血症有较强的解毒能力。因此保证糖的供给，保证肝脏中含有充足的糖原，可保护肝脏免受有害因素的损害，并可保持肝脏正常的解毒功能。

（4）对蛋白质的保护作用　食物中供给充足的糖，可以防止蛋白质作为能量来源而消耗，使蛋白质发挥更重要的作用。

2.碳水化合物缺乏和过量的后果　如果碳水化合物不足，可通过脂肪氧化产热。但大量脂肪代谢时可因氧化不足产生过多酮体，这是一种酸性物质，在体内积存过多可引起酸中毒。如果碳水化合物吃得过多，则可以引起肥胖。

3.碳水化合物的食物来源和摄入量　碳水化合物主要的食物来源是各种薯类、谷类和根茎类食物及各种单糖、双糖，如葡萄糖、蔗糖、麦芽糖、蜜糖和果糖等。

碳水化合物没有参考摄入量，一般认为碳水化合物供能占全日热能需求的55%~60%，对婴幼儿膳食安排是合理的。

（四）微量营养素

维生素是一大类有机化合物，它不能在人体内合成，或合成量不能满足人体需要，除维生素D外必须从食物中供给。不同维生素各有其特殊的生理功能，虽然它们既不参与机体组成，也不提供热能，但能维持人类正常的生命活动，促进生长发育。维生素可分为两大类，脂溶性维生素（如维生素A、D、E、K）和水溶性维生素（如B族维生素、维生素C等）。

1.维生素A　维生素A参与眼睛的视觉功能，与眼球中具有视觉功能的物质——视紫红质的合成。对人体所有的上皮细胞的形成、发育以及维持其功能具有重要作用。维生素A也为骨骼生长所必需，有助于细胞生长和繁殖，同时有增加机体免疫力、减少疾病发生的功能。

维生素A缺乏和过多的后果：当维生素A缺乏时可引起各种上皮组织的病变，如角膜软化，腺体分泌减少，表皮粗糙、干燥，呼吸道、消化道和泌尿道黏膜破坏，使感染机会增多。维生素A缺乏会引发夜盲症（眼睛在暗光中看不清四周物体），同时可出现生长迟缓、矮小以及抵抗力低下的情况。

维生素A摄入过多，可在体内蓄积引起维生素A中毒。

维生素A的食物来源：维生素A主要有两个来源，一是动物性食物，如动物肝脏、全脂奶粉及奶制品、蛋黄和鱼肝油；另一个来源是植物性食物中的胡萝卜素，尤以深绿色和黄色的蔬菜及水果中为多，如菠菜、草头、豆苗、红心甜薯、胡萝卜、南瓜、芒果和杏子等。

维生素A的推荐摄入量每日为：0~1岁400μgRE，1~4岁500μgRE。

2.维生素D　维生素D可以促进钙和磷在小肠内的吸收，促进肾小管吸收磷，同时促进钙在骨骼中沉着，有促进成骨的作用。因此维生素D能促进骨和软骨骨化和正常生长。此外维生素D还和甲状旁腺素与降钙素一起维持正常的血钙水平，以防止骨质疏松。

维生素D缺乏和过多的后果：当维生素D不足或缺乏时，可造成钙、磷吸收减少，血钙水平下降，钙不能在骨骼中沉积引起骨质软化变形，使婴幼儿发生佝偻病，使成年人发生骨软化病和骨质疏松。维生素D又被称为抗佝偻病维生素。

维生素D摄入过多，也可在体内蓄积最后引起中毒。维生素D有两个来源：外源性维生素D来自于食物。但除了在脂肪含量高的海鱼和肝脏中维生素D的含量较高外，天然食物中的维生素D含量都不高。因此人们把海鱼肝脏中的维生素D提炼出来制成鱼肝油，作为婴幼儿维生素D的补充，在配方奶粉中也添加了维生素D。内源性维生素D，则由皮肤合成。当阳光中的紫外线直接照射人体皮肤时，皮肤就会产生维生素D以供人体需要。维生素D的推荐摄入量为：从出生到11岁前都为每日10mg，相当于400国际单位。

3. 维生素B_1 维生素B_1又称硫胺素，它是体内物质代谢和能量代谢中的关键物质，它还能促进食欲、胃肠道的正常蠕动和消化液的分泌，因此它有促进婴幼儿生长发育的作用。

缺乏维生素B_1可引起多发性神经炎，严重时可累及心脏功能，在婴幼儿甚至可引起死亡。

维生素B_1主要存在于动物内脏，如肝、心、肾，还有肉类、豆类、花生和不过于白的谷类如全麦、糙米中。维生素B_1很容易溶于水，遇碱易破坏，因此谷物不要过分淘洗，蒸煮时不要弃去米汤，在做饭或蒸馒头时不应加碱。

维生素B_1的推荐摄入量每日为：0~0.5岁0.2mg，0.5~1岁0.3mg，1~4岁0.6mg。

4. 维生素B_2 维生素B_2又称核黄素，是体内多种氧化酶系不可缺少的构成成分，在氨基酸、脂肪酸和碳水化合物的代谢中起重要作用，并参与铁的吸收储存。

维生素B_2缺乏可引起角膜充血和畏光、口唇干裂、口角炎、舌乳头增大，阴囊或会阴炎、贫血和生长发育迟缓。

维生素B_2主要存在于动物性食物中，如肉、蛋、肝、肾、心等，乳类中维生素B_2的含量尤其丰富，维生素B_2也存在于植物性食物如大豆以及各种绿叶蔬菜和水果中，但含量较少。

维生素B_2的推荐摄入量每日为：0~0.5岁0.4mg，0.5~1岁0.5mg，1~4岁0.6mg。

5. 维生素C 维生素C又称抗坏血酸，它在体内作为酶的激活剂、物质的还原剂并参与激素合成。它可促进组织胶原蛋白合成，维持血管、肌肉、骨、牙的正常功能。缺少维生素C会得坏血病，使毛细血管脆性增加，有出血倾向，全身皮下有出血点或瘀斑（乌青块），婴幼儿也易引起骨膜下出血，在膝关节上下局部有肿胀、压痛，两腿外展，由于很像瘫痪，故称假性瘫痪。

维生素C主要存在于新鲜的蔬菜和水果中，如青菜、韭菜、菠菜、柿子椒、花菜、卷心菜中维生素C含量较多。水果类中柑、橘、山楂、柚子、猕猴桃、草莓中含量较多，而其他水果和蔬菜中维生素C含量较少。

推荐摄入量每日为：0~0.5岁40mg，0.5~1岁50mg，1~4岁60mg。

（五）矿物质

人体组织是由各种元素组成的，目前已发现人体内有60多种元素，其中除碳、氢、氧、氮4种元素主要合成蛋白质、脂肪和碳水化合物外，其他元素统称为矿物质。其中一部分在体内含量较多，占人体重的万分之一以上，称常量或宏量元素；其余的则称微量元素。

1.钙（宏量元素） 99%的钙存在于骨骼和牙齿中，能使骨骼和牙齿坚硬。其余1%的钙以结合或游离状态存在于软组织、细胞外液以及血液中，是维持多种生理功能所必需的元素。

钙可维持神经、肌肉的正常活动（包括心脏的活动）。膳食中可提高钙吸收利用的有氨基酸（如赖氨酸、色氨酸和精氨酸）、乳糖（存在于奶中）和维生素D。降低钙吸收的有存在于谷物中的植酸盐，某些蔬菜中的草酸盐如蕹菜（空心菜）、菠菜、苋菜、竹笋等，能与钙结合而降低钙吸收；膳食纤维过多也会降低钙吸收；脂肪消化不良或摄入过多与钙结合形成钙皂影响钙吸收。当体内钙水平较低时则钙的吸收率高。

当血清钙降低时会引起神经、肌肉的兴奋性增高，婴幼儿易出现手足抽搐症，骨密度降低，心脏的搏动紊乱和凝血功能下降。

钙的最好食物来源是奶制品，其他如虾皮、海带、豆及豆制品的含钙量也不少。钙的适宜摄入量每日为：0~0.5岁300mg，0.5~1岁400mg，1~4岁600mg。

2.锌（微量元素） 锌可促进生长发育和组织的再生，参与很多酶的组成，锌与体内蛋白质和核酸的合成、细胞生长、分裂、分化的过程都有关，而这些过程是生长发育的基础。锌还可维持正常的味觉，促进食欲。

锌参与维护和保持细胞免疫反应，还与伤口的愈合有关。

锌缺乏使体格生长减慢，孕妇缺乏锌，使胎儿的生长也受影响。小儿锌缺乏时进食没味道、食欲差，并降低身体免疫力，使人易感染疾病。锌在食物中的含量以牡蛎、鲱鱼等海产品最丰富，其次为肉、肝、蛋类。植物性食物中锌含量较低，且吸收率亦差。母乳中的锌含量较牛乳为高，尤其在初乳中更高。锌的推荐摄入量每日为：0~0.5岁1.5mg，0.5~1岁8.0mg，1~4岁9.0mg。

3.铁（微量元素） 铁是血红蛋白的组成成分，血红蛋白在体内担负着输送氧的功能，人体通过呼吸得到氧气，被输送到组织，与组织细胞进行气体交换，这些都需要血红蛋白参与。铁还是体内许多酶或辅酶的组成部分，这些酶控制着物质的氧化、水解和转化过程。

铁缺乏会出现贫血并影响其他许多系统的功能，如注意力不集中、智商降低、消化功能减弱、易疲乏等。

铁的食物来源和适宜摄入量：铁的食物来源一种为血红素铁，来自于肝脏、动物血、瘦猪肉等含动物蛋白质高的食物，血红素铁可以直接从肠道吸收，且吸收率高。另一种铁来自于植物性食物或无机铁，亦称非血红素性铁，它来自于蔬菜、豆类、铁锅或药物，这些食物中铁含量少、吸收率低。在饮食中有许多因素可抑制铁的吸收，如蔬菜中的草酸、谷物中的植酸、茶叶中的鞣酸和高纤维素食物。也有一些因素可促进铁吸收，如维生素C和动物性食物中的“肉因子”。铁的适宜摄入量每日为：0~0.5岁0.3mg，0.5~1岁10mg，1~4岁12mg。

4.碘（微量元素） 碘主要存在于人体的甲状腺中，参与甲状腺素的生成，促进调节各种生理功能和婴幼儿的生长发育。在胎儿期或新生儿期碘缺乏会引起脑发育不良和严重智力低下，在儿童期缺乏也可对其智力和体格生长产生不利影响，在成人则出现甲状腺肿大即俗称“大脖子病”。

碘主要存在海产品中，如紫菜、海带、海鱼、海盐等。

碘的推荐摄入量每日为：0~4岁50μg。

二、膳食的其他成分

（一）水

水是人类赖以生存的重要营养素，如同人呼吸必须有氧气一样。水是人体中含量最多的组成成分，是构成细胞内液、组织液和血液的主要成分。水是营养素的溶剂，所有的物质都必须溶于水才可被吸收，被输送到各组织器官，代谢产物必须通过水才能排出体外。水能调节人体的体温，保持体温恒定，还能作为关节、肌肉和脏器的润滑剂。

当体内的水分损失达20%时，人不能生存。脱水可造成婴幼儿代谢紊乱、水电解质平衡失调。饮食缺水使消化液的分泌相应减少，阻碍食物的消化吸收，引起食欲不振、乏力、易于疲乏。过量水摄入会引起水中毒。

水的推荐摄入量为：1岁内婴儿每天每千克体重150ml，2~3岁为120ml。水可来自于流质食物，如牛奶、稀饭、各种汤、果汁和开水。

（二）纤维素

纤维素虽然不能被人体消化吸收，但对人体健康具有重要作用，它可通过在大肠中吸收水分增加粪便的体积，使粪便变软保持大便通畅，将肠腔内对人体有害的物质及时排出。但纤维素不提供热能，由于婴幼儿的胃容量小，需要的能量和各种营养素又相对较多，如果摄入过多的纤维素则会使其他食物摄入不足，影响婴幼儿生长发育。纤维素摄入过多还会影响其他营养素，尤其是钙、铁、锌和维生素的吸收。

总之，婴幼儿的营养结构需要全面、均衡、合理，以满足其生长发育的需求。在喂养过程中，应关注食物的选择和搭配，注意母乳喂养的优先性，合理添加辅食，避免过度喂养，以确保婴幼儿的健康成长。

任务三　婴幼儿的喂养

一、0~1岁婴儿喂养

（一）母乳喂养

母乳是婴儿最理想的食物，世界卫生组织大力提倡母乳喂养，特别是出生后6个月内，应尽量采用纯母乳喂养。

1. 母乳喂养的优点　对婴儿而言，母乳中含有易于被婴儿消化吸收的脂肪、蛋白质、乳糖、维生素和矿物质等营养成分，并且其营养成分配比随婴儿月龄增加而变化，与婴儿的发育需求相适应。例如，母乳中含有的DHA、AA、牛磺酸等，能够促进婴儿大脑的发育，提高婴儿的智力。母乳中含有丰富的免疫球蛋白IgG、IgA、IgM和大量的活性细胞，能增强婴儿免疫力，减少其患传染性疾病的机会，并可预防过敏性疾病等。婴儿吸吮母乳的动作还对其语言能力的发展起到促进作用。母乳还具有温度适宜、吸乳速度容易控制、不易污染、经济方便等优点，且乳量会随婴儿的生长而增加。另外，母乳喂养可增进母婴感情。

对母亲而言，婴儿经常吸吮母亲乳房可反射性地促进催产素的分泌，刺激子宫收缩和复原，有利于母亲产后康复，减少阴道流血及产后并发症的发生。勤吸母乳还可避免乳房肿胀和乳腺炎的发生，降低母亲日后患乳腺癌和卵巢癌的危险。

2. 各期母乳的营养成分　母乳的成分与母亲身体健康状况和营养摄入等因素有关。产后的不同时期乳汁成分也有不同，可分为初乳、过渡乳和成熟乳。

初乳指产后7天内分泌的乳汁，其量少，质略稠而带黄色，含蛋白质多而含脂肪较少，富含微量元素锌、免疫物质IgA和生长发育调节因子如牛磺酸等，特别适合新生儿所需，故应尽量让新生儿吃到初乳。

过渡乳指产后7~14天内分泌的乳汁，在该阶段乳汁脂肪含量逐渐增加，蛋白质及矿物质含量逐渐减少，分泌量增多至每天平均500ml。

成熟乳指产后2周开始分泌的乳汁，这期间母亲的乳汁分泌量会明显增加，而且成分也有所变化，乳汁呈白色或略带黄色的水样液体，不透明，营养成分丰富，能使婴儿获得的营养更加全面。

（二）混合喂养

母乳不足或因其他原因不能全部以母乳喂养，需用配方奶和其他代乳品进行补充喂养的方法称为混合喂养。混合喂养有补授法和代授法两种。

1. 补授法　补授法是指母乳量不足时，于每次哺乳后适当补充其他食物的方法。此法能使婴儿尽可能多地得到母乳，又可定时吸空乳房，刺激乳汁分泌。如母乳不足，可在两次母乳喂养之间喂代乳品1次，母乳喂养最好不少于一日3次。

2. 代授法　代授法是指母亲因生活、工作条件限制而不能按时哺乳，则每日喂哺几次母乳，另外几次用其他食品代替而轮换间隔喂养的方法，适合于月龄6个月以上的婴儿。替代食品最好优先选择配方奶。

（三）人工喂养

人工喂养是指婴儿出生后6个月内，母亲因某种原因不能哺乳而完全用其他食品代替的喂养方法。人工喂养的方法很多，可根据具体条件和喂养习惯，结合婴儿的月龄、体质和消化能力，尽可能做到合理喂养。但人工喂养的缺点很多，3~6个月以内的婴儿应尽可能争取母乳喂养。常用的代乳品有以下几种。

1. 配方奶粉　多数配方奶粉强化了钙、铁和维生素等营养物质，有些配方乳成分接近母乳，口感较好，是人工喂养的优先选择。

2. 全脂奶粉　全脂奶粉较鲜牛乳易于消化及保存。可按说明书的比例配制。

3. 炼乳酸乳　含糖量较高，蛋白质及脂肪含量较低，维生素B及维生素C大多已损失。食用前按炼乳1份加水5份配制，若长期食用宜加些炒熟的黄豆粉以补充蛋白质的不足。婴儿最好不食用炼乳，因为长期食用会造成营养不良。脱脂乳脂肪含量少，适用于腹泻及消化功能不良的婴儿，不宜作为正常婴儿食品。

酸乳能使胃内酸度增高，有助于消化，适用于消化功能差的婴儿。喂时可加适量糖，不必稀释，但要在奶瓶外进行加温。

4. 其他　代乳品种类很多，如黄豆粉、黄豆浆、代乳粉、代乳糕等，可根据婴儿具体情况选用。

人工喂养时需要注意，代乳品的配制应现配现用，吃不完的代乳品不能留到下次食用，应丢弃。奶瓶、奶嘴应保持清洁，并至少每日煮沸消毒。

（四）辅食添加

在婴儿4~6个月后需要在喂养时添加泥糊状辅助食品，这样可更好地满足婴儿的营养需求，也可锻炼婴儿的咀嚼能力以促进咀嚼肌的发育、牙齿的萌出和颌骨的正常发育与塑形，并促进胃肠道功能和消化酶活性的提高。同时，添加辅食也是为婴儿断奶做准备。

1.辅食添加原则

（1）由流质食到固体食物　一般先加流质，如米汤等，然后加半流质，如米粉糊、稀粥等，再渐渐过渡到固体食物，如饼干等。

（2）由少到多　添加食物最初的量可少些，以后逐渐增加，如米粉最初添加1勺，半月后逐渐增加至3勺，蛋黄最初添加1/4个，逐渐增加到1/2个。

（3）由一种到多种　添加时每次应先加1种，经过4~5天，如果婴儿没有出现消化不良或过敏反应，其精神、食欲均正常，可再添加第二种，切勿操之过急。

（4）选择恰当的时间　添加辅食最好在喂奶之前，因为饥饿时容易接受辅食。如婴儿生病或天气炎热可暂缓添加，以免引起消化系统功能紊乱。

（5）注意卫生　添加辅食最好定时定量，吃的东西要新鲜，注意食品卫生。切忌强迫婴儿进食。

2.辅食添加顺序

表8–5　婴儿辅食添加顺序

月龄	添加辅助食品
4个月	米糊、蛋黄汤
5个月	菜泥、果泥
6个月	蒸蛋羹、肝泥、鱼泥、米糊粥
7~9个月	烂面条、烂面片、饼干、蒸鱼、稠稀饭、碎菜叶、肉末
10~12个月	面条、面片、荷包蛋、馄饨、小蒸包、小水饺、菜叶、肝类

二、1~3岁幼儿的喂养

1~3岁幼儿的胃容量从婴儿时期的200ml增至300ml，这个时期的饮食应以食物为主、乳类为辅，饮食的烹调方法及食物种类也应越来越贴近成年人的饮食。但因幼儿牙齿数目有限，胃肠消化功能仍较弱，这期间的喂养仍应与其消化代谢功能的逐步完善相适应，不能操之过急，以免造成消化系统功能紊乱。幼儿饮食必须能提供足够的热能，含有各种营养素，且各种营养素之间应保持平衡，蛋白质、脂肪与碳水化合物的比例要分别保持在1：1和1：2。幼儿饮食应以易于消化的食物逐渐向谷类、蔬菜、鱼、肉、禽、蛋等固体食品过渡，而且烹调要做到细、软、烂，制作的饮食要小、巧、精。

在这一阶段，家政服务员仍然需要随时观察幼儿的发育情况及大便情况，如其出现腹泻或消化不良，应查明原因，及时调整饮食。这一时期还要重点培养幼儿如下几点饮食习惯。

1.少食多餐　由于幼儿胃容量小，加之好动、易饥饿，所以应让其少食多餐。1~2岁幼儿每天可进餐5~6次，2~3岁幼儿每天可进餐4~5次。

2.营造良好的进餐环境　进餐的环境应清洁、安静，做到固定餐位、固定餐具，吃多少盛多少，防止剩饭；吃饭时要求幼儿专心，不能边玩边吃、边走边吃，为逐步由喂食转变为幼儿独立进食创造条件。

3.养成卫生习惯　家政服务员要帮助幼儿养成饭前洗手等卫生习惯。每次喂饭后，要将所用小围嘴洗净晒干。幼儿所食瓜果要洗净，并嘱其少吃生冷食物。

三、有效提高婴幼儿膳食营养状况

营养状况的评价包括体格生长的测量、膳食调查和实验室的检查。如果婴幼儿和周围同年龄同性别的婴幼儿相比，生长发育在正常范围内，或去儿童保健门诊测量身高、体重，医生对婴幼儿的生长发育评价是良好的，婴幼儿无营养不良，无营养素缺乏症，也不肥胖，则提示婴幼儿的营养状况良好，他们膳食基本是适当的。同时通过实验室的测定，评价婴幼儿是否有贫血和其他营养素的缺乏来评价婴幼儿的营养状况。

如果要更精确了解婴幼儿的膳食情况，家长可记录婴幼儿7天、3天或1天所有摄入的食物种类和量，由医生计算出膳食所含的能量和各种营养素的摄入量，再与参考摄入量比较，来评价婴幼儿膳食是否合适。

（一）增加食物的能量密度

虽然婴幼儿的胃容量较小，但他们生长快，所需的能量和营养都相对较多，如每日能量需要达1200kcal左右，是成人的40%~50%；蛋白质40~50g，是成人的1/2，而他们的体重只有成人的1/5。因此在给婴幼儿进食时要注意食物的能量密度，即每克食物的能量值。理想的能量密度值为1.5~2kcal/g食物。比如，蔬菜用油炒后的能量密度就比不炒的蔬菜高，肉类的能量密度比鱼、虾高，烂饭的能量密度比粥高，因此开始吃菜泥时应加油炒，不能一直给婴幼儿吃鱼虾而不吃肉。

（二）全面营养，促进婴幼儿神经系统的发育

婴幼儿的神经系统发育比任何其他器官和组织都快，发育得也早，脑组织的发育建立在全面平衡的营养基础上，如蛋白质是构成大脑的主要成分，氨基酸更是合成神经递质的原料，使各种信息从一个神经细胞传到另一个细胞，如果缺少递质，一切的神经活动（包括思维、想象、记忆）都将停止。一些多不饱和脂肪酸、磷脂、胆固醇对神经发育也极为

重要，微量元素如铁、锌、铜、碘和维生素、氨基酸也是正常脑发育所必需的。因此，要给婴幼儿吃各种食物，如禽、肉、鱼、蛋和蔬菜、水果、粮食，而不要相信商业广告中的所谓增智产品。

（三）平衡膳食，促进婴幼儿生理系统的发育

平衡膳食是指构成膳食的食品种类要多，包含各种营养素，且各种营养素之间的数量及其比例要符合婴幼儿生长发育和生理需求。膳食中某些营养素过多或不足都会对婴幼儿造成不同程度的危害，因此平衡膳食也是合理膳食。其核心是膳食的质和量要符合营养学的要求。平衡膳食包含以下几点。

1. 品种多样 摄入的食物种类越多，得到的营养素也越全面，要求1岁后婴幼儿的膳食种类至少在10种以上。膳食应包含五大种类的食物。

主食：作为膳食的主要成分，如粮食类中包含大米、面粉、粗粮（小米、燕麦、玉米）等。

含蛋白质较丰富的食物：如肉、鱼、禽、蛋、奶和豆制品。

含无机盐和维生素较丰富的食物：如各种蔬菜和水果。

提供热能的食物：如动物脂肪、植物油和糖类，要注意适量食用。

乳制品：母乳仍是婴儿的重要食物。在母乳量减少或断乳后应补充配方奶粉或其他乳类，1岁后能保证每日400~500ml最为理想。

2. 比例适当 各食物的摄入量要比例适当，保持各营养素之间的数量和比例平衡。平衡膳食中首先是热能平衡。婴幼儿摄入的热能必须与婴幼儿日常生活中消耗的热能和生长发育所需的热能相平衡。如果摄入的热能过少，会使生长速度减慢甚至停止；摄入过多则会引起肥胖。要注意调整膳食结构，达到平衡膳食的质量要求。

其次是三大营养素蛋白质、脂肪和碳水化合物之间的平衡。在婴幼儿阶段，蛋白质应提供总热能的15%，脂肪为30%~35%，碳水化合物为50%~55%，只有在碳水化合物和脂肪提供足够的热能情况下，蛋白质才能被有效地用于促进婴幼儿生长。

再次是三餐提供的热能也要平衡。一般早餐提供20%、午餐35%、晚餐30%、点心15%。

3. 饮食定量 各种食物和营养素的摄入都要有一定的量。以中国营养学会编制的《中国居民膳食营养素参考摄入量》一书为依据制定不同年龄的婴幼儿一天的进食量（表8–6）。但每个婴幼儿对膳食营养素的需求存在着个体差异，因此摄入量应根据婴幼儿不同的年龄、性别、生理特点、胃肠消化功能和食欲而定。

表8-6 各年（月）龄婴幼儿每日饮食摄入量（平均值）

年（月）龄	饮食摄入量
4~6个月	配方奶粉900ml左右 米粉25~50g、蛋黄半个、鱼10~20g 蔬菜10~20g、水果50g
7~12个月	配方奶粉600~700ml（一顿正餐过渡到两顿，奶量可逐步减少），主食50~75g，鸡蛋1个 禽、鱼、肉25~50g 蔬菜和水果50~100g、豆制品15~20g
1~3岁	配方奶粉或牛奶400~500ml 鸡蛋1个，禽、鱼、肉50~100g 蔬菜和水果100~150g，主食和豆制品100~150g

以上仅为平均量，应根据婴幼儿的具体情况进行喂养，避免营养不良和肥胖。4个月前应尽量摄入母乳，母乳不足添加配方奶粉，添加量的多少根据母乳量而定。

四、创造良好的进餐环境，培养婴幼儿良好的饮食习惯

（一）进食环境对食物的摄入有促进作用

婴幼儿的就餐环境应整洁、安静，没有视觉、听觉干扰，有利于他们专心用餐。在家里进餐时，要注意离开游戏区域，也要避免在电视机旁边看边吃。婴幼儿要有固定的进餐位置、桌椅和餐具，如一个婴幼儿每天在高椅上吃饭，他就会将吃饭和高椅子联系在一起

（二）进餐时要采取安全、平衡和舒适的姿势

婴幼儿就餐时适宜和不适宜的环境

确保婴幼儿吃饭的动作协调和注意力集中。

1.小婴儿可放在育婴员的臂弯中或坐在育婴员的大腿上，以减少窒息的可能性。在婴幼儿会独坐后可坐在高椅上，让婴幼儿腾出双手自由取食。

2.进食要在愉快的气氛下进行，不要强迫、哄骗、威胁、训斥，要以鼓励表扬为主。

3.控制进餐时间。一般婴幼儿每次进餐需要20~30分钟。注意在进餐前一个半小时内不要给婴幼儿吃任何食物，以保证他们的食欲。

（三）培养良好的饮食习惯

1.培养良好的饮食习惯要从小做起，及时添加辅食，让婴幼儿品尝各种食物，如各种菜泥、鱼泥、鸡蛋和肉末等味道。

2.定时、定位进食。进食前要有准备，定时进食可形成饥饱分明的条件反射规律，进食前有饥饿感，进食时食欲就较好。婴幼儿进食应有固定的位置，并有固定的餐具。2岁以上的婴幼儿让他在进餐前自己摆碗筷、椅子，自己洗手。当婴幼儿做这些事时就形成条

件反射提示要进餐了。

3.进餐时环境安静，心情愉快，思想集中，细嚼慢咽，不要看电视，玩玩具，不要在进餐时训斥、打骂婴幼儿。自9~10个月起可让婴幼儿用手或小匙拿食物以增加兴趣。

4.进食各种食物，养成不偏食、不挑食、饮食多样化的习惯。

5.控制吃零食，尤其在饭前一个半小时内不吃零食。

6.注意饮食卫生和就餐礼仪。

任务四 婴幼儿常见病症的护理

一、发热的护理

（一）原因

造成婴幼儿发热的因素可以是非疾病因素，如温度过高（中暑）、衣服穿太多、水分摄取不够、水分流失（流汗、腹泻）、房间空气不流通、剧烈运动前后、某些特殊药物作用，以及其他非疾病因素如预防接种也可能引起发热。此外，疾病因素也会导致发热，最常见的是感冒、扁桃体炎、肺炎等。

（二）护理

婴幼儿发热时，应适当采取退热措施，常见的有物理降温法和药物降温法。通常建议当腋温高于38.5℃时，可服用退热药。建议及时去医院。世界卫生组织和儿科医生推荐使用的婴幼儿退热药物主要有两种成分：对乙酰氨基酚和布洛芬。

发热时应多喝水，有助于补充出汗时体内流失的水分，同时多排尿，有助于体温下降。一般在体温过高时辅助采用物理降温。下面主要介绍常用的物理降温方法。

1.全身温水擦浴法。将婴幼儿衣物解开，用温水（37℃左右）浸湿毛巾擦拭其全身，使其皮肤血管扩张，水汽由体表蒸发时带走热量，从而降低体温。

2.冷敷法。这个方法简便易行，即用冷毛巾敷在头部、腋窝、腹股沟及颈部两侧，毛巾变热后用冷水浸湿、拧干后重新敷用。也可以用冰袋或冰枕冷敷，但需防止局部接触时间过长而导致冻伤。

3.用凉毛巾擦拭法。用稍凉的毛巾（约25℃）在额头、脸上擦拭。

发热护理时要注意适当增减衣物。如果婴幼儿四肢冰凉又猛打寒战（畏寒），则表示需要加热，所以要外加毛毯覆盖；如果婴幼儿四肢温热且全身出汗，则表示需要散热，可以少穿点衣物。

二、腹泻的护理

（一）原因

3岁以下的婴幼儿由于胃肠道功能发育还不成熟，比较容易出现腹泻，尤其夏秋季节发生率最高。其发生原因除肠胃受细菌感染外，主要是喂养不当，天气太热，或突然受凉引起。如果未按时添加辅食或喂养不定时，一旦食物变化较多，婴幼儿肠道不能适应，也会引起消化不良而腹泻。

（二）护理

1. 调理饮食。婴幼儿腹泻时，第一时间应给他多饮水，并严密观察婴幼儿的尿量和尿的颜色，防止脱水的发生。饮食以清淡、易消化为宜，不主张禁食，可以给婴幼儿食用一些米粉、稀饭等易消化的食物。吃母乳的婴幼儿要继续哺喂，只要婴幼儿想吃，就可以喂。喝配方奶的婴幼儿每次奶量可以减少1/3左右，如果减量后婴幼儿不够吃，可以添加含盐分的米汤、新鲜蔬菜和水果，以补充无机盐和维生素。已经加粥等辅食的婴幼儿，可将这些食物数量稍微减少。在婴幼儿腹泻症状缓解后，再给婴幼儿适当进食一些奶、蛋等，以补充营养。

2. 必要时送医。当婴幼儿腹泻严重，伴有呕吐、发烧、口渴、口唇发干、尿少或无尿、眼窝下陷、前囟下陷、在短期内“消瘦”、哭而无泪，这说明已经引起脱水，应及时将病儿送到医院治疗。

3. 预防脱水。口服补液可以不断补充由于腹泻和呕吐所丢失的水分和盐，预防脱水。口服补液盐是预防和治疗腹泻脱水的良药，但具体药物的使用应在医生的指导下进行。

4. 做好臀部的护理。婴幼儿腹泻期间，如果疏忽了对臀部的护理，就容易引起尿路感染和红臀等，因此每次排便后应用温水清洗臀部，勤换纸尿裤。

三、婴儿湿疹的护理

婴儿湿疹多见于出生2~3周至2个月左右的婴儿，是出现在脸或躯体上的一种湿疹。

（一）原因

湿疹是一种过敏反应。多数含蛋白质的食物常易引起婴儿过敏而发生湿疹，如牛奶、虾、鸡蛋、鱼等，还有灰尘、动物皮屑、植物的花粉等，也能使婴儿发生湿疹。此外，口水、奶汁、食物汁沾在婴儿脸或躯体上或出汗多也会使症状加重。婴儿吃得过饱、大便干结、穿得过厚、室内温度太高等也都可促使湿疹的复发和加重。

婴儿湿疹

（二）症状

以面颊和额部为中心，皮肤上出现红色小疙瘩，溃烂后湿乎乎的，并且发痒，用力挠时会渗出血迹。有时会混有小水疱和带脓的丘疹，有时会结一层薄薄的痂。婴儿患湿疹后，常哭闹不安，不能安静入睡，继发感染后还会发热并且局部淋巴结肿大。该症如果不及时治疗可能转变成慢性湿疹。

（三）护理

1.保持皮肤的清洁，避免各种刺激皮肤因素，防止抓痒而造成感染。不要用肥皂水洗患处。避免毛织品、胶布和新衣服直接与患儿的皮肤接触，因为这些物品上的糨糊和染料同样可以刺激皮肤，使湿疹加重。要勤换洗衣服，用温开水洗澡。

2.患儿的饮食要适当，防止吃得过多或不足，要注意食物的搭配，不能偏食，多吃蔬菜。家长还要注意观察患儿对哪些食物过敏，以便找出湿疹发生的原因。

3.喂完奶后，用温湿纱布将沾有奶汁的部位轻轻擦干净。如湿疹严重，不要自己随意给患儿抹药，要尽快去医院皮肤科诊治。

4.患儿的房间要保持空气流通，经常用湿拖把拖地、用湿抹布擦灰，减少灰尘的刺激，以减少湿疹的发生。

四、尿布疹的护理

尿布疹

尿布疹又称为红臀，多在新生儿期发病。轻者皮肤发红，重者出现丘疹、疱疹，或继发感染形成溃疡，常合并白色念珠菌感染。

（一）病因

因婴幼儿尿不湿更换不勤，长时间接触皮肤产生刺激，或婴幼儿腹泻大小便刺激皮肤而引起。

（二）症状

常表现为尿不湿覆盖处皮肤首先发红变粗糙，有细小鳞屑、边界清楚，继而发展为斑丘疹或疱疹，并有针尖大小的脓疱，重者糜烂、渗液，甚至出现破溃，可向外蔓延至腹壁、大腿等处，也可继发细菌或念珠菌感染。

（三）护理

预防尿布疹的措施主要是勤换尿不湿，保持皮肤干燥，避免尿不湿长期接触皮肤。每次换尿不湿时，要用温水冲洗臀部，然后扑无刺激性的爽身粉。当婴儿患尿布疹严重时，应及时去医院，由专业医生诊治。

五、脐炎的护理

宝宝出生结扎后的脐带残端一般3~7天脱落，有的需要10余天或20余天（根据结扎手法不同）才能干燥脱落。

（一）病因

病因一般为局部细菌感染。当新生儿出生后切断脐带时，其根部为新鲜伤口，脐带内的血管没有完全闭合。护理不当时病菌进入，会引发脐炎。治疗不及时，病菌进入血液可引起败血症，甚至危及生命。

（二）症状

脐周皮肤发红，脐根部有少量分泌物为脐炎的典型症状。

轻者：新生儿没有全身症状。

较重者：脐部周围皮肤红肿，脐根部有较多的脓性分泌物，伴有臭味。

重者：新生儿伴有发烧、食欲不佳、精神状态不好等症状。

（三）护理

脐部是个自然伤口，也是细菌侵入的门户，护理时对脐带进行严格消毒处理，局部保持干燥，可有效预防脐炎的发生。每天洗完澡后都要做脐部护理，即用75%乙醇擦洗脐根部，使之保持清洁与干燥，避免被尿液浸湿。若伴有发烧等全身不适症状，应及时就医。

治疗脐炎的根本措施是预防，尤其是脐带脱落前的护理，一旦发生脐炎，应及时就医。

六、黄疸的护理

黄疸是指宝宝的血液、黏膜和皮肤出现变黄的现象，脸上最先变黄，然后是躯干，最后才是手脚。

（一）病因

人体血液中的红细胞在老化之后，经过代谢会产生一些废物（胆红素），最后经肝脏排出体外。而新生儿肝酶活动力低，无法清除过多的胆红素，因而发生黄疸；另一方面，新生儿黄疸多发生于母乳喂养的宝宝（母乳性黄疸）。

（二）症状

观察黄疸一定要在自然光线下进行，如果屋里光线暗或在灯光下则看不清。

轻度黄疸主要显现在巩膜、面部、躯干等部位，中度以上黄疸除上述明显外，手心、足心亦有感染。溶血性黄疸出现早，进展快，并常伴有贫血；肝脾大或水肿感染性黄疸常伴发热，并可发现感染；梗阻性黄疸大便色浅或呈陶土色。产科因素：头颅血肿或其他部位出血，红细胞增多症、窒息缺氧、酸中毒等。

（三）类型

1. 生理性黄疸　正常足月的宝宝60%在出生后的第2~3天出现黄疸，在4~5天达到高峰，在1~2周内消失。

早产儿、低体重儿有80%会出现黄疸，且出现时间较早（24小时内），黄疸程度比足月儿重，消退时间长，一般长于3周，黄疸指数平均在11~12mg每100毫升。

2. 病理性黄疸　多见于血液方面的疾病如ABO血型不合，肝脏疾病如先天性胆道闭锁、肝炎；感染造成肝功能降低；生产过程导致新生儿头皮淤血。

病理性黄疸出现得早（24小时内），发展快，退得慢，黄疸指数大于15mg每100毫升就必须治疗了。

3. 母乳性黄疸　母乳本身含有一些阻碍胆红素排泄的物质，若怀疑是这种情况，可暂停喂母乳2~3天，以做鉴别诊断，一般而言，黄疸可因暂停母乳而逐渐退去，之后，再喂母乳就不会有严重的黄疸发生。

母乳引起的黄疸持续1~2月时，护理人员须提高警惕，注意新生儿日常活动及大便颜色来区分是否为病理性黄疸，以免延误就医（灰白色大便小心是胆道闭锁）。

表现：黄疸持续时间长，可达2~3个月，精神及生长发育良好，暂停母乳喂养可减轻。

处理建议：请医生协助确定，不用特殊治疗，可自愈。

（四）护理

1. 每天仔细观察新生儿白眼珠、皮肤、黏膜、手心脚心颜色变化，包括新生儿精神状况，并做好记录，若宝宝有黄疸三周不退则需去医院。

2. 若出现黄疸退了又加深，发热、食欲不佳、精神不好、两眼发呆，要马上送医院。

3. 黄疸期要多喂奶、水，晒太阳或添加婴儿葡萄糖粉冲水喂食。

七、脱水热的护理

病因：体温调节功能不完善，外界温度高。

症状：无原因突然发热，精神尚可，饮食佳。

预防措施：注意水分补充，注意外界温度调节，穿衣盖被适度。

八、脓疱疹的护理

病因：皮肤感染。

症状：皮肤皱褶处粟粒状皮疹，充血、有脓头，严重时可导致败血症。

预防措施：勤洗澡；注意护理人员的个人卫生；注意室内卫生。

九、鹅口疮的护理

（一）病因

鹅口疮即口腔霉菌感染，是由白色念珠菌感染的口腔疾病，呈白色凝乳状附着在口腔黏膜、齿龈、舌面、上颚等处。病原来自妈妈阴道霉菌感染或生后接触感染，如奶具消毒不彻底、长时间使用抗生素、引起菌群失调等。

（二）症状

宝宝口腔颊部、唇内、舌、上颚和咽部黏膜上附着乳白色斑点、奶酪状物，严重时融合成片，擦去后则露出粗糙、潮红的黏膜，鹅口疮多见于营养不良或腹泻的宝宝。鹅口疮不易祛除，严重时会影响食欲。

鹅口疮与新生儿吃奶后残留下的奶液要区分开来。两者的区别是：新生儿口中残留的奶液一经喝水就被漱清，不会再看到白色凝乳状物，而鹅口疮喝水后仍可见白色凝乳状物，且用棉签擦拭后可见粗糙潮红的黏膜。

（三）预防与护理

1. 注意观察口腔，看到口腔内有白色凝乳状物，要区分是奶液残留还是鹅口疮。

2. 母乳喂养前一定要清洗奶头。

3. 制毒菌素鱼肝油混合液涂口腔，1天3~4次，同时涂母亲乳头（哺乳前洗掉）。

4. 人工喂养奶具消毒要彻底。

5. 3%的碳酸氢钠涂患处。

6. 少量多次饮水。

7. 护理人员的手要洗干净。

鹅口疮用药后即可见效，但很容易复发，所以要巩固治疗，一般用药2~3天见效，应再巩固用药3~4天，总疗程1周，以后复发的可能性就会小了（制霉菌素调鱼肝油或水涂抹患处，用小苏打水清洗口腔可加快治疗效果）。

十、乳腺肿大的护理

新生儿不分性别，在出生后几天内都可能出现乳房肿大或分泌乳汁，通常在2~3周消退，这种现象称为新生儿生理性乳房肿大，这是由于母亲怀孕时体内雌激素和催乳素含量增多，分娩前达到最高峰，通过胎盘影响到宝宝。胎儿离开母体后，来自母体激素的刺激消失，胸部也会自然平坦。

注意：不要刻意去挤压宝宝乳头，以免引起感染，致使细菌侵入，有可能引起乳腺发炎。

十一、新生儿结膜炎的护理

病因：产道内细菌感染或出生后接触感染。

症状：结膜充血，流泪伴脓性分泌物。

预防措施：注意清洁护理人员和宝宝的手、毛巾等。

十二、泪囊炎的护理

婴幼儿眼睛总是“水汪汪”的，一般由两种原因引起。一种是由新生儿泪囊炎引起，这是由于患儿在先天发育过程中鼻泪管下端残留膜阻塞所致，常伴有眼分泌物多，可以通过局部按摩或泪道探通术进行治疗。另一种溢泪是因为“先天性青光眼”，这是一种严重危害婴幼儿视力的疾病。若不进行早期治疗，将给患儿带来不可逆转的损害，造成终生残疾。这种患儿早期即有怕光、流泪等表现，逐渐出现眼球变大，但往往被家长忽视，到医院就诊的患儿多数已发展为晚期。因此，如果发现孩子眼睛总是水汪汪的，要尽早去眼科诊治，以免延误病情。

婴儿眼分泌物增多除上述提到的新生儿泪囊炎外，主要为感染引起，并非火气大。新生儿通过产道时致病菌进入眼中，护理者的手未洗净或是小毛巾上有细菌，易引起这种感染，主要表现为眼分泌物增多，局部有充血和浮肿。遇到婴儿眼分泌物多时，可每天用清洁毛巾洗眼睛，所用小毛巾每次要煮沸消毒，不要与成人毛巾混用，并及时转眼科就诊。

任务五　婴幼儿意外伤害的预防与处理

一、意外伤害的概念及发生原因

（一）概念

意外伤害是在预料之外的情况下，由于某种原因而发生的损伤或灾害。例如，成人疏忽造成孩子从床上跌到地上，洗澡时水温过高造成的烫伤等。加强安全意识和防范措施，可防止或减少意外伤害。

（二）发生原因

1. 婴儿自身的原因 婴幼儿自身的原因有危险意识差、逃避能力差，生性活泼好动、好奇心强，皮肤娇嫩、颅骨脆薄，容易造成意外伤害，甚至会造成终身残疾。

2. 环境因素 环境因素有：居室内不安全因素，如地面光滑、家具边角尖锐、电源插座位置太低等；玩具有尖锐的边口，或可拆卸成细小能吞咽的玩具；窗户没有插销和栏杆；家用物品管理不善，打火机、火柴、热水瓶、剪刀等没有保管好，或热水瓶、饮水机放置在婴幼儿能触及的地方等。

3. 其他因素 易造成婴幼儿意外伤害的因素还有：婴幼儿疲劳、生病或者饥饿；父母亲情绪不稳定，尤其疲倦、睡眠不良；婴幼儿特别好动；家庭成员间关系不和睦，婴幼儿到危险的地方玩耍；使用的设备不符合安全要求；外出度假，使婴幼儿生活环境发生改变等。

二、意外伤害救助程序

（一）熟记急救电话

育婴员需要熟悉家庭附近的急救中心、医院及其相关信息，主要有电话号码、地址、交通路线等。紧急时需迅速拨打“110”“120”等电话。

（二）建立家庭急救电话联系卡

根据家庭所在地区的医疗、救护情况，建立家庭急救电话联系卡。需要的信息有婴幼儿监护人的基本信息和联系方式、发生意外情况下的联系方式和急救方法，如果已知婴幼儿有特殊的疾病或其他状况，需要知道从何处可寻求及时的帮助或处理。联系卡需放置在醒目、易获取的地方。

（三）配备家庭急救箱

家庭急救箱可提供最基本的急救与护理，如体温计、绷带、纱布块、药棉、创可贴、止血带、别针、烫伤药膏、剪刀、镊子、冰袋、双氧水、安尔碘等。

三、意外伤害的处理

（一）婴幼儿四肢表皮擦伤的处理

外伤包括表皮擦伤、割伤、刺伤等，以肘部、手掌及膝关节处为多见。如果仅损伤表皮，伤口小而浅，出血量少，可用凉开水或生理盐水洗净周围皮肤，再用凉开水或生理盐水洗净伤口。清洁伤口后，用3%双氧水由里向外消毒伤口及周围皮肤。若伤口少量出血，可用消毒纱布压迫止血后，在伤口处涂抹安尔碘。不需包扎，避免沾水，让其自然干燥。操作过程中注意安抚婴幼儿的情绪，设法转移婴幼儿的注意力，顺利完成清洁、消毒、涂药。

婴幼儿四肢外伤后，需要及时抱起婴幼儿，安抚其情绪。待检查处理伤口后，进行全身观察，若出现异常如外伤后呕吐、烦躁、精神萎靡，必须及时送医院。

（二）婴幼儿四肢扭伤初步急救处理

1. 四肢扭伤的概念及发生原因　扭伤多见于肌腱和软组织损伤，表现为疼痛及肿胀。

四肢扭伤的发生原因包括：婴幼儿在活动中用力不慎可产生肢体扭伤，发生扭伤的部位大都在关节处，如腕关节、踝关节等。

2. 四肢扭伤的临床症状　扭伤时皮肤无破损，但局部疼痛、红肿，影响肢体正常走、站、撑等动作。

3. 四肢扭伤的处理　冷敷的原理是使受伤部位血管收缩，减少出血。婴幼儿肢体扭伤后可采取冷敷的方法，用2块小毛巾浸泡在冷水中交替使用，每隔2~3分钟替换毛巾。或用热水袋灌入2/3袋冷水，去除多余气体，放置于扭伤部位，接触皮肤有凉感，达到冷敷的作用。冷敷的时间1小时左右即可。

发生扭伤24小时后若局部仍有红肿、疼痛，可改用热敷。热敷的原理是扩张血管，促进血液循环，促进康复。

（三）婴幼儿头皮血肿的急救处理

1. 血肿的概念及发生原因

（1）血肿的概念　血肿是皮下小血管破裂、血液渗出到组织液中引起局部皮肤水肿，外观呈肿块状。

（2）血肿发生的原因　血肿常因婴幼儿意外跌伤、摔伤、碰伤等引起，最常见的部位是头皮。

2. 头皮血肿的临床特点　婴幼儿外伤后头颅上凸起了肿块，用手轻轻触摸有液体波动感，这种情况说明可能有内出血即头皮血肿，而皮肤没有破损或仅擦伤一点表皮，这表明症状并不严重，是头皮下小血管破裂所致。

3. 头皮血肿的处理　发生头皮血肿时应立即抱起婴幼儿，观察婴幼儿的面色及全身损伤状况。不能用手揉血肿部位，越揉头皮下血肿越大，出血越多，疼痛越强烈。护理要点：立即从冰箱中取出冰块，用毛巾包裹后敷在血肿处，以减少皮下出血；若一时没有冰块，可用冷湿毛巾冷敷也有助于止血。然后局部加压包扎，让其自然吸收，小血肿1~2周、大血肿4~6周即可吸收。若血肿部位出血不止，要及时送医院就诊。

（四）婴幼儿皮肤特点及烫伤的预防及观察

1. 婴幼儿皮肤特点 婴幼儿的皮肤具有以下几个显著特点。

（1）过于娇嫩 婴幼儿的皮肤角质层比较薄，因此相较于成人皮肤更为娇嫩。护理不当可能导致皮肤出现红血丝、干燥、脱皮等症状。

（2）含水量多 婴幼儿的细胞含水量比成年人高，这使得皮肤看起来更加饱满和水润。然而，如果护理不当，也容易出现干燥、脱水、蜕皮等问题。

（3）弹性好 由于皮肤弹性较好，婴幼儿在受到轻微的外力冲击后，通常能够迅速恢复，不会出现皮肤破损的情况。

（4）屏障功能差 婴幼儿的皮肤屏障功能尚未完全发育，因此很容易受到外界环境的刺激和感染。此外，皮肤层较薄，表层细胞为单层细胞，使得外界物质容易通过皮肤渗透到体内。

（5）体温调节功能差 婴幼儿的体温调节中枢尚未发育完善，皮肤的保温和散热功能较差，容易受到外界环境的影响。因此，保持适宜的环境温度对婴幼儿来说尤为重要。

2. 烫伤的预防及观察

（1）烫伤的原因 烫伤是由于高温物质(如开水、热汤、热油、蒸汽等)、火焰、腐蚀性化学物质或放射线所引起的皮肤和组织损伤。婴幼儿以烧伤、烫伤为多见。

（2）婴幼儿烫伤的症状 轻度烫伤皮肤表面呈现红色。重度烫伤皮肤可出现水泡或表皮剥脱。

（3）婴幼儿烫伤的预防

①不要把热的食物或者开水放在桌子边缘，以防不小心碰倒后洒在婴幼儿身上。

②怀抱婴幼儿时不要端热饮料或较热的食品。

③喂食热汤、热粥等，要晾温后方可让婴幼儿接近。

④为婴幼儿洗手、洗澡时应先放冷水再放热水。把婴幼儿放进浴缸之前，要用水温计测试或以手腕内侧皮肤试温，以不烫手为宜。水温在37~38℃最为适宜。

⑤不要让婴幼儿靠近热水龙头，避免烫伤。

（4）婴幼儿烫伤急救后的护理观察 婴幼儿烫伤后要观察婴幼儿的体温、脉搏、呼吸等生命体征，积极做好预防伤处感染的护理。根据烫伤的程度（一度、二度、三度），判断是否需要立即就医。一般来说，一度烫伤可以自行处理，而二度以上烫伤则需要及时就医。在烫伤后，应立即用冷水冲洗或浸泡烫伤部位20分钟以上，以降低皮肤温度并减轻疼痛。如果烫伤严重或出现其他异常症状（如呼吸困难、休克等），应立即送往医院进行治疗。

实训17　新生儿奶具的清洗与消毒

【实训目标】

1. 知识目标　熟练掌握新生儿奶具的清洗与消毒方法、注意事项。

2. 能力目标　能独立完新生儿奶具的清洗与消毒。并指导雇主及其家属学会新生儿奶具的清洗与消毒。

3. 素质目标　态度认真，操作卫生安全、规范有序，按照雇主需求顺利完成操作任务。

【实训时间】2学时。

【实训步骤】

表8-7　实训表

具体内容与要求		要点提示
素质要求	仪表举止端庄大方，面带微笑，态度温和。操作者着装整洁，洗净双手，手上无饰品佩戴	注意个人仪态，取得雇主信任和喜爱
准备工作	物品：准备好奶瓶清洗工具，如奶瓶清洗剂、奶瓶刷、奶嘴刷等，并准备奶瓶消毒器具，如微波炉、蒸锅等	
操作步骤	倒掉剩余奶液，将奶瓶全部拆开，用清水冲洗或浸泡片刻	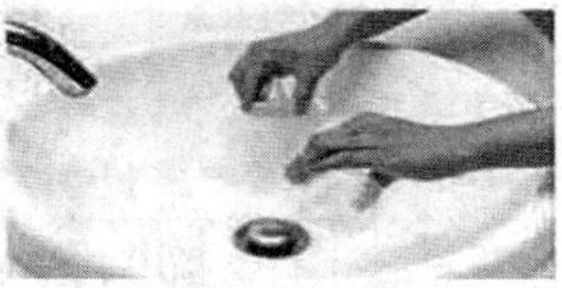 倒掉剩余奶液 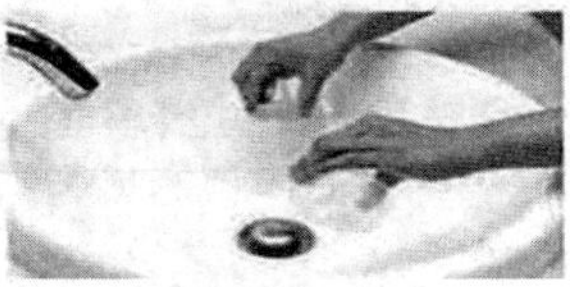 洗奶瓶内部 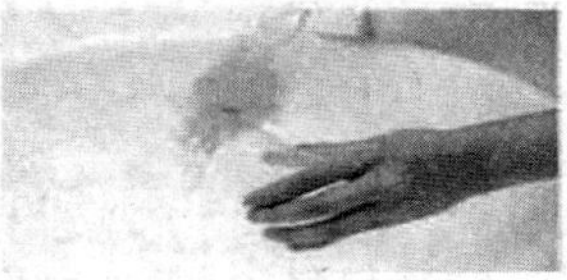 清洗瓶口
	滴入少量奶瓶清洗剂，用奶瓶刷刷洗瓶身内外部、奶瓶口螺纹处，并将奶嘴和奶嘴座分开清洗	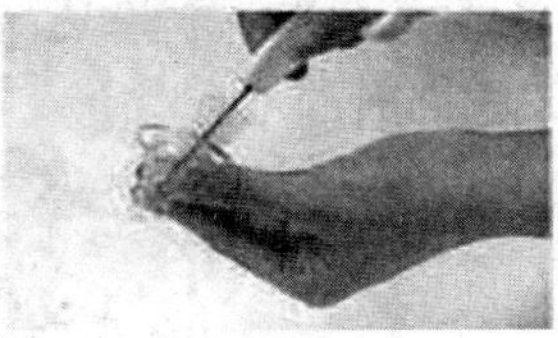 清洗奶嘴 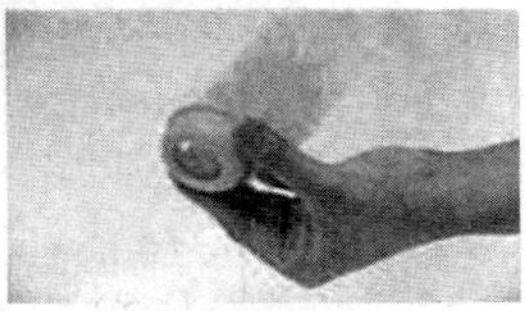 清洗奶瓶座

续表

	具体内容与要求	要点提示
操作步骤	用清水冲洗2~3次后对奶具进行消毒。 （1）煮沸消毒法　在专用的蒸锅内加入八分满的水，加热至沸腾。将奶嘴、奶嘴座、瓶盖、瓶身拆分后放入锅内煮沸3~5分钟	煮沸消毒法 如果奶瓶是玻璃瓶，可将其与冷水一起放入锅内，水烧开5~10分钟后再放入奶嘴、瓶盖等塑胶制品，盖上锅盖再煮3~5分钟关火即可。如果是硅胶奶瓶，则要等水烧开之后，将奶瓶、奶嘴、奶瓶盖一起放入锅中，再煮3~5分钟即可
	（2）微波消毒法　将清洗干净的奶瓶放入专用微波炉容器，倒入适量清水，置于微波炉中高火加热5~10分钟即可。切不可将奶嘴及奶瓶环、手柄等小部件直接放入微波炉中，以免其变形、损坏，要将其装入有水的专用微波炉容器中后才能放入微波炉	微波炉消毒法
整体要求	1.与雇主沟通交流有效； 2.沉着镇定，操作过程中保持专业态度，和蔼、解释耐心、语调柔和； 3.操作熟练、动作轻稳、准确流畅； 4.操作卫生安全、规范有序，按照雇主需求顺利完成	

实训18　人工喂养指导

【实训目标】

1.知识目标　熟练掌握人工喂养的方法及注意事项。

2.能力目标　能独立指导雇主及其家属学会人工喂养。

3.素质目标　态度认真，操作卫生安全、规范有序，按照雇主需求顺利完成操作任务。

【实训时间】2学时。

【实训步骤】

表8-8　实训表

	具体内容与要求	要点提示
素质要求	仪表举止端庄大方，面带微笑，态度温和。操作者着装整洁，用肥皂洗净双手，手上无饰品佩戴	注意个人仪态，取得雇主信任和喜爱
准备工作	物品：准备好奶粉、温开水、奶瓶、奶嘴、毛巾、垫巾、抹布等	

续表

	具体内容与要求	要点提示
操作步骤	冲调奶粉 步骤1　倒温开水。按婴儿所需奶粉量往奶瓶里倒入相应配比量的温开水（煮沸过的热开水冷却至40℃左右）。 小提示 1.注意手不要碰到奶嘴，并且一定不要弄脏奶嘴。 2.不要用滚烫的开水泡奶粉，以免其结成凝块，引起婴儿消化不良。 步骤2　倒奶粉。用量勺舀起奶粉，将勺中的奶粉轻轻刮平，勺中的奶粉不可挤压，对准奶瓶口将奶粉倒入瓶中	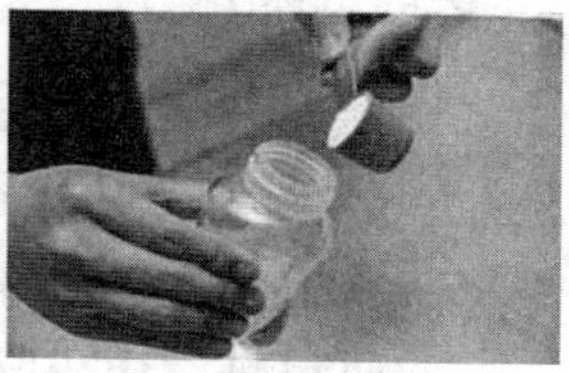 倒奶粉
	步骤3　摇晃奶瓶。套上奶嘴，左右摇晃奶瓶，使奶粉完全溶化。不要上下摇晃，以免产生过多的泡沫。 步骤4　试水温。将奶瓶倾斜，在手腕内侧滴几滴奶液，确定适当的温度，感觉不烫即可。奶液滴落的速度以不急不慢为宜	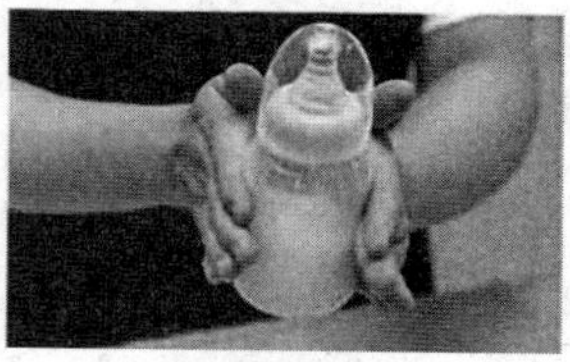 摇晃奶瓶 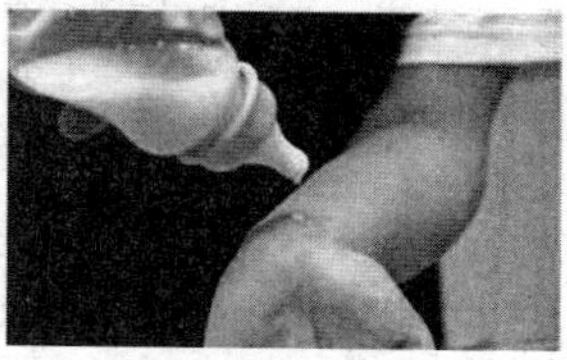 试水温
	喂奶 步骤1　给婴儿戴上围嘴，斜抱婴儿，使其头颈部枕在自己的肘窝外，同时用前臂支撑起婴儿的后背，使其呈半躺的姿势。需注意，不可使婴儿平躺，以保证其呼吸和吞咽的安全。 步骤2　拿起奶瓶，用奶嘴轻轻碰触婴儿的嘴唇，待其嘴巴张开后，顺势将奶嘴轻轻地放入婴儿嘴里。 步骤3　当婴儿吸进奶嘴后，将奶瓶略微转动，使奶瓶与婴儿的脸呈一定的倾斜角度，保证奶嘴中充满奶液，以防婴儿吸入过多空气。 步骤4　喂完奶后，需将婴儿竖直抱起，轻拍背部，使空气排出，避免婴儿吐奶	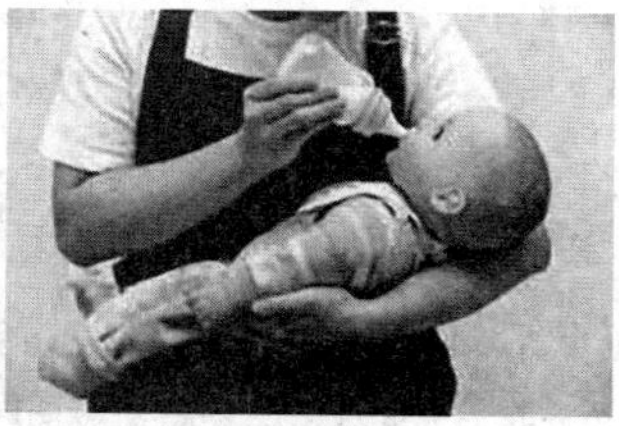 喂奶姿势
注意事项	1.喂奶后婴儿需右侧卧5~10分钟，再向左侧卧5~10分钟，然后平躺。 2.奶嘴孔的大小要适当，如果奶嘴太小，婴儿吸起来会很累；如果奶嘴太大，婴儿容易呛咳。每分钟能自然流出3滴奶的奶嘴较适合新生儿。 3.喂完奶后，奶瓶要彻底冲洗干净并消毒	
整体要求	1.与雇主沟通交流有效； 2.沉着镇定，操作过程中保持专业态度，和蔼、解释耐心、语调柔和； 3.操作熟练、动作轻稳、准确流畅； 4.操作卫生安全、规范有序，按照雇主需求顺利完成	

实训19　婴幼儿辅食制作

【实训目标】

1. 知识目标　熟练掌握婴幼儿辅食制作方法及注意事项。

2. 能力目标　能独立完成婴幼儿辅食制作，并指导雇主及其家属学会婴幼儿辅食制作的基本方法。

3. 素质目标　态度认真，操作卫生安全、规范有序，按照雇主需求顺利完成操作任务。

【实训时间】2学时。

【实训步骤】

表8-9　实训表

具体内容与要求		要点提示
素质要求	仪表举止端庄大方，面带微笑，态度温和。操作者着装整洁，用肥皂洗净双手，手上无饰品佩戴。	注意个人仪态，取得雇主信任和喜爱。
准备工作	准备好大米、温开水、青菜、胡萝卜、鸡蛋、毛巾、垫巾、抹布、炊具、炉灶等	
一、适合4个月婴儿的辅食	1.米糊 原料：大米15g。 制作方法：将大米洗净，用温水浸泡2小时；把泡好的大米放入搅拌机中，加少许水，搅拌成细腻的米浆；把米浆倒入奶锅中，加入约8倍的清水，小火慢慢加热，这期间用勺子不停地搅动米浆，以免糊锅；待米浆沸腾后，继续煮2分钟后盛出即可。 2.菜叶汁 原料：青菜200g（油菜、白菜均可）。 制作方法：将青菜洗净后切碎待用；锅内加一小碗清水，煮沸后放入碎菜，盖紧锅盖再煮5分钟；用汤匙压菜取汁溶入菜汤，即可食用	米糊 菜叶汁

续表

具体内容与要求		要点提示
二、适合5个月婴儿的辅食	1.胡萝卜泥 原料：胡萝卜一根。 制作方法：将胡萝卜洗净去皮，煮熟，切成薄片，用搅拌机打碎，搅拌成糊状即可。 2.蛋黄泥 原料：鸡蛋1个。 制作方法：取鸡蛋放入冷水中，微火煮沸5分钟，剥去壳，取出蛋黄，加开水少许，用汤匙捣烂调成糊状即可	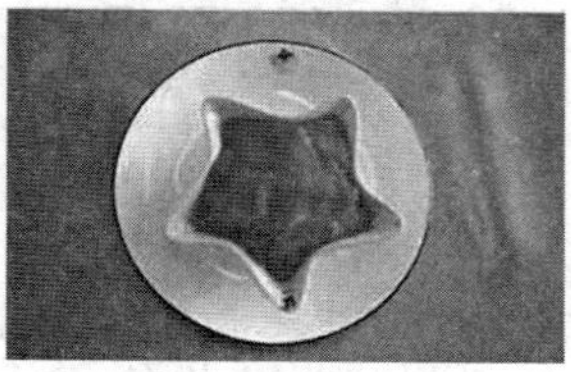 胡萝卜泥 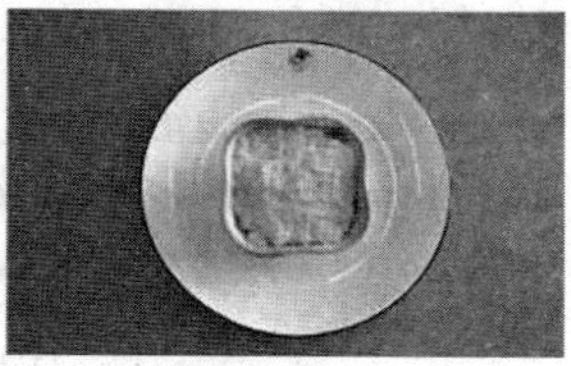 蛋黄泥
三、适合6个月婴儿的辅食	1.南瓜豆腐泥 原料：南瓜1块，豆腐1块。 制作方法：将南瓜去皮去籽，切成小块煮烂，磨成泥状；将豆腐切成小块放在高汤中煮熟后取出，磨成糊状；将南瓜泥和豆腐糊按1∶1的比例拌匀即可。 2.牛奶香蕉糊 原料：香蕉20g，牛奶30g，玉米面5g，白糖5g，水适量。 制作方法：将香蕉去皮后，用勺子研碎；将牛奶倒入锅中，加入玉米面和白糖，煮开并搅拌均匀；煮好后倒入研碎的香蕉，调匀即可喂食	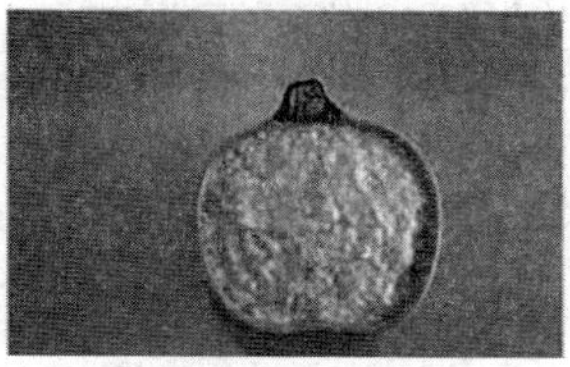 南瓜豆腐泥 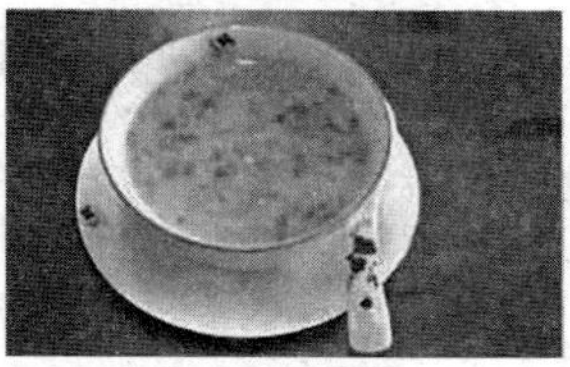 牛奶香蕉糊
四、适合7个月婴儿的辅食	1.燕麦油菜粥 原料：燕麦片30g，油菜1棵，鸡蛋1个，排骨汤适量。 制作方法：锅中加水烧开，加入燕麦片，用筷子不停地搅动，直至燕麦片软烂；将鸡蛋在碗中打散；油菜洗净，切成碎末；将蛋液、排骨汤、油菜碎放入燕麦粥中，再次烧开后，小火继续加热1分钟，放凉后即可食用。 2.蛋黄粥 原料：大米50g，蛋黄1个，清水500g。 制作方法：将大米淘洗干净放入锅内，加入清水，用大火煮开后，转小火熬至黏稠；将蛋黄放入碗内，研碎后加入粥锅内，同煮几分钟即成	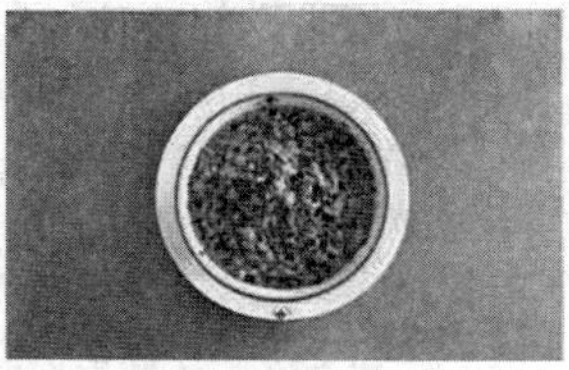 燕麦油菜粥 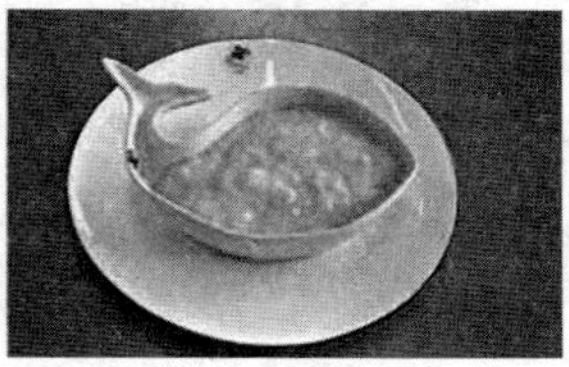 蛋黄粥

续表

具体内容与要求		要点提示 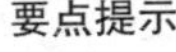
五、适合8个月婴儿的辅食	1. 胡萝卜苹果汁 原料：胡萝卜1根，苹果1个。 制作方法：将胡萝卜洗净，切块，用搅拌机将胡萝卜搅打成汁；将苹果洗净，切块，也用搅拌机将苹果搅打成汁；然后把苹果汁与胡萝卜汁混合、搅拌，即可饮用。 2. 鸡肉青菜粥 原料：大米适量，鸡腿1个，小白菜适量，香油少许。 制作方法：将鸡腿洗净，去骨，切成小丁；锅中烧开水，下鸡腿肉丁焯出血沫，倒掉脏水，将鸡腿肉丁清洗干净；将小白菜叶洗净撕碎；将大米淘洗干净；将鸡腿肉丁和大米一起放入高压锅中，倒入适量水，盖上锅盖，大火烧至高压上气后转小火压10分钟关火；等高压锅排气后，打开锅盖，开火，放入青菜叶搅拌均匀，加入少许香油，加热3分钟后即成	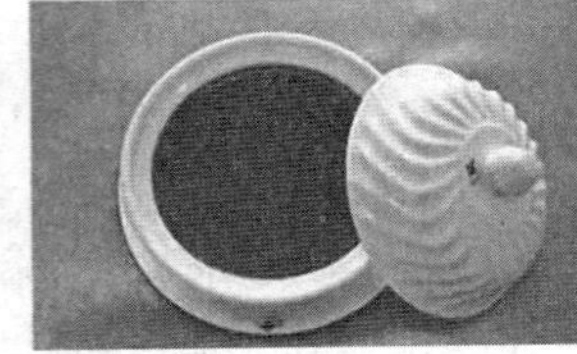 胡萝卜苹果汁 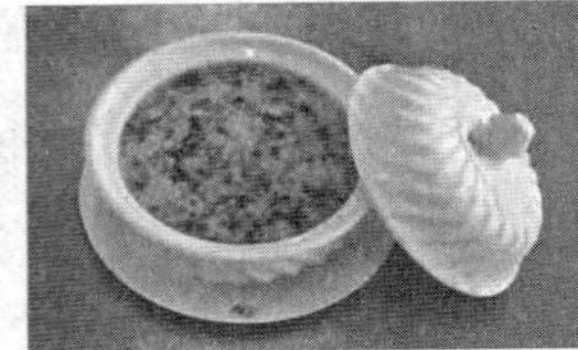 鸡肉青菜粥
六、适合9个月婴儿的辅食	1. 西兰花土豆泥 原料：西兰花10g，土豆20g。 制作方法：将土豆去皮，洗净，切片，放入蒸锅中蒸熟，然后压成泥备用；将西兰花洗净，取嫩的骨朵放入沸水中焯熟，捞出后沥干水分并剁碎；将土豆泥和剁碎的西兰花放在一起，搅拌均匀即可。 2. 牛肉燕麦粥 原料：牛肉30g，燕麦20g。 制作方法：将燕麦洗净后加水煮成燕麦粥；将牛肉切末，放入燕麦粥中一起煮熟；把煮好的燕麦牛肉粥放进搅拌机中，打成糊状即可	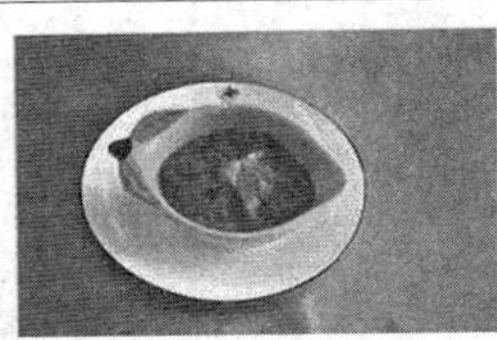 西兰花土豆泥 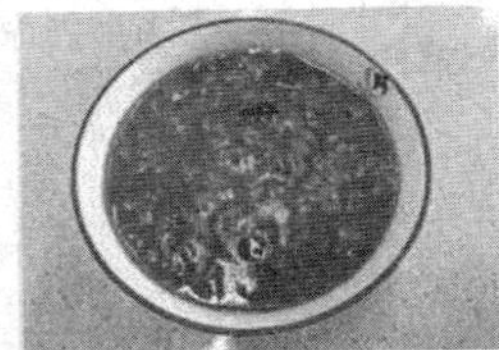 牛肉燕麦粥
七、适合10个月婴儿的辅食	1. 豌豆丸子 原料：肉馅50g，豌豆10粒，淀粉适量。 制作方法：肉馅内加入煮烂的豌豆、淀粉拌匀，甩打至有弹性，再搓成小枣大小的丸状；将锅置于火上，加入适量清水，烧开后放入丸子，煮至柔软即可。 2. 鱼泥豆腐青菜羹 原料：鲜鱼1条，豆腐1块，青菜1棵。 制作方法：将青菜洗净切碎；将鱼肉洗净，上蒸锅蒸熟后去骨刺、捣烂成鱼泥；将水烧开，放入切成小块的嫩豆腐；煮沸后加入鱼泥、青菜碎，煮成糊状即可。	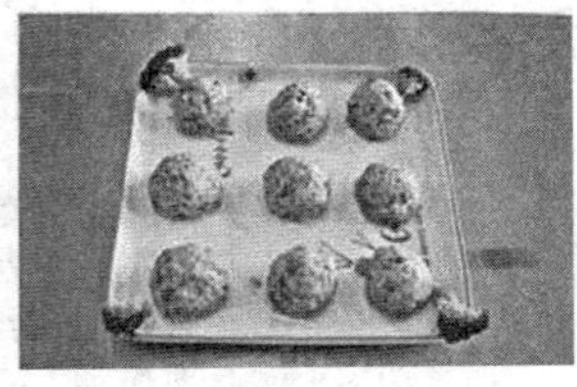 豌豆丸子 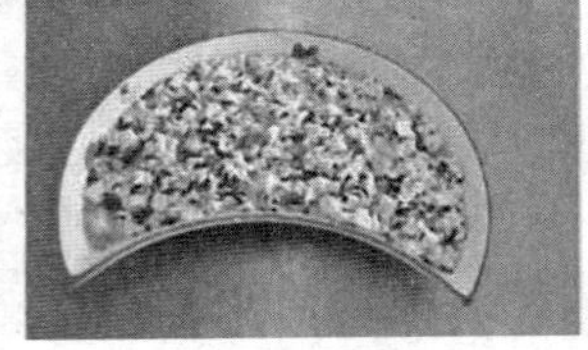 鱼泥豆腐青菜羹

续表

具体内容与要求		要点提示
八、适合11个月婴儿的辅食	1.南瓜软饭 原料：南瓜1小块，大米50g。 制作方法：将南瓜洗净、去皮和瓢籽后，切块蒸熟；将蒸熟的南瓜研磨成南瓜泥；把淘洗好的大米放电饭锅中煮熟后盛出，铺上南瓜泥，吃时拌匀即可	南瓜软饭
八、适合11个月婴儿的辅食	2.鱼丝烩粟米 原料：黄鱼200g，鲜玉米粒100g，鸡蛋黄1个，色拉油10ml，淀粉5g。 制作方法：将鲜玉米粒用搅拌机打成玉米浆备用；将黄鱼去皮、去刺、切成鱼丝，用流动的水冲洗干净，沥干水分，加入蛋黄、淀粉抓拌均匀，腌制5分钟；大火热锅。油烧至五成热时，放入腌好的黄鱼丝，滑炒至熟盛出；将玉米浆放入小煮锅内，大火烧开，放入滑炒好的黄鱼丝，再次煮滚即可	鱼丝烩粟米
九、适合12个月婴儿的辅食	1.干酪饼 原料：胡萝卜1/4个，蛋黄1/4个，蛋糕粉30g，牛奶1/5杯，干酪1/2块，黄油适量。 制作方法：将胡萝卜用擦菜板擦碎，将干酪捣碎；将蛋黄打散加入牛奶中调匀；把蛋糕粉、胡萝卜碎、干酪碎放入鸡蛋糊中搅匀；将搅拌好的材料用汤匙盛入煎锅中，煎成饼即可。 2.三色软饭 原料：西兰花20g，鸡肉20g，胡萝卜20g，软饭1碗。 制作方法：将胡萝卜去皮、切小丁；将鸡肉洗净、切薄片，放入沸水中焯至变色后捞出撕碎；将西兰花洗净、掰小朵，放入沸水中焯1分钟；将处理好的西兰花、鸡肉和胡萝卜丁放入蒸锅中蒸15分钟，然后将其放在软饭上，拌匀即可	干酪饼
整体要求	1.与雇主沟通交流有效； 2.沉着镇定，操作过程中保持专业态度，和蔼、解释耐心、语调柔和； 3.操作熟练、动作轻稳、准确流畅； 4.操作卫生安全、规范有序，按照雇主需求顺利完成	

实训20　照护新生儿沐浴

【实训目标】

1.知识目标　熟练掌握照护新生儿沐浴的方法及注意事项。

2.能力目标　能独立完成新生儿沐浴，并指导新生儿父母及其家属完成沐浴工作，掌握注意事项。

3.素质目标　态度认真，操作卫生安全、规范有序，按照雇主需求顺利完成操作任务。

【实训时间】2学时。

【实训步骤】

表8–10　实训表

	具体内容与要求	要点提示
素质要求	仪表举止端庄大方，面带微笑，态度温和。家政服务员着装整洁，要扎起头发，修剪指甲，用肥皂洗净双手，手上无饰品佩戴	注意个人仪态，取得雇主信任和喜爱
准备工作	1.新生儿沐浴应于喂奶前或喂奶后1小时进行，以防新生儿呕吐和溢奶。 2.调节室温为26~28℃，关闭门窗。 3.用物准备：专用洗发液和沐浴液、浴巾和面巾、水温计、指甲刀、消毒棉签、纱布、碘伏或75%的乙醇、换洗衣物、纸尿裤等	操作环境要求采光良好，以便观察新生儿状况。 浴盆内备2/3的温热水，另备一个小盆盛2/3温热水（洗脸、洗头用），水温均为38~40℃
操作步骤	1.洗脸 步骤1　擦洗眼部。左手握住新生儿的头部，使其头部不能左右转动；右手拿起浸湿后拧干的面巾，由鼻外侧、眼内侧开始擦洗眼部。洗好一侧眼部后要将毛巾洗净拧干，用同样的方法擦洗另一侧眼部。 步骤2　洗耳朵。用拧干的湿面巾擦洗新生儿耳外部及耳后，然后用消毒棉签吸干耳孔处的水分。清洁时注意不要让水滴入外耳道，更不要掏耳垢，以防感染。 步骤3　洗鼻腔。清洗鼻腔的时候要让新生儿保持安静，动作幅度要小，力度要轻。清洗时先用消毒棉签蘸温开水，再用湿消毒棉签将堵塞在鼻腔内的鼻涕拭出，以利于新生儿呼吸畅通，但须注意棉签不要过湿，也不要伸得过深。 步骤4　用干净的湿面巾擦洗新生儿的额部、两颊、口与鼻的周围、下颌，再擦洗颈部前后。 小提示：新生儿的皮肤比较娇嫩，若稍不注意就会造成损伤，因此，给新生儿洗脸时要注意以下事项。 （1）6个月以前的婴儿，为其洗眼部、耳朵及脸时需用煮沸过的温开水或凉开水。 （2）在清洁鼻子或耳朵时，只需要清洁看得见的地方，擦去表面的黏液或耳垢，不要清洁耳道里面，清洁鼻腔也不能过深，否则可能会造成感染。 （3）不要用母乳给新生儿洗脸，以免造成细菌感染。	洗眼部 洗耳朵 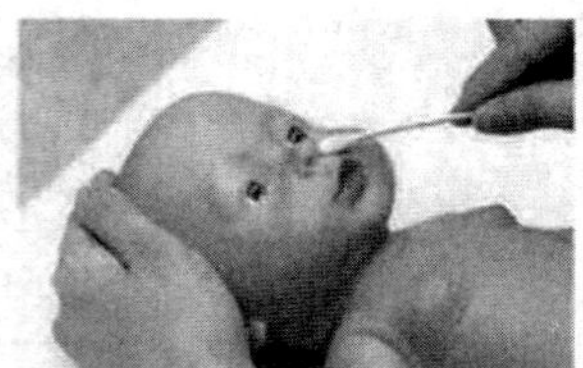 洗鼻子 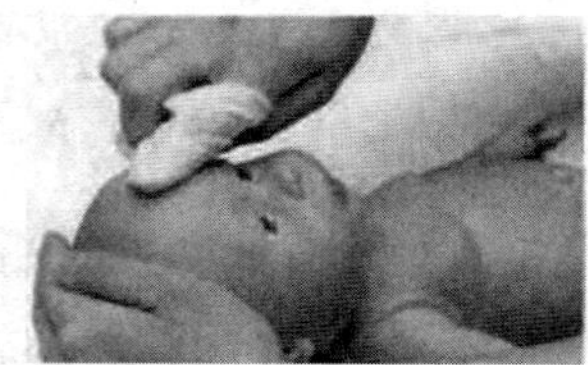 洗额头

续表

	具体内容与要求	要点提示
操作步骤	2.洗头 步骤1　抱起新生儿，左手手掌托住其头颈部，使其面朝自己呈稍稍向下倾斜的姿势，左手拇指和中指折叠新生儿双耳耳郭，使它们刚好完全遮掩耳道口。 步骤2　右手给新生儿洗头，等到头发已经湿润后，右手取少量洗发液，在温水中稀释，轻轻地抹在新生儿头上，按摩清洗头皮。 步骤3　用洗发液揉搓几分钟后，用温水清洁头上的洗发液。为了避免洗发液流入新生儿的眼睛，在清洗时，可将毛巾用温水浸湿，再用毛巾从上而下、慢慢地擦洗头发。 小提示：刚喂奶后，不要立即给新生儿洗头；可每天洗一次，也可以根据新生儿的情绪状况隔天洗，而且不必每次都用洗发液，可隔次使用。 3.洗身体 步骤1　脱掉新生儿衣服、裤子及脏的纸尿裤，蘸水轻拍新生儿胸部。 步骤2　将左手手臂放在新生儿颈肩臂后面，握住其左臂，右手插入其两腿下面，并握住左腿，将新生儿由脚开始慢慢地放入浴盆。	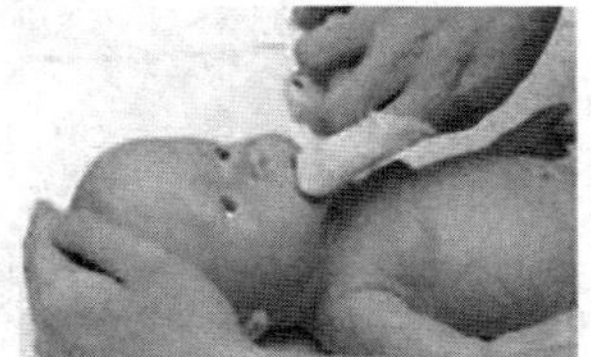 洗口鼻 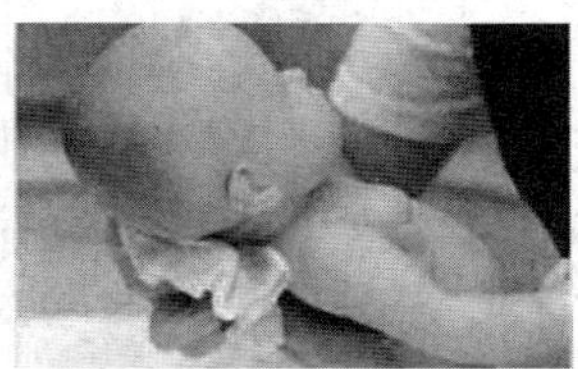 洗颈部前后 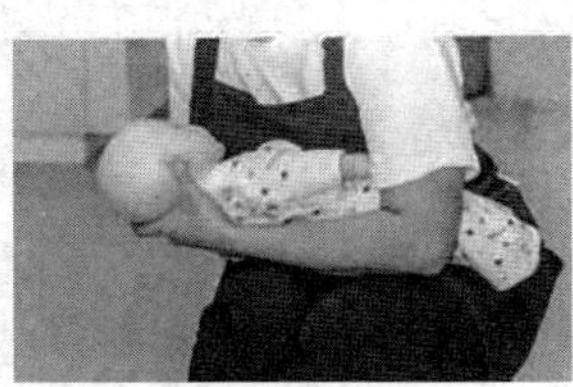 抱新生儿的姿势 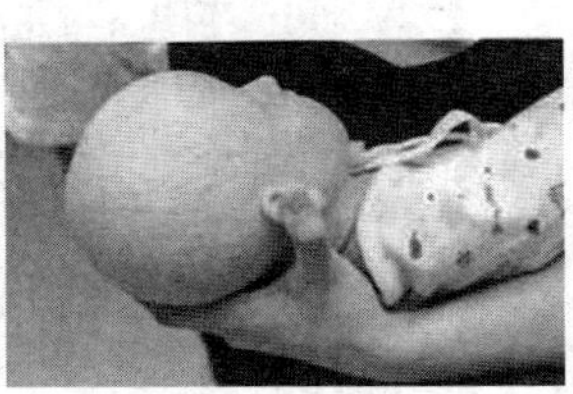 折叠耳郭 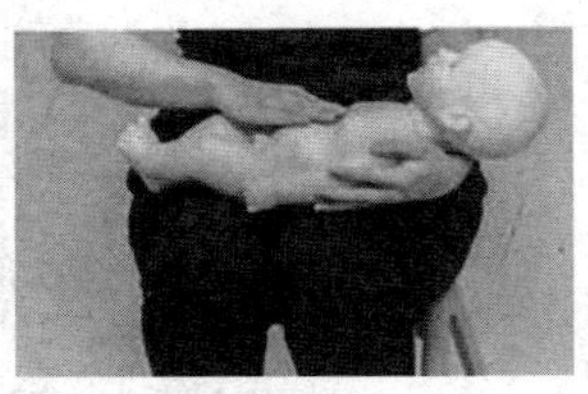 蘸水轻拍新生儿胸部 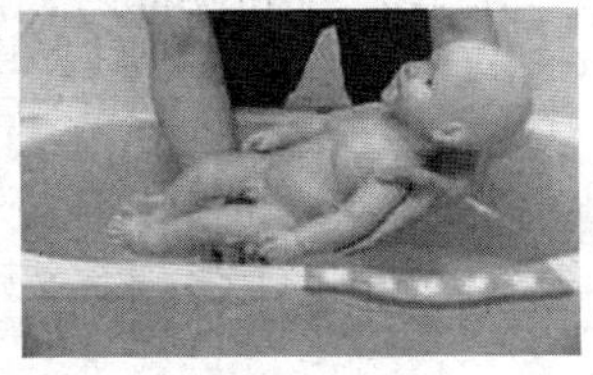 由脚开始慢慢放入水盆

续表

	具体内容与要求	要点提示
操作步骤	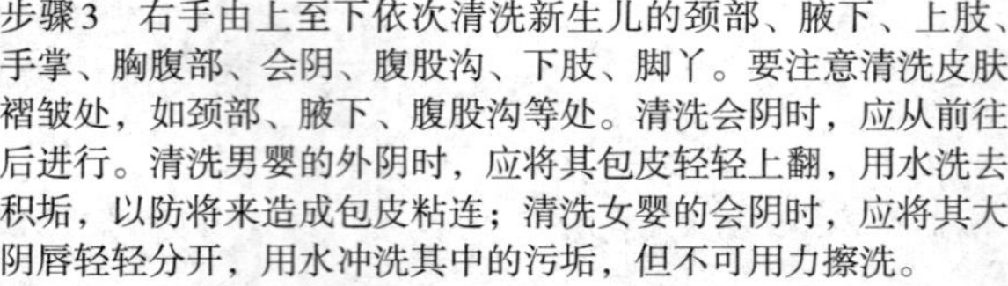 步骤3　右手由上至下依次清洗新生儿的颈部、腋下、上肢、手掌、胸腹部、会阴、腹股沟、下肢、脚丫。要注意清洗皮肤褶皱处，如颈部、腋下、腹股沟等处。清洗会阴时，应从前往后进行。清洗男婴的外阴时，应将其包皮轻轻上翻，用水洗去积垢，以防将来造成包皮粘连；清洗女婴的会阴时，应将其大阴唇轻轻分开，用水冲洗其中的污垢，但不可用力擦洗。 步骤4　让新生儿趴在家政服务员左手前臂上，依次清洗其背部和臀部。 步骤5　将新生儿全身打湿后，根据需要为其涂婴儿沐浴液进行擦洗，然后冲洗干净。 步骤6　托住新生儿颈部，将新生儿轻轻地抱出浴盆，用浴巾包好新生儿身体，轻轻按压吸干全身的水分，再用棉签吸干耳孔处水分，擦拭耳郭。要特别注意擦干皮肤的褶皱处。 步骤7　检查新生儿全身各部位。给新生儿脸部、身体表面涂抹润肤露，臀部涂护臀霜，穿好衣服，兜好纸尿裤，视情况修剪指甲。 小提示： （1）在新生儿出生后第二天就可以为其洗澡了。一般冬季每天洗1次，夏季每天洗1~2次，每次时间不宜过长，整个过程最好不要超过15分钟。 （2）准备洗澡水时应先放冷水再加热水，且边加热水边试水温，以防止新生儿烫伤。 （3）洗头时不要将洗发液直接涂抹在新生儿头上，应用手将洗发液起沫后再涂抹，且不要按压囟门处。 （4）沐浴时，为防止新生儿滑入浴盆中，家政服务员的一只手始终不能松开新生儿	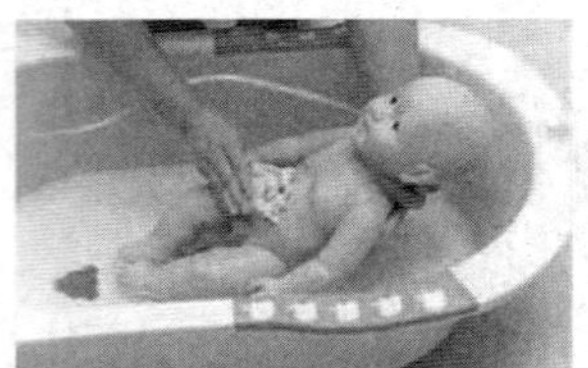 洗新生儿身体正面 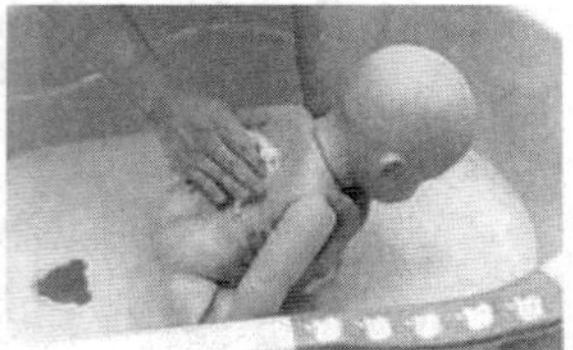 洗新生儿身体背面 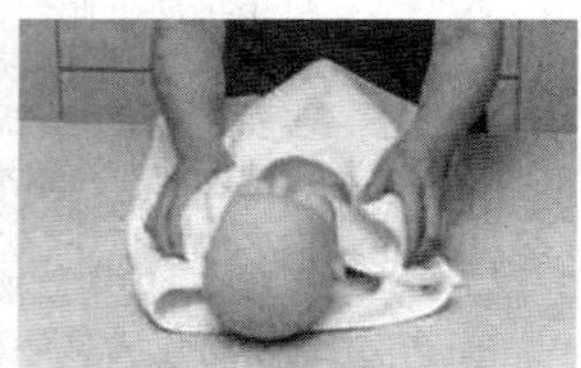 擦干身体 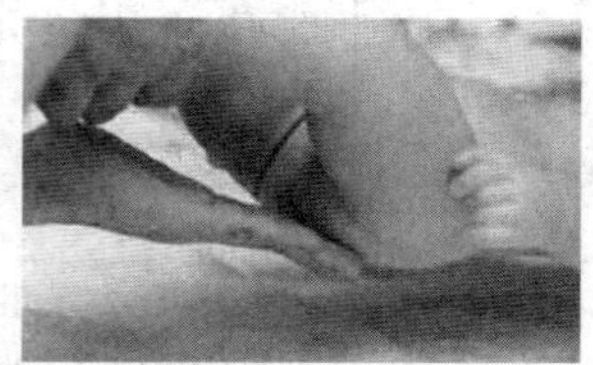 涂护臀霜
注意事项（口述）	当新生儿有以下状况发生时，不能为其洗澡。 1.频繁呕吐、腹泻时。 2.发热或热退48小时以内。给发热的新生儿洗澡很容易使其发生寒战甚至惊厥；另外，发热后新生儿的抵抗力极差，马上洗澡很容易遭受风寒而引起再次发热，故主张热退48 小时后再给新生儿洗澡。 3.发生皮肤损害时。新生儿有皮肤损害，诸如脓疱疮、疖肿、烫伤、外伤等，不宜洗澡。因为局部皮肤的损害会有创面，洗澡会使创面扩散或受到感染。 4.喂奶后。喂奶后马上洗澡会使较多的血液流向被热水刺激后扩张的表皮血管，使腹腔血液供应相对减少，这样会影响新生儿的消化功能。其次，由于喂奶后新生儿的胃呈扩张状态，马上洗澡也容易引起呕吐	1.洗澡时难免会搬动新生儿，使呕吐加剧，还可能造成其误吸呕吐物。 2.不恰当的洗澡方式甚至会使皮肤毛孔关闭而导致体温更高，有时还会使其全身皮肤毛细血管扩张充血，致使新生儿身体的主要脏器供血不足。 3.通常在喂奶后1~2小时洗澡为宜

续表

具体内容与要求		要点提示
整体要求	1. 与雇主沟通交流有效； 2. 沉着镇定，操作过程中保持专业态度，和蔼、解释耐心、语调柔和； 3. 操作熟练、动作轻稳、准确流畅； 4. 操作卫生安全、规范有序，按照雇主需求顺利完成	

实训21　新生儿脐部护理

【实训目标】

1. 知识目标　熟练掌握照护新生儿脐部护理的方法及注意事项。

2. 能力目标　能独立完成新生儿脐部护理，并指导新生儿父母及其家属完成脐部护理工作，掌握注意事项。

3. 素质目标　态度认真，操作卫生安全、规范有序，按照雇主需求顺利完成操作任务。

【实训时间】 2学时。

【实训步骤】

表8–11　实训表

具体内容与要求		要点提示
素质要求	仪表举止端庄大方，面带微笑，态度温和。家政服务员着装整洁，要扎起头发，修剪指甲，用肥皂洗净双手，手上无饰品佩戴	注意个人仪态，取得雇主信任和喜爱
准备工作	1. 调节室温为26~28℃，关闭门窗。 2. 用物准备：消毒棉签、纱布、碘伏或75%乙醇、脐贴、纸尿裤等	操作环境要求采光良好，以便观察新生儿状况
操作步骤	步骤1　取下脐贴，暴露新生儿的脐部。 步骤2　观察脐带残端是否干燥，有无分泌物，脐周有无红肿。 步骤3　如有必要，用消毒棉签蘸取碘伏或75%乙醇，顺时针转动棉签消毒脐根部。重复两次，每次更换新的棉签。 步骤4　贴上干净的脐贴	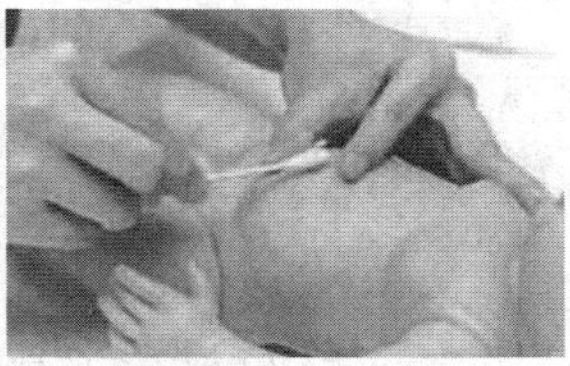 脐部消毒 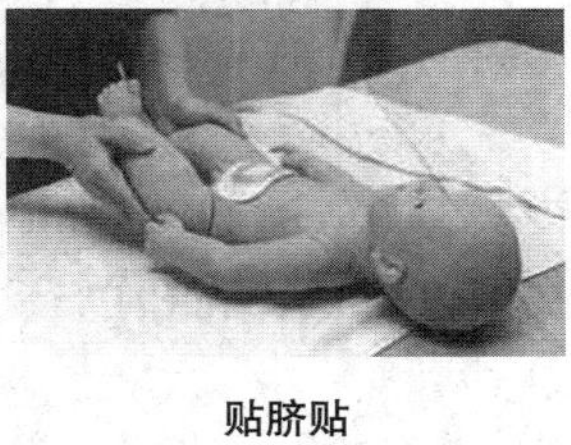 贴脐贴

续表

	具体内容与要求	要点提示
整体要求	1.与雇主沟通交流有效； 2.沉着镇定，操作过程中保持专业态度，和蔼、解释耐心、语调柔和； 3.操作动作规范熟练、动作轻稳、准确流畅； 4.操作卫生安全、规范有序，按照雇主需求顺利完成	

实训22　给婴儿喂药

【实训目标】

1.知识目标　熟练掌握给婴儿喂药的方法及注意事项。

2.能力目标　能独立完成给婴儿喂药的护理，并指导新生儿父母及其家属完成给婴儿喂药工作，掌握注意事项。

3.素质目标　态度认真，操作卫生安全、规范有序，按照雇主需求顺利完成操作任务。

【实训时间】2学时。

【实训步骤】

表8–12　实训表

	具体内容与要求	要点提示
素质要求	仪表举止端庄大方，面带微笑，态度温和。家政服务员着装整洁，要扎起头发，修剪指甲，用肥皂洗净双手，手上无饰品佩戴	注意个人仪态，取得雇主信任和喜爱
操作准备	1.环境准备：保持室温22℃，相对湿度55%~65%。 2.用物准备：药盘、药卡、药品、药杯、小勺、滴管、小水壶（内盛温开水）、糖浆、小毛巾、搅拌棒	严格遵照医生要求的药量和间隔期喂药，以保持血液中的药物有效浓度
操作步骤	1.摆药　育婴员洗净双手，按医嘱摆出所需药物。 2.备药 （1）仔细查对药卡、姓名、药名、剂量、浓度、方法及用药时间（七对）。 （2）糖浆药液直接倒入药杯。药片放于药杯中加少许糖浆，用小勺或搅拌棒研碎搅匀。 3.喂药 （1）喂药前再次查对。 方法1　抱起婴幼儿，半卧位于育婴员怀中，用小毛巾围于婴幼儿颈部，用小勺盛药，从其嘴角徐徐喂入。若遇婴幼儿不吞咽，可将小勺压住舌面片刻，待咽下后再将小勺取出，然后喂少许温开水。	喂药方法1

续表

具体内容与要求		要点提示
操作步骤	方法2　若婴幼儿不宜抱起，可将头、肩部抬高，头侧位，育婴员左手固定婴幼儿前额，轻捏其双颊并上提，使其张口，右手持药杯从其口角顺口颊方向慢慢倒入，待其咽下后移开药杯，然后喂少许温开水。 4.观察　喂药完毕再次查对，观察婴幼儿服药后的反应。 5.整理记录　整理用物。记录婴幼儿服药后有无呕吐等情况	喂药方法2
注意事项	1.严格按医嘱给药，坚持查对制度，剂量应做到准确无误。 2.当婴幼儿拒绝服药时，应尽量设法改善药物苦涩味。 3.任何药物不得与食物混合喂服。油类药物可用滴管直接滴入口中。 4.若遇婴幼儿将药物吐出应立即清除呕吐物，并使之安静，按医嘱酌情补服	不能捏住双鼻强行灌药，以防药液或药片吸入呼吸道造成窒息
整体要求	1.与婴幼儿有沟通交流； 2.沉着镇定，操作过程中保持专业态度，和蔼、解释耐心、语调柔和； 3.操作动作规范熟练、动作轻稳、准确流畅； 4.操作卫生安全、规范有序，按照雇主需求顺利完成	

实训23　给新生儿穿衣服、脱衣服、更换尿布

【实训目标】

1.知识目标　掌握给新生儿穿衣服、脱衣服、更换尿布的方法、注意事项，为新生儿提供舒适的衣物，满足新生儿保暖的需要。

2.能力目标　在实训过程中给新生儿穿衣服、脱衣服、更换尿布动作熟练、准确，并能有效对家长进行相关技术指导。

3.素质目标　在实训过程中态度认真，动作轻柔、关爱小儿。

【实训时间】2学时。

【操作步骤】

表8-13　实训表

具体内容与要求		要点提示
素质要求	仪表举止端庄大方，面带微笑，态度温柔。 服装鞋帽整洁，头发、着装符合要求	注意个人仪态，取得小儿信赖及喜爱
评估	核对小儿信息，了解新生儿体重、大小便情况、精神、反应情况	根据新生儿精神情况评估新生儿配合度

续表

具体内容与要求		要点提示
操作前准备	1.环境准备：室内应光线充足、空气新鲜、整齐、温暖，有保暖设备。 2.用物准备：婴儿衣物、湿纸巾、毛巾、盆、洗涤用品、干净尿片等。 3.护理员准备：换鞋、穿工作服、戴帽子、戴口罩、取下饰物、剪指甲、洗手。 4.小儿准备：小儿清醒、情绪稳定	环境、用物注意防止污染，人员注意个人卫生
操作步骤	1.穿脱方法：①先将新生儿脏衣服脱下，迅速将干净衣服穿上。②操作者一手从新生儿袖口伸入袖笼握住新生儿的小手，轻轻把新生儿的手臂带过来，轻握新生儿的另一手臂送入另一袖笼，然后拉直衣服，扣上门襟。 2.套衫穿脱方法：①脱法。先脱新生儿双上肢，然后把衣服往上卷，在衣服领圈处撑一下，从头部脱下。②穿法。先把套衫收拢成一个圈并用两拇指在衣服的领圈处撑一下，再套过新生儿的头，然后把袖口弄宽，轻轻地把新生儿的手臂牵引出来，最后把套衫往下拉平。 3.新生儿换纸尿裤：①折叠纸尿裤露出肚脐，打开新纸尿裤，抬起宝宝的双腿，把干净的纸尿裤垫在宝宝的屁屁下面，打开脏尿裤并对折起来，用湿纸巾给宝宝擦洗。②给宝宝抹上爽身粉让小屁屁保持干爽，接下来放好新的纸尿裤，调整好尿裤的位置。③拉伸弹性腰围贴，照着正面的数字刻度粘上。④腰部松紧以能插入一根手指为宜。⑤适当整理腰部和腿部褶边，防止后漏和侧漏。⑥整理好宝宝衣物，包裹好褓布。 4.整理用物	动作要快、轻柔。 穿脱过程中应保证小儿保暖并与孩子有言语沟通。 新生儿衣服要使用纯棉的，毛边平、软，袖口要光边，以免纱线缠手。 折叠纸尿裤要露出宝宝的脐带残端。 小男孩尿尿的地方头要冲下以免他向上把尿撒到尿裤外面。 换纸尿裤前，如果是男性新生儿，应把纸尿裤包在脐部以下，以免弄湿脐部
整体要求	1.与婴幼儿有沟通交流； 2.沉着镇定，操作过程中保持专业态度，和蔼、解释耐心、语调柔和； 3.操作动作规范熟练、动作轻稳、准确流畅； 4.操作卫生安全、规范有序，按照雇主需求顺利完成	

实训24　给婴儿沐浴与抚触

【实训目标】

1.知识目标　掌握给婴儿沐浴与抚触的方法、注意事项，满足婴儿清洁需要。

2.能力目标　在实训过程中保证新生儿的安全，托抱洗浴及抚触动作熟练、准确，并能有效对家长进行相关动作技术指导。

3.素质目标　在实训过程中态度认真，动作轻柔、关爱小儿。

【操作步骤】

表8–14　实训表

具体内容与要求		要点提示
素质要求	仪表举止端庄大方，面带微笑，态度温柔。 服装鞋帽整洁，头发、着装符合要求	注意个人仪态，取得小儿信赖及喜爱
评估	核对小儿信息，了解小儿月龄、体重、是否刚刚饮食完成、大小便情况、精神、反应情况	洗浴应当在喂奶后1小时左右开展
操作前准备	1.环境准备：沐浴室应光线充足、安静、空气新鲜、温暖、物品摆放整齐、清洁干燥，有防寒设备。洗澡间的温度控制在26~28℃，水温控制在38~40℃，洗澡后宝宝待的房间温度控制在24~26℃。 2.用物准备：钟表、水温度计、浴巾、婴儿模型、澡盆、浴液、小毛巾、干净内衣、尿布、包被等。 3.护理员准备：换鞋、穿工作服、戴帽子、戴口罩、取下饰物、剪指甲、洗手。 4.小儿准备：小儿清醒、情绪稳定。1小时内无喂奶的情况	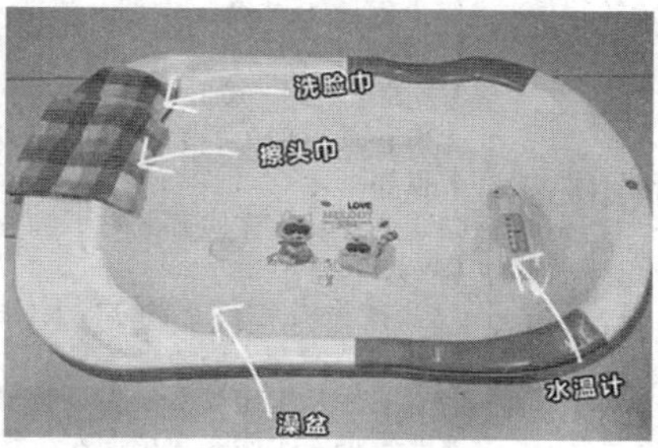 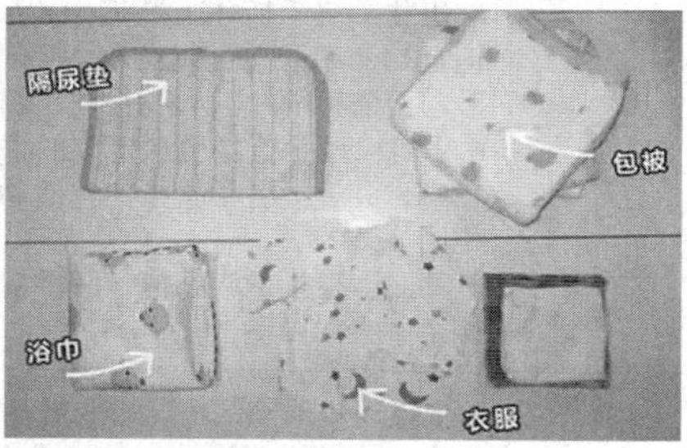 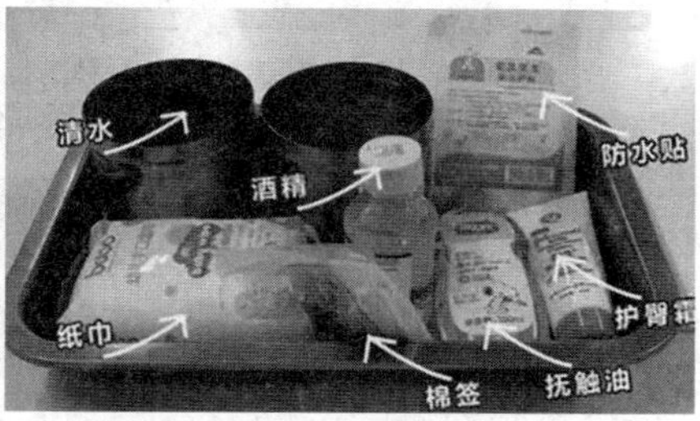 室温如果达不到，应先开空调或其他取暖设备将房间加温。 环境、用物注意防止污染，人员注意个人卫生

续表

	具体内容与要求	要点提示
操作步骤	一、洗浴的操作（见实训20） 二、抚触的操作 1. 按摩前须温暖双手，将婴儿润肤液倒在掌心，不要将乳液或油直接倒在宝宝身上。 2. 头部 （1）用两手拇指从前额中央向两侧移动（沿眉骨）； （2）用两手拇指从下颌中央向外、向上移动（似微笑状）； （3）两手掌面从前额发际向上、向后滑动，至后下发际，升停止于两耳乳突（耳垂后处），轻轻按压。 3. 胸部：两手分别从胸部的外下侧向对侧的外上侧移动（似X型），避开乳头。 4. 腹部 （1）右手从宝宝腹部的右下侧滑向右上腹（似I型）； （2）右手从宝宝腹部的右上侧水平滑向左上腹，再滑向左下腹（似L型）； （3）右手从宝宝腹部的右下侧滑向右上腹，再水平滑向左上腹，再滑向左下腹（似U型）。 5. 四肢：双手抓住上肢近端（肩），边挤边滑向远端（手腕），并搓揉大肌肉群及关节；下肢与上肢相同（从大腿根向足的方向）。 6. 手足：两手指指腹从宝宝的手掌面依次推向指端，并提捏各手指指尖，活动关节；足与手相同。 7. 背部：婴儿呈俯卧位，两手掌分别于脊柱两侧由中央向两侧滑动	手法从轻开始，慢慢增加力度以宝宝舒服合作为宜；选适当的时间，避开宝宝感觉疲劳、饥渴或烦躁时；最好是在婴儿洗澡后或穿衣过程中进行
注意事项	1. 宝宝严重哭闹的情况不要洗澡； 2. 宝宝如果在腹泻、发烧等疾病期，不要洗澡； 3. 洗澡时间控制在8~15分钟为佳； 4. 在给宝宝洗澡过程中，家长要做好保护，以防摔滑； 5. 如果宝宝做新生儿抚触的过程中出现哭闹，要先暂停抚触，及时查找引起哭闹的原因并给予改善，等到宝宝停止哭闹后再看是否适宜继续进行新生儿抚触，不要强迫宝宝，以免引起宝宝不适	
操作后护理	1. 操作时动作轻柔、熟练，全程与宝宝有交流。 2. 整理用物。 3. 记录洗浴及抚触的时间及宝宝的表现情况。注意抚触过程中与小儿的情感交流	

目标检测

答案解析

一、单选题

1. 婴儿饮用以下各项中（　　）最好。

A. 矿泉水　　B. 温开水

C. 蒸馏水　　D. 纯净水

2. 提倡纯母乳喂养（　　）个月。

A.4　　B.8

C.6　　D.12

3.（　　）婴儿应逐渐添加辅食。

A.4个月　　B.7个月

C.8个月　　D.一岁后

4. 皮下血肿吸收时间一般不超过（　　）周。

A.2　　B.3

C.4　　D.8

5. 抚触一般在婴儿吃完奶后（　　）左右进行。

A. 半小时　　B.2小时

C.3小时　　D.1小时

二、思考题

1. 免疫接种后的家庭护理注意事项有哪些？
2. 添加辅食的目的及原则有哪些？
3. 婴幼儿发生意外伤害的常见原因有哪些？
4. 简述烫伤后的急救处理。

（曹洁文）

书网融合……

小结8-1

小结8-2

小结8-3

小结8-4

小结8-5

项目九　孕产妇护理

学习目标

知识目标：掌握孕妇日常起居护理的方式方法。

能力目标：学会指导孕妇衣着、作息、日常活动、洗浴等方法，学会稳定孕妇情绪的方法，能和孕妇愉快相处。

情感目标：愿意运用孕妇日常起居职业培训的相关知识促进家政行业职业培训的发展。

案例导学

陈某某，女，28岁，结婚2年才怀孕，现怀孕50天，她们一家人都十分开心，同时特别紧张、焦虑，不让她上班、不让她干活，整天躺在床上，连翻身都小心翼翼的。

思考　请大家通过以上案例，总结一下如何理解陈某某孕期的心理特点？如何正确指导她日常起居？

任务一　孕妇起居护理

一、孕妇的心理护理

（一）孕妇的心理特点

1. 妊娠最初的3个月　孕妇的心理波动往往是随着妊娠反应出现的。起初，她可能只是凭想象感觉着腹内的小生命，想象着他的模样，甚至想象着把他拥抱在怀里的感受，此时的心境是无比甜蜜的。不久，她开始恶心、呕吐、食欲不振，甚至整夜失眠，使她疲惫不堪。于是她开始感到抑郁和烦恼：担心怀孕的失败，恐惧分娩的痛苦，忧虑腹内胎儿的健康，甚至产生莫名其妙的压抑和焦虑。

2. 妊娠中期的3个月　随着妊娠的继续进展，孕妇的情绪起了变化，妊娠初期出现的不适症状逐渐消失了，食欲和睡眠又恢复了正常。尤其是胎动的出现对未来的母亲来说是一剂强心剂，胎儿实实在在地活着，这对孕妇是一个极大的安慰，怀孕失败的恐惧骤减，取而代之的是更多的幸福和自豪的感觉。妊娠中期这3个月是孕妇心理上的黄金时期。

3. 妊娠最后的3个月　在妊娠的最后3个月中，孕妇重新感到压抑和焦虑，身体内出现的种种的不适，使她们开始为分娩和胎儿是否健康而担心，这时，她的精力往往都投注到胎儿身上。随着预产期的临近，她迫不及待地盼望着孩子早点出生，以解除负担。这种焦急不安，在一定程度上缓解了孕妇对分娩的惧怕心理。

（二）如何进行孕妇心理护理，让孕妇保持心情愉快

孕妇在怀孕期间特别是怀孕早期，往往情绪不稳、依赖性强、脾气暴躁，甚至会表现出神经质，我们必须了解此时孕妇的心理特征，平和、愉快地与孕妇相处，以避免冲突的发生。我们应该理解孕妇怀孕时的难处，知道怀孕生孩子是一件不容易的事情，要站在孕妇的角度考虑问题，经常和孕妇沟通，及时了解她的想法，理解孕妇难过或生气的原因，帮助其解决各种问题。有些孕妇对怀孕没有科学的认识，容易产生既兴奋又担心的矛盾心理：一方面为宝宝的即将到来感到高兴；另一方面却总是怀疑自己的身体无法胜任孕育胎儿的任务，时刻担心胎儿是否正常，无论做什么事情都担心对孩子会不会造成什么不良影响。这些原因都有可能导致孕妇心理问题的出现。此时，我们在照顾好孕妇起居的同时，应尽量开导、关心孕妇，不要使其受到过多的不良刺激，言行举止不能引起孕妇的猜疑，孕妇临产前都会出现一定程度的紧张心理，此时她们非常需要家人尤其是丈夫的鼓励和支持。所以，丈夫在妻子临产前应该尽可能腾出较多的时间陪伴妻子，亲自照顾她的饮食起居，多关心爱护她，多理解包容她，尽力使孕妇的心理保持在最佳状态。

二、孕妇的衣着

从孕3月开始，孕妇的生理机能和体形就会开始发生明显变化。伴随着这些变化，孕妇的衣着也要有相应的改变。随着胸围、腰围增大，孕妇购买衣服一定要选宽松款式，才能穿起来更加舒服。背带装既可以在视觉上修饰日渐臃肿的体形，腋部、腹部和胯部的设计也比较宽松，背带长度还可以调节，可以让孕妇的伸展更加自如，是比较适合孕妇的服装款式。

其中孕妇的衣着应特别注意以下几项。

（1）选天然面料　女性在怀孕后，身体会出现很多变化，有些孕妇在孕期变得容易过

敏。如果是条件许可的情况下，最好选择天然面料的衣服，这样才能避免引起皮肤过敏的问题。如果没有过敏这个问题，就可以随意选择，但衣服的面料还是不宜选太差，尤其是气味大的衣服，孕妇一定要避免。

（2）裤头不能紧　孕妇的腹部隆起，不能穿太紧的裤子，否则会让腹部感到束缚，可能还会对胎儿造成影响。孕妇应该穿腰部前高后低的裤子，这样的设计不仅保护了腹部，并且还能避免掉裤子的可能。裤头一定不能选太紧，应该选择偏宽松的，穿起来不会有束缚感而是感到很轻松的，这样才不会勒到腹部。

（3）上衣要宽松　太紧的上衣会让腰腹部有束缚感，这种上衣虽然穿起来好看，但对孕妇和胎儿来说都很不利。所以，孕妇穿的上衣最好是宽松的，这样不仅自己感觉舒适，并且也不会勒肚子，更不会影响到胎儿。如果想要穿修身的衣服，可以选择弹力大的修身上衣，但还是不建议长期穿。

（4）穿舒适鞋袜　大着肚子的孕妇行动都会有些艰难，走路需要十分小心，为孕妇选择的鞋要考虑安全性和舒适性，高跟鞋或容易脱落的凉鞋均不能穿。穿高跟鞋会增加腰和后背肌肉的支撑力量，加重姿势改变的程度而导致背痛和疲倦。许多平底鞋缺乏支托作用，走路时振动会直接传到脚上，同样会造成疲倦、腿痛和背痛的情况。孕妇的鞋最好按如下标准选用：脚背部分能与鞋紧密结合；具有牢固支撑身体的宽大后跟，鞋后跟高度在2~3cm，鞋底带有防滑纹。

孕期要避免穿环形袜带以及圆口松紧的长筒袜、紧身袜，因为它们妨碍下肢静脉血液回流会加重静脉曲张，可穿弹性好的连裤袜。另外，孕妇的衣着还应根据季节和气候的变化而适当调整。

三、孕妇的作息护理

（一）孕妇的休息时间

孕妇最好的休息就是睡眠，适当的睡眠可解除疲劳，使体力与脑力得到恢复。如果睡眠不足，可引起疲劳过度、食欲下降、营养不足、身体抵抗力下降、增加孕妇和胎儿感染的机会，造成多种疾病发生。但睡眠时间长短，因人而异，有的仅睡5~6小时即可恢复体力与精力，有的则需更多的时间，一般正常人需要8小时的睡眠，孕妇因身体发生一系列特殊变化，易感疲劳，可适当延长1小时为宜，一般至少8小时。妊娠晚期，为保持精力充沛，还应在中午坚持1小时左右的午睡。如无条件者，至少也应卧床休息半小时。

（二）孕妇的工作时间和注意事项

孕妇每日工作时间不应超过8小时，孕7个月应避免上夜班。工作中感到疲劳时，在条件允许的情况下，可稍休息10分钟左右，也可到室外、阳台或楼顶呼吸新鲜空气。长时间保持一种工作姿势的孕妇，中间可变动一下姿势，如伸伸胳膊动动脚，以解除疲劳。除此以外，散步也是一种很好的休息形式，如坚持晚饭后就近到公园、广场、体育场、田野、宽阔的马路或乡间小路散步。最好夫妻同行，同时说说悄悄话，除能解除疲劳外，也是调节和保持孕妇良好精神状态的妙方，对孕妇和胎儿的身心健康均有收益。但行程要适中，还应避免着凉。

四、孕妇的日常活动

（一）孕妇的日常活动方式和强度

怀孕期间参加室外运动可以获得阳光和新鲜空气。运动量的大小以孕妇不感到疲劳为宜，具体根据孕妇的身体情况而定。最好的运动方式莫过于室外散步，不仅简单易行，而且可以刺激全身肌肉的活动，增强身体某些部位的肌肉力量，特别是与分娩相关的几组盆底肌肉。除散步外，应建议孕妇适当参加一些娱乐活动，如看电影、听音乐、拜访朋友等，既有助于松弛即将为人母的焦虑心理，减轻精神压力，又能使家庭气氛更加轻松、愉快。为防止造成不适状态，进行上述各项运动时，均应避免过度。

（二）孕妇日常活动的原则

为了孕妇日常活动的安全和舒适，应指导孕妇遵循下列活动原则。

1. 每天执行不同方式的活动内容（如走路、站立、坐位等），活动的时间均不宜太长。

2. 避免弯腰拾物，拾取地面物品时先屈膝后落腰蹲好后再捡拾。

3. 站立时两腿平行，两脚稍分开，将重心压在脚心附近，这样不容易疲劳。需要长时间站立时，重心应放在伸出的前腿上，并每隔几分钟变换两腿的前后位置，以减少疲劳。

4. 走路时应保持全身平衡，正确的姿势是抬头、伸直颈部、后背挺直、绷紧臀部。为防止跌倒或摔跤，每走一步应踩实后再走第二步。

5. 上下楼梯时，要看清阶梯，将整个脚掌放在阶梯上，使用腿部肌肉抬起，自然地登上每一层阶梯而不向前倾斜，一步步慢慢上下，注意避免过度挺胸腆肚。特别在妊娠晚期，视线容易被隆起的腹部遮住，应脚踩稳后再移动身体，并扶好扶手。

五、孕妇的洗浴护理

准妈妈汗腺及皮脂腺分泌旺盛，比常人更需要洗澡和洗头，以保持皮肤清洁，预防皮肤、尿路感染。不过准妈妈肚子大了以后洗澡更应注意方法，否则可能对自身和胎宝宝的健康造成影响。

（一）大肚准妈妈如何洗澡

1. 安全防护 在家洗澡时不要锁浴室门。在洗澡时要注意室内的通风，避免晕倒，如果是在家里洗澡的话，最好不要锁门，万一晕倒、摔倒可得到及时救护。

2. 孕妇洗浴水的温度 在为孕妇放洗澡水的时候要注意水温不能过高，否则会损害胎儿的中枢神经系统，通常控制在36~38℃。

3. 孕妇洗浴体位 孕妇洗浴时，不能坐浴，而应采取立位，以避免热水浸没腹部。如果坐浴，水中的细菌、病毒很容易随之进入阴道、子宫，导致阴道炎、输卵管炎或引起尿路感染，使孕妇出现畏寒、高热、腹痛等症状，这样会增加孕期用药的概率，也容易留下早产或畸胎的隐患。

4. 孕妇洗浴时间 在照料孕妇进行热水浴时，每次洗澡时间不要太长，以15分钟左右为宜，尤其不要长时间用热水冲淋腹部。假如孕妇出现头昏、眼花、胸闷、乏力等症状，应立即停止洗澡，适当休息。

5. 注意防滑 在浴室里最容易滑倒，因此一定要在浴缸里要垫上一块防滑垫。另外，如果浴室的地板没有防滑作用，也一定要垫上防滑垫子才行。

（二）大肚准妈妈如何洗头

1. 洗头的频率不宜过勤。中性或油性头发的准妈妈可每周洗头1~2次，干性头发的准妈妈每周洗一次即可。

2. 最好是白天洗头，如果是晚上洗头，则要早洗，等头发干后再入睡。

3. 注意洗发的姿势。短发的准妈妈头发比较好洗，可坐在高度适宜、可让膝盖弯成90°的椅子上，头往前倾，慢慢地清洗；长发的准妈妈最好坐在有靠背的椅子上，请准爸爸帮忙冲洗。

4. 洗头后，准妈妈可以利用干发帽、干发巾将头发吸干。干发帽和干发巾的吸水性强、透气性佳，很快就能弄干头发，不过要注意选用抑菌又卫生、质地柔软的干发帽、干发巾。最好不要使用吹风机，即使要用，也应调到低温档，不要紧贴着头皮吹。

任务二 孕妇饮食护理

一、孕期妇女平衡膳食指南

（一）2022新版孕期妇女平衡膳食宝塔

孕期妇女平衡膳食宝塔

2022新版中国孕期妇女平衡膳食指南在平衡膳食准则八条基础上，增加了以下5条核心推荐。

1. 调整孕前体重至正常范围，保证孕期体重适宜增长；

2. 常吃含铁丰富的食物，选用碘盐，合理补充叶酸和维生素 D；

3. 孕吐严重者，可少量多餐，保证摄入含必需量碳水化合物的食物，孕中晚期适量增加奶、鱼、禽、蛋、瘦肉的摄入；

4. 经常户外活动，禁烟酒，保持健康的生活方式；

5. 愉快孕育新生命，积极准备母乳喂养。

（二）对照新旧两版《中国孕期妇女平衡膳食宝塔》，主要差异

1. 油和盐 油由 25~30g 改为 25g，盐由 <6g 改为 <5g；

2. 蔬菜和水果 蔬菜由 300~500g 改为 400~500g，水果由 200~400g 改为 200~300/350g

3. 主食 由“谷薯类”改成谷类和薯类分列，总量保持不变，强调了薯类的摄入。

孕期的营养摄入对宝宝的发育至关重要，希望每一位准妈妈能够科学饮食，孕育健康宝宝。

二、孕期妇女膳食

（一）孕早期饮食

孕早期饮食应遵循以下原则：膳食清淡、适口；少食多餐；保证足够富含碳水化合物的食物；多摄入富含叶酸的食物并补充叶酸；戒烟、禁酒。

孕早期可多吃富含蛋白质、钙、铁、维生素、必需脂肪酸的食物，要保证营养丰富均衡，饮食多样化，避免营养单一。补充叶酸，预防胎儿神经管缺陷，同时应注意尽量避免油炸、生冷、刺激、含咖啡因的食物，适当运动。

1. 蛋白质摄入 孕早期是蛋白质在体内储存相对多的时期，所以孕妇膳食蛋白质摄入要比平时更高。可选择动物性食物如瘦肉、牛羊肉、鸡鸭肉和鱼虾等，植物类食物可选豆类，包括黄豆和黑豆等。

2. 钙、铁、维生素摄入 孕妇应每日摄入 1500mg 的钙、28mg 的铁，同时补充适量的维生素 D。可选择含钙食物如奶及奶制品、豆类及豆制品、绿叶菜、芝麻、虾皮等；含铁食物如樱桃、木耳、莲子、小米等；含维生素食物如西红柿、苹果、葡萄、韭菜、柚子等。

3. 必需脂肪酸摄入 孕早期是胎儿大脑细胞增殖的高峰，需要提供充足的必需脂肪酸，以满足大脑发育所需。可选择食物有葵花籽油、核桃油、坚果、深海鱼等。

4. 注意事项

（1）少油炸，孕早期女性多有孕吐反应，油炸食品可能会加重孕吐的情况。

（2）禁生冷，生冷食物可能含有寄生虫，孕妇抵抗力低，生冷食物可能会对孕妇和胎儿产生不利影响。

（3）少咖啡因，研究显示每天喝咖啡时里面的咖啡因的量超过200mg时，流产率会增加一倍；而每天不超过200mg时流产率并不升高。

（4）禁饮食单一，饮食结构单一不利于胎儿和孕妇的身体补充所需营养，所以摄入营养要丰富。

（5）孕妇应适当运动，增加户外运动，尽量不要久坐、久站等。

（二）孕中期饮食

孕中期胎儿的生长速度加快，所以此时孕妇的饮食方面也需要做出调整，需注意少食多餐、清淡饮食，适当进食营养丰富的食物，以保证胎儿有足够的营养供给，有利于维持胎儿的正常生长发育。

1. 少食多餐 进入孕中期，多数孕妇的早孕反应消失，食量有所增加，但是由于子宫压迫胃肠道，容易出现饱腹感，所以可以将当日需摄入的饮食分成多次进食，每次进食量要适当，不要一次食用过饱。

2. 清淡饮食 建议饮食需要以清淡、易消化为主，避免加重胃肠道负担，可适量进食各种营养粥。孕中期可进食新鲜的蔬果，如芹菜、梨、苹果等，既能补充膳食纤维，又有利于预防便秘，如果不能及时排出体内多余的油脂，可能会使孕妇体重过重，增加妊娠期高血压和妊娠期糖尿病的患病风险。

3. 进食营养丰富的食物 还可以适当摄入一些坚果，坚果中含有的必需脂肪酸是细胞膜及中枢神经系统髓鞘化的物质基础，有利于促进胎儿大脑发育。除此之外，孕中期孕妇的基础代谢速度加快，耗能加大，所以此时还需适当补充热量，可适当进食含有优质蛋白的食物，如鸡肉、鱼虾等。

需要注意孕中期不要营养过剩，如果胎儿体重过大，容易导致难产，也容易使孕妇出现各种并发症。同时，不要进食容易产气的食物，以免出现胃肠道反应。

（三）孕晚期饮食

孕晚期孕妇需要注意均衡摄入营养，少食多餐，控制热量摄入，限制油、盐摄入。

1. 均衡摄入营养 孕晚期孕妇需要碳水化合物、脂肪、蛋白质、维生素等多种营养物质，需要全面摄入身体所需的营养，应足量摄入主食、肉类、蔬菜等食物，以免影响孕妇及胎儿的健康。

2. 少食多餐 孕晚期孕妇需要足量的营养，应少食多餐，这样既有助于消化吸收，又可以缓解消化系统压力。

3.控制热量摄入　孕晚期孕妇需要控制热量摄入，不能摄入过多热量，以免导致体重过度增长，影响分娩以及胎儿健康。

4.限制油、盐摄入　孕晚期孕妇要限制油、盐的摄入，以免引起高血压、高血脂等情况。

5.其他　孕晚期孕妇要少吃辛辣刺激的食物，避免饮酒。

三、妊娠糖尿病妇女饮食护理

（一）妊娠糖尿病饮食原则

1.控制总入量，建立合理饮食结构。

2.均衡营养，合理控制碳水化合物、蛋白质和脂肪的比例。

3.少吃多餐（三大餐，三小餐），有利于血糖的平稳控制和预防夜间低血糖。

4.高纤维饮食，保证足够维生素和矿物质（推荐每天摄入25~30g）。

5.饮食清淡，低脂、少油、少盐（食盐每天摄入不超过5g），禁止精制糖（如红糖、方糖、果酱、甜饮料、甜的零食、糕点糖果等）的摄入。

（二）妊娠糖尿病饮食注意事项

1.注意饮食均衡，包括谷类、蔬菜水果类、肉类及奶豆类等多种食物。

2.限制单双糖，避免摄入甜食和甜度高的水果。

3.选择升糖指数较低的食物，如粗粮，包括燕麦、黑米、黑麦等，整粒的豆类和蔬菜，低升糖指数的水果有柚子、樱桃、李子、桃、苹果。

4.饮食宜清淡、少盐，忌食肥肉和动物的皮，少用煎炸、红烧等用油多的烹调方式烹饪食物。

5.进食规律、少量多餐，每天至少有早、中、晚三顿正餐和早、午、晚加餐，合理分配各餐的能量和营养素，早餐占20%，午餐占30%，晚餐占30%，早中晚加餐均占5%~10%，在食用高淀粉的根茎类，如土豆、芋头、南瓜、藕、山药等做蔬菜时，应从每天的主食中减去相应的分量，通常3~5份的根茎类换1份粮谷类，原来食量比较大的孕妇可逐渐减少到规定的食量要求。

（三）糖妈妈每天需要摄入能量

根据每位孕妈孕前的BMI（体重指数）决定。

BMI＜18.5kg/m^2（低体重者）：35~40kcal/kg；

BMI 18.5~24.9kg/m^2（正常体重者）：30~35kcal/kg；

BMI≥25kg/m^2（超重者）：25~30kcal/kg。

（四）糖妈妈一日饮食三大营养物质占比

碳水化合物占50%~55%，避免精制糖的摄入。

蛋白质占20%，建议每日摄入80~100g蛋白质，其中1/3以上为优质蛋白质。

脂肪占总热能25%~30%。

（五）糖妈妈饮食时间安排

1.将三餐变为“6”餐，即三大餐三小餐：一早餐，二正餐；一宵夜，二加餐。

2.将进餐时间尽可能固定化，“6”餐进餐时间如下。

- 早餐　　7：00~7：30
- 早加餐　10：00~10：30
- 午餐　　12：00~12：30
- 下午茶　15：00~15：30
- 晚餐　　17：30~18：30
- 宵夜　　21：00~21：30

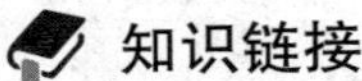

糖妈妈饮食要点

糖妈妈把握“十个一”法则：1杯合适的奶制品250~500ml；1份粗细搭配的粮食（250~300g）；1斤蔬菜（其中150g绿叶）；1~2个水果（200~250g）；100g豆制品；100g肉类（无腿>两条腿>四条腿）；1个鸡蛋；一定量的调味品（油25g、盐5g、不用或少用糖）；一定的饮水量（1500~2000ml）；一份适合中国人体质的营养干预方案。

水果吃法四原则：适时、适量、加餐用、低糖水果交换份（如西瓜吃1斤，主食要减1两米）。

动物肉类选择：无腿（如鱼肉）优于两条腿（如鸡肉、鸭肉）优于四条腿（如猪肉、牛肉）。

（六）糖妈妈饮食注意事项

1.选择低血糖反应（低GI）的主食。精白米、精白面容易提高餐后血糖，可以部分改为用全谷杂粮和淀粉、豆类制作的主食。如把白馒头换成添加小麦胚芽和大豆粉的全麦馒头，把大米饭换成大米、小米、燕麦饭，把白米粥换成红豆、紫米、糙米粥等。

2.多吃绿叶蔬菜，最好在吃主食之前食用。

3. 日本研究证明，用餐时先吃较多的蔬菜，然后一口饭一口菜地配合着吃，要比上来就吃米饭更有利于控制血糖波动。

4. 蛋奶类、鱼肉、豆制品和主食配合食用。蛋白质有利于延缓消化速度，提升饱腹感。主食和蛋白质食物搭配的做法，能保证在食量下降的情况下，优质蛋白质食物有效地用在胎儿生长发育当中。另外把部分肉类替换为鱼类和奶类，因为奶类蛋白质、钙和鱼类所含的η–3脂肪酸（α–亚麻酸+DHA）有利于改善血糖控制能力。

5. 降低烹调油脂用量。日常炒菜油主要是富含ω–6脂肪酸，并不是胎儿发育所急需的η–3脂肪酸。多数准妈妈自己身上就存有过多的脂肪，足够替代炒菜油来供应给胎儿。

6. 避免食用甜食等烘焙食品。即使是号称“无糖”也不要选择。即便加的是阿斯巴甜、木糖醇或麦芽糖醇来增甜，也不能解决其中含有大量精白淀粉和大量脂肪的事实，而这两者都对控制血糖不利。

7. 食物烹调时保持一点咀嚼感。主食不要蒸煮得太过软烂，也不要打糊、打浆、榨汁食用。杂粮打糊、蔬菜打浆、水果榨汁等处理会让食物过于容易消化吸收，消化后产生的葡萄糖会快速进入血液，必然带来餐后血糖上升速度加快的结果。

任务三　孕妇安全出行

案例导学

杨女士，28岁，第一胎，孕4个月，准备随丈夫去青岛旅游，家人担心怀孕行动不方便，更担心其旅途安全。

思考　请大家通过以上杨女士情况，思考如何指导她出行。

1. 她是否能去旅游？

2. 出行前需要做好哪些安全措施？

一、孕期外出旅游相关问题

孕期是否可以旅行，这需根据孕妇身体健康状况以及道路情况来做决定。

（一）孕早期、晚期不建议坐车出远门

1. 在怀孕早期受到激素水平的影响，有很多孕妇会出现早孕反应，比如恶心、呕吐、乏力等，长途的劳累、奔波、坐车等，都有可能会导致孕吐反应进一步加重，对孕妇和胎儿都是不利的，因此在怀孕早期尽量避免剧烈运动，同时也不要太过劳累。此外，怀孕早

期是胎儿不稳定的阶段，也是最容易发生流产的时期，如果在这阶段休息不好、过度劳累、长途坐车等都容易增加流产的概率。所以，怀孕早期最好也不要远行。

2. 怀孕晚期孕妇的身体情况不稳定，容易受到外界刺激而产生不良反应，对胎儿造成一定影响。若路上颠簸，耗费时间较久，颠簸刺激或者身体过于疲惫，而引发子宫异常收缩，会出现早产的情况。怀孕晚期孕妇肚子明显增大，行动困难，增大的子宫会影响到血液流通，容易引发下肢肿胀等各种不适，旅途的劳累和情绪的变化也会影响到分娩，所以，怀孕晚期最好也不要远行。

（二）孕中期孕妇情况良好可以坐车出远门

在怀孕超过12周进入怀孕中期时，身体会处于较为稳定的状态，相对来说，怀孕中期是旅行的最佳时机。怀孕中期孕妈妈面对的不良影响比较少，流产的风险也会大大减小。孕期的远行要根据具体情况来定，如果有出行的计划，一定要事先跟自己的产检医生沟通，并获得允许。经检查身体不存在异常后，可以选择出远门，但在路途中，需注意做好个人保护，尽量选择平稳的路面开车，不要在过于颠簸的路面开车。行驶一段路途后，可以让孕妇稍微下车走动，以利于下肢血液回流。如果存在先兆流产、严重贫血、胎儿生长受限、妊娠期糖尿病、高血压以及多胞胎等情况，在整个孕期都不建议孕妈妈出远门。

二、陪孕妇安全出行注意事项

孕妇的安全直接关系到胎儿宝宝和准妈妈两个人的健康，因此在整个孕育期间都要非常重视。下面就简单列举一些日常生活中的注意事项。

（一）陪孕妇徒步行走

徒步行走可以增强腿部肌肉的紧张度，预防静脉曲张，并增强腹腔肌肉，对孕妇很有好处。因此，应多陪孕妇进行徒步行走。

在行走中，要注意以下事项。

第一，散步前为产妇选择一双舒适的鞋，以低跟、掌面宽松为好。

第二，散步场所最好选择环境比较好的公园。如果没有条件在公园里散步，应选择路况良好、行人和车辆较少的街道，以减少安全隐患，同时避免过多吸入有污染的汽车尾气。

第三，提醒孕妇走路的姿势，身体要注意保持正直，双肩放松。

第四，观察孕妇是否疲劳。如果发现孕妇疲劳，可建议她暂且停下来，就近坐下休息5~10分钟再继续或回家。

（二）孕妇乘坐有关交通

1. 火车　火车速度相对稳定，乘火车也相对较安全；火车活动空间大，便于孕妈妈起来走动、伸伸双腿；如果选择卧铺，可以随意更换坐、卧姿势，也可听听音乐或闭目养神，使人感觉舒适、放松；车厢有洗手间，上厕所方便。火车一般适合中长途的出行，火车与其他交通工具相比，活动较自由。但是乘坐火车一般来说时间较长，所以建议在较稳定的孕中期乘坐，建议孕早期和孕晚期的孕妈妈不要乘坐，危险系数比较高。

2. 乘游轮　预定的时候，可尽量订一个尽可能大的床，特别是如果你与先生一起旅行。上船后，你还可以找服务人员多要几个枕头和毯子。幸运的是，在航行过程中，你可能还能找到很多锻炼的方式。很多邮轮都提供集体或个人运动项目，比如早晨在甲板上散步、游泳、健身车、练瑜伽，甚至还有船上健身房的力量训练。

3. 坐飞机　孕妇坐飞机需要长时间坐着，这可能使你的双脚以及踝关节肿胀、腿抽筋。站起来在过道里走一走，做做简单的伸展运动，可以使你的血液循环保持畅通。

4. 坐汽车　要是你打算做长途车旅行的时候，要尽量找直达快车，而不是每站都停的慢车，如果需要过夜，则最好选择卧铺车。为了避免夜里肚子饿，应准备一些食物和水。

5. 自驾车　乘坐私家车时，则要为孕妇挑选最舒适的座位，可让其背靠沙发座或者躺下；如果孕妇感到疲倦，可给她揉揉腿脚。在开车的时候应该避免紧急制动、紧急转向，因为这样的冲撞力过大，可能使孕妇受到惊吓。车内空调一般以26℃为佳，孕妇坐在里面最好不要低于这个温度。在不是太热的情况下，可以关掉空调，打开车窗改吹自然风，开车每隔一段时间最好停下来，让孕妈妈下车走一走、活动一下筋骨；孕妇大多有尿频的问题，所以当遇到厕所时，应及时下车去一趟洗手间。

6. 公交车　乘坐无轨电车、公共汽车和地铁时，要为孕妇找个座位，因为急刹车会让人失去平衡和摔倒。

7. 其他交通工具　在旅游景点，有些地方可能会提供一些交通工具，但孕妇安全第一，最好不要乘坐摩托车、快艇或骑脚踏车，以免颠簸或刺激引起流产。孕妇大多有尿频的问题，有尿意时就要及时小解。旅途中每隔一段时间就要起身活动一下身体。危险的游乐设施切勿轻易尝试，安全第一。

需要注意的是，有时候搭乘一些交通工具时需要过安检门，乘客在机场经过的安检门是金属探测仪，使用的是低频电磁场，目的是检查有没有金属物品。任何发电或用电的东西，如电源线或家用电器，产生的都是电磁场，从这种低水平的金属探测器中经过，对所有人都是安全的，只用来检查行李，不用过分担心影响到胎儿安全。

（三）孕妇出游相关安全注意事项

1. 有关地点规划

（1）国内　如果是安排国内旅游，原则上，没有太多地点上的限制，因为国内主要城市的交通都很方便，医疗单位也算普及，不过有些较偏远的地方则要小心了。通常建议孕妇尽量选择车程不要太远、交通方便、就近就能找到医疗单位的风景宜人的所在。有些观光地点可能需要长时间爬坡、走阶梯或过于热闹拥挤，孕妇就不太适宜。

（2）国外　如果是安排国外旅游，则建议选择飞行时间不超过5个小时的地点；此外，当地的卫生及医疗状况最好有一定的水准。打算参加团体旅游的孕妈咪，必须先询问旅行社行程内容，如果行程太过紧凑或有较刺激的水上活动就不适合参加。

2. 有关饮食　外出旅游时，最好自行准备开水，不要喝太多的冷饮。避免吃辛辣、燥热、肥腻食物，注意食物的新鲜度，生食（如沙拉、生鱼片等）最好避免食用，感觉有疑虑的食物就最好不要食用，遇上有些从来没尝试过的特殊食物，最好还是不要吃，以免因肠胃不习惯而引发胃肠道不适或过敏等问题。

3. 有关衣着　孕妇外出旅游时，应穿着吸汗、透气、宽松的衣服，最好挑选较利于活动的裤装，即使天气炎热也别忘了随身携带一件薄长袖上衣，除了可以防晒之外，进入冷气室时也可以披一披，防止温差太大而造成不适。另外，要选择一双舒适好走的旅游鞋，最好不要穿新鞋出门旅游，以防新鞋不合脚，一时又买不到替换的鞋子。肚子较大的孕妈妈可以准备托腹带，以减轻腹部的负担。

4. 有关住宿　尽是选择舒适、干净的旅馆，以免晚上出现失眠困扰。另外，孕妈妈白天走了比较多的路，晚上到旅馆后可以将下肢用棉被略微垫高，或用温热的水泡泡脚，可促进血液循环，消除腿部疲劳。

5. 其他注意事项　孕妇旅行必须要有人陪同，有状况时能有人协助，此外，比较重的行李或物品，交给陪同的先生或朋友来提。旅行的目的是为了让人感到愉快、放松压力，孕妈妈在旅游观光时不要逞强，也不要非看到某些景点不可，如果觉得不舒服，就要尽快卧床休息或调整行程。孕妇旅游行程最好事先规划好，如找好住宿旅馆，了解路况，确认气候，以免出现太多无法掌控的突发状况而影响孕妇和胎儿的安全。

任务四　孕妇住院生产前的准备

案例导学

吕某某，女，28岁，怀孕37周，近2天阴道分泌物增加，无阴道流血、流水，无腹部阵痛，无头晕、眼花。

思考　请大家通过以上案例，总结一下吕某某需要住院了吗？临产前需要准备哪些东西？

一、临产征兆

作为家政护理员，在照顾孕妇的时候应当学会观察孕妇临产前的身体变化。当孕妇的身体出现以下症状时，说明孕妇的产期越来越近了，可能会有以下症状。

宫底下降：胀大的子宫开始下降，减轻了对横膈膜的压迫，孕妇会感到呼吸困难缓解，胃的压迫感消失，食欲增加。

腹坠腰酸：胎头下降使骨盆受到的压力增加，腹坠腰酸的感觉会越来越明显。

大、小便次数增多：胎儿下降压迫膀胱和直肠，使小便之后仍感有尿意，大便之后也不觉舒畅痛快。

阴道排出的分泌物增多。

下腹不规则阵痛：临产前，由于子宫下段受胎头下降所致的牵拉刺激，假宫缩的情况会越来越频繁，如果宫缩缩短到5到10分钟一次，孩子随时都可能会生下来了。

见红：从阴道排出含有血液的黏液白带称为“见红”。正常情况下，孕晚期见红是临产的征兆，要保持好的心情，积极地、耐心地等待，正常进食，保证睡眠，保持体力。如果只是淡淡的血丝，量也不多，孕妈咪可以留在家里观察，平时注意不要太过操劳，避免剧烈运动就可以了。

胎动有所减少：胎动此时不那么明显，不要为此感到不安，这是由于胎位已相对固定的缘故。但如持续12小时仍然感觉不到胎动，应马上接受医生诊断。

体重增加停止：胎儿发育成熟体重不增加，有时甚至有体重减轻现象。

二、产前注意事项

1. 忌害怕　孕妇对分娩有程度不同的恐惧心理，这种不良的心理不仅会影响孕妇临产前的饮食和睡眠，还会妨碍全身的应激能力，使身体不能很快地进入待产的“最佳状态”。事实上，在现代医疗条件下，只要进行产前检查，分娩的安全性非常高。

2. 忌焦急　有些孕妇没到预产期就焦急地盼望能早日分娩，到了预产期更是终日寝食不安。她们不懂得预产期有一个活动范围，提前14天或拖后14天都是正常现象。

3. 忌粗心　一些孕妇大大咧咧，到了妊娠末期仍不在意。结果临产时常常由于准备不充分，而弄得手忙脚乱，这样很容易出差错。

4. 忌劳累　是指身体或精神上的过度劳累。到了妊娠期，活动应该适当减少，工作强度亦应适当减低，特别是要注意休息好，睡眠充足。

5. 忌懒惰　有些妇女怀孕早期担心流产，怀孕晚期害怕早产，整个孕期都不敢活动。有些孕妇则是因为懒惰而不愿意多活动。实际上，孕期活动量过少的产妇，更容易出现分娩困难。所以，孕妇在妊娠末期不宜生活得过于懒惰，也不宜长时间地卧床休息。

6.忌忧虑 调查表明，孕妇在生活、工作上遇到较大的困扰，或者是发生了意外的不幸事件，都可使孕妇产前精神不振、忧愁、苦闷。这种消极的情绪可以影响顺利分娩。有些丈夫或公婆强烈盼望生育男孩，给产妇造成了无形的压力，也是出现难产的重要诱因之一。

7.忌孤独 一般情况下，孕妇临产前都会出现一定程度的紧张心理，此时她们非常希望能有来自他人尤其是丈夫的鼓励和支持。所以，作为丈夫，在妻子临产前应该尽可能腾出较多的时间陪伴妻子，亲自照顾她的饮食起居，这是丈夫对于妻子生产的最好帮助。

8.忌饥饿 产妇分娩时消耗体力很大。因此产妇临产前一定要吃饱、吃好。此时家属应想办法让产妇多吃些营养丰富又易于消化的食物，切忌什么东西都不吃就进产房。

9.忌远行 一般在接近预产期的前半个月后就不宜再远行了，尤其是不宜乘车、船远行。因为旅途中各种条件都受到限制，一旦分娩出现难产是很危险的事情，可能危及母子安全。

10.忌滥用药物 分娩是正常的生理活动，一般不需要用药，也没有能使产妇腹痛减轻的药物。因此，产妇及亲属万不可自行其是，滥用药物，更不可随便注射催产剂，以免造成严重后果。

三、分娩住院时做的准备工作

（一）要做好精神准备

产妇应该要有信心，在精神上和身体上做好准备，用愉快的心情来迎接宝宝的诞生，丈夫应该给孕妇充分的关怀和爱护，周围的亲戚朋友及医务人员也必须给产妇一定的支持和帮助。实践证明，思想准备越充分的产妇，难产的发生率越低。在入院待产时，一定要了解相关的待产知识，了解临产时的症状表现以及分娩需要什么过程，才能在分娩时从容应对，减少麻烦。同时还要注意放松心态，不紧张不害怕，及时调整不好的情绪，在待产前可以听听音乐，同爱人谈心，总之把心态放平，能够有效缓解痛苦，促进顺利分娩。

（二）要做好身体上的准备

1.睡眠休息 分娩时体力消耗较大，因此分娩前必须保持充分的睡眠时间，分娩前午睡对分娩也有利。

2.生活安排 接近预产期的孕妇应尽量不外出和旅行，但也不要整天卧床休息，轻微的、力所能及的运动还是有好处的。

3.性生活 临产前绝对禁忌性生活，免得引起胎膜早破和产时感染。

4.发型 最好去剪个清爽易梳理的短发，因为产后4周内，产妇的出汗量非常大，长发不易打理。

5.洗澡　孕妇必须注意身体的清洁，由于产后不能马上洗澡，应在住院前洗澡，以保持身体的清洁。洗澡时必须有人陪伴，以防止湿热的蒸汽引起孕妇的昏厥。

6.家属照顾　双职工的小家庭在妻子临产期间，丈夫尽量不要外出。实在不行，夜间需有其他人陪住，以免发生意外。

（三）要做好物质上的准备

1.分娩时所需要的物品，怀孕期间都要准备好，怀孕第9个月时要把这些东西归纳在一起，放在家庭成员都知道的地方。

2.准备好各种证件，包括产妇的身份证、医疗证（包括孕妇联系卡）、诊疗卡、医保卡、产检本等。

3.准备好婴儿的用品，包括纯棉内衣、外套、包布、尿布、大小毛巾、围嘴、垫被、婴儿沐浴露、宝宝的洗澡盆、婴儿油、湿纸巾、宝宝袜子和帽子等，均应准备齐全。尤其出院时需要的婴儿用品必须事先包好，做好记号。

4.准备好产妇入院时的用品，包括面盆、脚盆、牙膏、牙刷、大小毛巾、卫生巾、抽纸和消毒湿纸巾、内衣、内裤、铺在床上的卫生垫等。分娩时需吃的点心也应准备好。

5.准备好哺乳胸罩，至少准备2个从前面可以打开的纯棉胸罩，还要再配一些吸奶的乳垫，以免奶水浸湿衣服。

知识链接

物品准备举例

1.需要为宝宝准备好两盒最小号的一次性尿布和一些婴儿衣物、短袜及婴儿洗发精。

2.可以带上一瓶婴儿润肤油，因为对于刚刚来到这个世界的宝宝来说，母亲的抚触按摩可以减轻他（她）的不安、烦躁，而且能早早地感受到母爱。

3.新生儿每日大小便次数频繁，可以用婴儿护肤柔湿巾方便地帮宝宝清洗臀部，然后再用些婴儿护臀霜来保护他（她）的小屁股。

4.可以准备一包脱脂棉，可随时帮宝宝清洁皮肤表面的污物。

5.给宝宝哺乳时，可以用方巾垫在乳房下方，以防止乳汁弄污衣服。

6.给宝宝洗澡，要用纯正温和少刺激的婴儿沐浴露，可以先准备好，等宝宝出院后使用。

7.出院时，需要带宝宝衣服及一条软毯（厚薄根据季节而定）来包裹宝宝回家。

四、住院须知

正式临产、见红或虽未正式临产，但胎膜已破，均需到医院住院。产妇自己要观察胎动情况有无异常、子宫收缩的情况、阴道流血及流水的情况，注意羊水性状，是否羊水浑浊，注意有没有头疼、眼花、心慌、呼吸困难等任何不适。临产时有阵痛是正常现象，精神过分紧张、害怕会影响到宫缩及产程的进展。临产前后都要很好地进食、适当的活动使自己保持较好的精力。如果宫缩不是很强，可在家属陪同下，在产房附近走走，注意排空膀胱，可以加速产程；和家属聊天可以减轻紧张。与医生护士密切合作，会很好地度过临产及分娩期的。

五、宝宝冬天出生准备

（一）分娩产房注意

1.冬季天气比较寒冷干燥，在产房一定要增添保暖设备，注意空气湿度；

2.产房内的门窗要关好，防止寒风进入；

3.新生儿出世后，应及时用毛巾或小棉被包好，防止着凉。

（二）给宝宝穿衣要适度

1.宝宝的衣服质地应以保暖、柔软舒适、简单厚度适宜为主；

2.在穿衣时，切记腰带不宜系得过紧，以免妨碍新生儿呼吸。

（三）提高宝宝适应能力

1.不宜长时间把宝宝捂得严实，还没满月的宝宝可以在室内进行“空气浴”，每次1~2分钟即可，注意室内温度不要低于20℃；

2.给宝宝洗澡时速度应快，洗好后要快速放在大毛巾被上边擦边穿衣，注意别着凉；

3.坚持母乳喂养的婴儿抵抗力比较强，不易患病；

4.母婴同室，增进感情。

六、孕妇分娩后在医院穿什么合适

1.棉质的睡衣或者是睡袍。最好是多备几套宽大的纯棉睡衣，方便穿脱、前开口的样式，便于吸汗，又柔软保暖，方便喂奶。

2.鞋袜和帽子。准备好袜子以及透气轻薄的带脚后跟的拖鞋，如果是秋冬季坐月子，最好准备一个纯棉的单帽，保暖工作是月子里非常重要的。

3.棉质的内衣裤。内衣以及内裤是必须棉质的，而且是干净的，分娩后的准妈妈身体是非常虚弱的，棉质的内衣裤对身体是好的，可以防止细菌的侵入。

4. 生活用品都需要干净，分娩后主要需要注意洁净。

任务五　产妇的饮食护理

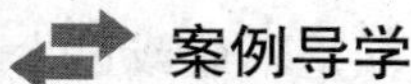

程某某，女，30岁，产后体重62kg，身高160cm，顺产产后第一天，既往无妊娠期糖尿病，产后出血不多，恶露无臭味，平常体质虚弱，面色苍白，怕冷，口淡不渴，大便稀软，尿频量多，色淡，舌苔白，易感冒。

思考　请大家通过以上案例，总结一下。

1. 如何指导她月子期间的饮食？

2. 针对她的体质饮食需要注意些什么？

一、产妇的饮食原则

月子期间由于每个产妇的体质、年龄不同，以及季节的差异、征候的不同等，产妇的饮食调养和食疗配膳也不是千篇一律的。产妇的饮食调养应注意以下原则：药膳也应讲究“色、香、味”俱全。因产妇征候的不同而选择不同的饮食调养。因个人体质、年龄的不同而选取不同的饮食。产妇服用各种营养药膳应交替进行。因季节、气候的不同而采用不同的饮食调养。

二、月子期间注意事项

1. 少吃多餐　孕期时胀大的子宫对其他的器官都造成了压迫，产后的胃肠功能还没有恢复正常，所以要少吃多餐，可以一天吃五到六次。采用少食多餐的原则，既保证营养，又不增加胃肠负担，让身体慢慢恢复。

2. 荤素搭配，营养丰富　从营养角度来看，不同食物所含的营养成分种类及数量不同，而人体的营养则是多方面的，过于偏食会导致某些营养素缺乏。一般人提倡月子里吃鸡、鱼、蛋，忽视其他食物的摄入。某些素食除含有肉食类食物不具有或少有的营养素外，一般多有纤维素，可促进消化，防止便秘。因此，荤素搭配，营养才丰富。

3. 适当补充体内的水分　新妈妈在产程中及产后都会大量地排汗，再加上要给新生的小宝宝哺乳，而乳汁中88%的成分都是水，因此，新妈妈要大量地补充水分，喝汤是既补充营养又补充水分的好办法。

4.以流食或半流食开始 新妈妈产后处于比较虚弱的状态，胃肠道功能难免会受到影响。尤其是进行剖宫产的新妈妈，麻醉过后，胃肠道的蠕动需要慢慢地恢复。因此，产后的头一个星期，最好以好消化、好吸收的流食和半流食为主，例如稀粥、蛋羹、米粉、汤面及各种汤等。

5.清淡适宜，易消化 月子里的饮食应清淡适宜。无论是各种汤或是其他食物，都要尽量清淡，循序渐进。切忌大鱼大肉，盲目进补。食盐少放为宜，但并不是不放或过少。如食物中加用少量葱、姜、蒜、花椒粉等多种性偏温的调味料则有利于血行，有利于淤血排出体外。

6.不宜食用生、冷、硬的食物 产后宜温不宜凉，温能促进血液循环，寒则凝固血液。在月子里身体康复的过程中，有许多浊液（恶露）需要排出体外，产伤也有淤血停留，生冷的食物会使身体的血液循环不畅，影响恶露的排出。还会使胃肠功能失调，出现腹泻等。但可以把一些从冰箱中取出的瓜果，先放在温水中，待水果温热后切片食用。

7.切忌盲目进补 盲目地进食补药和补品，如人参等，不但不能帮助身体恢复，而且还有可能使新妈妈出现便秘、牙龈出血、口臭等不良症状。要考虑新妈妈的身体状况，以及季节的差异性、环境的变化等。

三、产后饮食分期

1.产后第1周，主要以“排”为主。新妈妈由于体内激素水平大大下降，身体过度耗气失血，因此产后的第一餐饮食应首选易消化、营养丰富的流质食物，如糖水煮荷包蛋、冲蛋花汤、藕粉等。等到第二天就可以吃一些软食。产后5~7天应以米粥、软饭、烂面、蛋汤等为主食。不要吃过多油腻之物，如鸡、猪蹄等。如果是剖腹产，应注意这四点：一周内不要吃蛋类和牛奶，以免胀气；避免油腻食物；避免深色素食物，以免疤痕颜色沉积；避免咖啡、茶、辣椒和酒等刺激性食物。

2.产后第2周，主要以“调”为主。尽量多食补血食物，调理气血，同时也可以开始食补催乳，指导妈妈坚持给新生宝宝母乳喂养。

3.产后第3周，主要以“补”为主。可选择催乳食谱，同时开始进补。可以增加一些热量较高的食物，比如鸡肉、排骨、猪脚等。同时，催乳的鲫鱼汤、猪手木瓜汤、通草鱼汤等。虽然月子饮食忌寒凉，但适当地吃一些水果是可以的。可以选择温和的苹果、橙等。

4.产后第4周，主要以“养”为主。现在到了产妇好好养身体的时候了。这个时候毒素与恶露基本已经排出。此时可以选择更多温补的食物。同时可以选择更多的新鲜蔬菜。蔬菜中的纤维素不仅促进食欲，防止产后便秘的发生，还能吸收肠道中的有害物质，促进毒素排出。例如，黄豆芽、莲藕、胡萝卜、食用菌等。

四、产后饮食宜忌

（一）月子饮食适宜——月子食谱宜精、杂、稀、软

1.精是指量不宜过多，产妇进补要适度。

2.杂是指食物品种多样化，荤素搭配很重要。

3.稀是指摄入水分宜多，乳汁的最大成分就是水。可以多喝点水，还有各式的汤、牛奶、粥、水果等水分较多的食物。

4.软说的是食物烧煮的方式，应以细软为主，饭或面都应煮得软一些。

（二）月子饮食禁忌——月子饮食忌冷、辣、咸、酸

1.忌食寒凉生冷食物，寒凉生冷食物不利于恶露的排出和淤血的去除。

2.忌食辛辣刺激性食物，如辣椒，易加重气血虚弱，并致便秘。

3.忌食酸涩收敛食物，如乌梅、莲子、柿子、南瓜等，以免阻滞血行，不利于恶露排出。

4.忌食过咸食物，易致水肿。但也不可忌盐，因产后尿多、汗多。

5.忌食过硬、不易消化的食物，易导致消化不良。

6.忌食过饱，因产妇胃肠功能较弱，过饱会妨碍其消化功能。

五、月子食谱举例

月子餐可以帮助产妇在产后恢复体力、补充营养、促进乳汁分泌以及满足身体的特殊需求。在产妇产后恢复中起着至关重要的作用，不仅为产妇提供必要的营养，还有助于身体的恢复、减少恶露时间、降低感染风险、减少心理压力等多方面的益处。在准备月子餐时，需要注意食材的选择、烹饪方式和口味等方面，确保营养均衡和食品安全。月子餐种类很多，总体上应以“稀、软、清淡、营养”为原则。

孕期妇女平衡膳食宝塔

1.麻油猪肝

食材用料：新鲜猪肝100g　老姜约20g　干淀粉15g　黑麻油30ml　米酒80ml　鸡精5g　香葱花5g　盐3g

制作方法：猪肝用流动的水冲洗干净，沥净水分，切成0.5cm厚的片，加入米酒（或黄酒）（30ml）、干淀粉、鸡精，抓拌均匀（多抓一些时间，猪肝吃起来更有弹性）。老姜洗净，连皮斜切成大片。将黑麻油倒入炒锅中，以中火烧至六成热，放入姜片爆香，爆至姜片周边变成褐色。放入猪肝，转大火，调入剩余的米酒（50ml），翻炒均匀至猪肝成灰褐色且看不到血丝，加入盐和香葱花调味即可。

2. 鲫鱼汤

食材用料：鲫鱼1条　生姜少许　食用油适量　盐适量　胡椒粉适量　葱适量

制作方法：鲫鱼洗净，控干水分，姜和大葱切片，锅里放油。将鱼煎至两面金黄色，备好的葱白和姜放进锅里，加入适量的开水。大火烧开后小火炖20分钟，起锅时放入适量盐和胡椒粉即可。

六、不同体质产妇的饮食注意事项

（一）热性体质

特性：面红目赤，怕热，四肢或手足心热，口干或口苦，大便干硬或便秘，痰涕黄稠，尿量少、色黄赤味臭，舌苔黄或干，舌质红赤，易口破，皮肤易长痘疮或痔疮等症。

适用食物：

1. 不宜多吃麻油鸡；煮麻油鸡时，姜及麻油用量要减少，酒也少用。宜用食物来滋补，例如山药、鸡、黑糯米、鱼汤、排骨汤等，蔬菜类可选丝瓜、冬瓜、莲藕等较为降火，或吃青菜豆腐汤，以降低火气。腰酸的人用炒杜仲25g煮猪腰汤即可，才不会上火。

2. 不宜多吃：荔枝、龙眼、苹果。

3. 少量吃些：柳橙、草莓、樱桃、葡萄。

（二）寒性体质

特性：面色苍白，怕冷或四肢冰冷，口淡不渴，大便稀软，尿频、量多、色淡，痰涎清，涕清稀，舌苔白，易感冒。

适用食物：

1. 应吃较为温补的食物，如麻油鸡、烧酒鸡、四物汤、四物鸡或十全大补汤等，原则上不能太油，以免引起腹泻。食用温补的食物或药补可促进血液循环，达到气血双补的目的，而且筋骨较不易扭伤，腰背也不易酸痛。

2. 忌食食物：西瓜、木瓜、葡萄柚、柚子、梨、杨桃、橘子、番茄、香瓜、哈密瓜等。

3. 宜食食物：荔枝、龙眼、苹果、草莓、樱桃、葡萄。

（三）中性体质

特性：不热不寒，不特别口干，无特殊常发作之疾病。

适用食物：饮食上较容易选择，可以食补与药补交叉进行。如果补了之后口干、口苦或长痘子，就停止药补，吃些较降火的蔬菜，也可以喝一小杯不凉的纯柳橙汁或纯葡萄汁。

七、饮食护理

（一）产后宫缩痛的护理

1.概念　产后宫缩痛是因为产后子宫收缩所产生的疼痛或因血瘀或因产后气血虚弱，湿热乘虚而入所引起的腹部疼痛。于产后1~2天出现，持续2~3天后自行消失，经产妇及剖腹产产妇多见，哺乳时加剧。

2.护理措施　正常的生理现象。热敷法，按摩产妇小腹部。益母草冲剂。疼痛剧烈需要报告医生。

3.产后宫缩痛的饮食护理

（1）山楂60g，红糖30g，将山楂放入砂锅内用文火煮5分钟后，加入红糖再煮片刻，趁热饮服。活血祛瘀、止痛。

（2）当归15g，生姜15g，羊肉250g，将羊肉切成小块，与当归、生姜一并放入瓷罐中，加水250ml，用旺火隔水炖至羊肉熟透后吃肉喝汤。

（二）产后恶露不止的护理

1.表现　恶露时间长（产后由阴道排出血液、坏死蜕膜、上皮及黏液等，统称“恶露”）。

2.分类　血性恶露：3~7天；浆液恶露：2周；白色恶露：2~3周，1个月左右干净。

3.处理

（1）药物，促进子宫收缩，如缩宫素、生化汤、益母草等。

（2）坚持母乳喂养。

（3）注意休息睡眠。

（4）避免刺激性食物。

（5）如有胎盘、胎膜残留时，必要时搔刮宫腔，清除残留的胎盘胎膜，注意防治感染。

（三）奶汁过少的护理

1.让孩子勤吸吮奶头。

2.不要随便补充奶粉。

3.专业催乳师的按摩。

4.加强营养，均衡饮食，多喝鱼汤、猪蹄汤、小米粥、骨头汤。

5.妈妈保持心情愉快。

6.保证充足的休息和睡眠。

（四）产后腰疼原因及预防措施

产后腰疼是孕期怀孕负重，使骨盆扩大以及肌肉、肌腱和韧带过度拉伸、断裂、受损，腹直肌分离所引起的。预防上我们要注意以下几点：

1.给宝宝喂奶一定要注意姿势要正确，备些柔软靠垫，或者哺乳枕。

2.少弯腰，少提重物。

3.补钙，注意补钙，避免骨质疏松而引起腰痛。平时多吃牛奶、米糠、麸皮、胡萝卜等富含维生素C、D和B族维生素食物。

5.适当运动，在医生的指导下做。

6.产后骨盆修复、腹直肌修复十分重要！

任务六　协助产妇清洁护理

一、产褥期概念和特点

（一）产褥期概念

从胎盘娩出至产妇全身各器官除乳腺外恢复至正常未孕状态所需的一段时期，称产褥期。通常6周，尤其是产后15天内，产妇应注意休息，调养好身体。

（二）产褥期特点

产褥期期间，母体生理系统会发生很大变化，子宫内部留有一定程度的创面，同时乳房生理变化较大，分泌功能加强，机体抵抗力低，易发生感染。在产褥期内产妇应该好好休息，陪护人员根据产妇产褥期的生理的特点，应仔细观察产妇身体恢复情况，并进行卫生、护理等指导，做好产妇乳房、会阴等重点部位的清洁卫生，从用药、并发症、饮食、活动、避孕等方面科学合理地做好产妇的护理保养，促使产妇身心健康。

二、产褥期的清洁卫生

（一）乳房保洁和卫生护理

哺乳前后乳房的清洁护理：哺乳前要用温开水清洗乳房，从乳头开始清洗，然后依次清洗乳房整体，切忌使用肥皂、酒精、洗涤剂等，以免除去保护乳头和乳晕皮肤的天然薄膜，造成乳头皲裂，影响哺乳。每次哺乳前应按摩乳房，刺激泌乳反射；哺乳时应让新生儿吸空乳汁，如乳汁充足未能吸尽时，可挤奶，以免乳汁淤积。每次哺乳前和哺乳后，都要用温开水擦洗乳头、乳房，使乳房保持清洁卫生，避免乳腺感染，引发乳腺炎。同时要注意乳头内陷的矫正，避免乳头凹陷导致污垢隐藏，引发感染。哺乳期产妇穿着要宽松合适，尽量使用具有托举功能的胸罩，以缓解乳房充盈时的下坠。每次喂乳尽量让孩子吸吮两侧乳房，达到每次喂乳能够排空两侧乳汁，减轻乳房充盈引起的不适，避免奶汁积存引发乳房疾病，也避免引起哺乳期过后乳房大小高低不一致。如果乳汁过多，可适当采取人工排空乳汁。

（二）会阴清洁和卫生护理

1.会阴部清洁 分娩后生殖器官尚未恢复正常，宫腔内有较大创面，宫颈口松弛，阴道黏膜有擦伤，因此必须做好会阴清洁和卫生，以防引起感染。“月子”里产妇的会阴部分泌物较多，每天应用温开水清洗外阴部，勤换会阴垫并保持会阴部清洁和干燥。仔细评估会阴切口有无渗血、血肿、水肿等，如有异常应及时报告医生。如果没有特殊情况，可用温开水清洗，卫生盆要专人专用，不能用作其他用途，防止生殖道感染。每日2次用适合的消毒液冲洗或抹洗消毒，且应勤换会阴垫，大便后用温开水清洗会阴，保持会阴部清洁，如有会阴伤一周内避免下蹲姿势，以防伤口裂开。会阴水肿者，可用50%硫酸镁湿热敷每日2~3次；会阴血肿者，如果血肿小24小时内冰敷，24小时后可用湿热敷或远红外灯照射，大的血肿需配合医师切开处理。

2.恶露清洁护理 观察颜色、血量。通过观察恶露的性质、气味、血量及持续时间，可以了解子宫恢复情况及其有无感染症状的存在。及时更换卫生垫巾，及时抹洗下身和臀部的血迹。内裤勤洗勤晒，保持干燥，日光晾晒可以有效杀菌。

3.大小便清洁和护理 产后6~8小时，产妇要主动排尿，如不能排尿，可在下腹部用热水袋敷或用温开水熏洗外阴和尿道周围，也可用滴水声诱导排尿。产妇产后一般肠蠕动较弱，加之产后卧床多活动少，进食量发生变化，或由于食物中缺纤维素、肠蠕动减弱，常发生便秘，此外会阴疼痛也会引起排便困难。为了预防便秘，产妇应多吃蔬菜、水果，力争早日下床活动。

（三）月子期间洗浴

产妇产褥期汗腺分泌旺盛，夜间睡眠和初醒时更明显。产褥期的清洁卫生十分重要，及时洗澡可使全身血液循环增加，加快新陈代谢，保持汗腺通畅，有利于体内代谢产物的排出，还可调节自主神经，恢复体力，解除肌肉和神经疲劳。

1.洗浴前的准备工作

（1）关闭电风扇和空调，关好门窗，避免穿堂风。

（2）调节浴室内温度在26~32℃，调节水温在36~38℃。备好洗浴用品：浴液、洗发液、浴巾、换洗衣物等。

2. 洗浴时注意

（1）请产妇进入浴室，用淋浴的方式洗发、洗浴，洗澡时间不宜过长，每次5~10分钟即可。

（2）若条件不具备淋浴条件，可帮产妇擦洗身体，然后在相同条件下另行洗发。

3. 洗后保暖 洗浴后，帮助产妇穿好衣服，打开浴室门通风。产妇应避开风口，在浴室内暂不外出，待浴室与室温调节平衡时，再离开浴室。然后及时吹干头发，适当补充一杯温开水。

4. 洗浴注意事项

（1）水温控制适当，不可超过40℃，以不凉不烫为宜。

（2）注意控制室温，洗澡后不宜马上开空调降低室温，以防产妇感冒。

（3）洗浴期间防止产妇跌倒、摔伤等意外事件。

（4）一般情况在顺产后8小时，剖宫产后24小时可以擦身，顺产后3天，剖宫产后7天，身体没有异常的情况即可开始淋浴。

（5）洗澡次数：1~2次/天即可，每次洗浴时间以5~10分钟为宜，避免时间过久，发生虚脱等意外。

（6）擦浴时注意：室内温度与洗澡的要求相同，随擦、随脱、随穿，防止感冒。在医院期间擦浴，要避开他人，照顾好产妇的心理感受。

（7）产后6周内不宜洗盆浴或大池洗浴，以减少经阴道和尿道逆行感染的机会。

（8）产后建议用专用的药浴。药浴可促进血液循环，有利于子宫收缩（产后子宫恢复），消除疲劳，祛风除湿、驱寒温宫、舒筋活血，也能有效预防月子病、腰酸腿痛、头晕等。但要注意的是，淋浴时不要空腹，以防发生低血糖。用水不要过热，以免全身皮肤血管过度充血，造成头部供血不足而头晕。此外，应注意浴室中的空气流通，不要怕吹风而导致缺氧。

（四）月子期间刷牙

产妇“坐月子”期间，进食次数较多，吃的东西也较多，如不注意漱口刷牙，容易使口腔内细菌繁殖，发生口腔疾病。过去，有不少妇女盲目信奉“老规矩”——坐月子里不能刷牙，结果“坐”一次“月子”毁了一口牙。产妇每天应早晚刷牙，刷牙时使用软毛牙刷，用温开水，轻柔地刷动，不可用力过猛，每次刷2~3分钟即可。刷牙不仅可清除食物残渣、清洁牙齿和口腔，也是促进食欲的一个重要方法。每次吃过东西后，应当用温开水漱漱口。只要体力允许产后第2天就应该开始刷牙，最好不超过3天。

刷牙需要注意以下几点。

1. 在孕期注意摄取钙，保持口腔卫生，避免使牙齿受到损害。

2.产妇身体较虚弱，正处于调整中，对寒冷刺激较敏感。因此，切记要用温水刷牙，并在刷牙前最好先将牙刷用温水泡软，以防冷刺激对牙齿及齿龈刺激过大。

3.每天早晚和睡前各刷一遍，如果有吃夜宵的习惯，吃完宵夜后再刷一遍。

4.可在产后的3天采用指漱，即把食指洗净或在食指上缠上纱布，把牙膏挤于手指上并充当刷头，在牙齿上来回、上下擦拭，再用手指按压齿龈数遍。这种方法可活血通络，坚固牙齿，避免牙齿松动。

（五）月子期间梳头

梳头可去掉头发中的灰尘、污垢，还可以刺激头皮，对头皮起按摩作用，促进局部皮肤血液循环，满足头发生长所需营养，达到防止脱发的作用；另外，梳头还可使人神清气爽、面貌焕然一新，达到美容的效果。产妇在梳头时要用梳齿较圆滑的梳子，最好用牛角梳。梳头应早晚进行，不要等到头发很乱甚至打结了才梳理，这样容易损伤头发和头皮。

（六）月子期间手脚清洁

清洗用的水要温度适宜，洗后擦干双脚，穿棉质袜子，袜口不要太紧，防止影响血液循环。下床行走时宜穿有后帮的、保暖性好、松软的拖鞋。月子期间剪指甲、趾甲也可以照常进行，指甲是角化了上皮，根本不存在“剪刀风”的问题。

（七）衣物及床上用品清洁

产妇分娩后，产褥汗旺盛、身体虚弱、免疫力低下，母婴护理师（家政人员、月嫂）要勤换、勤洗、勤晒其衣物及床上用品，更换的脏衣服及床上用品应当天清洗完毕。清洗产妇内裤时，应使用专用卫生盆并戴专用塑胶手套，防止交叉感染。有感染情况的产妇的内裤要用符合国家标准的消毒液消毒。

（八）居室环境

室内需经常通风，室内温度不可太高，也不可忽高忽低。过去常有将门窗紧闭，不论何时产妇都要盖厚被的说法，这是十分危险的，尤其是在夏季，极易造成产妇中暑。但要注意以下几点。

1.坐月子期间要避免身体直接吹到电扇的风。

2.开冷气时不要将风口对着产妇，并将室温设定在25~28℃是最适宜的。

3.坐月子期间衣服若因排汗量过多而湿了，一定要马上换干的衣服；冬天时床边准备睡袍，半夜起来喂奶要立刻穿上，才不会受风寒。

三、产褥期卫生的注意事项

1.寒温适宜 产妇居室应空气清新，冷热适宜。不可顶风坐卧，以免外邪侵袭。卫表不固，应避风寒，受之则遍身疼痛；室温不宜过高或过加衣被，特别是夏日暑天，可致中暑。

2.劳逸适度 产妇要充分休息，保证睡眠时间，劳动不宜过早过累，以免导致恶露不绝、子宫脱垂。

3.调节饮食 产后气血耗伤，又须化生乳汁哺育婴儿，极需加强营养。饮食宜选营养丰富而易消化的食品，忌食生冷或过食肥甘，以免损伤脾胃。

4.调和情志 产妇精神要愉快，切忌暴怒或忧思，以免气结血滞，引起腹痛、缺乳等病变。

5.保持清洁 会阴部的产创要注意消毒和护理。产褥期有恶露排出，血室已开，易致邪毒感染。产创已愈，可用温开水擦洗外阴，内裤及月经带应经常换洗和日晒消毒。

任务七 产妇的月子照护

一、坐月子一般照护

（一）保证吃好、休息好

详见本项目任务五。

（二）尽早下床活动

一般情况下，经阴道正常分娩的产妇在生产第二天就应当下床走动。但应注意不要受凉并避免冷风直吹。也可以在医护人员指导下，每天做一些简单的锻炼或产后体操，有利于恢复，并保持良好的体形。

产后1个星期，产妇可以做些轻微的家务活，如擦桌子、扫地等，但持续时间不宜过长，更不可干较重的体力活，否则易诱发子宫出血及子宫脱垂。

（三）特别注意个人卫生

“月子”里产妇的会阴部分泌物较多，每天应用温开水或1∶5000碘伏溶液清洗外阴部。勤换会阴垫并保持会阴部清洁和干燥。产后由于出汗多，要经常洗头、洗脚、勤换内衣裤，保持皮肤的清洁。洗澡以淋浴为宜，以免脏水流入阴道内发生感染。

产妇“坐月子”期间，每次吃过东西后，应当用温开水漱漱口。每天应早晚刷牙。

（四）尽早喂宝宝母乳

分娩后乳房充血膨胀明显，分娩后30分钟开始母乳喂养，尽早哺乳有利于刺激乳汁的分泌，使以后的母乳喂养有个良好的开端；还可促进子宫收缩、复原。哺乳前后，产妇应十分注意保持双手的清洁以及乳头、乳房的清洁卫生，以防止发生乳腺感染和新生儿肠道感染。

（五）合理安排产后性生活

恶露未干净或产后42天以内，由于子宫内的创面尚未完全修复，所以要绝对禁止性生活。如果为了一时之欢而忘了“戒严令”，很容易造成产褥期感染，甚至造成慢性盆腔炎等不良后果。恶露干净较早的产妇，在恢复性生活时一定要采取可靠的避孕措施，因为产褥期受孕也是常见的事，应引起重视。

（六）按时产后检查

产后42天左右，产褥期将结束，产妇应到医院作一次产后检查，以了解身体的恢复状况。万一有异常情况，可以及时得到医生的指导和治疗。

（七）不要吹风、受凉

如果室内温度过高，产妇可以适当使用空调，室温一般以25~28℃为宜，但应注意空调的风不可以直接吹到产妇。产妇应穿长袖衣裤，最好还穿上一双薄袜子。产妇坐月子期间不可碰冷水，以防受凉或产生酸痛的现象。

二、月子期间的特殊照护

（一）母乳喂养技巧

1.早开奶，按需喂奶。吸吮的次数越多，乳房“生产”的乳汁越多，宝宝出生半小时内就应该让他吸吮妈妈的乳头，并持续30分钟以上。

2.妈妈的喂养姿势要正确。即宝宝的头和身体成一条直线。让宝宝的身体贴近妈妈。C字型手，避免剪刀手。

3.要保证宝宝正确的含接乳头的方式。即宝宝嘴要张大。宝宝下嘴唇向外翻。宝宝将妈妈的乳晕，而不单是乳头含在嘴里。

（二）乳头皲裂的护理

大多是因婴儿吸吮时没有充分含住乳头或乳头坚韧性不好引起的。哺乳前先用温开水清洗乳房，针对前种原因，喂乳时母亲要调整好喂乳姿势，使婴儿在正确舒适且松弛的姿势下，让乳头和大部分乳晕含于婴儿的口内吸吮奶汁；针对后种原因，喂乳前对乳房和乳头进行热敷，大约3~5分钟，然后挤出少量乳汁，使乳头柔软，便于婴儿吸吮。

（三）乳汁不足的护理

详见本项目任务五。

（四）大涨奶护理

1. 原因

（1）产后4~5天生理性大涨奶，多是因为没有宝宝频繁有效吸吮，乳汁没有及时完全吸空，乳汁淤积在乳腺管内，引起乳房胀痛。

（2）过早用催乳食物。

（3）乳头痛和乳头皲裂，没有勤喂哺。

2. 处理

（1）首先要检查宝宝的吸吮方法是否正确（含乳头和大部分乳晕）。

（2）制定哺乳计划：早开奶、频吸吮、多吸患侧，即让宝宝频繁吸奶，坚持每天哺乳10~12次，每次每侧乳房吸15分钟；如果乳房有硬块，喂奶时用小孩的鼻子或下颌对着乳房硬块处有助于硬块消退。

（3）注意休息；饮食清淡，多饮水；心情愉快。

（4）减轻大涨奶方法：清洗冰敷乳房，敷土豆片、仙人掌、芒硝，50%硫酸镁湿敷，请催乳师帮助疏通，排空乳房。

（五）哺乳期乳腺炎护理

出现红、肿、热、痛及结节等症状，乳腺管阻塞不通容易引起乳腺炎。轻微乳腺炎，体温38.5℃以下可以母乳喂养，注意及时排空乳房，一般不用药物治疗，喂乳前，对乳房冷敷3~5分钟，然后让婴儿先吸吮患侧乳房，这样做好处在于婴儿饥饿时吸吮力强，充分吸空乳汁，有利于吸通乳腺管，避免堵塞加重炎症，同时要增加喂乳次数，尽快排空乳房。哺乳后充分休息，饮食要少吃热量高的食物，以清淡为主。若体温较高，炎症较重，要多饮水，请催乳师帮助，及时去医院就诊，尽快排空乳房，并按医生医嘱适当用药。

（六）痔疮的护理

由于妊娠子宫压迫下腔静脉，影响痔静脉血液回流，加之分娩时的用力，常诱发或加重痔疮的发作，有肿痛症状者，每次大便后用温开水清洁，碘伏消毒，可用50%硫酸镁湿热敷，也可涂以聚维酮软膏或痔疮膏，戴橡皮手套将痔核轻轻推入肛门内，保持大便通畅，防止便秘。

（七）预防子宫脱垂护理

1. 原因　怀孕子宫增大，子宫韧带和盆底肌肉过度拉伸、断裂、受损，在分娩后变松弛，使得子宫位置发生变化，子宫沿阴道方向往下移动，造成了子宫脱垂。

子宫脱垂

女性的盆底肌肉像一张弹性的吊床。怀孕、分娩的时候，胎儿逐渐压迫、撑开这张吊床，在最底层的盆底肌不断被牵拉，被迫下降2.5cm。

无论剖腹还是顺产，盆底肌均已受到深深的伤害。

吊床假说

2. 预防措施

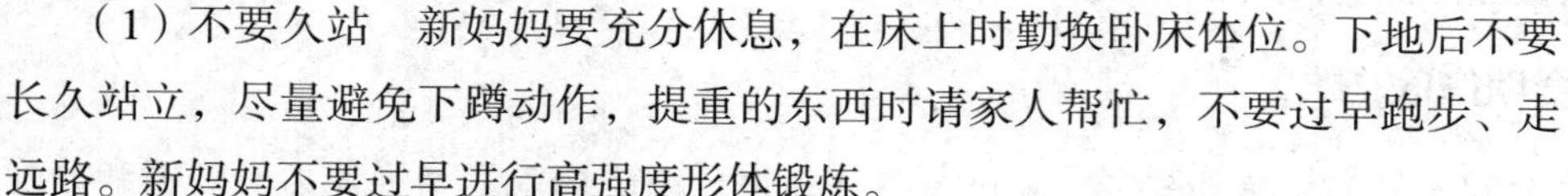

（1）不要久站　新妈妈要充分休息，在床上时勤换卧床体位。下地后不要长久站立，尽量避免下蹲动作，提重的东西时请家人帮忙，不要过早跑步、走远路。新妈妈不要过早进行高强度形体锻炼。

（2）小心便秘　多吃含纤维素的食物，养成定时排便的习惯，因为便秘或慢性咳嗽等会使腹压变大。

（3）产后及时做修复　如盆底肌修复、骨盆修复。预防以后咳嗽漏尿、子宫脱垂。

3. 盆底肌修复　由于生完宝宝导致臀部肌肉松弛下垂，肌肉自身没有修复功能，这个时候需要借助外部力量帮助修复。产后42天恶露干净后可做修复，42天~6个月为产后黄金恢复期，6个月~3年为次黄金恢复期，时间越早，效果越好！

三、产褥期的其他照护

（一）慎重使用药物

使用药物要遵照医嘱。母体服用药物会导致血液药物含量较高，通过血液循环融入乳汁，特别是有些药物副作用较大，婴儿吸入含药物的乳汁容易影响健康发育。

（二）注意预防产褥感染和并发症

对有合并症的产妇，应遵医嘱作必要的检查。

（三）适量做好运动

产后要适当活动，进行体育锻炼，这有利于促进子宫收缩及恢复身体，防止尿失禁、膀胱直肠膨出及子宫脱垂。一般采取以下运动方式：遵循循序渐进原则，每天定时做提肛肌收缩运动，加快腹肌、盆底肌肉张力的恢复。通过适当运动锻炼，促使血液循环，预防静脉炎，促使胃肠蠕动，预防便秘，促使体形、健康恢复。

（四）科学补充营养

产褥期产妇所需能量及物质，均较分娩前增加。食物应营养丰富，种类多样，易消化吸收，多清淡少油腻。产后最初几天内，需要含热量较高、蛋白含量较高、维生素含量高的食物，加入流食和汤类，促使乳汁分泌。同时根据婴儿生长发育的需要，产妇还要适当食用含矿物质的食物，也可适当补充维生素。

（五）适时做好避孕

产褥期内，由于子宫创面、阴道黏膜和会阴尚未完全恢复正常，有的恶露尚未干净，因此必须避免性生活，防止性交引起感染。产褥期后通过检查，确认生殖器官及身体已经恢复正常后，才能恢复性生活。

（六）合理作息安排

产褥期产妇充分的休息和睡眠可以恢复身体，促进组织修复，增强体力。妊娠和分娩给产妇带来的身体变化和消耗，需要6周左右的时间方能完全复原。产褥期如果过早地承担体力劳动，容易导致身体关节、腰肢酸痛，甚至导致子宫、胃肠下垂，以及膀胱、阴道壁膨隆留下终生疾患。疲劳、失眠、紧张、焦躁等生理和心理症状会导致饮食减少、精神不振，严重者影响乳汁分泌。因此产褥期的妇女要保持充足睡眠，每天不少于8小时，要注意劳逸结合，生活有规律。

（七）健康教育

1.产后的妇女要掌握一定的卫生保健知识，既要自己主动做好自我保健，同时又要积极配合护理人员做好产褥期的妇婴护理保健工作。

2.协助产妇了解产褥期感染的知识，告知其并发症的症状及预防；解释正在实施的治疗、检查及护理操作的目的和意义，以减少患者焦虑紧张情绪，取得其主动配合。

3.给予产妇有关产后休息、饮食、活动、服药的相关知识，提供产后性生活和有效避孕的具体指导，一般需通过产后检查全面评估，结果正常后方可恢复性生活。

4.指导产妇学习掌握一定的日常护理知识。使产妇具备基本的识别诊断自身及新生儿异常状况的能力，必要时能够采取适当的措施做好自我护理保健和婴儿护理保健，同时也可使其发现异常及时报告医务人员。

5.告知产妇产后随访、检查的时间；新生儿随访、预防接种的时间和机构；母乳喂养支持机构的联系方式。并提醒产妇任何时候出现不适及异常症状，需及时随诊。

实训25　照护孕妇洗澡

【实训目标】

1.知识目标　掌握孕妇洗澡的方法与内容。

2.能力目标　能熟练掌握孕妇洗澡的方法，并能顺利帮助孕妇洗澡。

3.素质目标　具备高度的责任感和同情心，具备娴熟的技术和贴心服务意识，反应敏捷，温柔体贴，思维严谨。

【实训时间】2学时。

【实训步骤】

表9-1　实训表

	具体内容与要求	要点提示
素质要求	反应敏捷，温柔体贴，思维严谨；具备娴熟的技术和贴心服务意识	孕妇洗浴护理15分钟完成
步骤方法	（一）洗浴前的准备工作 1.在家洗澡时不要锁浴室门，要注意室内的通风，避免晕厥。 2.选择适合孕妇的沐浴露、洗发液、浴巾、换洗衣物等。 3.注意防滑。在浴缸里要垫上一块防滑垫，浴室的地板要垫上垫子。 4.调节水的温度。以36~38℃水温为宜，和体温差不多或者比体温略高。 （二）洗浴时注意事项 1.洗澡体位　请产妇进入浴室，采取立位，淋浴方式洗澡，以避免热水浸没腹部。 2.洗澡时间　每次洗澡时间不要太长，以15分钟左右为宜，尤其不要长时间用热水冲淋腹部。 （三）洗后保暖 洗澡后，及时擦干身体，帮助产妇穿好衣服，打开浴室门通风。 （四）孕妇洗澡频次 最好每天1次，炎热的夏天可以每天洗两次	要确保环境对孕妇是安全的。 注意室内的通风。 保持合适水温，水温最好不要太热，也不要太凉。 控制洗澡时间，洗澡时间不宜过长。 及时擦干水分。 孕妇洗澡过程中需要注意安全。 怀孕期间需要多休息，最好不要进行剧烈运动，同时还需保持良好的生活习惯，避免劳累
整体要求	1.沟通交流，温柔体贴； 2.动作规范、熟练； 3.反应敏锐，能及时发现问题，能熟练处理突发事件； 4.事后总结记录	

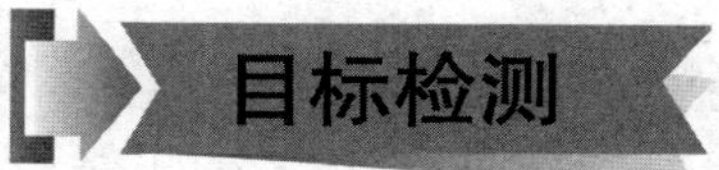

答案解析

一、单选题

1.自我监测胎儿安危最适宜的方法是（　　）。

A.定期查尿妊娠试验　　B.胎动计数

C.尿雌三醇（E3）测定　　D.胎心电子监护

2.以下关于妇女在妊娠期间的膳食原则的说法不正确的是（　　）。

A.妊娠后期保持体重的正常增长

B.应遵守《中国居民膳食指南》中的一般原则

C.增加鱼、肉、蛋、奶、海产品的摄入量

D.增加脂肪的摄入量

3. 用于妊娠期糖尿病筛查之糖筛查试验应在妊娠（　　）周进行。

A. 10~14　　B. 15~20

C. 20~24　　D. 24~28

4. 孕妇乘车时，需要系安全带吗？（　　）

A. 要系，系法有讲究　　B. 易伤胎儿，不用系

C. 要系，系法无需讲究　　D. 保证舒适，不用系

5. 关于临产的特点，下列说法正确的是（　　）。

A. 规律性宫缩，宫口进行性扩张　　B. 宫颈管不短缩，宫口不扩张

C. 胎儿不下降　　D. 见红

二、思考题

产妇的洗浴应注意哪些问题？

（潘淑媛）

书网融合……

小结9-1

小结9-2

小结9-3

小结9-4

小结9-5

小结9-6

小结9-7

项目十　老年人的护理

学习目标

知识目标：了解老年人的饮食营养相关知识内容及熟悉老年人进食的观察要点，熟悉老年人排泄异常的观察方法及内容，熟悉老年人居住环境安全与感染预防的方法与内容，熟悉老年人保健重点人群及老年保健任务和策略措施，了解老年心理特点和影响因素，熟悉老年人突发事件的应急处理及预防的相关知识，熟悉老年人户外活动及就医照护的相关知识。

能力目标：掌握协助老年进食的护理方法与内容并能协助老年人进食，掌握老年人排泄异常的护理方法及内容，掌握老年人的起居护理的方法与内容并能为老年人进行起居护理，掌握老年人自我保健内容及措施，掌握老年常见心理问题及防范措施，掌握老年人突发事件的应急处理及预防技能，掌握老年人户外活动及就医的照护技能。

情感目标：对家庭中的老年人，愿意用爱心去关注老年人，运用掌握的相关专业知识及技能为老年人提供优质的照护服务。

案列导学

许奶奶，88岁，因膀胱手术后出现尿失禁，偶有血尿，有高血压病史20余年，但遵医行为较差，服药治疗不规范。前段时间又发生脑中风，致一侧肢体偏瘫，卧病在床，生活不能自理，日常生活活动均需要有人照顾。家人担心其在家发生意外，将其送到养老中心休养。老人到康养中心因无法进食，故而留置胃管。饮食营养需从胃管鼻饲，有糖尿病史20多年，生命体征无特殊。

思考　请大家通过以上案例，思考以下问题。

1. 针对许奶奶的情况，选择鼻饲饮食种类要注意什么？
2. 检查胃管是否在胃内，有哪几种方法？鼻饲时注意什么？
3. 针对许奶奶的情况，护理措施有哪些？

随着我国老年人口增长和寿命延长，老年人数量急剧增加，我国已经开始慢慢步入老

龄化社会；同时，随着年龄的增加，因疾病、伤残、衰老而失去生活能力的老年人显著增加。因此，为增强老年人的生活自理能力，延缓机体的衰退，促进身体健康，提高生活质量，安享晚年，对老年人提供优质的老年护理服务是十分重要的。

开展有效的老年人护理，要求从事护理的人员应具备一定的护理专业知识，了解老年人的生理和心理特点，掌握护理技能技巧。从老年人健康需要出发，探讨有关老年人的生理、心理变化，现存的和潜在的各种健康问题，解决老年人的实际需要。

任务一　老年人饮食护理

老年人器官老化，功能衰退，对各种营养素的需要与其他人群有所不同。同时老年人户外活动及运动量减少，脂肪组织增多，基础代谢降低，热能消耗减少。因此，老年人的饮食也是其日常生活护理中的一个重要部分。

一、老年人的饮食与营养

（一）营养全面，均衡搭配

食物多样化是保证老年人膳食平衡的必要条件，要合理搭配主副食，粗细兼顾，不偏食，不挑食；食用优质蛋白质，如瘦肉、牛奶、蛋、鱼等动物性食品，以及各种大豆制品等都富含优质蛋白质，容易被人体消化吸收；限制脂肪摄入量，脂肪含量高的食物如猪油、牛油、奶油等，过多摄入可致高脂血症、动脉粥样硬化，故应控制其摄入量。品种多样，以确保在营养供给方面搭配合理、营养均衡。

（二）恰当的烹调方法

为老年人提供的食物要以保持其营养为主，同时使食物利于消化吸收，且要有良好的感官性状以刺激食欲。老年人的膳食应以熟、嫩、软、易消化为准，限制油腻、辛辣食物。烹饪方法以蒸、煮、炖、煲等为主，尽量不用煎、炸类烹饪方法制作老年人菜肴，同时要保证食物的色、香、味、形等感官性状良好，并要适当照顾老年人已有的饮食习惯。

（三）清淡少盐、低糖

老年人饮食宜清淡，应根据老年人的实际情况适当控制盐分摄入量，一般情况下要求将老年人每日综合盐分摄入量控制在5g以内，患有特殊疾病的老年人要在医生指导下采用少盐、无盐饮食或低钠膳食。老年人因基础代谢率较低，热能的需要量亦相对减少，食糖过多会导致热量增加；且糖在体内经过肝脏的分解后会转变为皮下脂肪，从而导致肥胖。

所以，老年人饮食应低糖。

（四）多食含纤维素的食物

食物中的纤维素虽然不能被消化吸收，但可使粪便体积增加，密度减小，并能刺激肠道蠕动和促进排便，利于粪便排出等。食物纤维还可影响血糖水平，减少糖尿病患者对胰岛素和药物的依赖性，并有防止热量过剩、控制肥胖的作用。含高纤维素的食物包括：蔬菜中的白菜、油菜、菠菜、笋类等；水果中的苹果、鸭梨、小枣等；谷物中的麦片、玉米、高粱等。

（五）多食含矿物质食物

矿物质是人体必需的营养物质。例如，钙在奶制品、虾皮、海带、豆及豆制品中含量较高；铁在菠菜、瘦肉、蛋黄、动物肝脏中含量较高；铜、锌在动物肝脏和肾、鱼、虾、蛤蜊中含量较高；硒在小麦、玉米、大白菜、南瓜、大蒜和海产品中含量较高；碘在海带、紫菜、海鱼、海盐等中含量较高。

（六）多食含维生素的食物

维生素是维持人体生命活动、保持人体健康的重要营养物质，主要包括B族维生素、维生素A、维生素C、维生素D、维生素E及维生素K等。

其中，B族维生素在豆类、糙米、动物的肝脏、果仁、瘦肉、绿叶蔬菜、香蕉中含量较高。维生素C在新鲜蔬菜和水果中含量高，如小白菜、油菜、芹菜、鲜枣、橙子、柠檬、草莓、猕猴桃、石榴等。维生素A在虾皮、蛋黄、动物肝脏、蔬菜水果及坚果中含量较高。

维生素D在富含脂肪的海鱼、动物肝脏、蛋黄、奶油和奶酪中含量较高。维生素E在谷类、小麦胚芽油、棉籽油、绿叶蔬菜、蛋黄、坚果、肉及乳制品中，均含量较高。富含维生素K的食物有酸奶酪、蛋黄、大豆油、鱼肝油以及海藻。

（七）适当补充水分

老年人根据情况每日应摄入1500~1700ml的水，饮水的最佳时间分为三段。

1.睡前饮水　对于老年人或心脑血管缺血性疾病患者，晚上睡前半小时饮水200ml左右可以预防血栓和致死性梗死的发生。

2.半夜饮水　老年人由于肾脏收缩功能减退，夜间尿多，会导致体内缺水，从而使血液黏稠，心脑血流阻力加大，易引发心脑血管疾病。对于患有心脑血管病的老年人来说，因血管内膜发生变化，血液黏滞性偏高，易形成缺血性脑中风，而夜间缺水就更加大了这种危险。因此，半夜时分适当饮用200ml左右的温水非常有利于健康。

3.起床后饮水　老年人在夜间睡眠时，因排尿、出汗、呼吸而造成体内相对缺水，导致血液浓缩、血流缓慢、机体代谢物积存。起床后饮用200ml的温水，可使血液获得稀释，从而促进正常循环，起到预防高血压、脑血栓、心肌梗死发生的作用。另外，水分可使胃肠道保持清洁，还有助于肝脏的解毒以及肾脏、内分泌功能的改善，能提高免疫功能，预防感冒、咽喉炎、关节炎等病症。

二、老年人进食的观察要点

（一）进食时间、频次和量

1.进食时间 根据老年人生活习惯，合理安排进餐时间。一般早餐时间为上午6~7时，午餐时间为中午11~12时，晚餐时间为下午5~6时。

2.进食频次 老年人除了应保证一日三餐正常进食外，为了适应其肝糖原储备减少及消化吸收能力降低等特点，可适当在晨起、餐间或睡前补充一些糕点、牛奶、饮料等。

3.进食量 合理分配一日三餐的食物量。早餐提供的能量应占全天总能量的25%~30%，午餐占30%~40%、晚餐占30%~35%。主食“宜粗不宜细”：老年人每日进食碳水化合物供给的热量，应占总热量的50%~65%，每日食用谷类200~300g，应适当地增加粗粮的比例。蛋白质宜“精”：每日由蛋白质供给的热量，应占总热量的10%~15%。脂肪宜“少”：老年人应将由脂肪供给的热量控制在20%~30%。每日用烹调油25~30g左右，而且以植物油为主。但是，脂肪也不能过少，否则会影响脂溶性维生素的吸收。维生素和无机盐应“充足”。老年人要多吃新鲜蔬果，蔬菜每天300~500g，水果300~350g，这是维生素和无机盐的主要来源。适宜的进食量有利于维持正常的代谢活动，增强机体的免疫力，提高防病抗病能力。

（二）进食速度

老年人进食速度宜慢，细嚼慢咽，有利于食物的消化和吸收，同时预防在进食过程中发生呛咳或噎食。

（三）进食温度

由于老年人唾液分泌减少，口腔黏膜抵抗力低，因此不宜进食过热食物；进食过冷，容易伤脾胃，影响食物消化、吸收。食物以温热不烫嘴为宜。

三、鼻饲饮食

（一）鼻饲的概述

1.定义 鼻饲是指鼻饲饮食经过导管或硅胶管由鼻孔进入胃内，或经食管、胃、空肠道瘘管口进入消化道内，分次灌入或持续滴入的进食方式。

2. 目的　鼻饲的主要目的是为不能经口进食的老年人从胃管注入流质食物，保证老年人摄入足够的营养、水分和药物，以维持生命。

3. 适应证　根据老年人身体状况以及老年疾病的特点，可给予以下状况的老年人提供鼻饲照料。

（1）意识障碍、痴呆不能由口进食的老年人。

（2）因脑血管意外导致经口进食有吞咽困难的老年人，进食后出现严重呛咳的老年人。

（3）其他原因引起进食困难，导致严重营养不良，水、电解质紊乱，酸碱平衡失调的老年人。

（二）鼻饲饮食的种类、成分及特点

根据老年人的消化能力、身体需要，鼻饲饮食种类可分为混合奶、匀浆混合奶和要素饮食三类。

1. 混合奶　混合奶是用于鼻饲的流质食物，适用于身体虚弱，消化功能差的鼻饲老年人。其成分有：牛奶、豆浆、鸡蛋、藕粉、米粉、豆粉、浓肉汤、鸡汤、奶粉、麦乳精、新鲜果汁、菜汁等。

主要特点：营养丰富，易消化、吸收。

2. 匀浆混合奶　匀浆混合奶适用于消化功能好的鼻饲老年人。匀浆混合奶是将混合食物（类似正常膳食内容）用电动搅拌机进行搅拌打碎成均匀的混合浆液，其主要成分有：牛奶、豆浆、豆腐、煮鸡蛋、瘦肉末、熟肝、煮蔬菜、煮水果、烂饭、稠粥、去皮馒头、植物油、白糖和盐等。

主要特点：营养平衡，富含膳食纤维，口感好、易消化、配置方便。

3. 要素饮食　要素饮食是一种简练精制食物，含有人体所需的易于消化吸收的营养成分，适用于患有非感染性严重腹泻、消化吸收不良、慢性消耗性疾病的老年人。其主要成分包含游离氨基酸、单糖、主要脂肪酸、维生素、无机盐类和微量元素等。

主要特点：无须经过消化过程即可直接被肠道吸收和利用，为人体提供热能及营养。

（三）鼻饲用物

1. 鼻饲管　鼻饲管是通过鼻腔插入到胃内，为不能经口摄取食物的老年人补充营养用的鼻饲用具。鼻饲管由聚氯乙烯（PVC）材料或医用硅胶制成，由导管和带帽接头组成，成人鼻饲管长度分别为100cm、120cm，并在鼻饲管上标有刻度，鼻饲管插入的长度一般为鼻尖至耳垂至剑突的距离或前发际至剑突的距离，为45~55cm。

2.灌注器 灌注器是用来将鼻饲饮食推注到鼻饲管内的工具。进行鼻饲时，应将灌注器的前端乳头插入鼻饲管的末端，使其连接紧密。

（四）判断鼻饲管在胃内的方法

老人进食前，为确保老年人进食安全，护理员首先要判定鼻饲管是否在胃内，其方法有三种。

1.用注射器连接鼻饲管末端，进行抽吸，有胃液或胃内容物被抽出。此方法为最常用的判断方法。

2.用注射器连接鼻饲管末端，从鼻饲管注入10~20ml空气，同时在胃区用诊器听气过水声。

3.将鼻饲管末端放入盛水杯内，应无气泡逸出。如有大量气泡逸出，表明误入气管。

四、老年人进食的方法及照护

（一）协助老年人进食

【工作准备】

1.环境准备 环境整洁，温湿度适宜，无异味。

2.护理员准备 服装整洁，清洁双手。

3.物品准备 就餐前，护理员或家属需要准备好老年人要用的餐具（筷子、勺子、盘子）、食物、餐巾或毛巾、湿纸巾、纸巾、床上餐桌、清洁口腔用物等。

4.老年人准备

（1）沟通 进餐前，评估老年人身体状况，告诉老年人进餐的食物，让老人保持愉快心情，有助于老年人提高食欲。

（2）餐前30分钟，确认老年人是否大小便。

（3）如有义齿餐前协助戴好。

（4）擦手 用湿毛巾为老年人轻轻擦手。

（5）调整床位 原则上调高床头90°，卧床60°，关节挛缩、病痛不能提高30°，平卧头向一侧。如身体侧偏后仰，可用靠垫或枕头稳定，调整至老年人舒适的体位，方便老年人进食。

（6）垫餐巾 用准备好的餐巾垫在老年人的颌下，以防老年人进食时弄脏衣服。

【协助就餐】

1.感受食物温度。护理员或家属应用其手腕处感受食物的温度。老人对寒冷的抵抗能力较差，食物应以温热为宜；将已准备好的食物盛入老年人的餐具中并摆放在餐桌上。

2.餐前喝口温水。喂食前，先给老人喝一口温水（用吸管或汤勺都可以），以湿润口腔和食道。

3.喂食。鼓励能够自己进食的老年人自行进餐。指导老年人上身坐直并稍向前倾，头稍向下垂，叮嘱老年人进餐时细嚼慢咽。

对于不能自行进餐的老年人，由护理员喂饭。以汤匙喂食时，食物不宜过满，食物量为汤匙的1/3为宜（从正面送入口中，整个餐勺送入舌头中央位置，完全闭合嘴唇后，沿着餐勺的弧度向斜上方取出餐勺），等看到老年人完全咽下后再喂食下一口。进食带有骨头的食物，护理员要特别告知小心进食，进食鱼类要先协助剔除鱼刺。

4.注意观察老年人。每喂一次都需观察老年人是否已咽下，以免发生呛咳、噎食等情况。如发现异常，需马上停止喂食，立即做紧急处理并通知医务人员。

5.流质食物和固体食物应交替喂食。老年人对食物的消化吸收不好，不能同时消化两种以上不同形态的食物。因此，流质食物、固体食物应交替喂食，并提醒老年人细嚼慢咽。

6.餐后漱口。老年人吃饱后，协助老年人漱口，并用毛巾擦干口角水痕。

7.让老年人休息。就餐后，叮嘱老年人进餐后不能立即平卧，保持进餐体位30分钟后再卧床休息，观察老年人有无异常。接着再将老年人背后的垫子调整至舒适体位，拉好床栏，放好床头铃，让老年人静心休息。

8.整理。整理床单位，收拾餐桌，使用流动水清洁餐具并放回原处备用，必要时进行消毒。

9.洗手，记录老年人饮食量。

【注意事项】

1.食物温度适宜。食物温度太高，则会发生烫伤；温度太低，则会引起胃部不适。

2.老年人进餐后不宜立即平卧，以防止食物反流。

3.对于咀嚼或吞咽困难的老年人，可将食物打碎成糊状，再协助进食。

4.老年人进食中如发生呛咳、噎食等现象，立即急救处理并通知医护人员或家属。

（二）协助老年人饮水

【工作准备】

1.环境准备 环境整洁，温湿度适宜，无异味。

2.护理员准备 服装整洁，洗净双手。

3.物品准备 茶杯或小水壶盛装1/2~2/3满的温开水（触及杯壁时温热不烫手），准备吸管、汤匙及小毛巾。

4.老年人准备 提醒老年人饮水并询问有无特殊要求，协助老年人取坐位或半卧位，洗净双手。

【评估】

评估老年人的身体状况及吞咽情况。

【协助饮水】

1.鼓励能够自己饮水的老年人手持水杯或借助吸管饮水，叮嘱老年人饮水时身体坐直或稍前倾，小口饮用，以免呛咳。出现呛咳时，应稍事休息再饮用。

2.护理员给不能自理的老年人喂水时可借助吸管；使用汤匙喂水时，水盛装汤匙的1/2~2/3为宜，见老年人下咽后再喂下一口。

3.整理用物。将水杯或水壶放回原处。护理员用小毛巾擦干老年人嘴角水痕。整理床单位。

4.叮嘱老年人保持体位30分钟后再躺下休息。必要时，根据老年人病情需要，记录饮水次数和饮水量。

【注意事项】

1.开水晾温后再递交到老年人手中或进行喂水，防止发生烫伤。

2.老年人饮水后不能立即平卧，防止反流发生呛咳、误吸。

3.对不能自理的老年人每日分次定时喂水。

（三）为带鼻饲管老年人的进食照料

【准备工作】

1.环境准备　保证室内环境清洁、空气清新，无异味。

2.护理员准备　衣着整洁，洗净双手。

3.物品准备　检查灌注器的完好情况，准备毛巾、盛装100ml温水的水杯和记录；护理员根据饮食单准备鼻饲饮食，核对床号、姓名、鼻饲饮食种类及量。

【沟通】

1.护理员带着准备好的鼻饲饮食用物到老年人房间。

2.对于能够有效沟通的老年人，应询问老年人床号、姓名，并向老人讲解即将进鼻饲的饮食种类和量，以取得老年人的配合；对于不能进行有效沟通的老年人，应核对老年人的房间号、床号、床头卡姓名、鼻饲饮食种类和量。

【摆放体位】

根据老年人身体情况，协助其摆放舒适的体位。

1.对于上半身功能较好的老年人，应协助老年人采用坐位或半坐位；对于平卧的老年人，应将床头摇高或使用软枕垫起，使之与床水平线呈30°角。

2.在老年人的颌下垫毛巾或治疗巾。

【检查鼻饲管】

为确保老年人鼻饲饮食安全，每次鼻饲饮食前必须进行以下检查。

1.检查鼻饲管。首先应检查鼻饲管固定是否完好，插入的长度是否与鼻饲管标记的长度一致，如发现有管路滑脱，应立即通知医护人员处理。

2.检查鼻饲管是否在胃内。打开胃管末端盖帽，将灌注器的乳头与胃管末端连接并进行抽吸，有胃液或胃内容物被抽出，表明鼻饲管在胃内（常用方法）。盖好鼻饲管末端盖帽。

【进行鼻饲】

1.测试鼻饲饮食的温度（38~40℃）。应将鼻饲饮食少量滴在自己的掌侧腕部，以感觉温热、不烫手为宜。

2.用灌注器从水杯中抽取20ml温开水，连接鼻饲管向老年人胃内缓慢灌注，再盖好鼻饲管末端盖帽，以确定鼻饲管通畅，并同时可以使鼻饲管管腔润滑、刺激胃液分泌。

3.抽吸鼻饲饮食（每次50毫升/管），在水杯中轻沾灌注器乳头部分，涮下外壁鼻饲饮食残渣，打开鼻饲管盖帽并连接，缓慢推注。灌注后立即盖好胃管盖帽，同法反复多次把饮食全部推注完毕。

4.每次鼻饲量不应超过200毫升，推注时间以15~20分钟为宜，两次鼻饲之间间隔不少于2小时。

5.鼻饲饮食灌注完毕，用灌注器抽取30~50毫升温开水缓慢注入，冲净鼻饲管内壁食物残渣。防止食物残渣堵塞鼻饲管。盖好鼻饲管盖帽。

6.叮嘱并协助老年人进食后保持体位30分钟再卧床休息。这样有利于食物的消化与吸收，以防喂食后食物反流引发误吸。

7.整理用物并记录。

（1）撤下毛巾，整理床单位。

（2）清洗用物。将灌注器在流动水下清洗干净，用开水浸泡消毒后放入碗内，上面覆盖纱布备用。灌注器更换频率为1次/周。预防消化道疾病发生。

（3）准确记录鼻饲时间和鼻饲量。重点观察老年人鼻饲后有无腹胀、腹泻等不适症状并记录。

【注意事项】

1.对长期鼻饲的老年人，每日晨、晚间应做口腔护理，保持口腔清洁。

2.对需要吸痰的老年人，应在鼻饲前30分钟给予吸痰；鼻饲前、后30分钟内禁止吸痰，避免引起老年人胃液或食物反流及误吸。

3.鼻饲老年人遵医嘱需要服用口服药物时，为防止鼻饲管堵塞，如片剂应研碎、溶解后再灌注。

4. 随时观察老年人鼻饲管固定处皮肤的情况，发现异常时应及时通知医护人员处理。

5. 老年人鼻饲过程中，若出现恶心、呕吐等情况，应立即停止鼻饲，并立即通知医护人员。

6. 在鼻饲喂食前，护理员抽吸胃液，若发现胃液呈深棕色或感觉异常，应立即通知医护人员。

7. 注意胃管的固定，对意识不清、躁动的老年人可适当使用约束用具，防止其自己将胃管拔出。

8. 胃管应定期更换，更换的周期可参照其的使用说明。

任务二　排泄护理

排泄是维持生命的必要条件。人体只有通过排泄才能将机体新陈代谢的产物及废物排出体外，维持身体内环境的协调平衡。老年人自理能力下降，机体功能减弱或疾病等原因均可导致老年人排泄功能障碍。护理员应掌握老年人排泄的常用操作技能，根据老年人身体状况，协助其采取适宜的排泄体位、方法，以减轻排泄时的不便和痛苦。

一、老年人排泄异常的观察

（一）排便异常的观察

1. 便秘　一般情况下成人每天排便1~3次。便秘是指正常的排便形态改变，排便次数减少，每周少于3次或3天无排大便；排便困难，粪便过干过硬；触诊腹部较硬实且紧张，有时可触及包块，肛诊可触及粪块。

2. 粪便嵌顿　老年人有排便冲动，腹部胀痛，直肠肛门疼痛，肛门处有少量液化的粪便渗出，但不能排出粪便。

3. 腹泻　每天大便超过3次，腹痛、肠痉挛、疲乏、恶心、呕吐、肠鸣、有急于排便的需要和难以控制的感觉。粪便松散或呈液体样。

4. 排便失禁　老年人不自主地排出粪便。

5. 肠胀气　老年人表现为腹部膨隆，叩诊呈鼓音、腹胀、痉挛性疼痛、呃逆、肛门排气过多。当肠胀气压迫膈肌和胸腔时，可出现气急和呼吸困难。

（二）排尿异常的观察

1. 正常情况下每次尿量200~400ml，24小时尿量1000~2000ml，平均1500ml。如24小时尿量超过2500ml为多尿；24小时尿量少于400ml或每小时少于17ml为少尿；24小时尿量少于100ml或12小时无尿为无尿或尿闭。

2.尿失禁是指排尿失去意识控制或不受意识控制，使尿液不自主地流出。

3.尿潴留是指膀胱内潴留大量的尿液而又不能自主排出。表现为膀胱高度膨胀，可至脐部，排尿困难，主诉下腹胀痛。检查耻骨上膨隆、扪及囊性包块，叩诊为实音。

二、老年人排泄异常的护理

（一）老年人便秘的护理

1.评估老年人便秘的原因。

2.多进食含纤维素的食物，有利于增加肠蠕动，促进大便排出。

3.适当增加饮水量。每日清晨饮一杯淡盐水，可促进肠蠕动，保持胃肠道足量的水分，软化粪便，有利于大便的排泄。

4.在体力允许的情况下，指导老年人做适量的体育活动，可提高排便肌群的收缩力。

5.每天起床前和入睡前进行顺时针腹部按摩，增加肠蠕动。

6.遵医嘱服用缓泻剂或采用灌肠法，必要时采用人工取便法。

7.做好老年人心理护理，缓解因曾经有过排便不畅经历而引发的思想顾虑和心理负担，放松身心。

8.养成定时排便的习惯。

（二）老年人粪便嵌顿的护理

1.评估老年人粪便嵌顿的原因。

2.关闭门窗，注意保暖。屏风遮挡，保护隐私。

3.使用栓剂、缓泻剂，必要时给予灌肠。

4.老年人感觉大便在肛门处，在灌肠无效时可遵医嘱执行人工取便。操作中注意观察老年人表现，如有面色苍白、呼吸急促、心悸、头昏等现象，须立即停止操作。

5.协助排便后用温水洗净擦干肛门及臀部周围皮肤，保持清洁干爽。

6.做好健康宣教，合理饮食，养成良好的排便习惯。

（三）老年人腹泻的护理

1.评估老年人腹泻的原因，采取针对性的护理措施。

2.膳食调理，酌情给予清淡的流质或半流质食物，避免摄入油腻、辛辣、高纤维食物。严重腹泻时可暂时禁食。鼓励老年人饮水，以免脱水。

3.腹泻严重时，口服补液盐或遵医嘱静脉补充水、电解质。

4.每次便后用温水洗净肛门周围及臀部皮肤，保持皮肤清洁干燥。必要时，肛门周围涂搽软膏加以保护。

5.卧床老年人发生腹泻时注意观察骶尾部皮肤变化，预防压疮的发生。

6.密切观察病情，记录排便的性质、次数等，必要时留取标本送检。

7.心理支持，及时更换衣服。

8.健康宣教，指导老人注意饮食卫生，养成良好的卫生习惯。

（四）老年人排便失禁的护理

1.处理粪便时，屏风遮挡，保护隐私。

2.保护皮肤。每次便后用温水洗净肛门周围及臀部皮肤，保持皮肤清洁。肛门周围涂搽软膏以保护皮肤，避免潮湿刺激引发感染。观察骶尾部皮肤情况，预防压疮的发生。

3.帮助老年人重建控制排便的能力。了解老年人排便时间，掌握规律，定时给予便器，促使老年人按时自己排便；与医生协调定时应用导泻栓剂或灌肠，以刺激定时排便；教会老年人进行肛门括约肌及盆底肌收缩锻炼。

4.观察并记录排便的量、性质。按情况补充水分、电解质，预防脱水及电解质紊乱。

5.保持床铺、衣服的清洁、干燥，定时开窗通风，室内空气清新无异味。

6.心理护理。排便失禁老人心理紧张而窘迫，常有自卑心理。应给予尊重和理解，给予心理安慰和帮助。

（五）老年人肠胀气的护理

1.指导老年人养成细嚼慢咽的良好饮食习惯。

2.鼓励老年人适当活动。

3.轻微胀气时，可行腹部热敷、腹部按摩或针刺疗法。严重胀气时，遵医嘱给予药物治疗或行肛管排气。

4.做好心理护理，进行健康教育，如少食产气的食物，如豆类、产气饮料，进食或饮水时避免吞入大量空气。

（六）尿失禁的护理

1.保持皮肤清洁干燥，经常清洗会阴部皮肤，勤换衣裤、床单、衬垫等。

2.根据老年人的身体情况进行膀胱功能训练或盆底肌锻炼，定时使用便器，建立规律的排尿习惯，促进排尿功能的恢复。使用便器时，用手按压膀胱，协助排尿。

3.做好心理护理。排尿失禁老人常有自卑心理，应给予尊重和理解，给予心理安慰和帮助。

（七）尿潴留的护理

1.心理护理。安慰老年人，缓解其焦虑和紧张情绪。

2.用热毛巾或热水袋热敷老年人的腹部以促进排尿。

3.用按摩老年人腹部的方法促进排尿。

4.诱导排尿，如听流水声，或用温水冲洗会阴。

5.各种措施均无效的情况下，可根据医嘱导尿。

三、协助老年人排泄的常用操作技能

（一）帮助老年人正常如厕

【工作准备】

1.环境准备　环境整洁，温湿度适宜。

2.护理员准备　服装整洁，洗净双手。

3.物品准备　卫生间有坐便器及扶手设施、卫生纸，行动不便者在床旁备坐便椅。

【操作步骤】

1.评估。询问老年人是否需要排便，根据肢体活动能力和合作程度采取轮椅推行或搀扶方式。解释注意事项及配合要点。

2.协助如厕。用轮椅推行或搀扶老年人进入卫生间，协助其转身面对护理员，双手扶住坐便器旁的扶手。护理员一手搂抱老年人腋下（或腰部），另一手协助老年人（或老年人自己）脱下裤子。双手环抱老年人腋下，协助老年人缓慢坐于坐便器上，双手扶稳扶手进行排便。老年人便后自己擦净肛门或身体前倾由护理员协助用手纸擦净肛门。老年人自己借助卫生间扶手支撑身体（或护理员协助老年人）起身，老年人自己（或护理员协助）穿好裤子。按压坐便器开关冲水。能采取坐位但行走不便的老年人，可协助其在床旁使用坐便椅排便，便后倾倒污物，清洗消毒便盆，晾干备用。

3.整理。使用轮椅或搀扶老人回房间休息，卫生间开窗通风，或开启抽风设备清除异味。

4.洗手、记录。

【注意事项】

1.老年人居住的房间应靠近卫生间，以方便老年人如厕。

2.卫生间无障碍物，设有坐便器并安装扶手，方便老年人坐下和站起。安装呼叫铃。

3.卫生用品放在老年人伸手可以拿取的位置。

4.保持卫生间地面整洁，无水渍，以免老年人滑倒。

（二）帮助卧床老年人使用便盆

【工作准备】

1.环境准备 环境整洁，温湿度适宜。关闭门窗，必要时屏风遮挡。

2.护理员准备 服装整洁，洗净并温暖双手。必要时戴口罩。

3.物品准备 便盆、一次性护理垫、卫生纸、屏风。必要时备温水、盆、毛巾。

【操作步骤】

1.评估。询问老年人是否有便意，提醒老年人定时排便。评估病情、肢体活动能力和合作程度，解释操作方法、注意事项及配合要点。

2.放置便盆

（1）仰卧位放置便盆法。护理员协助老年人取仰卧位，掀开下身盖被折向远侧，协助其脱下裤子至膝部。嘱老年人配合屈膝抬高臀部，同时一手托起老年人的臀部，另一手将一次性护理垫垫于老年人臀下。再次嘱老年人配合屈膝抬高臀部，同时一手托起老年人的臀部，另一手将便盆放置于老年人的臀下（便盆窄口朝向足部）。会阴上部盖上毛巾，为老年人盖好盖被。

（2）侧卧位放置便盆法。护理员将老年人裤子脱至膝部，双手扶住老年人的肩部及髋部翻转身体，使老年人面向自己呈侧卧位，掀开下身盖被折向自己一侧，暴露臀部，将一次性护理垫垫于老年人腰及臀下，再将便盆扣于老年人臀部（便盆窄口朝向足部），协助老年人恢复平卧位。会阴上部盖上毛巾，为老年人盖好盖被。

3.撤去便盆。老年人排便后，护理员一手扶稳便盆一侧，另一手协助老年人侧卧，取出便盆放于地上。取卫生纸为老年人擦净肛门。必要时用温水清洗肛门及会阴部并擦干，撤去一次性护理垫。

4.整理。协助老年人卧位舒适，穿好裤子，整理床单位。必要时协助老年人洗手。开窗通风。观察、倾倒粪便。冲洗、消毒便盆，晾干备用。

5.洗手、记录。

【注意事项】

1.使用便盆前检查便盆是否洁净完好。

2.协助老年人排便，避免长时间暴露老年人身体，导致老年人受凉。

3.便盆及时倾倒并清洗消毒，避免污渍附着。

4.为老年人放置便盆时不可硬塞，以免损伤其皮肤。

（三）帮助卧床老年人使用尿壶

【工作准备】

1.环境准备 环境整洁，温湿度适宜，关闭门窗，必要时备遮挡屏风。

2. 护理员准备　服装整洁，洗净并温暖双手。

3. 物品准备　便壶（男、女）、一次性护理垫、卫生纸。必要时备温水、盆、毛巾。

【操作步骤】

1. 评估。询问老年人是否有尿意，提醒老年人定时排尿；评估病情、肢体活动能力和合作程度；解释操作方法、注意事项及配合要点。

2. 放置尿壶。协助老年女性取仰卧位，掀开下身盖被折向远侧，协助其脱下裤子至臀部。嘱老年人配合，屈膝抬高臀部，同时一手托起老年人的臀部，另一手将一性护理垫垫于老年人臀下。嘱老年人屈膝，双腿呈八字分开，护理员手持尿壶将开口边缘贴紧阴部，会阴上部盖上毛巾，为老年人盖好盖被。

协助老年男性面向护理员取侧卧位，双膝并拢，将阴茎插入尿壶接尿口，握住尿壶把手固定，盖好被子。

3. 整理。老年人排尿后，撤下尿壶。用卫生纸擦干老年人会阴部，必要时，为老年人清洗或擦拭会阴部。撤去一次性护理垫，协助老年人穿好裤子，整理床单位，必要时协助老年人洗手。开窗通风，观察、倾倒尿液，冲洗尿壶，消毒晾干备用。

4. 洗手、记录。

【注意事项】

1. 老年女性使用尿壶时，应注意确定贴紧会阴部，以免漏尿。

2. 接尿时避免长时间暴露老年人身体，以免受凉。

3. 尿壶及时倾倒并清洗消毒，减少异味及尿渍附着。

（四）为老年人更换尿垫

【工作准备】

1. 环境准备　环境整洁，温湿度适宜，关闭门窗，必要时屏风遮挡。

2. 护理员准备　服装整洁，洗净并温暖双手，戴口罩。

3. 物品准备　一次性尿垫（尿布）、屏风、水盆、温热毛巾。

【操作步骤】

1. 评估。评估病情、肢体活动能力和合作程度；解释操作方法、注意事项及配合要点。

2. 更换尿垫。护理员将水盆、毛巾放在床旁座椅上。掀开老年人下身盖被，双手分别扶住老年人的肩部、髋部翻转其身体呈侧卧位，将身下污染的一次性尿垫（尿布）向侧卧方向折叠，取温湿毛巾擦拭会阴部；观察老年人会阴部及臀部皮肤情况。将清洁的一次性尿垫（尿布）一半平铺，一半卷折，翻转老年人身体呈平卧位，撤下污染的一次性尿垫（尿布）放入专用污物桶。整理拉平清洁一次性尿垫（尿布）。盖好盖被。

3. 整理。护理员整理老年人床单位，开窗通风。清洗毛巾，刷洗水盆，晾干备用。

【注意事项】

1. 定时查看尿垫浸湿情况，根据尿垫吸收锁水的能力进行更换，防止发生尿布疹及压疮。

2. 更换一次性尿垫（尿布）时，动作轻稳，避免老年人受凉。

3. 为老年人更换一次性尿垫（尿布）时应使用温热毛巾擦拭或清洗会阴部，减轻异味，保持局部清洁干燥。

4. 当老年人患有传染性疾病时，一次性尿垫应放入医用黄色垃圾袋，作医用垃圾处理。

（五）为老年人更换纸尿裤

【工作准备】

1. 环境准备 环境整洁，温湿度适宜，关闭门窗。

2. 护理员准备 服装整洁，洗净并温暖双手。必要时戴口罩。

3. 物品准备 纸尿裤、湿纸巾、屏风、水盆、温热毛巾。必要时备遮挡屏风。

【操作步骤】

1. 评估。护理员评估病情、肢体活动能力和合作程度；解释操作方法、注意事项及配合要点。

2. 更换纸尿裤。将水盆、毛巾放在床旁座椅上。掀开老年人下身盖被，协助老年人取平卧位，解开纸尿裤粘扣，将前片从两腿间后撤。双手分别扶住老年人的肩部、髋部翻转老年人身体呈侧卧位，将污染纸尿裤内面对折于臀下，用湿纸巾抹去粪便残迹，取温湿毛巾擦拭会阴部；观察老年人会阴部及臀部皮肤情况。将清洁纸尿裤前后对折的两片（紧贴皮肤面朝内）平铺于老年人臀下，向下展开上片。协助老年人翻转身体至平卧位，从一侧撤下污染纸尿裤放入污物桶，并拉平身下清洁纸尿裤，从两腿间向上兜起纸尿裤前片，整理纸尿裤大腿内侧边缘至服帖，将前片两翼向两侧拉紧，后片粘扣粘贴于纸尿裤前片粘贴区，盖好盖被。

3. 整理床单位，开窗通风。清洗毛巾，刷洗水盆晾干备用。

【注意事项】

1. 更换纸尿裤后，检查松紧度是否适宜，并将纸尿裤大腿内、外侧边缘展平，防止侧漏。

2. 根据老年人胖瘦情况选择适宜尺寸的纸尿裤。

3. 每次更换或排便后应使用温热毛巾擦拭或清洗会阴部，减轻异味，保持局部清洁干燥。

4. 当老年人患有传染性疾病时，纸尿裤应放入医用黄色垃圾袋，作医用垃圾处理。

（六）为留置导尿的老年人更换尿袋

【准备工作】

1. 环境准备　环境整洁，温湿度适宜。

2. 护理员准备　着装整齐，并洗净双手，戴好口罩。

3. 物品准备　一次性尿袋、碘伏、棉签、别针，一次性手套、止血钳、笔、记录单（检查尿袋有效期是否到期，有无破损。所使用的消毒液和棉签是否在有效期内）。

【操作步骤】

1. 评估。护理员应向老年人解释操作目的，以取得老年人的配合；护理员应评估留置导尿管无滑脱，并保持管路通畅。

2. 更换尿袋

（1）仔细观察尿液颜色、性状、尿量（视线与刻度应同一水平线）。

（2）打开尿袋放尿端口排空尿袋内余尿，关闭放尿端口。夹闭尿袋引流管上的开关。

（3）撕开备好的尿袋外包袋，内面朝上平铺在留置尿管和尿袋连接处下面。

（4）戴手套，用止血钳夹住留置尿管开口上端3~5cm处分离留置尿管与尿袋。取下尿袋，将连接尿管口端置于尿袋上卷起放置一旁。

（5）用碘伏消毒尿管端口及外周。检查并旋紧待更换尿袋的放尿端口。取下新尿袋引流管端口盖帽，将引流管端口插入导尿管内。特别提示：将引流管端口插入导尿管内时手不可触及两端口及周围。

（6）松开止血钳，观察尿液引流情况。引流通畅，夹闭尿袋引流管上的开关，每2小时放尿一次。用别针固定尿袋于床旁。

3. 整理用物

（1）棉签、手套、更换下来的尿袋及可能被尿液污染的用物置于医用黄色垃圾袋中，按医用垃圾处理，脱去手套。

（2）洗手，整理床单位。

4. 记录，若发现异常报告医护人员。

【注意事项】

1. 尿袋应定期更换，更换的周期可参照不同种类尿袋的使用说明。

2. 更换尿袋时应注意观察尿液的性状、颜色和尿量。

3. 保持导尿管通畅，避免受压、扭曲、返折、阻塞导致引流不畅。

4. 妥善固定尿袋，随时观察尿管有无脱出、漏尿等情况。一旦发现问题应及时报告医护人员。

5. 更换尿袋时应避免污染，引流管末端高度要始终低于老年人会阴的高度，避免尿液逆流造成感染。

6.注意观察留置尿管接触部位的皮肤，如发现局部有红肿、破溃等情况应及时报告医护人员。

（七）使用开塞露辅助老年人排便

【工作准备】

1.环境准备 环境整洁，温湿度适宜，关闭门窗。

2.护理员准备 服装整洁，洗净并温暖双手，戴口罩。

3.物品准备 开塞露、润滑油、卫生纸、便盆、一次性尿垫。必要时备屏风。

【操作步骤】

1.评估。评估病情、肢体活动能力和合作程度；解释操作方法、注意事项及配合要点，消除其紧张、恐惧心理，以取得合作。

2.摆放体位。护理员协助老年人将裤子脱至膝部，取左侧卧位，臀部靠近床边，臀下垫一次性尿垫。

3.注入药液。拧开开塞露的盖帽，一手分开老年人臀部，一手持开塞露塑料壳球部，用润滑油或挤出少量药液润滑开塞露前端及肛门口，再将开塞露细管部分沿直肠壁插入肛门内，叮嘱老年人深吸气，用力挤压开塞露塑料壳球部，将药液全部挤入肛门内。退出开塞露塑料壳，同时用手取卫生纸按压肛门5分钟。叮嘱老年人保持体位10分钟后再行排便。老年人主诉有便意时，指导其深呼吸，提肛（收紧肛门）。10分钟后护理员协助老年人排便。

4.整理与记录。整理床单位，洗手。记录使用开塞露的量及排便的量及次数。

【注意事项】

1.使用开塞露前，检查开塞露前端是否圆润光滑，以免损伤肛门周围组织。

2.患有痔疮的老年人使用开塞露时，操作应轻缓并充分润滑。

3.对本品过敏者禁用，过敏体质者慎用。

4.开塞露不可长期使用，以免耐受而失去作用。

（八）使用人工取便的方法辅助老年人排便

【准备工作】

1.环境准备 温度24~26℃、湿度50%~60%为宜，根据季节因地制宜调节室温。

2.护理员准备 着装整齐，戴好口罩。

3.用物准备 脸盆、毛巾、一次性手套，橡胶布（或一次性尿垫），润滑液（肥皂液或开塞露），卫生纸和便盆。必要时备屏风等遮挡老年人。

【操作步骤】

1.评估。评估病情、排便习惯、肢体活动能力和合作程度；解释操作方法、注意事项及配合要点，告诉老年人在进行取便时会有异物感，消除老年人的紧张、恐惧心理，以取得老年人的配合。

2.摆放体位。协助老年人取左侧卧位。脱下裤子至大腿部，暴露臀部，臀下垫橡胶单或一次性尿垫，老年人体位舒适。注意为老年人保暖，必要时遮挡老年人，保护其隐私。

3.人工取便。右手戴手套，左手分开老年人臀部，右手食指涂肥皂液润滑后，嘱咐老年人深呼吸以放松腹肌，待肛门松弛时，食指沿直肠一侧轻轻插入老年人直肠内，慢慢地由浅入深地将粪便一块一块地掏出，并放于便盆内。

4.清洁整理。取便完毕后，用温水清洁肛门，并用卫生纸为其擦净肛门。

5.整理好用物，洗手，按要求做好记录。

【注意事项】

1.人工取便时勿使用器械，避免误伤肠黏膜。

2.人工取便操作过程中，应注意观察老年人的情况，如出现面色苍白，呼吸急促，全身大汗等症状时应立即停止操作，必要时应及时就医。

（九）为有肠造瘘的老年人更换粪袋

【准备工作】

1.环境准备　温度24~26℃，湿度50%~60%为宜，根据季节因地制宜调节室温。

2.护理员准备　衣着整齐，洗净双手，戴口罩。

3.物品准备　清洁、干燥粪袋1个（有效期内无破损），温水、脸盆、毛巾、卫生纸、便盆。

【操作步骤】

1.评估评估病情和合作程度；评估粪袋内容物超过1/3时应将粪袋取下更换；解释操作方法、注意事项及配合要点。

2.更换粪袋

（1）协助老年人暴露造瘘口的部位，将垫巾垫于人工肛门处的身下。

（2）打开粪袋与造瘘口连接处的底盘扣环，取下粪袋放于便盆上，查看人工肛门周围的皮肤，如无异常可用柔软的卫生纸擦拭干净，再用温热毛巾清洗净局部皮肤并擦干。

（3）将清洁的粪袋与腹部造瘘口底盘扣环连接，扣紧扣环后用手向下牵拉粪袋，确认粪袋固定牢固，然后将粪袋下口封闭。

3.整理用物。将粪便倾倒于厕所内，用清水清洗粪袋。

4.洗手，根据需要记录。

【注意事项】

1.餐后2~3小时内不要更换粪袋，此时肠蠕动较活跃，更换时老年人有可能出现排便情况。

2.操作过程中应注意保暖，并注意保护老年人的隐私。

任务三　老年人的起居护理

一、居住环境安全与感染预防

对于大多数老年人来说，居室是日常活动、休闲的主要场所，实用、方便、安全、简洁、健康的居住环境对老年人来说非常重要。养老护理员对老年人进行日常生活照料，其中营造并维护好老年人生活居住环境的舒适、安全是重要的工作内容之一。

（一）老年人居住环境安全

1.老年人居住环境四要素

（1）居住环境要安全　随着年龄增长，老年人身体功能的衰退，感知觉退化越来越明显，直接影响了老年人生活质量和安全。因此，为老年人营造安全适宜的居住环境非常重要。

（2）居室光线要充足　老年人视力逐渐下降，对光线的感知逐步退化，因此，居室应采光较好，选择向阳的房间，室内的照明光线也应该明亮而柔和。夜间，在老年人居室至卫生间的路线上应设置光线柔和的夜灯。

（3）温度、湿度要适宜　维持适宜的室内温度，会使老年人感到舒适、安定，同时有利于机体新陈代谢，并能预防疾病。应根据不同气候调节室温，室内温度一般以24~26℃为宜。如使用空调时，室内外温差不超过5℃为宜，湿度应保持在50%~60%，会使人感到清爽、舒适。

（4）通风条件要良好　老年人居室环境应保持空气流通，定时开门窗通风可增加室内空气含氧量，降低病原微生物的密度。

晨起开窗通风，可排出室内废气，让新鲜空气补充进来。一般居室每天开窗通风2~3次，每次15~30分钟为宜。对于身体较弱的老年人，通风时可让其到其他房间，避免受到冷空气刺激。但当室外空气质量较差，或有中度以上雾霾天气时，则不要开窗通风，可使用室内空气净化器净化空气。

2.老年人居住环境安全注意事项

（1）厨房、卫生间适宜选择防滑地砖，并随时保持地面无水渍。厨房操作台下、浴室门口、浴缸内外侧及盥洗台下方等处应铺设防滑垫。

（2）客厅及卧室适宜铺设木质地板，对于已铺设了一般地砖的居室可以加铺地毯，既美化空间，又能保证老年人的安全。

（3）家具的配置力求简单、实用，摆放要适合老年人使用，尽量靠墙摆放。但老年人的床最好左右均不靠墙，这样既能方便老年人上下床，也能方便养老护理员照顾老年人和整理床铺；建议床两侧加装护栏，方便老年人翻身或起身时借力，同时能防止老年人坠床跌伤。

（4）常用物品要放在老年人容易拿到和方便放置的地方，不要经常更换位置。不要在老年人经常行走的通道上随意摆放物品，避免老年人绊倒、摔伤。

（5）居室地面要保持干燥防滑、无障碍，室内要留有较大的空地，方便老年人在室内行走和活动。

（6）床头柜常备水、应急药物、手机和台灯。台灯应带有明暗可调节亮度的功能，老年人半夜起夜，应先开低档光，等眼睛适应了光亮再调亮灯光。

（7）可根据老年人身体情况，在老年人经常活动的区域及卫生间加装扶手，便于老年人行走、起身时借力，同时保障老年人安全。

（8）老年人居室内墙面电源开关、插座位置应适合老年人抬手和轻微弯腰能达到的高度。电线、电源、电器放置要合理，避免发生触电危险。电器周围不放置易燃物，人员离开厨房时应关闭燃气炉及电磁炉等设备。

（二）感染预防

1. 老年人个人感染预防

（1）在季节性、传染性疾病多发的季节，应尽量减少外出活动，避免到疫情正在流行的地区活动，避免与有感染症状的人近距离接触，减少到人多聚集的地方。

（2）保持室内空气清新，至少每天开窗通风2次，每次15~30分钟。开窗通风时注意添加衣服，避免直吹风，以免受凉。

（3）保持手部卫生，餐前、便后、外出回家都要把手洗干净，做到勤洗手。

（4）个人清洁用品要专人专用，定期消毒，如毛巾、浴巾等。

（5）咳嗽、打喷嚏时要用纸巾或肘部遮挡，不得随地吐痰，在户外与人接触时，应保持1米以上距离。

（6）保持良好心态，健康饮食，适当运动，养成良好的生活方式，提高机体抵抗力。

2. 家居定期清洁与日常消毒　桌椅等物体表面和地面每天做好清洁，有传染病时定期用含氯消毒剂、84消毒液等采用擦拭的方法进行消毒（使用消毒液时，需要按照说明书上的方法配制成一定浓度进行使用）。

3. 卫生间与清洁用品需要定期消毒 卫生间可用含消毒剂或84消毒液消毒，清洁用品可用煮沸、日晒等方式进行消毒。

4. 其他 衣物及床上用品可使用衣物除菌液消毒后，再采用日晒的方式进行日常消毒。

二、老年人的起居、卫生照护

（一）老年人的居室卫生要求

1. 清扫整理室内卫生时，应采用湿式清洁法。墙壁灰尘可用潮湿毛巾包裹毛掸子，边轻轻蘸取边转动掸子。清洁地面时，可将拖把刷洗干净，挤压出多余水分后擦拭。抹布、拖把均应洗净、悬挂晾干后备用。物品摆放位置固定，方便老年人记忆和使用。老年人居室卫生应每日清扫，每周进行一次大扫除。

2. 清扫整理床铺应在老年人每日晨起、午睡后。床铺表面要求做到平整、干燥、无渣屑。扫床时，扫床刷要套上刷套（必要时刷套需浸泡过500毫克/升浓度的含氯消毒液，以挤不出水为宜），进行清扫。

在床上就餐的老年人，还应注意在三餐后、晚睡前进行床铺的清扫整理，避免食物残渣掉落床上，造成老年人卧位不适以及引发压疮。

3. 经常通风，保持室内空气清新。老年人的居室应每日开窗，通风换气，减少异味，增加舒适感。春秋季节，至少每日晨起、午睡后进行通风，每次15~30分钟。冬季天气寒冷，可相对缩短换气时间。通风时注意做好老年人的保暖。

（二）为老年人更衣

老年人着装不仅要美观、保暖，更要舒适、健康。有些老年人由于年高体弱，自理能力下降，需要护理员协助穿脱衣裤，掌握快捷适宜的穿脱方法，可避免老年人受凉，同时减轻照料工作强度。

1. 老年人选择服装应具备的特点是：实用、舒适、整洁、美观。

（1）实用 衣着有保暖防寒的作用。老年人对外界环境的适应能力较差，许多老年人与一般人相比，更显出冬季畏寒、夏季畏热。因此，老年人在穿着上首先要考虑冬装能保暖，夏装能消暑。

（2）舒适 老年人穿着应力求宽松舒适，柔软轻便，利于活动。在面料选择上透气、纯棉质制品为宜。

（3）整洁 衣着整洁不仅使老年人显得神采奕奕，也有利于身体健康。内衣及夏季衣服应常洗常换。

（4）美观　根据老年人自身文化素养、品味选择适宜的素雅、沉稳的老年人服装。款式应简洁明快，方便穿着。

2. 老年人适宜穿着袜口不过紧的棉质袜子。袜子应勤换洗，有利于足部健康。

3. 老年人适宜的鞋子应具有排汗、减震、防滑、安全、柔软、轻巧、舒适等特点，并且大小要合适。

（三）更换床上用品

1. 每周定期为老年人更换被服（被服包括被罩、床单、枕套等）。如果老年人在床上，应告知其做好准备。根据老年人的病情、年龄、体重、意识、活动和合作能力，有无引流管、伤口，有无大小便失禁等情况，采取与其相符合的床单元整理方法；操作过程中，密切观察老年人的病情变化，发现异常情况及时处理；操作完成后拉上床档或采取其他措施保护好老年人的安全，帮助其采取舒适体位。

2. 当被服被尿、便、呕吐物、汗液等污染，应立即更换。

3. 老年人的被褥应经常拿到室外晾晒。

（四）面部清洁、梳头

1. 面部清洁　尽量避免使用清洁力度较强的洁面产品，因为清洁能力越强的洁面产品其刺激性越大；洁面后保湿类产品的后续使用非常重要，尤其是在比较干燥的季节。

2. 协助老年人梳头　梳头可刺激局部的血液循环，促进头发的新陈代谢并保持健康；可去除头皮屑及污物，防止头发损伤；可帮助维持头发整齐清洁，保持美观，促进舒适以及维护自尊。

（五）淋浴

1. 目的　通过对身体表面的清洗及揉搓，达到消除疲劳，促进血液循环，改善睡眠，提高皮肤新陈代谢和增强抗病能力的目的。

2. 沐浴的种类　老年人沐浴的种类主要包括三种：淋浴、盆浴、床上擦浴。淋浴即洗澡时使用喷头淋湿全身进行洗浴的方法。盆浴即在浴缸或浴盆中放入水，人泡在水里进行洗浴的方法。床上擦浴是针对卧床、行动不便的老年人，在床上使用浸湿的毛巾按照由上至下的顺序擦拭全身，达到清洁身体目的的方法。

3. 沐浴时间　根据老年人情况而定，一般每天沐浴一次，每次15~20分钟。

（六）床上洗发

1. 目的　洗发的目的是除去头皮和头发上的污垢，预防头皮细菌感染和皮肤病的发生，并刺激头皮，促进血液循环，从而使老年人感觉舒适。

2.对象 在盆浴和淋浴中不能自己洗发的老年人、长期卧床的老年人。洗发前应了解老年人头皮有无异常、老年人洗发的习惯和要求、洗发的体位和可忍受的时间，再确定洗发的场所和洗发用品（包括洗发液和护发素等）。

3.洗发时间间隔 时间一般以3~5天为宜，至少1周一次，也可根据个人身体情况和生活习惯来决定洗发的时间间隔。

（七）口腔清洁

老年人机体抵抗力减弱，唾液腺分泌减少，溶菌酶杀菌作用降低，为口腔内细菌的大量增殖造成了有利条件。若不注意口腔卫生，不仅容易发生口臭及口腔炎，影响食欲及消化功能，甚至可因口腔感染导致腮腺炎等并发症，所以口腔护理很重要。

1.口腔清洁用具

表10-1 口腔清洁用具

物品名称	选用要点
牙刷	刷毛的选择应软硬适中或稍软。但要注意的是太软的刷毛易刷不干净
牙线	牙线是用尼龙线、丝线或涤纶线来清洁牙的邻面菌斑，特别是对平的或凸的牙面效果最好
漱口水	漱口水分为保健性和治疗性两大类。保健性漱口水一般口感比较舒适，主要成分是口腔清新剂，用于去除口臭，因此无须特殊指导，使用人群也无限制
洗牙器	洗牙器分为高压脉冲式、喷气式、活氧式三大类。高压脉冲式配备不同功能的喷头，可满足不同人群的日常居家口腔清洁与护理，由于其高压脉冲式的效果，会使人有一种享受的感觉

2.常用漱口溶液

表10-2 常用漱口溶液

漱口溶液	作用	适用范围
0.9%氯化钠溶液（生理盐水） 朵贝尔溶液（复方硼酸溶液） 0.02%呋喃西林溶液	清洁口腔，预防感染 轻微抑菌，消除口臭 清洁口腔，有广谱抗菌作用	口腔pH为中性时适用
1%~3%过氧化氢溶液 1%~4%碳酸氢钠溶液	抗菌、防臭 属碱性药剂，用于真菌感染	口腔pH偏酸性时适用
2%~3%硼酸溶液 0.1%醋酸溶液	属酸性防腐剂，起抑菌作用 用于铜绿假单胞菌感染时	口腔pH偏碱性时适用

（八）为老年人进行足部清洁

1.目的 保持老人足部清洁，增加舒适，有助睡眠；去除足部污物，防止足部皮肤损伤，减少异味和感染的机会；刺激局部血液循环，促进局部皮肤的代谢和健康。

2. 对象　生活不能自理或长期卧床的老年人，晚上睡前帮助其进行足部清洁。进行足部清洁前要评估老年人的身体状况，解释，取得老年人的配合。

3. 注意事项　注意保暖，避免老年人受凉；保持床铺整洁，避免弄湿床铺；注意安全，操作手法正确、熟练，避免拖拉；注意观察老年人的变化，如有不适应立即报告护士。

（九）为老年人进行会阴清洁

1. 目的　减轻异味，保持会阴部清洁干燥，增加舒适。

2. 对象　生活不能自理或长期卧床、使用纸尿裤的老年人。每次更换纸尿裤或睡前进行会阴抹洗或冲洗。

3. 注意事项　操作前要洗干净双手；放、取便盆时动作要轻，防止损伤骶尾部皮肤；清洁会阴的毛巾要专人专用。

三、老年人的卫生护理

（一）为老年人进行床上擦浴

【工作准备】

1. 环境准备　关门、关窗，调室温，保持在24~26℃之间，委婉地跟旁人沟通请其离开，拉上床旁边的屏风布。

2. 护理员准备　仪表整洁、修剪指甲，盘起头发，洗手（必要时戴手套）。

3. 用物准备　大小脸盆各1、水桶2、热水（40~45℃）、浴巾2条、毛巾3条、沐浴露、梳子、护肤用品、大棉签、清洁衣裤、被服，必要时备手套、弯盘。

【操作步骤】

1. 评估。评估老年人情况、自理能力、皮肤状况等；了解老年人的清洁习惯、水温、护肤用品等；解释操作的目的；必要时协助排便。

2. 携用物至床旁，询问有无特殊的用物需要。

3. 取舒适体位，松开床尾盖被，将脸盆、淋浴用品放置于床旁桌上，倒入热水至2/3满。

4. 擦浴方法。将打湿的毛巾叠成手套包于手上，根据情况涂沐浴露擦洗，再用浸水毛巾反复彻底擦净，最后用浴巾擦干。

擦洗顺序：面部（眼、鼻、嘴、耳后）—胸腹部（乳房）—近侧上肢—背部（臀部）—对侧上肢—下肢—洗脚—会阴—梳头—剪指甲。

（1）在枕头上面铺上一条大毛巾；另外一条大毛巾，置于胸部，展开，洗面。

（2）解开上衣纽扣，拿小毛巾，拧到不滴水为止，做成手套状戴在右手上，左手提起被子一角，先擦乳房，再按“z”字形擦洗胸腹部，用毛巾沾干水分。

（3）脱一边袖子，把右侧上衣从脖子下面塞过到另一边，再用大毛巾裹住脱掉上衣的这个手臂，毛巾开口向外，环形手法擦完整个手臂，沾干水。移盆至床边，洗手，穿上清洁衣袖。

（4）翻身，用手扶住床边沿的栏杆，毛巾搭在身上，拿小毛巾按“z”字形的方法擦完整个背部，沾干水。

（5）脱掉整个上衣，同样方法擦完另一侧上臂，沾干水。移盆至床边，洗手。

（6）翻身，穿好上衣，根据情况换水，检查水温。

（7）先将大毛巾铺于双腿的下面，脱一侧的裤子，把大毛巾开口向外，裹住腿部，环形手法擦完这侧腿部，沾干水，穿上清洁裤子；脱掉另外一侧裤腿，同样方法擦洗完毕，穿上裤子至膝部，换水。

（8）洗脚。把大毛巾铺于双脚的下面床上，小盆装水置于毛巾上，将双脚放在盆里面洗好，移盆，沾干脚部水分。

（9）换水。协助患者仰卧位，将毛巾铺于臀下面，协助抬起臀部，将便盆置于臀部下面，（或者将垫单铺于臀下）操作者一手持水壶，一手用大棉签冲洗会阴部，冲洗完毕，移走便盆，使用专用小脸盆、专用小毛巾擦干会阴部，更换清洁裤。

（10）根据需要涂擦润肤乳，梳理头发，检查并修剪指（趾）甲，撤去用物。

（11）协助患者取舒适体位，整理床单位，整理物品，打开门窗。洗手。

【注意事项】

1. 注意观察老年人情况、皮肤等，如出现意外，立即停止擦浴，给予处理。

2. 注意保暖，擦洗动作敏捷、轻柔，翻动和暴露少。

3. 注意耳后、皮肤皱褶处擦洗干净。

4. 四肢有外伤或偏瘫时，先脱健侧衣裤后脱患侧，穿时反之。

5. 操作中应用节力原则。

（二）为老年人进行床上洗头

【工作准备】

1. 环境准备 环境整洁，温湿度适宜，保持在24~26℃之间，关闭门窗，必要时遮挡屏风。

2. 护理员准备 仪表整洁，修剪指甲，盘起头发，洗手。

3. 用物准备 洗头器1个、毛巾1条、洗发液1瓶、梳子1把、水桶1个（盛装40~45℃温水）、水杯1个、污水桶1个、棉球2个。必要时备吹风机1个。

【操作步骤】

1.评估。评估老年人情况、自理能力、肢体活动等；了解老年人的清洁习惯、水温等；老年人平卧于床上，解释操作的目的；必要时协助排便。

2.携用物至床旁，询问有无特殊的用物需要。

3.放置洗头器，一只手托起老年人头部，另一只手撤去枕头，放置简易洗头器，使老年人脖颈枕于简易洗头器凹槽上，洗头器排水管下接污水桶。两耳孔塞棉球防止水进入耳朵，在颈肩部围上毛巾。

4.床上洗头。护理员一只手持水壶或水杯缓慢倾倒温水，另一手揉搓头发至全部淋湿。头发上涂擦洗发液，双手指腹揉搓头发、按摩头皮（力量适中，揉搓方向由发际向头顶部）。同时，观察并询问老年人有无不适。揉搓完毕，一手持水壶缓慢倾倒温水，另一手揉搓头发至洗发液全部冲洗干净，

5.擦干头发。取老年人颈肩部毛巾擦干老年人面部水痕，再用毛巾包裹头部，撤去耳朵棉球及简易洗头器，充分擦干头发，垫好枕头。必要时吹干头发。将头发梳理整齐。

6.整理用物。整理床铺，倾倒污水，用物清洁后放回原处备用。

【注意事项】

1.洗发过程中，观察并询问老年人有无不适，以便及时调整操作方法。

2.注意室温、水温变化，及时擦干头发，防止受凉。

3.洗发操作轻快，减少老年人的不适和疲劳。

4.防止水流入眼、耳内或打湿被服。如打湿要及时更换。

任务四　老年人的保健

目前我国已经开始步入老龄化社会，养老问题日益成为影响国计民生的突出问题，应对人口老龄化已上升为国家战略。做好老年保健工作，为老年人提供满意和适宜的健康保健服务，不仅有利于老年人健康长寿，延长生活自理的年限和提高老年人的生活质量，健康幸福地安度晚年，还可促进社会的稳定和发展。

一、老年保健重点人群

1.高龄老年人　高龄老年人的健康状况随年龄的不断增加而进一步退化，由于年龄增加而引起的退行性疾病容易导致活动受限甚至残疾，生活不能自理，需要较多的照顾；同时，高龄引起精神障碍疾病增加，使阿尔茨海默病发病率增高，对老年人健康危害较大，也增加了老年保健难度。

2. 独居老年人 我国推行计划生育政策所带来的家庭结构变化和子女数量的减少，使老年空巢家庭越来越多。独居老年人外出看病难，交通不便，对社区的医疗保健服务需求增加。因此，帮助他们购置必要的生活用品，定期巡诊，送医送药上门，提供健康咨询或开展社区服务保健尤为重要。

3. 丧偶老年人 丧偶老年人的孤独感和心理问题发生率均高于有配偶者。丧偶使原有的生活方式和规律几乎全部破坏，使夫妻中的一方失去了关爱和照顾，常会使丧偶老年人感到生活无望、乏味，甚至积郁成疾。尤其是近期丧偶者，常可导致原有疾病的复发或患病率增加，应帮助老年人重新调整生活方式，使老年人尽快走出心理阴影。

4. 新近出院老年人 近期出院的老年人因疾病未完全恢复，身体状况差，常需要继续治疗和及时调整治疗方案，如遇到经济困难等不利因素，疾病极易复发甚至导致死亡。因此，社区医疗保健人员应掌握本区域内近期出院患者的病情，根据老年患者的情况，定期随访。

5. 精神障碍老年人 老年人中的精神障碍者主要是痴呆，痴呆使老年人生活失去规律，并且不能自理，常伴有营养障碍，从而加重原有的躯体疾病。尤其是重度痴呆老年人因生活不能自理，应引起重视，妥善安置。

二、老年保健任务和策略

开展老年保健工作的目的，一是要运用老年医学知识开展老年病的防治工作，加强老年病的监测，控制慢性病和伤残的发生。二是开展老年人群健康教育，指导老年人的日常生活和健身锻炼，提高健康意识和自我保健能力，延长老年人的健康期望寿命。三是提高老年人的生活质量，为老年人提供满意的医疗保健服务。

因此，需要依赖一个完善的医疗保健服务体系，即需要在老年人医院或老年病房、中间机构、社区及临终关怀设施内，充分利用社会资源，做好老年保健工作。

1. 老年医院或老年病房的保健 在医院，医护人员应掌握老年患者的临床特征，运用老年医学和护理知识配合医生有针对性地做好住院老年患者的治疗、护理工作和健康教育工作。

2. 中间老年服务机构的保健 介于医院和社区家庭的中间老年服务保健机构，如老年人护理院、老年人疗养院、日间老年护理站、养（敬）老院、老年公寓等。中间老年服务机构的老年保健护理，可以增进老年人对所面临健康问题的了解和调节能力，指导老年人每日按时服药、康复训练，帮助老年人满足生活需要。

3. 社区家庭中的医疗保健 社区家庭医疗保健服务是老年保健的重要内容工作之一，是方便老年人的医疗服务主要形式。可以减低社会对医疗的负担，有利于满足老年人不脱离社区、家庭环境的心理需求，并能解决老年人基本的医疗、护理、健康保健、康复服务等需求。

三、老年保健策略和措施

根据老年保健目标，针对老年人的特点和权益，可将我国的老年保健策略归纳为六个“老有”即“老有所医”“老有所养”“老有所乐”“老有所学”“老有所为”和“老有所教”。

1. 老有所医－老年人的医疗保健　大多数老年人的健康状况随着年龄的增长而下降，健康问题和疾病逐渐增多，可以说“老有所医”关系到老年人的生活质量。要改善老年人的医疗状况，就必须首先解决好医疗保障问题。逐步实现社会化的医疗保险，运用立法的手段和国家、集体、个人合理分担的原则，将大多数的老年人纳入这一体系当中，才能改变目前支付医疗费用的被动局面，真正实现“老有所医”。

2. 老有所养－老年人的生活保障　由于家庭养老功能的逐渐弱化，养老必然由家庭转向社会，特别是社会福利保健机构。建立完善的社区老年服务设施和机构，增加养老资金的投入，确保老年人的基本生活和服务保障，将成为老年人安度幸福晚年的重要方面。

3. 老有所乐－老年人的文化生活　积极引导老年人正确和科学地参与社会文化活动，提高身心健康水平和文化修养。“老有所乐”的内容十分广泛，如社区内可建立老年活动站，开展琴棋书画、阅读欣赏、体育文娱活动，饲养鱼虫花草、组织观光旅游、参与社会活动等。

4. 老有所学和老有所为－老年人的发展与成就　老年人可根据自己的兴趣爱好，选择学习内容，如医疗保健、少儿教育、绘画、烹调、缝纫等，在这方面老年大学为老年人提供了再学习的机会和社会交往的条件。很多老年人通过一段时间的学习，潜能得到发挥，获得成就感，生活充实而活跃，身体健康状况得到改善，精神面貌大有改观。因此，受到老年人的欢迎。

5. 老有所教－老年人的教育及精神生活　生活中的各种因素都可能造成老年人的心理不平衡，从而不利于代际关系的协调，不利于社会的发展，甚至会造成社会的不安定因素。因此，社会有责任对老年人进行科学的教育，建立健康的、丰富的、高品位的精神文化生活。

四、老年自我保健

老年自我保健是指健康或罹患某些疾病的老年人，利用自己所掌握的医学知识，科学的养生保健方法和简单易行的治疗、护理和康复手段，依靠自己、家庭或周围的资源进行自我观察、诊断、预防、治疗、护理等活动。

（一）老年自我保健内容和原则

1. 老年自我保健的内容

（1）适应环境变化，增强自立意识　老年人面对不断变化的环境，应采取积极的生活态度，调整好心理状态，发挥能动作用，尽可能保持独立的生活能力，以自立为荣，自立程度提高的同时，也有利于提高自己的生活质量、尊严和家庭中的地位。

（2）保持和促进健康的行为习惯　健康行为是指个体和全体表现出的客观上有利于自身和他人健康的行为，老年人的健康行为主要表现在日常生活行为上，如戒烟限酒、合理膳食、生活规律、适量运动、充足睡眠、心理平衡、回归自然、培养良好兴趣爱好等。

（3）提高自我预防、诊断治疗的能力　老年人应在疾病发生前，能运用各种措施增强自身体质，如太极拳、老年舞蹈、气功等，保持和改善健康状况；能进行定期健康检查以便早期发现疾病，同时对自身疾病有一定判断能力，掌握常用药的使用方法，能运用各种有效的措施来配合医生治疗，以阻止疾病进展，促进身体早日康复。

（4）积极参加社区保健活动　老年人应积极参加社区的改善环境卫生、健康教育及健康体检等活动。从而不断提高自我保健意识，达到增强自我保健能力的目标。

（5）重视晚年健康知识的学习　健康保健知识的学习是自我保健的重要环节，有关研究表明，多种疾病的发生和不健康的生活方式有关，如癌症、心脑血管病的发生与吸烟、酗酒、膳食结构不均衡、精神紧张及缺少运动有关；意外死亡，特别是交通意外与工伤意外等也与不良行为有关。因此，老年人要重视学习，可通过社区组织的健康知识讲座、老年刊物中的保健知识宣传，电视传播及网络保健知识的查询等途径，提高保健知识水平，增强自我保健能力。

2. 老年自我保健的具体措施

（1）自我观察　是通过看、听、嗅、摸等方法观察身体的健康状况，及时发现异常或危险信号，做到疾病的早期发现和早期治疗。自我观察内容包括：观察与生命活动有关的重要生理指标，观察疼痛的部位和特征，观察身体结构和功能的变化等。通过自我观察，掌握自身的健康状况及时寻求医疗保健服务。

（2）自我预防　建立健康的生活方式，养成良好的生活、饮食、卫生习惯，坚持适度运动，调整和保持最佳的心理状态是预防疾病的重要措施。

（3）自我诊断　判断自己身体不适是否正常，如老年人受凉后打喷嚏、鼻塞、咳嗽或低热等症状自己就会作出感冒的诊断，并适当服用感冒药；将自己观察到的情况，对判断正确与否尚无把握时需向医务人员咨询；不正常表现发生时，有意识到医院做进一步检查以明确诊断。

（4）自我治疗　包括治疗和康复两部分。自我治疗主要指轻微伤症的自我诊断，自我康复主要针对老年人慢性疾病或急性病的康复期，采用非药物疗法进行调理和功能性锻炼，以增强体质，提高生活质量，促进机体早日康复。要做好自我治疗和康复，首先应根据自己的康复或患病情况，家中备有一定量的药物或家庭保健常用器材。常用的自我治疗手段包括服药、注射、灌肠与氧气吸入等，应在护士指导下进行，如患有心肺疾病的老年人可在家中用氧气袋、小氧气瓶等氧疗，糖尿病患者自己监测血糖指数，进行皮下注射胰岛素，常见慢性疾病的自我服药等。

（5）自我护理　增强生活自理能力，运用护理知识进行自我照料、自我调节、自我参与及自我保护等护理活动。

（6）自我急救　包括熟知急救电话，外出时随身携带急救卡（写明姓名、家属或朋友的联系电话、血型、定点医院、病历号、主要疾病等），患有心绞痛的老年人应随身携带急救药盒，患有心肺疾病的老年人家中应常备氧气装置。

（7）定期健康体检　定期健康体检不但对已患的疾病进行随访，预防复发，还可使新患疾病得以早期发现，及时治疗，避免引起严重后果。

3.老年人自我保健中应注意的问题

（1）老年人要根据身体状况来选用适当的自我保健方法或向保健医生进行咨询。常用的自我保健方法有膳食营养保健、运动保健、生活调理保健、传统医学保健、精神心理卫生保健、物理疗法保健、药物疗法保健等。

（2）自我保健中应采用非药物疗法和药物疗法相结合。如在急性传染病、慢性病的发病期或感染性疾病等，应以药物疗法为主。而老年人的一些慢性病以非药物疗法如精神心理卫生保健、膳食营养保健、运动保健、生活调理保健、物理疗法保健为主。如果疗效不明显时再采用药物疗法进行治疗。

（3）使用药物自我保健时应慎重　应根据自身的健康状况、个体的耐受性及肝肾功能情况合理使用，以非处方药为主，如需治疗用药，应根据医嘱用药，并注意掌握适应证、禁忌证、剂量、用法和疗程，以免产生不良反应。

体弱多病的老年人在自我保健时常需采用上述的综合性保健措施，但要分清主次、合理调配，起到协同作用，提高自我保健效果。

（二）提高老年自我保健意识和能力

要想提高老年人自我保健能力，必须兼备自我保健意识和自我保健知识。学好自我保健科普知识要突出无病早防、有病早治，将学到的保健知识用到自我保健上、家庭保健上。在与疾病、衰老斗争实践中不断总结、提高自己的自我保健意识和知识，要学会防病知识、抗衰老知识、健身方法、养生手段，贵在坚持，持之以恒。

任务五　老年人心理护理

案例导学

邓婆婆，88岁，有五名子女，子女因工作忙碌，无暇照顾老人。为了让老人能安度晚年，邓婆婆的子女商量把老人送到某养老院。入院时老人患有高血压，行动不便，半自理，入院评估护理等级为二级。老人入住养老院后，发现邓婆婆血压升高，即使增加药量血压还是升高。通过观察主要是邓婆婆每天中午吃饭后就拿椅子坐在养老院门口，期望着家人的出现。中午不睡觉，尤其在炎热的天气，很容易引起血压的变化。

思考　请大家通过以上案例，思考以下问题。

1. 邓婆婆表现出什么样的心理反应？

2. 作为护理员，你应采用哪些护理措施？

进入老年期，人体各种生理功能都逐渐衰退，老年人面对离退休后社会角色的改变、空巢、丧偶及丧友等生活事件，大多数人都表现出无助、悲观、抑郁等复杂心理，直接影响着老年人健康状况、老年病的防治和预后等。熟悉老年人心理特点及影响因素，观察分析老年人常见心理问题，采取有效的护理措施，维护和促进老年人心理健康，对促进健康老龄化和积极老龄化有着重要意义。

一、老年人心理特点和影响因素

（一）老年人心理特点

老年人心理变化是指心理能力和心理特征的改变。包括感知觉、记忆、思维、智力、情感和意志、人格等。老年心理特点主要表现在以下几方面。

1. 感知的特点　老年期由于机体相应的感知器官老化、功能衰退，导致老年人视、听、嗅、味等感觉功能下降，进而引起反应迟钝、行动迟缓、注意力不集中、走路时易发生跌倒或交通意外等，使老年人产生悲观、孤独、冷漠、猜疑等心理，产生与外界环境隔绝感。

2. 记忆的特点　随着年龄的增长，老年人记忆能力逐渐下降。老年人记忆衰退的规律为：逻辑记忆保持较好，机械记忆明显衰退，回忆能力衰退明显，再认能力衰退不明显，如能认出熟悉的人但叫不出名字。记忆与生理因素、健康、精神状况、记忆的训练、社会环境等因素有关。老年人需要加强记忆训练，掌握记忆方法，保持稳定情绪，保持身体健康，才能有效延缓记忆的衰退。

3. 思维的特点　由于老年人感知觉、记忆能力的减退，无论在概念形成、逻辑推理还是创造性思维和解决问题思维过程方面都受到影响，而且个体差异较大。应鼓励老年人加强身心保健，多进行力所能及的社会活动和娱乐性的益智活动，从而保持良好的思维能力。

4. 智力的特点　人的智力主要由观察、记忆、思维、想象和操作五种能力构成。老年人学习新知识、新事物不如年轻人，其学习也容易受干扰。人的智力与个体因素（如遗传、身体状况等）、社会环境因素（如文化水平、职业等）有密切关系，老年人应通过经历、经验总结，不断学习新知识并加以运用，以延缓智力衰退。

5. 情感和意志的特点　老年人情感和意志过程因社会地位、生活环境、文化素养的不同而存在较大差异。老化过程中情感活动是相对稳定的，老年人能较理智地控制自己的情感，即使有改变，也是与疾病、生活事件有关的。

6. 人格的特点　人格即人的个性或特性，人格以人的性格为核心，受先天素质、后天教育、家庭及社会环境因素影响，逐步形成气质、能力、性格、兴趣、爱好、习惯、价值观、特长等心理特征的总和。老年人人格一般不随增龄而变化，但伴随生理功能和环境变化、社会和家庭角色改变而改变。如对健康和经济的过分关注与担心所产生的不安与焦虑、保守、孤独、任性，把握不住现状而产生的怀旧、发牢骚等。老年人必须重新适应新的社会生活，不断完善自己的人格。

（二）影响老年人心理的因素

1. 各种生理功能减退　随着年龄的增长，各种生理功能明显减退，出现老化现象。如精神活动减弱，反应迟钝，记忆力下降，视力和听力也逐渐减退，骨骼和肌肉系统功能减退，使得老年人运动能力也随之降低。这些正常衰老变化使老年人难免有“力不从心”的感受，悲观、孤独、抑郁等不良情绪随之而来。

2. 社会地位变化　由于退休而导致老年人社会地位、社会角色、社会关系改变，可使一些老年人难以适应而产生种种心理上的变化，觉得自己无用，成为废人，进而出现孤独感、空虚感、自卑、抑郁、烦躁、消极等心理变化。这些心理变化因素均会加速身体老化。

3. 家庭人际关系　退休后，老年人活动场所由工作单位转向家庭，家庭成员间的关系对老年人影响很大，如是否与子女同住，子女对老年人的态度，代沟产生的矛盾，老年夫妻的关系，婆媳关系是否和睦等，对老年人心理变化都会产生影响。

4. 经济收入减少　老年人退休后的退休金比工作时收入少得多，不仅影响老年人本人对健康保健的投入，还有部分老年人要负担无经济来源老伴的生活费和医疗费，甚至还要补贴子孙费用。而部分农村老年人丧失劳动力后，完全依靠子女赡养，他们均担心生活负担过重，担心增加子女负担，有些还担心子女不孝顺，自己晚年生活无着落，从而表现出顾虑重重，焦虑不安。

5.体弱多病 随着年龄的增长，机体逐渐老化，疾病增多。据调查60岁以上老年人，有70%以上的人患有各种慢性病。疾病使老年人活动减少或活动能力受限，给老年生活带来不便，容易使老年人产生依赖、自卑等消极心理，甚至抑郁导致精神症状。

6.丧偶 丧偶是一个重大生活事件，对老年人产生重大精神刺激。我国自古有“年轻夫妻老来伴”之说，配偶在老年期是对方最重要的伴侣和主要照顾者，夫妻恩爱是老年人心情愉悦的重要条件，丧偶后的极度悲哀对老年人身心健康可造成严重损害。据研究表明，老年人丧偶后在头1~2年内相继去世的概率是未丧偶者的7倍。

二、老年人常见心理问题及防范措施

（一）焦虑

焦虑是一种很普遍的情绪反应。适度的焦虑可以促使个体更好地适应变化，以适当方式应对压力源。但持久过度的焦虑则会严重影响身心健康，随着年龄的增长，老年人焦虑心理日益突出。有的老年人为一些生活小事忧心忡忡；有的怀疑自己得了某种疾病而焦躁；有的因晚辈无意的话语刺伤了自己而恼火；有的甚至对居住环境不如意或天气不好而烦躁。

1.原因 造成老年人焦虑的可能原因为：①体弱多病，行动迟缓，力不从心。②疑病症。③各种生活事件，如离退休、丧偶、空巢、再婚以及日常生活规律打乱等。④某些疾病如抑郁症、肾上腺肿瘤、甲亢、低血糖、体位性低血压等，以及某些药物副作用，如抗胆碱能药物、咖啡因、β-阻滞剂、皮质类固醇等均可引起焦虑反应。

2.表现

（1）急性焦虑 主要表现为惊恐发作。老年人发作时突然感到不明原因的惊慌、紧张不安、心烦意乱、坐卧不安、失眠、激动、哭泣，常伴有潮热、多汗、口干、面手发麻、脉搏加快、血压升高、尿频等躯体症状。严重时出现胸闷、心悸，有一种濒死感，并产生妄想和幻觉，一般持续几分钟到几小时之后症状缓解或消失。

（2）慢性焦虑 老年人焦虑情绪持续较久，表现为经常提心吊胆，有不安感，注意力不集中。平时比较敏感，生活中稍有不如意就心烦意乱，易与他人发生冲突等。持久过度焦虑可使食欲和消化功能下降，影响到各种营养素供给；其次是由于神经症导致头痛、失眠等，这一系列不良影响通过各种生理生化机制，最终损害人体免疫功能，使人易于罹患感冒及各种慢性疾病。

3. 防护措施 指导和帮助老年人正确对待退休问题，积极治疗原发疾病，指导老年人保持良好心态，乐天知命，知足常乐，保持情绪稳定，注意“制怒”，不轻易发脾气；指导老年人学会自我疏导和自我放松，建立有规律的老年生活；帮助其子女学会尊重、谦让、关心老年人，倾听他们的心声。重度焦虑时应及时去看心理医生，遵医嘱服药。

（二）抑郁

抑郁是个体失去某种其重视或追求的东西时产生的态度体验，是一种常见情绪反应。抑郁症是老年人最常见的功能性精神障碍之一，老年人自杀通常与抑郁有关。世界卫生组织提出，21世纪预防老年抑郁是重要的心理卫生任务之一。

1. 原因 导致老年人抑郁的可能原因主要有：①生理功能退化，疾病缠身致自理能力下降或丧失。②性格改变，如孤僻、被动、依赖等。③社会因素影响，如退休、丧偶、经济拮据、子女分居等。④对事物消极的认知评价等。

2. 表现 主要包括情绪低落、思维迟缓和行为活动减少，即“三低症状”。多数老年人以躯体症状（胃部不适、腹痛、心慌、心前区疼痛、头痛、背痛等）较突出，心境低落表现不太明显，称隐匿性抑郁。常被误诊为消化系统疾病、冠心病、神经官能症等。当抑郁情绪消失后这些症状也随之减轻或消除。因此，应及时去看心理医生以免延误时机，导致病情加重，严重抑郁症老年人自杀决心也较坚决，行动较隐蔽，如疏于防范，自杀成功率也较高，可达20%

3. 防护措施 指导老年人调整心态，不要自责，多与友人、家人谈心，取得理解和支持，多参加社会活动，积极进行体育运动，明确生活目标等可以有效预防抑郁发生。主要措施包括严防自杀、避免促发因素、采用认知心理治疗、药物治疗。

（三）孤独

孤独是一种心灵的隔膜，是一种被疏远、被抛弃和不被他人接纳的情绪体验。随着我国老龄化加速，老年人心理孤独问题表现得越来越突出。老年人退休后，社会活动范围相对缩小，时常会感到失落、孤独、焦虑。据调查发现，近半数老年人有孤独感。因此，解除老年人的孤独感是不容忽视的社会问题。

1. 原因 导致老年人孤独的可能原因为：①退休后远离社会生活。②空巢家庭。③体弱多病，行动不便。④性格孤僻。⑤丧偶。

2. 表现 孤独寂寞、社会活动减少会使老年人产生悲伤感、抑郁情绪，常偷偷哭泣，顾影自怜。如体弱多病，行动不便时，上述消极情绪会更加严重，长期孤独会给老年人带来持久社会心理压力，有些老年人甚至选择不良生活方式，如吸烟、酗酒、不爱活动等，从而引起人体神经内分泌功能紊乱和免疫功能下降，导致心血管病、糖尿病、癌症和其他疾病。有的老年人因孤独而转化为抑郁症。

3. 防护措施 家庭功能和社会支持是影响老年人孤独的重要因素。要摆脱老年人孤独，首先，做子女的必须清楚老年人不仅要求有满意的物质赡养，而且企盼心灵慰藉，希望得到满意的精神赡养。子女书信问候，节假日探访，将使老年人感到莫大的欣慰。其次，社会要为老年人创造工作和学习机会。再次，老年人应参与社会，积极参加各种力所能及的有益于社会和家庭的活动，在活动中扩大社会交往，做到老有所为，也可以通过参加老年大学的学习以消除孤独，做到老有所学，培养广泛的兴趣爱好，挖掘潜力，增强幸福感和生存价值。

（四）自卑

自卑即自我评价偏低，就是自己看不起自己，悲观失望的一种消极情绪体验。当人的自尊需要得不到满足，又不能实事求是地分析自己时，就容易产生自卑心理。老年人应设法克服自卑心理，否则会诱发或加重疾病，对老年人的健康十分不利。

1. 原因 老年人产生自卑的原因有：①老化引起生理性的衰退。②疾病引起的自理能力下降或丧失。③社会家庭因素，如经济收入下降等。④消极的认知评价。

2. 表现 老年人形成自卑心理后，往往过低评价自己的能力，觉得低人一等，把自己看得一无是处，失去了应用价值，认为自己“老不中用”，是“废人”，失去了信心。深感自己地位低下，不被重视，表现为烦躁、焦虑、自卑等情绪反应，严重影响人际交往和活动范围，本来经过努力可以达到的目标，也会认为“我不行”而放弃。

3. 防护措施 指导老年人用乐观态度对待暮年，遇事无争，修养心境。社会应为老年人创造良好、健康的社会心理环境，尊老敬老；鼓励老年人参与社会，做力所能及的事，挖掘潜能，得到一些自我实现，体现自我价值和自尊；日常生活要有规律，起居定时，要有良好习惯。对生活完全不能自理的老年人，应注意保护，在不影响健康的前提下，尊重他们的生活习惯，使老年人受尊重的需要得到满足。

任务六　老年人突发事件的应急处理及预防

案例导学

刘老师，89岁，生活半自理，但步态不稳，要靠轮椅代步，护理员已告知有需要要按铃，不能私自下床。但刘老师不听劝告，有天晚上怕麻烦护理员私自下床上厕所，在上完厕所起身时由于没有扶稳跌倒在厕所，额头有一血肿，表皮有浅擦伤及出血，生命体征无特殊。

思考　请大家通过以上案例，思考以下问题。

1.如果你是护理员，对刘老师的跌倒应怎么处理?

2.如果你是护理员，怎么预防再跌倒?

老年人随着年龄的增长，记忆力、思维、分析能力、判断对错能力、视觉空间辨认能力等逐渐下降，生活活动能力、识别危险因素能力、应急处理能力也退化，所以老年人容易发生跌倒、烫伤、噎食等意外事件。另外，老年人常患有多种心脑血管、呼吸系统及内分泌系统等各种慢性病，在各种突发诱因的情况下会诱发晕厥、心绞痛、心肌梗死甚至猝死意外事件的发生。因此，养老护理员应掌握老年人常见的意外应急处理方法，及时施救，争取救治时间。

老年人一旦发生意外事件时，养老护理员应做到以下几点。

1.不要慌张，应沉着、镇定。

2.大声呼救，尽量请求他人帮助。

3.尽量不要离开现场，必要时求助拨打急救电话“120”。

4.运用掌握的知识技能，快速判断老年人病情并实施应急处理。

一、老年人跌倒的预防及应急处理

（一）老年人跌倒原因

随着年龄的增长，老年人机体功能下降，平衡能力下降，下肢乏力，步态不稳，视觉减退，听力下降，反应能力下降等；另外，由于老年人患有各种慢性疾病，需长期服用的降压药、降糖药、利尿药、精神类等药物，易出现药物副作用，如体位性低血压、低血糖反应、眩晕等；还有老年人的沮丧、抑郁、焦虑、情绪不佳等心理原因及居住环境等因素，均使老年人容易发生意外跌倒。

（二）预防老年人跌倒措施

1.增强老年人防跌倒意识，加强防跌倒知识和技能学习。

2.坚持参加适当的体育锻炼，以增强肌肉力量和柔韧性，提高躯体的协调性、平衡能力及步态的稳定性和灵活性。

3.合理用药，降低药物的副作用，定期监测血压、血糖，避免低血压、低血糖。若晚间需服用安眠药，应让老年人上床后再服药，床旁备小便器，避免夜间单独下床。

4.指导老年人实行起床“三部曲”：醒后躺床上30秒，坐床沿30秒，站立30秒，无头晕、眼花等不适方可下床活动。

5.选择适当、性能良好的辅助工具，如助行器、手杖等，高度须合适。

6.熟悉生活周围环境。

7.听觉、视觉障碍的，应该鼓励老年人佩戴助听器、眼镜。

8.积极防治老年人骨质疏松。

9.居室做好适老化改造：在通道旁、浴室、卫生间加装栏杆、扶手，地面铺设防滑地砖；浴室地面必须防滑，并保持地面干燥、无积水，安装呼叫铃、马桶及淋浴凳，浴室门须可双面开；老年人常使用的通道应避免有障碍物，房间物品的摆放位置应固定。

10.居室光线要充足，卧室、客厅的灯最好是双控，即床头与卧室门口、客厅出入口均有开关，夜间要打开地灯。

11.衣裤舒适、合身，鞋子大小合适，鞋底须防滑。

12.烦躁的老年人卧床时，应拉上床栏，必要时予以适当约束，防止老年人坠床。

（三）老年人跌倒后的应急处理

1.跌倒后的应急处理

（1）养老护理员应立即赴现场查看老年人情况，并在第一时间通知值班医生、护士，协助医生对老年人进行伤情的检查、判断，测量患者生命体征。

（2）询问老年人有何不适。

（3）有皮肤破损、伤口者，进行消毒、止血、包扎。

（4）无不适者可协助老年人起立，并卧床休息；对疑有骨折或肌肉、韧带损伤者，根据受伤的部位和伤情采取相应的搬运方法，将其移至床上。

（5）通知家属，告知老年人发生跌倒的经过、目前的伤情、治疗措施、预后等，做好解释工作。

（6）准确、及时记录跌倒原因、过程及处理情况，认真交班，报告上级。

（7）密切观察老年人跌倒后的情况，发现异常及时报告。

（8）调查事件原因并采取相应的预防措施，以免重复发生类似事件。

2.跌倒后外伤出血的应急处理

（1）擦伤致毛细血管出血。如果伤口有沙子等脏东西，可用凉开水或淡盐水初步清洗，并用干净毛巾或纱布按压止血，再用安尔碘等消毒液消毒伤口，尽量暴露伤口，必要时送医院做进一步处理。

（2）四肢外伤大出血。当四肢有外伤大出血时，应用干净毛巾、纱布等直接压迫伤口予以局部止血，并在肢体的伤口近心端用橡皮管止血带或布制止血带结扎止血，再送医院救治。

（3）使用止血带结扎止血需注意以下事项。

①结扎部位须准确，应在受伤肢体伤口近心端。

②使用止血带结扎的部位须有衬垫，不可与皮肤直接接触，否则会损伤皮肤。

③松紧度要适宜，结扎后活动性出血停止，以结扎肢体远端摸不到动脉脉搏为宜。

④结扎时间不宜超过1小时，最长不超过4小时，结扎每30分钟要放松一次，时间为1~2分钟，避免结扎肢端发生坏死。

⑤结扎后须做好标记：标记记录可贴在老年人前额或胸前易发现部位，写明时间。

⑥严密观察肢体远端血液循环情况，如皮肤颜色、温度、感觉等。

⑦上肢远端缺血明显或受到严重挤压伤时，禁用止血带止血法。

⑧结扎肢体要注意保暖。

3. 跌倒后骨折的应急处理

（1）前臂骨折固定。用两块夹板分别置于前臂掌侧和背侧，并用绷带固定，夹板长度超过肘及腕关节，肘部弯曲，再用三角巾悬吊在脖子上。

（2）腿部骨折固定。用绷带包扎腿部骨折处，将夹板放于腿部两侧，用绷带将腿部与夹板多处缠绕固定，防止关节活动。

（3）疑似骨折固定时需注意事项

①怀疑有骨折后，不可强制进行各种活动，应立即拨打医生电话并报告。

②夹板的宽度和长度应适宜，超过骨折的上下两个关节。

③松紧度适宜。

④夹板内要加衬垫，尤其在夹板两端、骨突出处和悬空部位。

⑤开放性骨折的，不可把刺出骨端送回伤口，以免造成感染。

⑥固定时须将指（趾）露出，便于观察血循情况。如发现肢端苍白、麻木、浮肿、青紫情况时，说明固定过紧，应松开重新固定。

⑦固定后须保持肢体的功能位置。

二、老年人突发晕厥的应急处理

晕厥是因各种原因导致的一过性脑供血不足引起的意识障碍，其表现为人突然晕倒，短暂失去知觉，但很快又恢复意识。晕厥的主要原因有血管性晕厥、心源性晕厥、脑源性晕厥和血液成分性晕厥。

（一）评估

发现老年人突然晕厥时，首先评估：当呼之不应，脸色苍白，呼吸细弱时，应进行急救并大声呼救。

（二）急救

1.立即将老年人置于平卧位，将头向后仰并偏向一侧，或抬高下肢，促进下肢静脉血液回流心脏，增加大脑供血、供氧，给老年人盖被子进行保暖。

2.解开老年人衣领、裤带，若是女性老年人还应松开其胸罩，保持老年人呼吸顺畅。若老年人有活动性义齿，应为其取出。

3.报告医生、护士，并监测血压、心率等，密切观察生命体征及神志变化。

4.按压老年人人中穴，用祛风油揉太阳穴。

5.老年人意识恢复后，协助其喝热饮。注意：老年人情志不清时，禁止喂热饮、喂药。

6.老年人恢复知觉后不要立即起立，应安抚老年人情绪，叮嘱老年人继续卧床，防止再次晕厥。

7.通知家属或公司主管，并做好与家属的沟通及安抚工作，必要时送医做进一步诊治。

（三）整理

整理用物、洗手，记录晕厥的过程及处理情况。

三、老年人烫伤的预防及应急处理

（一）老年人烫伤常见原因及烫伤分级

老年人由于身体各系统生理功能衰退，感觉及反应比较迟钝。老年人对温度的敏感性降低，当老年人在接触温热物品时，等到老年人感觉皮肤疼痛或有烧灼感时，往往已经造成皮肤烫伤。

老年人烫伤以低温烫伤多见。低温烫伤是指因为皮肤长时间接触高于体温的热物体而造成的烫伤。皮肤接触70℃的温度持续1分钟，接触近60℃的温度持续5分钟以上时，就有可能造成烫伤。

老年人皮肤烫伤的常见原因是使用热水袋、电热毯、暖宝宝等保暖用具，或泡脚，或使用各种红外线、艾灸、敷贴等理疗法等引起的低温烫伤。

通常用三度四分法评估烫伤深度。

1.Ⅰ度烫伤：皮肤灼红，疼痛明显，干燥，无水泡，3~7天可愈合，不留痕迹。

2.浅Ⅱ度烫伤：表皮和真皮之间形成水泡，水泡壁较薄，水泡呈均匀红色，伴有剧烈疼痛，两周左右愈合，有色素沉着，不留痕迹。

3.深Ⅲ度烫伤：伤及真皮层，可有水泡，水泡壁较厚，创面呈苍白与潮红相间，痛觉迟钝，有拔毛痛，3~4周愈合，有瘢痕。

4. Ⅲ度烫伤：组织发生坏死，呈蜡白色、焦黄色、皮革样甚至炭化，创面干燥、坚硬，无水泡，无痛觉。Ⅲ度烫伤在触电伤或烧伤多见。

（二）预防烫伤措施

1. 提供安全用热环境和器具

（1）将热水瓶、电器等容易导致烫伤的物品放在安全的地方。

（2）浴室冷热标识清晰，水温恒定在40~45℃。

（3）老年人尽量避免使用热水袋，如使用时，温度控制在50℃以下，热水袋加布套或用毛巾包裹后再使用，使用过程中注意观察老年人使用部位皮肤情况，有无出现皮肤灼红的现象。

（4）老年人避免使用暖宝宝或发热敷贴。

（5）使用电热毯时，老年人上床后，需关闭电源开关，拔除电源。

2. 老年人进食的食物需提前放凉，尤其是失智老年人进食的食物，避免老年人进食时烫伤。

3. 进行光波理疗、艾灸等时，要告知老年人及其家属治疗的目的、注意事项及配合事项，严格执行操作规程，且治疗时必须全程看护。

（三）不同程度烫伤的应急处理

1. Ⅰ度或Ⅱ度水泡没破裂的烫伤进行冷却

（1）四肢烫伤立即用流动水或在盛有冰水的盆中进行冷却，达到降温、降低余热、减轻肿胀、止痛、防止产生水泡作用。

（2）躯体烫伤可用干净毛巾或被单沾上冰水，敷在烫伤部位，可持续在毛巾或被单上浇水或敷上冰块。

2. 根据烫伤程度予以分别处理

（1）Ⅰ度烫伤。冷却到不觉得疼痛后，用万花油或烫伤膏涂于烫伤部位，可重复多次涂擦。

（2）Ⅱ度烫伤。冷却后，不要弄破水泡；若水泡已破，不能浸泡冷却，以防感染，并立即报告医护人员，迅速送往医院进行治疗。

（3）Ⅲ度烫伤。不能冷却，立即用清洁的被单或衣服简单包扎，避免污染和再次损伤，创伤面不要擦涂药物等任何东西，保持清洁，立即报告医护人员，迅速送往医院进行治疗。

3. 烫伤处理注意事项

（1）烫伤后不要急切地脱掉衣物，以免撕裂烫伤后的水泡。

（2）烫伤后冷却越快，浸泡时间越长，水温越低，效果越好，但水温不能低于5℃，以免冻伤。

（3）心前区禁止冷却处理，避免诱发心律失常、心脏骤停。

（4）冬季进行冷却时，注意其他部位的保暖，避免着凉。

四、老年人噎食的预防及应急处理

噎食是指食物卡在咽喉部或食管的第一狭窄处，甚至误入气管，可出现通气障碍、呼吸窒息，甚至死亡。

（一）常见原因

1.老化引起神经反射活动衰退；咀嚼功能不良、消化功能降低、唾液分泌减少，引起吞咽障碍。

2.脑血管病变使老年人的吞咽肌群互相不协调，造成吞咽动作不协调。

3.进餐时情绪激动，引起食管痉挛。

4.进食大块食物，尤其是肉类或汤圆，未嚼碎就吞咽。

5.进食过快、食物过干是引起老年人噎食的主要原因。

（二）临床表现

轻者出现呼吸困难、脸色发绀、双眼直瞪、双手乱抓或抽搐症状。重者意识丧失、全身瘫软、四肢发凉、二便失禁、呼吸停止、心率加快。此时如果不能及时就地对老年人进行急救，将会丧失最佳救治时机，这将导致严重后果，甚至出现生命危险。

（三）预防措施

1.进餐前，应评估老年人的吞咽功能，提前检查食物的温度、大小、软硬程度，按需要予以放凉、剪碎、去骨等。

2.避免给老年人食用容易引起噎食的食物，如果冻或粽子、年糕等糯米制品。如需食用，必须将这些食物剪碎，叮嘱老年人细嚼慢咽。

3.进食时，宜取坐位或半坐卧位，避免平躺进食；避免分散老年人的注意力，不与老年人谈笑，减少人员走动；最好有人陪伴，注意其进食速度和每口进食量。

4.需要喂食的老年人，应确定其口腔内食物咽下后，再继续喂食。

5.进食后，保持坐位或半坐卧位30分钟，尽量避免进行更换体位、拍背、吸痰等护理工作。

（四）应急处理

对发生食物噎食的老年人应立即实施海姆立克急救法，必要时呼叫“120”。

1.对意识尚清醒的老年人，可采用站立位或坐位，养老护理员站在老年人背后，双臂环抱老年人，一只手握拳，使拇指掌关节突出点顶住其腹部正中线脐上二横指部位；另一只手的手掌压在拳头上，连续快速向内、向上推压冲击6~10次（注意不要伤及肋骨）。

2.对昏迷倒地的老年人采用仰卧位，养老护理员骑跨在老年人髋部，按上法推压冲击脐上部位。这样冲击上腹部，等于突然增大了腹内压力，可以抬高膈肌，使气道压力瞬间迅速加大，肺内空气被迫排出，使阻塞气管的食物（或其他异物）上移并被驱出。

3.如果此时无效，隔几秒钟后，可重复操作一次，造成人为的咳嗽，将堵塞的食物团块冲出气道，或等到“120”医护人员到达。

4.若老年人出现呼吸、心跳骤停，须立即予以心肺复苏。

五、老年人出血的应急处理

（一）出血的分类及特点

1.内出血　受伤后体表看不见出血，但老年人出现面色苍白、脉搏细弱、四肢冰凉、全身大汗、呼吸浅弱、神志变化、血压下降等休克症状。

2.外出血

（1）动脉出血　其血色鲜红，呈喷射状，与脉搏节律相同。

（2）静脉出血　其血色暗红，出血如泉涌状或徐徐外流。

（3）毛细血管出血　其血色鲜红，血液从伤口缓慢渗出。

（二）出血的应急处理

1.内出血的应急处理　养老护理员不要轻易搬动老年人，应立即呼叫医护人员进行处理，或者请示领导拨打“120”急救电话，送医院进行抢救。

2.外出血的应急处理

（1）指压止血法　用手指压迫伤口近心端动脉血管，以阻断血流，达到止血的目的。

（2）加压包扎止血法　用消毒纱布或清洁布块覆盖伤口局部，用宽布条、绷带或三角巾加压包扎。本方法适用于全身任何部位的出血。

如果遇到老年人伤口处有不能移去的异物时，可在异物四周用纱布或其他布类卷成卷，以环形手法将异物固定，然后再加压包扎。注意不要将异物强行拔出，以免造成更多的出血。

任务七　户外活动、就医照护

一、户外活动

老年人随着年龄的增大，机体功能逐渐衰退，容易产生失落和孤独感，并会对未来生活产生恐惧。因此，为老年人的开展户外活动是非常重要的。老年人经常进行户外运动，有益于大脑健康，可以改善大脑功能、延缓大脑衰老、预防老年痴呆；老年人经常进行户外运动，对骨骼也有很大的好处，可以提高肌肉力量、改善骨关节的机能、延缓骨质疏松，让老年人对生活充满快乐和信心；老年人经常户外运动还可以增加与他人交流，促进心理健康，消除和缓解心理压力以及孤独感。

（一）准备工作

1. 掌握当日天气情况，并根据天气情况准备必要的物品，同时要合理安排时间，避免时间太长。

2. 为老年人选择合适的户外活动内容。

3. 根据活动内容准备用品。如练剑，要为老人准备好剑、手套、毛巾等物品；如跳舞，要为老年人准备毛巾、衣服、水瓶等物品。

4. 如果老年人需乘坐公交车外出，要为其准备好零钱、老年证或公交卡等。

5. 为老人准备好运动鞋，鞋底以富弹性而不滑为佳。

6. 对有心脑血管疾病的老人，外出时应带上心脏病保健药盒和相关的药物。

（二）陪伴活动

老年人由于运动能力下降，一般不适合玩一些运动强度大的项目。一般情况下老年人进行户外活动多选择象棋、慢跑、散步、舞剑、体操、益智游戏等，较肥胖的老年人比较适宜选择低强度、低能量、消耗型的运动项目，如快走、慢走、做健身操、郊游等。

1. 老年人在活动时，护理员要根据需要适当搀扶老人，帮助其开展活动前热身，如活动手臂关节、腰部、踝关节等。

2. 老年人在活动时，护理员要陪伴在其旁边，并根据需要陪同其一起活动，也可帮助拿些物品。

3. 活动过程中，护理员要注意观察老年人的情况，有特殊情况应停止活动并作相应处理。

4. 老年人运动后，如有出汗，护理员应用干毛巾帮助其擦干身上的汗水，并及时帮其穿好御寒衣服。

（三）活动注意事项

1. 要合理安排户外活动的时间，要避免时间太长。

2. 要掌握天气情况，雨雪天、雾天、大风寒冷天气、酷热难耐时最好不做户外运动，可改户内活动。

3. 对有高血压、心脏病、糖尿病等健康问题的老年人，应请专业物理治疗师指导运动方法、运动强度及注意事项。运动时应带心脏病保健药盒和相关的药物。

4. 护理员若陪同老年人外出，永远要把安全摆在第一位！要小心地滑，扶好老年人，掌握正确扶法；轮椅在老年人坐上去时，切勿让轮椅动而导致坐空，推轮椅动作要缓慢，老年人的脚要放好，双手最好置于大腿上，不离开扶手的范围。

5. 活动的强度及时间要依个人的体能慢慢地增加，不可勉强从事剧烈运动。平时锻炼少的老年人，其心肺、关节等功能都必须有一个适应过程，要循序渐进，贵在坚持，老年人每周要保持至少3~5次运动，每次30分钟左右。

6. 活动场地要平整，安全设施要良好。活动前要有10分钟左右的热身运动，活动后也要有数分钟的缓和动作。运动前或运动中如有头晕、胸痛、心悸、脸色苍白、盗汗等情形时，应立即停止运动。饭前、饭后1小时内不宜运动。老年人如能够争取结伴或集体运动安全最有保障。

7. 不宜过早起床活动。因为心肌梗死、缺血、心律失常等疾病是老年人的常见疾病，且早晨为其高发期，若为了锻炼起得太早，会诱发意外情况发生，甚至引发突然死亡。

8. 不宜空腹锻炼，应准备食物和水，让老年人在早晨开始锻炼前半小时吃些食物、喝杯开水为好。

9. 老年人运动后，如有出汗，应及时用干毛巾帮助老年人擦汗，并更换衣服，防止受凉。

（四）陪伴老年人户外活动沟通技巧

对于老年人来说最好的爱莫过于陪伴，在陪伴老年人进行户外活动时，如何更好让老年人参与并接受，可从以下方面着手。

1. 对老年人的态度　要和蔼可亲，平易近人，脸上常带微笑，让老年人能感受到你的亲切感。

2. 与老年人的距离　不要让老年人抬起头或远距离跟你说话，那样老年人会感觉你难以亲近，应该近距离弯下腰去与老年人交谈，老年人才会觉得与你平等和觉得你重视他。

3. 与老年人用心交流　眼睛要注视对方眼睛，你的视线不要游走不定，让老年人觉得你不关注他。

4. 与老年人交流的语气 说话的速度要相对慢些，语调要适中，有些老年人耳聋（弱听）则须大声点，但还要看对方表情和反应，去判断对方需要。

5. 了解老年人情况 要详细了解老年人的脾气、喜好、生活习惯，可以事先打听或在日后的相互接触中进一步慢慢了解。

6. 选择与老年人交流话题 要选择老年人喜爱的话题，如家乡、亲人、年轻时的事、电视节目等，避免提及老年人不喜欢的话题，也可以先多说一下自己，让老年人信任你后再展开别的话题。

7. 对老年人的真诚赞赏 人都渴望自己被肯定，老年人就像小朋友一样，喜欢表扬、夸奖，所以，你要真诚、慷慨地多赞美他，他就高兴，那谈话的气氛就会活跃很多。

8. 应变能力 万一有事谈得不如意或老年人情绪有变时，尽量不要劝说，先用手轻拍对方的手或肩膀作安慰，稳定情绪，然后尽快扯开话题。

9. 耐心倾听 老人家一般都比较唠叨，一点点事可以说很久，你不要表现出任何不耐烦，要有耐心。

二、就医照护

老年人大多数患有慢性疾病或多种疾病，常见的有高血压、糖尿病、脑中风、慢性阻塞性肺炎、骨折后遗症等。老年人多体弱多病，经常需要到医院看病或从事健康检查等，因此需要陪伴就医。

（一）准备工作

1. 根据老年人的病情选择就医机构，一般情况下最好选择就近就医，因大医院距离较远，会增加路上的劳顿，加之医院患者较多，就诊等候时间长，会增加交叉感染的机会。

2. 出现疑难病症，需要到大医院就诊时，应事先了解就诊医院的地址和路线，熟悉就医的程序，有关专家或专业门诊的时间和就诊情况，病情许可应先做好就诊预约。

3. 老年人出门前，应根据不同季节做好散热与保暖工作，冬天帮助老年人穿好保暖衣服、按需要备好口罩、帽子、围巾；夏天做好防风、防雨、防晒的准备；根据老年人的情况选择不同的出行辅助工具，对心脑血管病患者应带上心脏病保健药盒及相关的应急药物。

4. 如有腹泻，一般需做大便检查，最好在家里留好大便，否则无法当时进行化验。如需急救，一边通知家属，一边打“120”急救电话。

5. 要带好病历及检查报告单、医疗卡、特种医疗证以及合适的费用等。

6. 家中如无人值守，外出前要仔细检查燃气、水、电开关是否关好，门窗是否锁好，要确保无火源。不能因外出时间短而忽略上述安全检查。

（二）陪伴就医

1.行走要平稳，不要匆匆忙忙，如老人行动不便要给予搀扶。

2.乘坐公共交通工具时，尤其是乘坐公交车时，上下车必须搀扶着老人，上车后要将老人安排坐好或让其扶好站稳，或请同车的乘客帮忙搀扶，再去购买车票、刷卡。

3.到达医院后，先安排老人坐稳休息，带好上次看病的病历进行登记，等候就诊。

4.就诊时一般先由老人自己主诉，如老人出现遗忘，应协助老人诉说病情，看病时要向医生说明老年人就诊的原因，包括主要症状和发病时间，在家自行所做的处理及用药情况，老年人是否有某些药物过敏史等。

5.医生诊疗过程中要认真记录医嘱，如注意事项、用药剂量、用药时间、饮食要求、复诊时间等。

6.诊治结束后让老人坐好休息，再去划价、交费和取药，如果需要住院或有一些特殊情况的医嘱，应尽快通知老人的家属。

7.就诊过程中，要关爱老年人，并注意老年人的面色及精神变化。

（三）陪伴就医注意事项

1.应事先了解就诊医院的地址和路线，熟悉就医的程序，注意行走路线及沿途标志和方向，避免迷路。

2.老年人如存在认知障碍，护理员必须保证不离开其就诊的全过程，以保证不会走失。

3.就诊时必须牢记医生的医嘱，最好将医嘱逐条写在纸上，避免遗漏。如需住院治疗要先行通知家属。

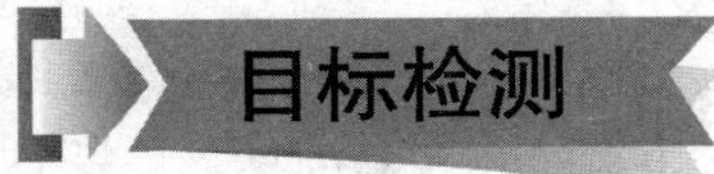

答案解析

一、单选题

1.老年人每日综合盐分摄入量是（　　）g以内。

A.3　　B.4　　C.5　　D.6

2.以下关于鼻饲护理的叙述中，正确的是（　　）。

A.量200毫升，时间以15~20分钟，间隔2小时

B.量150毫升，时间以15~20分钟，间隔2小时

C.量200毫升，时间以10~20分钟，间隔2小时

D.量200毫升，时间以15~20分钟，间隔1小时

3. 鼻饲饮食的温度是（　　）。

A. 33~35℃　　B. 35~38℃

C. 38~40℃　　D. 38~41℃

4. 协助老年人进食时，下列叙述不正确的是（　　）。

A. 食物温度适宜

B. 老年人进餐后要协助其平卧休息

C. 有咀嚼或吞咽困难者可将食物打碎成糊状

D. 发生呛咳、噎食等现象，应紧急处理

5. 以下关于排便异常的叙述，不正确的是（　　）。

A. 便秘是指每周排便少于3次或3天无排大便

B. 腹泻是指每天大便超过2次

C. 排便失禁是指老年人不自主地排出粪便

D. 老年人肠胀气表现为腹部膨隆，叩诊呈鼓音、腹胀、疼痛

6. 以下关于排尿异常的叙述，正确的是（　　）。

A. 24小时正常尿量1500~2500ml

B. 24小时尿量超过2500ml为多尿

C. 24小时尿量少于400ml或每小时少于17ml为少尿

D. 24小时尿量少于100ml或12小时无尿为无尿或尿闭

7. 以下关于尿潴留的护理方法，叙述错误的是（　　）。

A. 首先考虑用导尿方法解决尿潴留问题

B. 用热毛巾或热水袋热敷老年人的腹部促进排尿

C. 用按摩老年人腹部的方法促进排尿

D. 使用措施诱导排尿，如听流水声，或用温水冲洗会阴

8. 以下关于使用便盆的内容，叙述不正确的是（　　）。

A. 使用便盆前检查便盆是否洁净完好

B. 避免长时间暴露老年人身体，导致老年人受凉

C. 便盆及时倾倒并清洗干净晾干备用

D. 放置便盆时不可硬塞，以免损伤其皮肤

9. 以下关于更换尿袋的内容，叙述不正确的是（　　）。

A. 尿袋应定期更换

B. 更换尿袋时应注意观察尿液的性状、颜色和尿量

C. 保持导尿管通畅

D. 引流管末端高度要始终高于老年人会阴的高度

10. 关于老年人的室温调节，室内外温差以（　　）℃为宜。

A. 3　　B. 4

C. 5　　D. 6

二、多选题

1. 老年人居住环境的四要素包括（　　）。

A. 居住环境要安全　　B. 居室光线要稍暗

C. 温度、湿度要适宜　　D. 通风条件要良好

E. 防止跌倒的木地板

2. 老年自我保健的自我观察包括（　　）。

A. 通过看的方法观察　　B. 通过听的方法观察

C. 通过嗅的方法观察　　D. 通过叩的方法观察

E. 通过他人描述后再观察

3. 老年人的自我保健措施包括（　　）。

A. 自我观察　　B. 自我护理

C. 自我预防　　D. 严重病的自我治疗

E. 自我平息心理异常情况

4. 以下关于预防老年人跌倒的措施，正确的是（　　）。

A. 坚持参加强体育锻炼，以增强肌肉力量和柔韧性

B. 合理用药，降低药物的副作用

C. 选择适当、性能良好的辅助工具

D. 积极防治老年人骨质疏松

E. 多外出旅游，增强运动

三、思考题

外出血的应急处理方法是什么？

（刘杏仙）

书网融合……

小结 10–1

小结 10–2

小结 10–3

小结 10–4

小结 10–5

小结 10–6

小结 10–7

项目十一　患者的护理

学习目标

知识目标：了解各类患者的饮食种类、晨晚间护理的目的、老年人缺氧的表现及心肺复苏的原因与临床表现。熟悉安全使用氧气的注意事项、体温与血压的正常值和影响因素、卧床患者生活自理能力的评估、物理降温的注意事项、患者自理能力训练的相关知识内容。

能力目标：学会并掌握各类患者膳食制作规范及膳食管理规范、晨晚间护理的内容及护理方法、体温与血压的测量方法并能正确为患者测量体温与血压、长期卧床患者的护理方法及技能、物理降温的使用方法并能对高热患者进行物理降温、氧气吸入的操作方法并能为患者进行氧气吸入操作、患者自理能力训练的方法并能对患者进行自理能力的训练、心肺复苏的方法。

情感目标：对家庭中的患者有爱伤的情感，愿意运用掌握的相关专业知识及技能为其提供优质的照护服务。

案例导学

杨婆婆，88岁，有高血压病史、痛风病史，因长时间服用止痛药的影响，胃纳一般，加上杨婆婆牙齿不好无安装假牙，进食时总是要用开水混着吃，影响食物的消化。前一段时间突发中风，经过医院治疗后预后情况较差，生活不能自理，偶有大小便失禁的情况发生。日常生活都在床上进行。前天因受凉感冒，发烧，偶有咳嗽。

思考　请大家通过以上案例，思考以下几个问题：

1. 为杨婆婆需要进行哪些家庭照护？
2. 怎样为杨婆婆配制饮食？如何评估老年人的体温、血压是否正常？
3. 如何指导老年人进行自我进行体温、血压的测量及监测？
4. 长期卧床患者的护理包括哪些内容？
5. 针对杨婆婆的大小便失禁，你作为他的护理员，应怎样护理？

“三分治疗、七分护理”是对护理工作重要性的高度概括。在疾病的恢复期，家政护理员的护理工作是必不可少且非常重要的部分，护理质量直接关系到患者的身体康复。因此，家政护理员应熟悉护理知识、护理技能，树立患者至上、热情服务的良好风尚，规范服务行为，提高服务质量，努力为患者提供爱心、耐心、细心的服务，以促进患者早日康复。

任务一　患者的膳食管理及护理

一、患者饮食种类

饮食可分为基本饮食和治疗饮食。

（一）基本饮食

根据患者的咀嚼、消化能力及身体状况，可将基本饮食分为四类。

1. 普通饮食　适用于消化功能好不需要饮食限制的患者。患者可根据自己的喜好，选择容易消化且营养素平衡的食物。

2. 软质饮食　适用于消化功能差、咀嚼不便、低热、疾病恢复期的患者。食物要以软烂为主，如软饭、面条。菜肉应切碎煮烂，容易咀嚼消化。

3. 半流质饮食　适用于咀嚼能力较差和吞咽困难的患者。食物呈半流质状态，如米粥、面条、馄饨、蛋羹等。此类饮食无刺激性，纤维素少，营养丰富。

4. 流质饮食　适用于进食困难或采用鼻饲管喂食时的患者。食物呈流质状态，如奶类、豆浆、米汤、果汁、菜汁等。此种饮食因所含热量及营养素不足，只能短期使用。

（二）治疗饮食

在基本饮食的基础上，适当调整热能和营养素，以达到治疗或辅助治疗的目的，从而促进患者的康复。

1. 高热量饮食　适用于热能消耗较高的患者，如甲状腺功能亢进、结核、大面积烧伤、肝炎、胆道疾病、体重不足患者及产妇等。

2. 高蛋白饮食　适用于高代谢性疾病，如烧伤、结核、恶性肿瘤、贫血、甲状腺功能亢进、大手术后等患者；肾病综合征患者；低蛋白血症患者；孕妇、乳母等。

3. 低蛋白饮食　适用于限制蛋白质摄入者，如急性肾炎、尿毒症、肝昏迷等患者。

4. 低脂肪饮食　适用于肝胆胰疾病、高脂血症、动脉硬化、冠心病、肥胖症及腹泻等患者。

5.低胆固醇饮食 适用于高胆固醇血症、高脂血症、动脉硬化、高血压、冠心病等患者。

6.低盐饮食 适用于心脏病、急慢性肾炎、肝硬化腹水、重度高血压但水肿较轻患者。

7.无盐低钠饮食 同低盐饮食，但一般用于水肿较重患者。

8.高纤维素饮食 适用于便秘、肥胖症、高脂血症、糖尿病等患者。

9.少渣饮食 适用于伤寒、痢疾、腹泻、肠炎、食管胃底静脉曲张、咽喉部及消化道手术的患者。

二、患者膳食制作规范

1.食品原料 应选用新鲜、无变质、无毒、无害食品，加工及制作应符合食品监督管理要求。

2.食物多样 合理搭配，选择质地细软、能量和营养素密度高的食物，每天的膳食应包括谷薯类、蔬菜水果、畜禽鱼蛋奶和豆类食物，平均每天摄入12种以上食物，每周25种以上，合理搭配。

3.制作患者膳食时的注意事项

（1）要注意控制盐、脂肪、糖的摄入。每天摄入食盐不超过5g；烹调油不超过25~30g；糖的摄入量，每天不超过50g，最好控制在25g以下。

（2）要注意烹调方法。为患者提供的食物要以保持其营养为主，同时使食物利于消化吸收，且要有良好的食物感官性状以刺激食欲。患者的膳食应以熟、嫩、软、易消化为准，限制油腻、辛辣食物。烹饪方法以蒸、煮、炖、煲等为主，尽量不用煎、炸类烹饪方法制作患者菜肴，同时要保证食物的色、香、味、形等感官性状良好，并要适当照顾患者已有的饮食习惯。

（3）应考虑个体的差异，按个体营养需求、病情进展及治疗需要，制定膳食营养治疗计划，并随时修订计划和观察治疗效果。

（4）执行空气、物品清洁消毒规范，注意仪器设备的维护与保养，做好治疗膳食的质量监控。

4.其他

（1）严格执行食品安全及卫生等相关制度的管理。做好每日每餐的留样和记录工作，保证食品安全。

（2）关注体重丢失，定期营养筛查评估，预防营养不良。应设计标准食谱档案，并定期用营养分析软件分析，评估主要营养素的供给量，调整膳食配制。

（3）定期组织家政护理工作人员的职业道德教育和专业知识培训，提高服务质量。

三、患者膳食管理规范

1.对患者进行膳食管理，首先应了解患者的饮食习惯，结合病情对患者的饮食及营养需要、吞咽功能做出评估；尊重患者对膳食的选择，特别要尊重、关注少数民族的饮食习惯和风俗。

2.护理员要向患者讲解饮食与人体健康、疾病痊愈的关系，让患者理解膳食的重要性，使其能愉快地接受。

3.开饭前的环境准备。进餐前注意病室卫生，冬季应提前半小时开窗通风，保证病室空气清新，安排一个轻松的就餐环境，并保持室内清洁、整齐，无异味，以增进患者食欲。

4.护理员可先协助卧床患者解除大小便并洗手，取舒适的卧位，备好床上饭桌，再开饭。

5.开饭时护理员应洗手、戴好口罩，保持衣帽整洁，携带配餐记录，并严格执行饮食查对制度，根据膳食单上的膳食种类配发。

6.注意食品保温，护理员协助配餐员开饭，及时将热饭菜正确地送给每位患者，并放在患者易取到的位置，保证患者吃到热饭菜。如因特殊情况患者家属送饭时，须经负责人员检查同意后方可食用。鼓励患者自己动手吃饭，对不能自行进食者应耐心喂食或鼻饲，注意速度适中，湿度适宜。

7.进餐时要注意进餐姿势，观察患者的进食量和饮食情况。三餐时间应符合季节特点和患者的生理需求。

8.进餐后，及时撤去餐具，清理食物残渣，对不能自行进食的患者，及时整理床单位，协助患者洗手、漱口，帮助老人取合适体位。

9.特殊患者根据病情需要提供治疗饮食，如有更改及时通知食堂，并告知患者和家属。禁食患者，应设有禁食标志，并告知患者或家属禁食的原因和时限。

10.提供给患者的餐具要每餐消毒，传染病患者须使用一次性餐具。

11.经常征求患者意见，及时反馈。不断提高满意度。

四、影响患者消化吸收的几个因素

1.食物的色、香、味　美味的食物能刺激消化液的分泌，增进食欲。因此，只要不违反医疗原则，尽量照顾患者的口味，调换食物的种类及烹调方法，做到食物多样化，色、香、味俱全。

2.患者的情绪　强烈的情绪，可抑制消化机能，如兴奋、忧虑、恐惧、疼痛等。护理人员应以满腔热情对待患者，消除其顾虑，解除心理压力，使患者以愉快的情绪进食。

3. 进食时的环境 病室清洁，空气流通，湿度适宜，无臭味，食具清洁，均可提高患者的食欲和增强消化机能。反之，污秽的环境，过高或过低的气温，不洁的食具均会影响患者的食欲，影响消化和吸收。

4. 进食的规律 无规律的进食会使消化机能失调。病区必须建立有规律的饮食制度，以利于食物的消化和吸收，一日三餐是我国人民的饮食习惯，但流质饮食因每次量少且在胃内停留时间短，故进餐的次数应适当增加。

五、患者特殊问题的护理

在巡视患者时应及时处理进食过程中出现的特殊问题。

1. 恶心 若患者在进食过程中出现恶心，可鼓励其做深呼吸并暂时停止进食。

2. 呕吐 若患者发生呕吐，应及时给予帮助。将患者头偏向一侧，防止呕吐物进入气管内；给患者提供盛装呕吐物的容器；尽快清除呕吐物并及时更换被污染的被服等；开窗通风，去除室内不良气味；帮助患者漱口或给予口腔护理，以去除口腔异味；询问患者是否愿意继续进食，对不愿意继续进食者，可帮助其保存好剩下的食物待其愿意进食时给予；观察呕吐物的性质、颜色、量和气味等并做好记录。

3. 呛咳 告诉患者在进食过程中应细嚼慢咽，不要边进食边说话，以免发生呛咳。若患者发生呛咳，应帮助患者拍背；若异物进入喉部，应及时在腹部剑突下、肚脐上用手向上、向下推挤数次，使异物排出，防止发生窒息。

4. 噎食 具体内容参照项目十任务六。

任务二　晨晚间护理

一、晨间护理

一日之计在于晨，晨间护理是一天的开始，当患者晨间醒来后，通过晨间护理，让患者以愉快的心情迎接新的一天。

（一）晨间护理的目的

1. 晨间护理可保持床单位和房间的整洁。

2. 晨间护理可让患者整洁、舒适、身心愉悦。

3. 晨间护理可促进患者睡眠过程中身体受压部位的血液循环，预防压疮及肺炎等并发症的发生。

4.通过晨间护理可以观察和了解患者病情，为治疗和调整护理计划提供依据，同时可以及时发现患者存在的问题，做好心理护理和卫生指导。

（二）晨间护理的内容

1.对能自理的患者，提醒起床，应鼓励其自行洗漱，包括刷牙、漱口、剃须、洗脸、梳头，保持仪容、仪表整洁，通过完成这些活动，一方面可促使患者离床活动，使全身的肌肉、关节得到运动；另一方面使其增强疾病康复的信心。

2.对病情较轻但半失能患者或失能患者，应协助或帮助护理，如：起床、刷牙、剃须、洗脸、梳头、穿衣等个人卫生；更换尿布、尿袋，床上擦浴，翻身，帮助大小便，倒、洗便盆等。

3.对于病情较重、不能离床活动的患者，如危重、高热、昏迷、瘫痪、大手术后或年老体弱者，应协助其完成晨间护理，其内容包括以下几项。

（1）协助患者排便，协助其刷牙、漱口，病情严重者给予口腔护理。剃须、洗脸、洗手、梳头，协助翻身并检查全身皮肤有无受压变红，用湿热毛巾擦洗背部并进行背部及受压的骨隆突处皮肤的按摩。

（2）按需要更换衣服和床单，整理好床单位。

4.与患者交谈，了解睡眠情况及病情变化，鼓励患者早日康复，给予必要的心理护理。

5.根据室温适当开窗通风，保持病室内空气新鲜。

6.根据清洁程度，更换床单，整理好床单位，保持床铺干燥、干净、整洁；护理员可用湿式扫床法扫床、打扫房间卫生、厕所，保持房间干净、整洁、无异味；送开水；及时报修损坏的用品及设备。

二、晚间护理

（一）晚间护理的目的

1.保持室间安静、床铺整洁、环境舒适、为患者提供良好的夜间睡眠条件，使老年人能舒适入睡。

2.注意观察病情，了解病情变化及心理需求，作好身心护理，鼓励其增加战胜疾病的信心，预防并发症。

（二）晚间护理的内容

1.协助患者刷牙、漱口、较重患者给予口腔护理；洗脸、洗手，热水擦洗背部、臀部，用热水泡脚，必要时修剪指（趾）甲；女性患者给予会阴冲洗。

2.检查患者全身皮肤受压情况，观察有无早期压疮迹象，按摩背部及骨隆突部位，根据情况更换衣服和床单，整理好床单位。睡前协助排便、翻身，安置舒适卧位。

3.整理床单位，需要时更换床单、被罩、枕套及衣裤；酌情开关门窗，保持空气流通；调节室内光线（关大灯，开地灯），保持室内光线暗淡；营造良好的睡眠环境；必要时增减毛毯及盖被。

4.保持房间安静，巡房时，要做到四轻：走路轻、说话轻、操作轻、开关门轻，以减少噪音。

5.加强巡视，了解都老人的睡眠情况，对于睡眠不佳的患者应按失眠给予相应的护理。

任务三　给患者测体温、量血压

体温、血压属人体的生命体征。生命体征受大脑皮层的控制，是人体内在活动的客观反映，是衡量人体状况的可靠指标。因此，应正确掌握体温、血压的测量技能，为护理提供科学的依据。

一、给患者测量体温

体温是指身体内部胸腔、腹腔和中枢神经的温度。其特点是相对稳定且较皮肤温度高。

（一）正常体温

由于测量方法的不同，正常值的参考范围略有差异。口测法为36.3~37.2℃，肛测法为36.5~37.2℃（比口腔温度高0.3~0.5℃），腋测法为36~37℃（比口腔温度低0.3~0.5℃）。

（二）体温的影响因素

体温并不是固定不变的，可随性别、年龄、昼夜、运动和情绪的变化等因素而有所波动，但这种改变经常在正常范围内。

1.年龄　因为新生儿中枢神经系统发育尚未完善，其体温易受外界温度的影响而发生变化；儿童由于代谢率增高，体温略高于成人。老年人由于代谢率低，故体温偏低。

2.性别　一般女性体温较男性稍高，女性在月经前期和妊娠早期体温轻度升高，排卵期较低，这种波动主要与孕激素分泌周期有关。女性的体内脂肪较男性多也是一个原因。

3.昼夜因素　一般清晨2~6时体温最低，下午2~6时体温最高，其变动范围在0.5~1℃。这种昼夜有规律的波动，是由于人们长期的生活方式（如活动、循环等）造成相应的周期性变化所形成的。而长期从事夜间工作者，周期性波动则出现夜间体温升高，日间体温下降的情况。

4.情绪与运动　情绪激动时交感神经兴奋，运动时骨骼肌收缩，均可使体温稍有升高。此外，外界气温的变化、进食等均可使体温产生波动。

（三）体温的测量方法

详见实训26。

（四）异常体温的护理

1.体温过高

（1）定义　又称发热。是指任何原因引起产热增加、散热减少、体温调节障碍而引起体温升高，超过正常范围，称体温过高。一般而言，当腋下温度超过37℃或口腔超过37.5℃，一昼夜体温波动在1℃以上可称为体温过高。

（2）发热程度　可按照以下进行划分（以口腔温度为例）。

低热：　37.5~37.9℃

中等热：　38.0~38.9℃

高热：　39.0~40.9℃

超高热：　41℃以上

（3）护理措施

①加强观察：定时测体温，一般每日测量4次，高热时应每4小时测量一次，待体温恢复正常3天后，改为每日1或2次。同时密切观察生命体征的变化。

②降温：可选用物理降温或药物降温方法。物理降温有局部和全身冷疗两种方法。局部冷疗采用冷毛巾、冰袋、化学制冷袋，全身冷疗可采用温水拭浴、酒精拭浴方式，具体要求见任务五物理降温方法。药物降温是通过机体的蒸发散热而达到降温目的，使用时应注意药物的剂量，尤其对年老体弱及心血管疾病者应防止出现虚脱或休克现象。实施降温措施30分钟后应测量体温，并做好记录和交班。

③保暖：患者出现寒战，应调节室温，添加衣服、盖被。

④补充营养和水分：给予营养丰富易消化的流质或半流质食物。鼓励少食多餐，以补充高热的消耗，提高机体的抵抗力。鼓励患者多饮水，以补充高热消耗的大量水分，促进毒素和代谢产物的排出。

⑤做好患者的基础护理　休息：休息可减少能量的消耗，有利于机体康复。高热者需卧床休息，低热者可酌情减少活动；为患者提供室温适宜、环境安静、空气流通等合适的休息环境。口腔护理：发热时由于唾液分泌减少，口腔黏膜干燥，且抵抗力下降，有利于

病原体生长、繁殖，易出现口腔感染。应在晨起、餐后、睡前协助患者漱口，保持口腔清洁。皮肤护理：退热期，往往大量出汗，应随时擦干汗液，更换衣服和床单，防止受凉，保持皮肤的清洁、干燥；对长期持续高热者，应协助其改变体位，防止压疮、肺炎等并发症发生。

⑥心理护理　发烧过程中，患者因突然发冷、发抖、面色苍白，可能会产生紧张、不安、害怕等心理反应或高热持续产生的身心不适。护理中应经常探视患者，耐心解答各种问题，尽量满足患者的需要，给予精神安慰。

2. 体温过低

（1）定义　体温低于正常范围称为体温过低。若体温低于35℃称为体温不升。多见于全身衰竭的危重患者。

（2）低热程度　可按照以下进行划分。

轻度：　32~35℃

中度：　30~32℃

重度：　<30℃　瞳孔散大，对光反射消失

致死温度：　23~25℃

（3）护理措施

①环境温度：提供合适的环境温度，维持室温在24~26℃。

②保暖措施：给予毛毯、棉被、电热毯、热水袋，添加衣服，防止体热散失。给予热饮，提高机体温度。

③加强监测：持续监测体温的变化，至少每小时测量一次，直至体温回复至正常且稳定。同时注意呼吸、脉搏、血压的变化。

④密切观察病情变化，及时向医生汇报，并做好抢救准备。

知识链接

体温计破碎后如何处理

1. 水银体温计被打碎后，水银很快就会蒸发，形成球体滚落，这时，要马上关掉室内所有的加热装置，打开窗户通风。

2. 尽快戴口罩、戴手套，用湿润的小棉棒或胶带纸将洒落在地面上的水银粘集起来，放进可以封口的小瓶中，并在瓶中加入少量水，交给环保部门专门处理。千万不要把收集起来的水银倒入下水道。

3. 对掉在地上不能完全收集起来的水银，可用硫磺粉末洒在水银洒落的地方。汞遇到硫磺后，会生成难以挥发的硫化汞化合物，能防止水银挥发到空气中，这样汞的污染也就不存在了。

4. 如果伤口碰到水银，应到医院的中毒防治科进行检查，防止出现中毒现象。

5. 咬断体温计后，水银被老年人吞到肚子里并不会引起汞中毒。可以给老年人吃一些富含纤维的食物比如韭菜，以促进汞的排泄。1 ~ 2天后可从大便排出，两天内的大便要排入盆中，然后按掉在地上处理方法处理。

6. 打破水银体温计后若处理得比较及时、干净，通风条件也比较好的话，一般不会引起汞中毒。

二、给患者测量血压

血压是血液在血管内流动时对血管壁的侧压力。血压一般是指动脉血压。当心脏收缩时，血液射入主动脉，动脉血压上升到最高值，称为收缩压；当心脏舒张时，动脉管壁弹性回缩，动脉血压下降到最低值，称为舒张压。收缩压和舒张压之差称为脉压差。

（一）正常血压

测量血压，一般以肱动脉为标准。正常成人安静状态下的血压范围比较稳定，其正常范围为收缩压90~139mmHg，舒张压60~89mmHg，脉压30~40mmHg。按照国际标准计量单位规定，血压的单位通常用千帕（kPa），其换算公式为1mmHg=0.133kPa，1kPa=7.5mmHg。

（二）血压的影响因素

1. 年龄和性别　血压随年龄的增长而有逐渐增高的趋势，收缩压比舒张压升高更为明显；中年以前女性血压略低于男性，更年期以后血压升高，差别较小。

2. 昼夜和睡眠　通常清晨血压最低，傍晚高于清晨。过度劳累或睡眠不佳时，血压稍增高。

3. 环境　在寒冷环境中末梢血管收缩血压可略上升，高温环境中皮肤血管扩张血压可略下降。

4. 体型　高大、肥胖者与高血压有关

5. 部位　大多数人下肢血压比上肢高20~40mmHg，右上肢比左上肢高10~20mmHg。

6. 精神状态　紧张、恐惧、兴奋及疼痛均可引起精神状态的改变，以致血压升高。此外，运动、劳动、饮食、吸烟和饮酒、食用盐过多也对血压有影响

（三）血压的测量操作

详见实训26。

（四）异常血压的护理

1. 异常血压评估

（1）高血压　是指18岁以上成年人收缩压≥140mmHg和（或）舒张压≥90mmHg。

根据引起高血压的原因不同，将高血压分为原发性高血压与继发性高血压两大类。95%患者的高血压的病因不明称为原发性高血压，约5%患者血压升高是某种疾病的一种临床表现，称为继发性高血压。具体标准可见表11–1。

表11–1　高血压的分级

分级	收缩压（mmHg）	舒张压（mmHg）
理想血压	<120	<80
正常血压	<130	<85
临界高血压	130~139	85~89
1级高血压（轻度）	140~159	90~99
2级高血压（中度）	160~179	100~109
3级高血压（重度）	≥180	≥110

（2）低血压　血压低于90/60mmHg称为低血压。常见于大量失血、休克、急性心力衰竭等。

（3）脉压异常　脉压增大：常见于主动脉硬化、主动脉瓣关闭不全、动静脉瘘、甲状腺功能亢进；脉压减小：常见于心包积液、缩窄性心包炎、末梢循环衰竭。

2. 异常血压护理

（1）提供适宜温度、湿度、通风良好、合理照明的整洁、安静、舒适的环境。

（2）选择易消化、低脂、低胆固醇、低盐、高维生素、富含纤维素的食物，控制烟、酒、浓茶、咖啡等的摄入。

（3）指导患者养成良好的生活习惯，如保证足够的睡眠、适当的运动，养成定时排便的习惯，注意保暖，避免冷热刺激等，提高自我保健能力。

（4）保持心情舒畅，避免精神紧张、情绪激动、烦躁、焦虑、忧愁等，这些都是诱发高血压的精神因素。

（5）自觉遵医嘱合理用药，注意药物治疗效果和不良反应的监测；观察有无并发症的发生。

（6）教会患者测量、判断血压的方法及注意事项，对需密切观察血压者应做到“四定”，即定时间、定部位、定体位、定血压计。

任务四　长期卧床患者的护理

患有慢性疾病或多种疾病的患者，如血液病、肿瘤、骨折后的患者，以及脑中风、脑外伤而造成瘫痪的患者，往往需要时间较长的康复期。因其生活大部分都不能自理，只能长时间卧病在床。对这些不能下床、生活不能自理的患者，如何落实有效的护理措施，避免并发症的发生，提高患者的自信心和生活质量，护理至关重要。

一、评估

实施护理前，应用日常生活能Barthel评定表（表11–2）进行评定，然后根据日常生活活动分级标准（表11–3）实施护理措施。

表11–2　日常生活能力Barthel评定表

项目	标准	分值	评分
进食	完全独立	10	
	部分帮助	5	
	需极大帮助	0	
	完全依赖	0	
洗澡	完全独立	5	
	部分帮助	0	
修饰	完全独立	5	
	部分帮助	0	
穿衣	完全独立	10	
	部分帮助	5	
	需极大帮助	0	
控制大便	完全独立	10	
	部分帮助	5	
	需极大帮助	0	
控制小便	完全独立	10	
	部分帮助	5	
	需极大帮助	0	
如厕	完全独立	10	
	部分帮助	5	
	需极大帮助	0	
床椅转移	完全独立	15	
	部分帮助	10	
	需极大帮助	5	
	完全依赖	0	

续表

项目	标准	分值	评分
平地行走	完全独立	15	
	部分帮助	10	
	需极大帮助	5	
	完全依赖	0	
上下楼梯	完全独立	10	
	部分帮助	5	
	需极大帮助	0	

注：内容包括进食、洗澡、修饰、穿衣、大便控制、小便控制、如厕、床椅转移、平地行走、上下楼梯等。

表11–3　日常生活活动分级标准

分级	分级名称	分级标准
0	无需依赖	Barthel指数总分为100分
1	轻度依赖	Barthel指数总分为61~99分
2	中度依赖	Barthel指数总分为41~60分
3	重度依赖	Barthel指数总分为≤40分

注：评估分数60分以上提示被检查者生活基本可以自理；40~60分者生活需要帮助；20~40分者生活需要很大帮助；20分以下者生活完全需要帮助。

二、护理内容

（一）营造舒适环境

1. 整洁、舒适　长期卧床老人的休养环境要保持清洁、整齐，应尽量以老人的方便、舒适、安全等条件为准。

2. 空气清新　房间要每天定时开窗通风，保持空气新鲜，阳光要充足。每天开窗通风2~3次，每次30分钟，室温应保持在24~26℃，湿度以50%~60%为宜。

3. 减少噪音　生病时，患者适应噪声的能力减弱，少许声音即会影响情绪变化，使人感到疲倦和不安，影响休息与睡眠。久之，会导致病情加重。减少噪声，可使患者得到较好的休息，有利于患者康复。

4. 光线充足　白天经常开启门窗，让阳光直接射入，病情允许可协助患者到户外接受阳光照射，适量的日光照射能使被照射部位温度升高、血管扩张、血流增快，改善皮肤和组织的营养状况，使人食欲增加、舒适愉快。另外紫外线有强大的杀菌作用，并可促进机体内部生成维生素D，但应避免光线直接照射患者的脸部。晚上睡觉光线宜暗，可关闭大灯，开启壁灯或地灯，有助于睡眠。

5. 摆设适当绿植　房间内可摆设一些鲜花绿植，增添生机，以增强老年人与疾病斗争的信心和勇气，可适当给其播放一些轻松愉快的轻音乐，有助于缓和老年人心情。

（二）落实生活照护

1. 做好床单位整理　保持床单位整洁，患者的床单、被套、枕套等床上用品要定期更换、清洗。床铺每日整理2~3次，保持平整、干净、无皱褶、无渣屑，尿湿的床单随时更换。患者衣服要每天更换，衣着宜宽大柔软，领扣、腰带要宽松易解、不影响呼吸。

2. 做好晨晚间护理　晨间护理可促进老年人血液循环，保持口腔卫生，使老年人感到清洁舒适，内容包括：口腔、脸、手、皮肤、床单的清洁以及头发梳理和帮助取舒适体位。晚间护理可使老年人放松、清洁，促进睡眠，内容包括：除重复晨间护理内容外，给老年人擦拭背部和臀部，用热水泡脚，女患者冲洗会阴，整理床单位，注意保暖，协助睡眠。

3. 做好饮食护理　根据生活自理能力评估，鼓励患者自己进食，对卧床不能自理者应协助进食或喂食。护理者喂食前要洗净双手，帮助患者取坐位或半坐位，对俯卧或平卧者应使其头部转向一侧，以免食物呛入气管。喂食宜慢，注意食物温度，喂汤时宜从唇边缓慢送入口中。不能进食需要经胃管鼻饲患者严格按照鼻饲流程进行，对于消化吸收功能较差患者可根据医嘱给予营养泵持续泵入胃肠营养液。长期卧床患者身体抵抗力差，给予丰富的蛋白质、脂肪、糖、维生素等营养的食物，尤其是蛋白质，对组织生长、修复非常重要。

4. 做好清洁照护　每天早晚为患者刷牙或口腔护理、洗脸等晨晚间护理，每天进行床上擦浴一次，每周床上洗头1~2次，保持患者身体清洁、舒适。

5. 做好排泄护理　注意观察患者的二便规律，做到有目的、有准备的主动护理，减少尿床；对大小便失禁和长期卧床的患者，做到勤查看，勤换尿布、衣被，勤擦洗下身，大便后要及时清理，适当涂擦鞣酸软膏等保护肛周皮肤；如留置尿管，每天进行1–2次尿道清洁消毒，按留置尿管常规护理。保持患者及床铺清洁无异味。

（三）预防并发症

1. 压疮的预防及护理

（1）压疮的预防主要在于消除其引发的原因。对患者进行日常生活照料时，要做到“六勤”，即勤翻身、勤擦洗、勤按摩、勤整理、勤更换、勤观察。每天要严格、细致地检查老年人局部皮肤的变化以及护理措施落实的情况。

（2）做好患者皮肤护理，皮肤一旦弄脏要及时清洁。可以使用润肤露、凡士林等润滑剂，防止患者皮肤干燥。保持床铺清洁、平整、无碎屑，避免皮肤与碎屑及床单褶皱产生摩擦。

（3）鼓励和协助患者经常变换体位，每1~2小时改变一次体位，避免压疮部位长期受压。移动患者时不要出现拖、拉、推等情况；抬高需要移动的部位，减少摩擦；尽量使患者采用30°角斜卧位。患者平卧时除非治疗需要，床头抬高角度应尽可能低，避免大于30°，保护骨隆突处。

（4）定时翻身。应制作患者翻身记录卡，做好翻身时间、体位、皮肤情况的及时记录，保证按计划实施。

（5）按情况局部可使用翻身辅助工具（如体位垫、水囊、软枕）等垫起，增加受压面积，减少局部组织受压。

（6）了解患者营养状况，注意增加高蛋白、高热量饮食，防止患者出现贫血和低蛋白血症，注意补充维生素和微量元素。

知识链接

1.压疮分期 压疮有很多分期方法，最常见的分期方法如下。

1期：淤血红润期，此期为压疮初期。身体局部组织受压，血液循环障碍使皮肤出现红、肿、热、痛或麻木，解除压力30分钟后，皮肤颜色不能恢复正常。此期皮肤的完整性未破坏，为可逆性改变，如及时去除致病原因，则可阻止压疮的进一步发展。

2期：炎性浸润期，红肿部位继续受压，血液循环仍得不到改善，静脉回流受阻，局部静脉淤血，皮肤的表皮层、真皮层或两者发生损伤或坏死。受压部位呈紫红色，皮下产生硬结，常有水泡形成，极易破溃。患者有疼痛感。

3期：浅度溃疡期，全层皮肤破坏，可深及皮下组织和深层组织。表皮水泡逐渐扩大、破溃，真皮层疮面有黄色渗出液，感染后表面有脓液覆盖，致使浅层组织坏死，形成溃疡。疼痛感加重。

4期：坏死溃疡期，为压疮严重期。坏死组织侵入真皮下层和肌肉层，感染可向周边及深部扩展，可深达骨面。脓液较多，坏死组织发黑，脓性分泌物增多，有臭味，严重者细菌入血易引起脓毒败血症，造成全身感染，危及生命。

2.压疮的治疗与护理措施 尽管压疮的预防措施是非常有效的，但一些高危个体仍然可能发生压疮。治疗压疮的措施包括局部伤口护理和全身治疗。

（1）全身治疗 应积极治疗原发病，增加营养和全身抗感染治疗等。良好的营养是疮面愈合的重要条件。应给予平衡饮食，增加蛋白质、维生素和微量元素的摄入。遵医嘱抗感染治疗，预防败血症发生，同时加强心理护理。

（2）局部治疗与护理

①淤血红润期 此期护理的重点是去除致病原因，防止压疮继续发展。增加翻身次数，避免局部组织长期受压，改善局部血液循环。保持床铺平整、干燥、无碎屑，避免摩

擦、潮湿和排泄物对皮肤的刺激。加强营养的摄入，以增强机体的抵抗力。

②炎性浸润期 此期应保护皮肤，防止感染发生。除继续加强上述措施外，应注意对出现水泡的皮肤进行护理，未破的小水泡应尽量减少摩擦，防止水泡破裂、感染，使其自行吸收；大水泡可在无菌操作下用注射器抽出泡内液体，不必剪去表皮，局部消毒后，再用无菌敷料包扎。根据情况还可以选择紫外线或红外线照射治疗。

③浅度溃疡期 此期应尽量保持局部疮面清洁。保湿敷料可为疮面的愈合创造一个适宜的环境，便于新生的上皮细胞覆盖在伤口上，逐渐使疮面愈合。理想的保湿敷料透气性好，如透明膜、水胶体、水凝胶等。

④坏死溃疡期 此期应清洁疮面，去除坏死组织，保持引流通畅，促进肉芽组织生长。采用清热解毒、活血化瘀、去腐生肌并具有收敛作用的中草药治疗是目前最有效的方法之一。

---

2. 肺部感染的预防及护理

（1）保持房间环境清洁，每天早、晚开窗通风30分钟，室内温度应保持24~26℃，湿度应50%~60%为宜。

（2）长期卧床患者的呼吸道分泌物不易咳出，因此，应鼓励患者做深呼吸及有效咳痰，每次翻身时叩背促进痰液排出。叩背方法：手五指并拢，手掌呈空杯状，利用手臂和肩膀，腕力从下至上，由外至内快速叩击，背部从第十肋间隙，胸部从第六肋间隙开始，避开乳房、心前区、骨突处及肾区。叩击时间：5~15分钟，叩击节律：100~120次/分为宜，叩击力量，不感到疼痛为适中。叩背后嘱患者深呼吸、咳嗽、排痰。

（3）多喝水以稀释痰液，使其容易排出。

（4）注意事项。有咯血、气胸、肋骨骨折的患者不宜叩背；饭后一小时内不宜叩背；操作过程中注意患者安全、舒适，注意职业安全与自身防护。

3. 足下垂的预防及护理

（1）下肢瘫痪者极易形成。足部应给予支持，如使用足板托、枕头等物，使足与腿成直角，保持背屈位，以预防跟腱挛缩。

（2）指导和帮助患者锻炼踝关节，避免肌肉萎缩和关节僵直。

（3）长期卧床老年人要防止肌肉失用性萎缩，护理人员应帮助其进行功能锻炼，每日对全身肢体进行按摩，手法要轻柔。老年人不能进行主动运动时，每天进行床上被动操作的锻炼。

4. 下肢静脉血栓的预防及护理 由于长期卧床，活动减少，影响血液的循环，容易出现下肢静脉血栓。应对这种疾病要做好充足的预防。如卧床的时候要抬高患肢，高于心脏的水平，以减轻患肢的水肿，要注意肢体的保暖保护。在护理上要做到以下几点。

（1）下肢静脉血栓患者要避免劳累、撞伤、砸伤及冻伤；鞋袜要宽松。保持患肢清洁卫生，避免刺激损害皮肤。

（2）加强肢体功能的锻炼　下肢静脉血栓患者应坚持适当的活动，促进下肢血液循环，防止关节的挛缩、肌肉的萎缩。若患血栓性静脉炎，抬高床脚15cm，局部热敷，压迫刺激腓肠肌，加速回心血量，可减少下肢的肿胀。

（3）患者要正确地认识疾病，保持一个乐观的情绪，积极地面对疾病的治疗，另外家属也要经常和患者沟通，使其消除紧张感。

5.便秘的预防及护理

（1）长期卧床患者活动量小，肠蠕动减慢，容易便秘，应注意尽量多吃些蔬菜瓜果和粗粮以增加膳食纤维的摄入，以促进肠蠕动，防止便秘。

（2）每日早饭前半小时空腹喝一杯温开水，以促进肠蠕动，每日饮水要充足，一般每日应在2500~3000ml才能保证身体需要，不要因害怕患者大小便而限制患者的食量和水量。

（3）烹调方法要采用少油、清淡、易消化的低盐方法，少用不用油炸食品，尽量采用软饭及半流质食物，少量多餐为好。

（4）每日可做腹部按摩，顺时针方向轻揉下腹部，养成每天定时排便的习惯，保持大便通畅。

（5）三天以上或一周排便少于三次，可酌用润肠通便药促其排便。

（四）心理护理

1.多陪伴，经常与患者谈心，及时掌握每个患者的情绪变化，及时解决患者心理问题，让其保持自信状态。

2.不定期开展为患者送温暖、送欢乐活动，以消除患者的心理障碍。

3.避免孤单，帮助患者建立新的社会联系，努力营造和睦的大家庭气氛，满足患者情感交流和社会交往的需要。

总之，要特别重视对长期卧床患者的护理，最大限度地减轻患者的痛苦，使他们在舒适温馨的环境中尽可能地提高生活质量。

三、护理质量评价

1.室内安静，空气清新，定时开窗通风，无积尘、无异味，床单位整洁，用物摆放整齐。

2. 患者的基础护理到位，减少并发症的发生。

3. 加强与患者沟通，做好健康宣教，使患者心情愉悦。

任务五　物理降温方法

正常情况下，人体体温是通过体温调节中枢的调节来维持机体的体表温度。由于感染因素或非感染因素而使体温升高称为发热，如超过39℃为高热，超过41℃为超高热。对高热，尤其是超高热患者必须尽快把过高的体温降下来，否则容易导致人体的损伤，甚至造成严重的后果。因此，选择有效的降温方法，使患者得到及时有效的降温护理是非常重要的。

一、概念

物理降温是根据物理原理通过热传导与蒸发使体温下降的方法，是高热患者除药物治疗外，最简易、有效、安全的降温方法。物理降温起效快、不良反应小、简单而安全、适用范围广，是较好的降温方法之一。

二、常用的物理降温方法

（一）冰袋的使用

当患者高热时，使用冰袋进行物理降温，可降低体表的温度，减少脑细胞耗氧量。冰袋放在颈部两侧、大腿根部和双侧腋窝，这些部位下有大血管，便于散热。

1. 操作前准备

（1）操作者准备　衣帽整洁，修剪指甲，不戴首饰，洗手，戴口罩。

（2）患者准备

①评估患者年龄、病情、体温、治疗情况、局部皮肤状况、活动能力和合作程度。

②向患者解释使用冰袋的目的、方法、注意事项及配合要点。

③患者体位舒适、愿意合作。

（3）用物准备

①治疗盘内备　冰袋、冰帽或冰囊、布套、毛巾。

②治疗盘外备　冰块、帆布袋、木槌、脸盆及冷水、勺。

（4）环境准备　室温适宜，酌情关闭门窗，避免对流风直吹患者。

2. 操作步骤

（1）核对　携用物至患者床旁，核对患者身份。

（2）准备冰袋

①备冰：冰块装入帆布袋，木槌敲碎成小块，放入盆内，用冷水冲去棱角，避免棱角引起患者不适及损坏冰袋。

②装袋：将小冰块装入冰袋1/2~2/3满，便于冰袋与皮肤接触。

③驱气：排出冰袋内空气并夹紧袋口，防止空气加速冰的融化。

④检查：用毛巾擦干冰袋，倒提，检查冰袋是否有破损、漏水。

⑤加套：将冰袋装入布套，避免冰袋与患者皮肤直接接触，也可吸收冷凝水气。

（3）置冰袋于前额、头顶部和体表大血管流经处（颈部两侧、腋窝、腹股沟等）。

（4）放置时间　不超过30分钟，以防发生继发效应。

（5）观察效果与反应　在使用冰袋过程中，要注意观察效果与不良反应，如局部皮肤出现发紫、麻木感，则停止使用。

（6）记录使用冰袋的部位、时间、效果、反应等，便于评价。

（7）整理用物，冰袋使用后，要将冰袋内冰水倒空，倒挂晾干，吹入少量空气，夹紧袋口备用。

3.注意事项

（1）随时观察、检查冰袋有无漏水，是否夹紧。冰块融化后应及时更换，保持布袋干燥。

（2）观察用冷部位局部情况，皮肤色泽，防止冻伤。倾听患者主诉，有异常立即停止用冷。

（3）使用冰袋降温后30分钟需测体温，当体温降至39℃以下，应取下冰袋，并在体温单上做好记录。

（二）冷湿敷

1.操作前准备

（1）操作者准备　衣帽整洁，修剪指甲，不戴首饰，洗手，戴口罩。

（2）患者准备

①评估患者年龄、病情、体温、治疗情况、局部皮肤状况、活动能力和合作程度。

②向患者解释使用冷湿敷的目的、方法、注意事项及配合要点。

③体位舒适、愿意合作。

（3）用物准备

①治疗盘内备：长钳2把、敷布2块、凡士林、纱布、棉签、橡胶单、治疗巾。

④治疗盘外备：盛放冰水的容器。必要时备屏风、换药用物。

（4）环境准备　室温适宜，酌情关闭门窗，必要时屏风遮挡，保护患者隐私。

2.操作步骤

（1）核对。携用物至患者床旁，核对患者身份。

（2）根据患者情况选择冷敷部位，如前额、颈部、腋下及腹股沟处。暴露受敷部位，并垫橡胶单和治疗单，防止弄湿患者衣服及床单位。受敷部位涂凡士林，上盖一层纱布，保护皮肤。

（3）将敷布浸入冰水中，待敷布浸透后，用长钳夹起拧至半干，以不滴水为适度。

（4）抖开敷于冷湿敷部位，每3~5分钟更换一次敷布，持续15~20分钟确保冷敷效果，以防产生继发效应。

（5）冷湿敷过程中，观察局部皮肤变化及患者反应，如局部皮肤出现发紫、麻木感，则停止使用。

（6）整理。湿敷后擦干冷敷部位，整理床单位，用物消毒后备用。

（7）洗手，记录冷敷的部位、时间、效果、患者的反应等，以便评价。

3.注意事项

（1）注意观察局部皮肤情况及患者反应。

（2）敷布湿度得当，以不滴水为度。

（3）使用冷湿敷降温后30分钟应测量体温，并做好记录。

（三）温水拭浴

温水擦浴用32~34℃的温水擦浴，以达降温目的。多用于老年体弱者及婴幼儿高热不退时使用。（详见实训28）

（四）酒精擦拭

酒精擦拭是通过蒸发和传导而增加机体散热，用于高热患者的降温。

操作步骤与温水擦浴相同。在用物上采用25%~35%乙醇200~300ml，温度30℃为患者进行擦拭。

使用酒精擦拭时有以下几点注意事项。

1.乙醇温度应接近体温，避免过冷的刺激使大脑皮质更加兴奋，进一步促使横纹肌收缩，致使体温继续上升。

2.拭浴时，以拍拭方式进行，不用摩擦方式，因摩擦易生热，在拭腋窝、腹股沟、腘窝等血管丰富处，应适当延长时间，以利增加散热。

3.禁拭后项、胸前区、腹部和足底等处，以免引起不良反应。

4.拭浴过程中，应随时观察患者情况，如出现寒战、面色苍白、脉搏及呼吸异常时，应立即停止，并及时与医生联系。

5.拭浴后30分钟测量体温并记录，如体温已降至39℃以下，即可取下。

三、物理降温注意事项

1. 对冷敏感的患者不宜用任何方法的物理降温，因各种冷刺激都会使患者出现寒战，使横纹肌产热增加而影响降温效果。

2. 对有出血倾向、皮疹、皮下出血点及伴有皮肤性损害的患者禁用酒精擦浴，特别是白血病患者，酒精擦浴往往会导致出血症状加重。

3. 采取降温措施后测量体温，同时要密切观察患者血压、脉搏、呼吸及神态变化。

4. 使用冰块降温的患者要经常更换部位，防止冻伤。腋下冰袋降温后，不宜进行腋温的测量。

5. 出现寒战时应及时停止物理降温，给予保暖。

6. 患有全身性血液循环不良的患者，应禁止用冷。

任务六　正确为患者进行氧气吸入

一、患者缺氧的概述

（一）缺氧的概念

缺氧是指机体组织的氧气供应不足或用氧障碍，而导致组织的代谢、功能和形态结构发生异常变化的病理过程。

（二）缺氧的危害

1. 缺氧可降低患者机体代谢率。

2. 缺氧可加重患者各脏器功能的降低；长期缺氧可引起肺心病；脑、心脏等生命重要器官缺氧，可导致机体死亡。

3. 缺氧可加重高血压，甚至引起心律失常、心力衰竭。

4. 大脑长期缺氧可引起精神或神经症状，如睡眠障碍、行为异常、个性改变等。

（三）缺氧的临床表现

缺氧时患者主诉头晕或头痛，出现心慌、脉搏加速，口唇、口腔黏膜、牙床、颊部、鼻尖、耳廓、甲床等部位颜色呈青紫色，即发绀，呼吸急促或呼吸困难，出现烦躁不安或呼之不应，无法正常交流，如大脑皮层长时缺氧，失去正常的活动能力，患者就会出现昏迷。

常见缺氧类型有以下三种。

（1）轻度缺氧　无明显的呼吸困难，轻度发绀，但意识清楚，能对答如流。

（2）中度缺氧　发绀明显，呼吸困难，患者意识清楚，烦躁不安。

（3）重度缺氧　显著发绀，三凹征明显（胸骨上窝、锁骨上窝和肋间隙凹陷），患者失去正常活动能力，呈现昏迷或半昏迷状态，无法与人交流。

二、氧气吸入的概述

（一）氧气吸入的概念

氧气吸入疗法是供给患者高于空气中氧浓度的氧气，提高动脉血氧含量及其饱和度，以促进组织的新陈代谢，维持机体生命活动的一种治疗方法。

（二）氧气吸入的适用范围

氧气吸入常用于改善缺氧症状，作为氧疗的一种途径，如今也用于日常保健。

氧气吸入的适应证：任何原因使身体组织缺氧而发生发绀、呼吸困难、脉搏加快等缺氧症状时均可使用，如哮喘、支气管肺炎、心脏功能不全、脑血管意外等。

（三）氧气吸入的副作用

氧气吸入能够改善缺氧症状，但也会产生不好的作用。

1. 氧中毒　长时间吸高浓度氧可产生氧的毒性作用，一般情况下连续吸纯氧6小时后，即可出现恶心、烦躁不安、面色苍白、咳嗽、胸痛；吸氧24小时后，肺活量可减少；吸纯氧1~4天后可发生呼吸困难。

2. 吸收性肺不张　呼吸空气时，肺内含有大量不被血液吸收的氮气，构成肺内气体的主要成分，但高浓度氧疗时，肺泡气中氮逐渐为氧所取代，肺泡内的气体易被血液吸收而发生肺泡萎缩。

三、氧气吸入方法

（一）氧气筒吸氧

1. 氧气筒装置　如图11-1所示。

（1）氧气筒为柱形无缝筒，上有总开关和气门。

①总开关在筒的顶部，可控制氧气的放出。使用时，用扳手将总开关向逆时针方向旋转1/4周，即可放出足够的氧气，不用时用扳手将总开关顺时针方向旋紧。

②气门在氧气筒颈部的侧面，与氧气表相连，氧气经气门自氧气筒中输出。

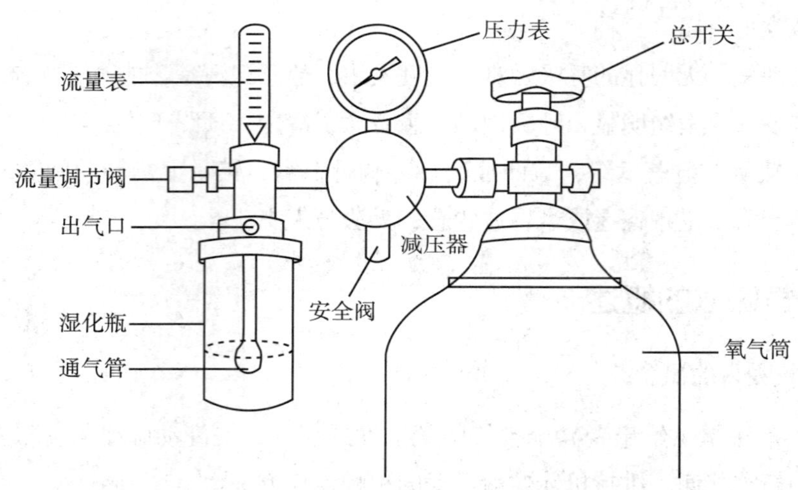

图11-1　氧气筒装置

（2）氧气压力表

①压力表　从表上的指针能测知氧气筒内氧气的压力，以兆帕（千克/平方厘米）表示。

②减压器　减压器是一种弹簧自动减压装置，将来自氧气筒内的压力减低至2~3千克/平方厘米（0.2~0.3兆帕），使流量平衡，保证安全。

③流量表　用于测量每分钟氧气流出量，流量表内装有浮标，向上旋转流量调节阀即可打开，氧气通过流量表时将浮标吹起，从浮标上端平面所指刻度能测知每分钟氧气的流出量。向下旋转，则可关闭流量调节阀。

④湿化瓶　用于湿润氧气，以免呼吸道黏膜被干燥所刺激。瓶内装入1/3或1/2的灭菌蒸馏水或冷开水，通气管浸入水中，出气管和鼻导管相连。

⑤安全阀　由于氧气表的种类不同，安全阀有的在湿化瓶上端，有的在流量表下端。当氧气流量过大、压力过高时，内部活塞即自行上推，使过多的氧气由四周小孔流出，以保证安全。

（3）吸氧管　使用最多的有两种：一次性双侧鼻导管式吸氧管及一次性吸氧面罩。

2. 氧气筒使用要求　氧气筒内装有压缩的氧气，必须安全正确使用，若使用不当，则会引起爆炸、火灾等危险。

（1）严格遵守操作规程，注意用氧安全，切实做好“四防”，即防震、防火、防油。在搬运时避免倾倒撞击，防止爆炸。氧气筒应放在阴凉处，在筒的周围严禁烟火，至少距明火5米、暖气1米。氧气表及螺旋口上勿涂油，也不可用带油的手行螺旋，避免引起燃烧。

（2）氧气筒内氧气不可用尽，压力表至少保留5千克/平方厘米（0.5兆帕），以防灰尘进入筒内，避免造成再次充气时发生爆炸的危险。

（3）对未用和已用完的氧气筒应分别标明“空”或“满”的字样。

3. 技能要求

（1）工作准备

①护理员准备。衣服整洁，修剪指甲，清洁双手，戴口罩。

②环境准备。室温适宜，光线充足，远离火源。

③物品准备。准备氧气筒氧气吸入装置1套、流量表及湿化瓶（内装1/2或1/3的灭菌蒸馏水或冷开水）各1个、吸氧管（双管头）1根、弯盘1个、小药杯1个（内装20ml灭菌蒸馏水）、棉签1包、记录本、笔。

④患者准备。向患者解释操作目的、方法及注意事项，取得配合；帮助患者取舒适体位。

（2）操作步骤

①氧气筒准备。将氧气筒置于架上或平放于地面上；用扳手夹紧总开关旋钮逆时针旋转，将总开关打开，使小量氧气从气门冲出；随即顺时针旋转关好总开关，以达清洁该处的目的，避免灰尘吹入氧气表内。装氧气压力表：将氧气压力表的螺帽与氧气筒的螺丝接头衔接，用手向下旋紧，将表稍向后倾，再用扳手进一步向下旋紧。检查通气：旋开总开关，再向上旋转打开流量调节阀，检查氧气流出是否通畅，全套装置有无漏气，最后向下旋转关闭流量调节阀。

②推至床旁待用。

③清洁鼻孔。用棉签蘸蒸馏水或冷开水伸入一侧鼻孔约2cm，紧贴鼻腔黏膜轻旋转，清洁双侧鼻腔。

④连接吸氧管。将吸氧管与氧气流量表出口接头相连，打开流量调节阀，感觉是否有气流吹出，将吸氧管头放入装有灭菌蒸馏水或冷水的杯中，观察是否有气泡冒出。

⑤调节氧流量。常用氧气流量分类：低流量1~2升/分，中流量3~4升/分，高流量6~8升/分，应照医嘱执行。

⑥将双头插入患者双侧鼻孔，吸氧管绕过患者双耳至下颌或过头顶，调节松紧度。

⑦记录给氧时间、氧流量、患者反应等。

（3）注意事项

①患者戴吸氧管前应先调节好氧流量，以免损伤鼻黏膜；吸氧过程中如需调节流量时，应摘下吸氧管，调节后再戴上吸氧管，以免大量氧气突然冲入呼吸道造成肺的损伤；停止氧气吸入时，要先摘下吸氧管，后关闭氧流量调节阀，以免影响患者的呼吸。

②给患者氧气吸入前应确保氧气管道的通畅，并随时观察患者氧气吸入的效果，有无出现副作用等。

③湿化瓶应每天更换，一次性吸氧管应酌情更换。

（二）小型氧气瓶吸氧

小型瓶装医用氧，同医院用氧一样，系天然纯氧。具有安全、小巧、经济、实用、方便等特点。有各种不同容量的氧气瓶，如2L、2.5L、4L、8L、10L、12L、15L等。尤其适用于冠心病、肺心病、哮喘、支气管炎、肺气肿等慢性疾病患者的家庭氧疗，给氧方法与氧气筒方法相同。

（三）便携式制氧机吸氧

便携式制氧机主要适用于制取保健用氧气。因目前销售的产品有不同的品牌、型号，故在使用该产品时应详细了解说明书，其操作步骤及使用注意事项应参考使用说明书。

（四）氧气袋吸氧

氧气袋是一个特制的长方形橡皮枕，袋子的一角连接橡皮管，上有调节器以调节流量。使用前先将氧气袋内灌满氧气，接上吸氧导管或吸氧面罩，调节流量即可给氧，以解除患者呼吸困难和增加心肌供氧量。它携带方便，可供家中抢救危重患者或转送患者途中使用。

1.工作准备

（1）环境准备　室温适宜，光线充足，远离火源。

（2）护理员准备　衣服整洁，修剪指甲，清洁双手，戴口罩。

（3）物品准备　准备氧气袋1个、湿化瓶（内装1/2或1/3的灭菌蒸馏水或冷开水）1个、吸氧管（双管头）1根、弯盘1个、小药杯1个（内装20ml灭菌蒸馏水）、棉签1包、记录本、笔。

（4）患者准备　向患者解释目的、方法及注意事项，取得配合；帮助患者取舒适体位。

2.操作步骤

（1）氧气袋准备

①氧气袋灌满氧气后要用螺旋夹将橡皮管夹紧。检查氧气袋是否漏气，可用双手压氧气袋，贴近面颊，若有漏气，则面颊上可感到一股气流，有时还可听到气流的响声。如发现漏气，要及时修理好，以保证及时供氧。

②将消毒鼻导管接上玻璃接管，使之与氧气袋皮管连紧，打开螺旋夹，将鼻导管口端对准面颊，如感到有气流，则表示鼻导管通畅；也可将鼻导管口端放入一只盛有冷开水的杯中，如见水中有气泡逸出，则表示鼻导管通畅，并可从气泡逸出的多少，了解给氧量的大小。

③用棉签蘸凉开水清洁双侧鼻腔，然后把带有氧气经过冷开水湿润的鼻导管插入鼻

孔，吸氧管绕过患者双耳至下颌或过头顶，调节松紧度。

④氧气袋内压力降低时，可用手加压，以利氧气排出，或把氧气袋当枕头放在患者头下，用患者头部的重量，使氧气排出。

⑤有条件的最好能在氧气袋皮管中间加1个湿化瓶，这样可以使氧气湿润，使患者感到舒适，以免患者因吸入干燥的氧气而损伤呼吸道黏膜。

⑥记录给氧时间、给氧效果、患者反应等。

3.氧气袋的使用注意事项

氧气袋和吸氧管

（1）初次使用氧气袋时应先充入空气，将出气口朝下，边拍边排气，将剩余的隔离剂全部排出。

（2）氧气袋停用时，应避光、避热，避免与尖锐的物品和化学物品接触，以及过分挤压，袋内应充存少量空气，以防长期存放时胶布发生粘连。

任务七　协助患者进行自理能力训练

案例导学

张伯伯，男，81岁，高血压病史20多年，因无明显诱因突发左侧肢体乏力，不能站立行走，神志不清，诊断为脑中风入医院治疗。出院后左侧肢体偏瘫，不能站立行走，生活部分自理，因家人无时间照顾送到养老机构休养。

思考：请大家通过以上案例，讨论以下问题。

1.自理能力训练内容包括有哪些？

2.作为护理员，你应该怎样指导张伯伯进行自理能力训练？

3.如果张伯伯要求到室外晒太阳时，你应该怎么做？

患者随着年龄的增长身体各运动功能下降，或因患病致肢体功能受损，致使生活处理能力下降。因此，应对患者进行自理能力的训练，使患者达到生活自理或半自理状态，提高患者的生活质量。自理能力训练一般包括吃饭、穿衣、盥洗、上厕所、移动及室外活动等。在锻炼中必须有人照顾，患者有半自理或自理能力时，才能逐渐脱离助手。

一、穿脱衣服

（一）穿衣（先穿患侧后穿健侧）

1.穿开襟衫时，患者取坐位，用健侧手将上衣里面朝外；用健侧手将衣袖穿进患侧上肢，拉上并跨到颈部和健侧肩；用健侧上肢将另一侧衣袖拉到健侧斜上方，穿入健侧上肢；系扣、整理衣服。

2.穿套头衫时，先穿患侧手袖子至肘部以上，再穿健侧手，拉衣领套入头部。

（二）脱衣（先脱健侧后脱患侧）

1.患者取坐位，解开纽扣；健侧手抓住衣领，先将患侧上衣脱到患肩下，然后将健侧脱到健肩下；将健侧上肢脱出衣袖，再用健手脱下患侧衣袖。

2.脱套头衫时，用健侧手将衣服拉至胸部以上，向后上方拉衣领后方，褪出头部，再褪健侧手，最后脱患侧手。

（三）卧位穿脱裤子方法

老年人坐起将患侧腿屈膝、屈髋，放在健侧腿上。患侧腿穿上裤腿后尽力上提，然后健侧腿穿上裤腿；躺下，抬起臀部，把裤子拉到腰部。臀部放下，整理腰带。脱的顺序与穿的顺序相反，只需躺着就可用健侧脚将患侧裤腿脱下。

（四）坐位穿脱裤子方法

患者取坐位，患侧腿放在健侧腿上，套上裤腿拉至膝部以上，放下患侧腿。健侧腿穿上裤腿，拉到膝部以上后，站起来向上拉到腰部。整理完成。坐位脱裤子的顺序与穿裤子的顺序相反。

（五）穿脱袜子、鞋

患者取坐位，双手交叉将患侧腿抬起置于健侧腿上，用健侧手为患侧足穿袜或鞋，放下患侧腿，脚掌着地，身体重心转移至患侧，再将健侧腿放在患侧腿上，穿好健侧足的袜子或鞋；脱袜和鞋的顺序相反。下肢关节活动受限者可用穿袜自助器辅助穿脱。

（六）注意事项

1.衣物选择时，要注意质地要软、平滑有弹性和防潮性，穿着舒适，更换方便，上衣应首选开衫，裤子选用带松紧带的，鞋子不宜太重或太硬，建议选用带魔术贴的运动鞋，衣物不适宜过长或太宽松，以免增加患者跌倒风险。

2.如果患者无法站立，则可在床上以抬屁股方式穿好裤子。

3.如果患腿容易滑下，无法保持放在健侧腿上的姿势，可在患侧腿下放一个小凳子，用来增加髋关节屈曲的角度，以保持患侧腿的稳定，或在健腿上放一小块防滑垫。

4.用鞋拔可以使穿鞋动作变得容易，患者取坐位，患脚伸入平放在地上的鞋里，再用鞋拔将鞋跟提起即可。

二、盥洗

1. 洗假牙或刷牙　首先维持坐姿平衡，坐在稳固椅子上，将牙刷放在湿毛巾或防滑垫上固定，用健手打开牙膏按钮，然后将牙膏挤到牙刷上，放下牙膏并用健手拿起牙刷刷牙。

2. 洗脸　将毛巾放进脸盆，打开水龙头，冲洗毛巾，用一只手紧握毛巾或将其缠在水龙头上拧干，平拿在健手上擦脸。洗脸时用一只手拿一条小毛巾或一小块海绵将会比较容易完成。

3. 外貌整理　用健侧手梳头，剃须（男），打扮。

4. 沐浴　协助脱衣、换鞋，进入浴室站稳；指导先洗脸、冲洗四肢、洗全身，最后洗头，洗脚不方便可由护理员协助；浴巾擦干身体，干毛巾包头，穿干净衣裤，换鞋；擦、吹干头发，梳理整齐；涂抹护肤霜。

5. 注意事项　进行以上日常生活活动能力训练时，旁边要有人保护，以保证安全。偏瘫患者的日常生活能力的提高没有捷径，当偏瘫肢体功能有一定程度的恢复时，就应该适当进行利用与促进，多使用患肢完成日常生活活动，只有坚持练习，循序渐进，才能使患者功能不断完善，提高其自理能力。

三、进食动作训练

（一）饭前准备

1. 桌子不宜太复杂，将饭桌、床头桌等靠近患者身体以便可以独立进餐，食物应放在患者面前一个稳定台上，可根据患者功能选择适当辅具。

2. 尽量使用普通餐具，为手功能改善欠佳的患者设计简便易行的自助餐具。选用带有吸盘的碗，可吸着在桌子上；碗、盘有一侧边缘高突或附加挡板，用勺子取食物时不会将食物推出或撒落在桌面上。

3. 为防止餐具在桌面上滑动，可在餐具下垫以湿毛巾或橡皮垫。

（二）进食

1. 保持桌子前正确坐姿。患者最好在有稳定坐位且头颈有良好支持体位下完成进食。

2. 训练用健侧进食时，偏瘫侧上肢往前抵住桌子。

3. 训练患者患侧上肢进食时，可根据患者情况选择相应辅具，如加粗的筷子、弯角的调羹等，降低患者抓握难度，使用筷子练习进食时先夹表面粗糙、体积较大且比较轻的食物（如小块馒头），功能改善后可更换为较小较光滑的食物（如豆子等）。

4. 喝水。首先练习双手喝水，用健侧手辅助患侧手拿起杯子，完成喝水动作，当患侧手可以紧握杯子时，可以根据患者情况尝试使用单手喝水，开始练习时最好使用圆柱状的杯子，便于抓握，且不宜过重。

（三）吞咽

教育患者细嚼慢咽，防止呛咳。有吞咽障碍的患者必须先做吞咽训练。注意事项如下。

（1）开始训练时患者进食速度较慢，要耐心鼓励，不可催促，坚持训练独立进食。

（2）对有吞咽障碍的患者在进食训练时要注意进食的体位和进食的品种。

（3）根据患者咀嚼和吞咽能力观察口中有无残存食物。

四、如厕训练

通过此训练使患者掌握独立或借助辅助器具如厕的方法。

厕所墙面应安装扶手，患者用健侧手扶住扶手，双腿靠近坐便器，以健腿支撑身体，坐稳。

五、体位转换

1. 由仰卧至坐位

（1）健侧起床　平卧，健侧手将患侧手置于胸前，立起健侧腿，以健侧腿为支点，将身体移动至对侧床边；健侧手以十指相扣形式相握，直立高举双前臂摇晃三周，辅助身体转向健侧；健侧腿置于患侧腿下方，将双腿膝盖悬空床边，健侧手肘部为支点，坐起；挪动臀部位置，取得身体平衡，保证安全。

（2）患侧起床　把健侧腿放在患侧下，带动患侧到床边把较强的手放至床的另一边来推动上身起床，双脚移至床边，将双腿膝盖悬空床边。用较强的手来帮助身体坐立。

2. 从坐位躺回床上　坐位，挪动臀部，尽量取较深位置；健侧手将患侧手自然垂放于大腿上，用健侧腿提起患侧腿；双脚提至床上同时，以健侧手肘部为支点协助身体转身；挪动身体，取较舒适平卧位。

3. 从椅起立　手杖放于健侧，健侧手放置在椅子扶手上作支撑点；双足一直平放于地上，健侧腿为主要支撑点，身体注意向前倾；健侧肢体同时用力支撑全身站起，站立好尽量保持身体平衡，健侧手放置在椅子扶手上；健侧手从椅子扶手转向手杖上，支撑身体站立。

4. 站位至坐位　手杖放于健侧，把较强的手放在相反方向的扶手上，转身；双脚一定要贴住椅子和较强的手放在扶手上来帮助稳定自己；屈膝，慢慢坐下。

5. 由仰卧至床边坐位　指导患者健侧下肢屈髋、屈膝置于患侧下肢腘窝处，用健侧腿搬动患肢移动，健侧腿拱桥移动髋部，健侧手肘部支撑床面移动上身，移动枕头，完成移动；健侧手将患侧手移至枕头前，健侧足部将患侧小腿移到床沿外，使双侧小腿都离开床面；健侧上肢屈肘，前臂旋前，肘及手部支撑身体坐起，必要时操作者一手置于患侧肩胛部一手置于对侧髋部稍用力，协助坐起；调整坐位姿势，患手放在大腿上，足与地面接触。

6. 由床边坐位至轮椅　轮椅置于患者健侧，与床成30°~45°；一手置于患者患侧腋下，一手置于患侧臀部，嘱患者健侧手辅助出力，将坐位调整至双脚着地；一手置于患者患侧腋下，一手置于患侧臀部，操作者将双膝固定患者的患侧膝部，嘱患者健侧手辅助出力辅助患者站起；患者健侧手扶近侧轮椅扶手，转移到远侧轮椅扶手，身体旋转，护理员始终保持在一手置于患者患侧腋下，一手置于患侧臀部，双膝固定患者的患侧膝部，至患者坐到轮椅座椅；患者健侧手放在轮椅的远侧扶手中央，以健侧脚为中轴旋转身体坐下，注意膝盖始终顶住患者患侧膝盖，扶住患者髋部的手轻轻推动患者髋部协助坐下，指导或协助患者足部放置踏板位置。

7. 轮椅到床转移　轮椅置于床尾与床成30°~45°，健侧靠近床边，锁住轮椅刹车；撤走枕头，解除安全带，患者健侧脚收好脚踏板，放下患侧脚，收好患侧脚踏板，协助患者身体前倾；患者健侧手放在轮椅扶手中央为支点，支撑身体站立，护理员一手在患者患侧腋窝下托住患侧上肢，另一手扶住患者髋部，双腿前后稍分开，膝盖顶住患者患侧膝盖，协助患者站立；患者健侧手放在床边支撑，以健侧脚为中轴旋转身体坐下，注意膝盖始终顶住患者患侧膝盖，协助患者坐下；患者挪动臀部取坐位平衡，参考坐位到床上转移法；患者健侧手支撑床面，健侧脚置于患侧脚下方提起双脚，同时转动身体躺下，取舒适卧位。

8. 注意事项

（1）搬移患者时动作要轻稳，避免拖、拉、拽，防止其皮肤损伤或关节脱位。

（2）搬移时，注意观察患者状态并询问其感受，注意保暖，使其感到安全、放松、舒适。

（3）协助患者改变体位时（从卧位到坐位、从坐位到立位）动作要缓慢，搬运过程宜迅速。

六、扶持与行走活动

1. 扶持行走　行走前先在扶持站立位下练习下肢的负重、屈伸及前后摆动，然后练习扶持行走。以偏瘫患者为例：护理员站在患侧进行扶持。一手握住老年人患手，掌心对老年人掌心，使其拇指在上，另一手从患侧腋下穿出置于胸前，伸直手腕，分开五指，使手掌靠在患者腋窝前处，与患者一起缓慢向前步行。

2.独立行走活动 患者在进行独立行走前，先在平衡杠内练习健侧与患侧交替站立和行走、矫正步态、改善行走姿势等练习。患者较好地完成了在平地上短程行走后，可适当增加上下斜坡、越过障碍物、提高步行速度等较高难度训练及实用性步行训练。

3.上下楼梯活动 当患者能够较顺利、平稳地完成平地行走、上下坡行走后，即应开始进行上下楼梯练习，以健侧足先上、患侧足先下为原则。开始练习时应有护理员保护和协助。以偏瘫患者为例，具体方法如下。

上楼梯：患者健侧手扶栏，护理员站在患侧后方，一手扶持患侧腰部，协助健侧足先上台阶、患侧足后上台阶。

下楼梯：患者健侧手扶栏，护理员站在患侧前方，一手扶持患侧腰部，协助患侧足先下台阶、健侧足后下台阶。

七、利用康复用具进行活动训练

（一）利用拐杖步行

1.拐杖高度的选择 让患者穿上鞋或下肢支具站立。肘关节屈曲150°，腕关节背伸，小趾前外侧15cm处至背伸手掌面的距离即为手杖的高度，站立困难时可仰卧位测量。一般情况下，腋杖和手杖的高度确定法相同。

2.检查拐杖 在使用前先指导患者检查拐杖的完好性，如把手有无松动、橡胶垫是否完好，调节高度的按钮是否锁紧等。

3.指导行走 指导患者用手握住拐杖把手，拐杖放在脚的前外侧，目视前方，保持身体直立走。利用拐杖步行的方法如下。

（1）三点步行 伸出手杖，先迈出患足，再迈出健足。

（2）二点步行 同时伸出手杖和患足并支撑体重，再迈出健足，手杖与患足作为一点，健侧足作为一点，交替支撑体重。

（3）利用拐杖上下楼梯

①上楼梯 健侧手扶楼梯扶手→手杖放患侧下肢→健侧下肢迈上一级楼梯将手杖上移，最后迈上患侧下肢。

②下楼梯 健侧手先向前向下移→手杖下移→患侧下肢下移→健侧下肢下移。

4.其他

（1）患者无偏瘫时护理员应站在道路侧陪同行走，患者偏瘫时护理员应站在偏瘫肢体侧陪同行走，可以拉住患者的腰带或特制的保护腰带防止患者跌倒。行走时护理员与其保持适当的距离，在必要时给予帮助。

（2）行走中要观察有无妨碍行走的障碍物，若有应及时清理。观察患者有无出汗、呼吸急促、心慌等异常情况。

（3）行走后，了解患者使用拐杖行走的感受、使用中存在的问题，以便解决问题，给予指导。

（二）利用步行器步行

步行器也称助行架，周围有金属框架，可将老年人保护在其中。利用步行器行走是老年人在平衡性较差时采用的移动方法之一，它可以支持老年人体重便于其站立或步行，其支撑面积大、稳定性好。步行器包括标准型步行器、轮式步行器和外出用的步行车。步行器主要在室内使用，虽然也可以在室外使用，但是因为其轮子较小导致稳定性差，所以在不平整的地面上应特别注意安全。使用步行器走路时速度要放慢，每次使用前一定要先站立片刻保持平衡。要确保老年人迈步时腿不要过于靠近步行器，否则有向后倾跌的危险。但也不能把步行器放得离老年人前方太远，以免扰乱平衡。步行车不适合在上、下楼梯时使用。

（三）利用轮椅活动

1. 检查、固定　活动前检查轮椅的轮胎应气压充足，刹车制动良好，固定刹车，必要时备毛毯。

打开轮椅时，双手掌分别放在轮椅两边的横杆上（在扶手下方），同时向下用力即可打开。收起时，可先将脚踏板翻起，然后双手握住坐垫中间的两端，同时向上提拉即可收起。

2. 坐入轮椅　参照体位转换方法协助患者坐到轮椅并系好安全带，将双脚放于脚踏板上，松开刹车平稳行进。

3. 转运

（1）轮椅上下坡的方法

①上坡时，护理员要保持轮椅的平稳，手握椅背把手慢用力，两臂保持屈曲，身体前倾，平稳向上推。

②下坡时，要采用倒车下坡的方法。叮嘱患者抓紧轮椅两侧扶手，护理员握住椅背把手，缓慢倒退行走，保证患者的安全。

（2）轮椅上下台阶的方法

①上台阶时，脚踩踏轮椅后侧的杠杆，抬起前轮，以两后轮为支点，使前轮翘起移上台阶，再以两前轮为支点，双手抬车把后轮抬起，平稳地移上台阶。

②下台阶时，采用倒退下台阶的方法。护理员叮嘱患者抓紧扶手，提起车把，缓

缓地将后轮移到台阶下，再以两后轮为支点，稍稍翘起前轮，轻拖轮椅至前轮移到台阶下。

（3）轮椅上下电梯的方法　轮椅进出电梯时，患者和护理员都要背向电梯门，护理员在前，轮椅在后，进入电梯后要及时拉紧车闸，进出电梯或路经不平的地方要提示并告知老年人，缓慢进出。

4.转运结束　了解患者坐轮椅的感受，有无不适，以便改进操作方法。

任务八　心肺复苏的方法

一、概述

心肺复苏（CPR）是对由于外伤、疾病、中毒、意外低温和电击等各种原因，导致呼吸、心跳停止，必须紧急采取重建和促进心脏、呼吸有效功能，尽快地恢复肺部气体交换及全身供血和供氧的一系列措施。

基础生命支持技术（BLS）又称为现场急救，是心肺复苏中的初始急救技术，是指专业或非专业人员进行徒手抢救，分为判断技能和支持（干预）技术两个方面，在开始CPR的A、B、C三个步骤，即开放气道（A）、人工呼吸（B）和胸外心脏按压（C）前，BLS的判断阶段是极其关键的。BLS中所包括的一系列抢救措施，若能够在心跳骤停后4分钟内实施，则可以使32%的患者获救。因此，一旦判断患者呼吸、心跳停止，应立即实施抢救。

心脏骤停可能发生在任何场所，比如街道、家中、医院等。抢救措施取决于患者发生心脏骤停的地点（院外或院内），也取决于患者的年龄（成人、儿童或婴儿）。

二、呼吸、心脏骤停的原因及临床表现

（一）呼吸、心脏骤停的原因

1.意外事件　如遭遇雷击、电击、溺水、自缢、窒息等。

2.器质性心脏病　如急性广泛性心肌梗死、急性心肌炎等均可导致室速、室颤、Ⅲ度房室传导阻滞的形成而致心脏停搏。

3.神经系统病变　如脑炎、脑血管意外、脑部外伤等疾病致脑水肿、颅内压增高，严重者可因脑疝发生损害生命中枢致心搏呼吸停止。

4.手术和麻醉意外　如麻醉药剂量过大、给药途径有误、术中气管插管不当、心脏手术或术中出血过多致休克等。

5.水电解质及酸碱平衡紊乱　严重的高血钾和低血钾均可引起心搏骤停：严重的酸碱中毒，可通过血钾的改变最终导致心搏停止。

6.药物中毒或过敏　如洋地黄类药物中毒、安眠药中毒、化学农药中毒、青霉素过敏等。

（二）呼吸、心脏骤停的临床表现

1.突然摔倒，面色死灰、意识丧失。轻摇或轻拍并大声呼叫，观察是否有反应，如确无反应，说明患者意识丧失。

2.大动脉搏动消失。因颈动脉表浅，且颈部易暴露，一般作为判断的首选部位。颈动脉位于气管与胸锁乳突肌之间，可用食指、中指指端先触及气管正中，男性可先触及喉结，然后滑向颈外侧气管与肌群之间的沟内，触摸有无搏动。其次选股动脉。股动脉位于股三角区，可于腹股沟韧带稍下方触摸有无搏动。由于动脉搏动可能缓慢、不规律，或微弱不易触及，因此，触摸脉搏一般不少于5~10秒。确认摸不到颈动脉或股动脉搏动，即可确定心搏停止。应注意对尚有心跳的患者进行胸外心脏按压，会导致严重的并发症。

3.呼吸停止。应在保持气道开放的情况下进行判断。可通过听有无呼气声或用面颊部靠近患者的口鼻部感觉有无气体逸出，脸转向患者观察胸腹部有无起伏。

4.瞳孔散大。须注意循环完全停止后超过1分钟才会出现瞳孔散大，且有些患者可始终无瞳孔散大现象，同时药物对瞳孔的改变也有一定影响。

5.皮肤苍白或发绀。一般以口唇和指甲等末梢处最明显。

6.可伴有因脑缺氧引起的抽搐和大小便失禁。

7.伤口不出血。心脏骤停时虽可出现上述多种临床表现，但其中以意识突然丧失和大动脉搏动消失这两项最为重要，故仅凭这两项即可做出心脏骤停的判断，并立即开始实施BLS技术。由于BLS技术的实施要求必须分秒必争，因此，在临床工作中不能等心脏骤停的各种表现均出现后再行诊断。一定注意不要因听心音、测血压、做心电图而延误宝贵的抢救时间。

三、心肺复苏的步骤

（一）目的

1.通过实施CPR，迅速建立患者的循环、呼吸功能。

2.尽快地恢复患者肺部气体交换及全身重要脏器供血和供氧。

（二）操作步骤（成人）

1.确认现场是否安全　略。

2.判断意识 靠近患者耳旁，用双手轻拍患者双肩，问："喂！你怎么了？"注意轻拍重呼。如确定无无意识，呼救："来人啊！喊医生！推抢救车！除颤仪！"或大声呼救，并让其他人拨打"120"急救电话。

3.判断呼吸 通过听有无呼气声或用面颊部靠近患者的口鼻部感觉有无气体逸出，脸转向患者观察胸腹部有无起伏。观察患者胸部起伏5~10秒，判断有无呼吸。

4.判断动脉搏动 用手的中指和食指从气管正中环状软骨划向近侧颈动脉搏动处触摸颈动脉搏动，判断5~10秒，如没有明确摸到患者脉搏，立刻开始心肺复苏。

5.松解衣领及裤带 略。

6.胸外心脏按压 患者仰卧在坚实、平坦的表面上，操作者站在或跪于患者身体一侧，将一只手的掌根紧贴患者胸部两乳头连线中点（胸骨中下1/3处），将另一只手的掌根置于第一只手上，两手重叠，五指翘起，伸直双臂，用上身力量用力按压30次，按照100~120次/分钟的速率进行胸外按压。每次按压的深度为5~6厘米，每次进行胸外按压时，确保垂直按压患者的胸骨，每次按压结束时，务必让胸廓完全回弹。

7.人工呼吸

（1）清除口腔、气道内分泌物或异物，有义齿者应取下，有利于呼吸道畅通。

（2）开放气道 进行有效的人工呼吸，必须开放患者气道。开放气道的方法如下。

①仰头抬颏法：抢教者一手的小鱼际置于患者前额。用力向后压使其头部后仰，另一手食指、中指置于患者的下颌骨下方，将颏部向前上抬起避免手指使劲按压颏下软组织，以免阻塞气道。

②仰头抬颈法：抢救者一手托起患者颈部，另一手以小鱼际置于患者前额，使其头后仰。头、颈部损伤患者禁用。

③推举下颌法：抢教者双肘置患者头部两侧，持双手食、中、无名指放在患者下颌角后方，向上或向后抬起下颌。注意患者头保持正中位，不能使头后仰，不可左右扭动。适用于怀疑有颈部损伤患者。

（3）口对口人工呼吸 在患者口鼻盖一单层纱布，以防止交叉感染；抢救者用放在患者额头保持头后仰的手拇指和食指捏住患者鼻孔，以防止吹气时气体从口鼻逸出；正常吸一口气，屏气，双唇封住患者口周，形成一个气密的密封，用力吹气，约持续1秒，使胸廓扩张；吹气毕，松开捏鼻孔的手，抢救者头稍抬起，侧转换气，同时注意观察胸部复原情况，继续第2次吹气。频率：成人13次/分钟；有效指标：患者胸部起伏，且呼气时听到或感到有气体逸出。

8.判断复苏是否有效 以心脏按压：人工呼吸=30：2的比例进行，操作5个周期。判断心肺复苏效果。判断有效指征：①能扪及大动脉（股、颈动脉）搏动，血压维持在8kPa

（60mmHg）以上；②口唇、面色、甲床等颜色由发绀转为红润；③瞳孔随之缩小，有时可有对光反应；④呼吸逐渐恢复；⑤昏迷变浅，出现反射或挣扎。

9.整理患者，进一步生命支持　略。

（三）注意事项

1.患者仰卧，争分夺秒就地抢救，避免因搬动而延误时机。尽可能在15~30秒内进行，因人脑耐受循环停止的临界时限为4~6分钟（WHO），由于大脑缺氧而造成的损害是不可逆的，超过时限可造成终身残废或复苏失败。

2.清除口咽分泌物、异物，保证气道通畅。注意呼吸复苏失败最常见的原因是呼吸道阻塞和口对口接触不严密。由于呼吸道阻塞，舌起了活瓣作用，只让空气压下进入胃内，不让空气再由胃排出，造成严重的胃扩张，可使膈肌显著升高，阻碍充分的通气。更甚者会导致胃内容物反流，造成将呕吐物吸入的危险。

3.按压部位要准确，用力合适，以防止胸骨、肋骨压折。严禁按压胸骨角、剑突下及左右胸部。按压力要适度，过轻达不到效果，过重易造成肋骨骨折、血气胸，甚至肝脾破裂等。姿势要正确，注意两臂伸直，两肘关节固定不动，双肩位于双手的正上方。为避免心脏按压时呕吐物逆流至气管，患者头部应适当放低并略偏向一侧。

4.人工呼吸和胸外心脏按压同时进行，吹气应在放松按压的间歇进行，肺充气时，不可按压胸部，以免损伤肺部，降低通气效果。在未恢复有效的自主心律前，不宜中断按压，并控制在10秒内。需要更换操作者时，动作应尽量迅速，交换时间在5秒内。

5.目前已有机械及电动心脏按压器，可用以代替长期的手工操作。遇有严重胸廓畸形、广泛性肋骨骨折、血气胸、心包填塞、心脏外伤等，均应立即进行胸内心脏按压。

实训26　体温、血压的测量方法

【实训目标】

1.知识目标　掌握体温、血压测量的方法与内容。

2.能力目标　在实训过程中正确、熟练执行操作规程，能为患者进行体温及血压的测量，并判断正常体温、血压。

3.素质目标　在实训过程中有效沟通、态度严谨，对患者和蔼可亲，养成有高度责任心、细心、耐心、爱心的职业道德素养。

【实训时间】1学时。

【实训步骤】

表11-4 实训表

	具体内容与要求	要点提示
素质要求	仪表举止端庄大方，面带微笑，态度温柔。衣帽整洁，头发、着装符合要求	注意个人仪态，取得患者信赖
准备工作	1.环境准备：环境整洁、光线充足、安静、空气新鲜。 2.用物准备：治疗盘内盛放体温计、血压计、听诊器、小毛巾、纱布、75%乙醇、记录本、笔及秒表、弯盘。 3.护理员准备：盘起头发、衣帽整洁、取下饰物、剪指甲、洗手、戴口罩。 4.患者准备：评估患者身体状况允许，并愿意配合，按需大小便	
评估	1.核对患者信息，了解病情、肢体活动情况、合作程度等。 2.评估环境。 3.解释操作目的及注意事项。 4.是否需要大小便	根据不同的测量不同方法进行评估，并取得患者的配合
步骤方法	**体温测量法** 1.测量前将已消毒的体温计用纱布拭干，甩水银柱至35℃以下。 2.测量方法 （1）口腔测量法：将口表水银端斜放于舌下热窝，让患者闭口（勿用牙咬），3分钟后取出。 （2）腋下测量法：解开衣服，擦干腋下，将体温计的水银端放于腋窝深处，紧贴皮肤，屈臂过胸夹紧，10分钟后取出。 （3）直肠测量法：使患者屈膝侧卧或仰卧、俯卧，露出臀部，润滑肛表水银端，轻轻插入肛门内3~4cm，3分钟后取出。 （4）红外测量法：测量探头靠近前额眉心位置，距离额头3cm（确保探头和额头间无遮挡物；按“（开机/测量）”键开启机器即可直接测量。 **血压测量法** 1.测量前检查血压计性能完好。 2.测量方法 （1）水银血压计测量方法 ①患者坐位，卷袖，露臂，手掌向上，肘部伸直，手臂位置（肱动脉）与心脏、血压0点同一水平。 ②打开血压计，垂直放妥，开启水银槽开关。 ③驱尽袖带内空气，平整置于上臂中部，下缘距肘窝2~3cm。 ④听诊器放置肱动脉搏动最明显处，一手固定，另一手握加压气球，关气门，注气至肱动脉搏动消失再升高20~30mmHg。 ⑤缓慢放气，速度以水银柱每秒下降4mmHg为宜。 ⑥取下袖带、记录。 （2）电子血压计测量方法 ①将空气管插头插入空气管接口。 ②缠袖带，方法同上。 ③按下开始/停止按钮，开机。 ④确认测量结果，取下袖带，记录。 ⑤按下开始/停止按钮，关机	体温计用75%乙醇消毒；甩表时，不可触及他物。 精神异常、昏迷、口鼻手术、张口困难或呼吸困难等患者，不可用口腔测温。 腋下有创伤、手术、炎症、肩关节受伤或消瘦夹不紧体温计者，不可用腋下测温。 腹泻、直肠或肛门手术患者不可由直肠测温。 对发热患者或数据有疑问时应用水银体温计重测一次。 测量后正确记录。 根据情况选择水银或电子血压计。 一般测量肱动脉，偏瘫的患者，应在健侧测量。 坐位：平第四肋；卧位：平腋中线。 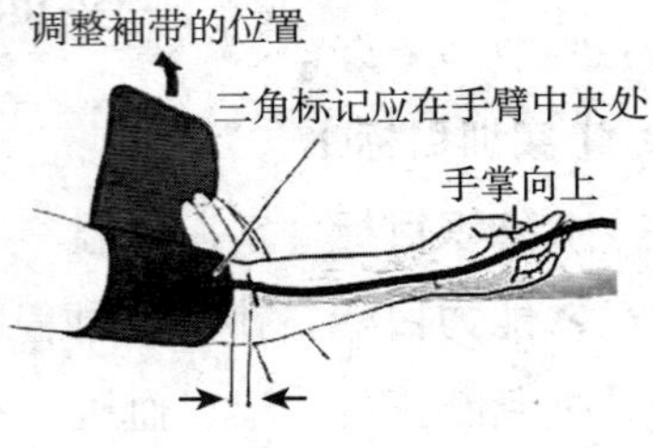 调整袖带的位置 三角标记应在手臂中央处 手掌向上 注意水银柱刻度和肱动脉声音的变化，听诊器出现的第一声搏动音，此时水银柱所指的刻度，即为收缩压；当搏动音突然变弱或消失，水银柱所指的刻度即为舒张压。 测量前检查电量充足。 对结果有疑问时应用水银血压计重测

续表

	具体内容与要求	要点提示
步骤方法	一、测量体温注意事项 1.测量体温前后，应检查体温计数目及有无破损。 2.对不合作患者护理员应在旁守护并用手扶托，以防体温计掉落或折断。 3.运动、洗澡、进食后或面颊部冷敷，坐浴、灌肠后须间隔30分钟后，方可测温。 4.如发现体温与病情不相符合时，应重复测量。 二、测量血压注意事项 1.定期检测、校对血压计。测量前，须检查血压计，包括玻璃管有无裂损，水银有无漏出，加压气球和橡胶管有无老化、漏气，听诊器是否完好、电子血压的电量等。 2.在进食、饮酒、运动、淋浴后或情绪活动时，至少休息30分钟后才开始测量。 3.对需密切观察血压者，应做到四定，即定时间、定部位、定体位、定血压计，有助于测定的准确性和对照的可比性。 4.发现血压听不清或异常，应重测。重测时，待水银柱降至“0”点，间隔时间至少2分钟以上；必要时，作双侧对照。 5.注意测压装置（血压计、听诊器）、测量者、受检者、测量环境等因素引起血压测量的误差，以保证测量血压的准确性	松紧以能插入一指为宜
整体要求	1.沟通交流，语言通俗易懂，语速适中，态度和蔼，有效沟通。 2.安全操作，动作规范、熟练、准确。 3.人文关怀，体现对患者尊重，关注患者的感受。 4.观察患者整体情况，能熟练处理突发问题	

实训27　为卧床患者翻身防压疮

【实训目标】

1.知识目标　熟悉卧床患者翻身防压疮以及压疮的分期与护理的方法与内容。

2.能力目标　能熟练掌握卧床患者翻身防压疮方法与技能，并能协助处理各期压疮的护理。

3.素质目标　在实训过程中有效沟通、态度认真，培养学生全心全意为患者服务的理念，养成有高度责任心、细心、耐心、爱心的职业道德素养。

【实训时间】1学时。

【实训步骤】

表11-5　实训表

具体内容与要求		要点提示
素质要求	仪表举止端庄大方，面带微笑，态度温柔。衣帽整洁，头发、着装符合要求	注意个人仪态，取得患者信赖
准备工作	1.环境准备：环境整洁、光线充足、温湿度适宜，必要时关闭门窗，注意遮挡。 2.用物准备：大小毛巾各1条、脸盆、温水、软枕2个、翻身枕1个，干净被服、衣裤，润肤乳1瓶、翻身记录本、笔，必要时备屏风。 3.护理员准备：盘起头发、衣帽整洁、取下饰物、剪指甲、洗手、戴口罩。 4.患者准备：评估患者身体状况允许，并愿意配合，按需大小便	
评估	1.核对患者信息，评估患者营养状况、皮肤受压情况、肢体情况、合作程度等。 2.解释操作目的及注意事项。 3.是否需要大小便	根据评估情况进行不同的处理。 取得患者的配合
步骤方法	1.松开盖被，协助患者取侧卧位。 2.掀开老年人背部盖被，检查背臀部皮肤情况。询问老年人的不适感觉。 3.在老年人胸前放置软枕，上侧手臂搭于软枕上，上侧小腿中部垫软枕。 4.大毛巾垫于患者身下，拧干小毛巾裹于手上呈手套状，擦颈部、肩部、背部、腰部、骶尾部，大毛巾吸干水分（2次）。 5.将润肤油轻轻涂抹或喷洒受压部位，如骶尾部、枕后、肩胛区、肘关节、足跟等并加以按摩，帮助吸收。 6.拉平上衣，用软枕支撑背部，盖好盖被，翻身取侧卧位，垫2个软枕+1个翻身枕头。 7.整理床铺，必要时加装床挡。 8.洗手，记录，内容包括翻身时间、体位、皮肤情况（潮湿、压红、压痕消退时间、水泡、破溃、感染等）。发现异常及时报告	避免拖、拉、拽，防止皮肤损伤。 压疮好发部位：枕骨粗隆、耳廓、肩胛部、髋部、坐骨结节、骶尾部、足跟部。 保持体位稳定、舒适。 保护隐私，保持床单、衣服不湿，防止着凉。 促进背部、骶尾部血液循环。 喷完润肤油后用手指涂抹均匀，如果皮肤出现瘙痒、红肿等过敏情况，停止使用。 操作过程中询问患者感受，若有不适立即停止。 避免长时间受压导致皮肤缺血缺氧发生压疮
注意事项	1.防止局部长期受压。对有头发遮挡的枕骨粗隆，耳廓背面，吸氧面罩、胃管部分压迫的不易观察到部位的皮肤要特别注意，应拨开患者的头发认真检查。 2.护理过程中防止手表、指甲划伤老年人的皮肤。对患者的手脚指（趾）甲应常修剪，以防自伤。便器等护理用具完好，避免刮伤、蹭伤皮肤。 3.鼓励患者尽量做力所能及的活动，如下床、关节自主运动等，以促进静脉回流，起到预防压疮的作用	
整体要求	1.沟通交流，语言通俗易懂，语速适中，态度和蔼，有效沟通。 2.安全操作，动作规范、熟练、准确。 3.人文关怀，体现对患者尊重、关注患者的感受。 4.观察患者整体情况，能熟练处理突发问题	

实训28　为高热患者进行温水擦浴降温

【实训目标】

1. 知识目标　熟悉高热患者的护理方法与内容。

2. 能力目标　能熟练掌握高热患者物理降温方法与技能，并能为高热患者进行物理降温。

3. 素质目标　在实训过程中有效沟通、态度严谨，对患者和蔼可亲，养成有高度责任心、细心、耐心、爱心的职业道德素养。

【实训时间】2学时。

【实训步骤】

表11-6　实训表

具体内容与要求		要点提示
素质要求	仪表举止端庄大方，面带微笑，态度温柔。衣帽整洁，头发、着装符合要求。	注意个人仪态，取得患者信赖
准备工作	1.环境准备：安静、舒适，温湿度适宜，关门、关窗，必要时屏风遮挡，保护患者隐私。 2.用物准备：大毛巾、温水、水温计、纱布或小毛巾2块、探热针、记录本、笔、冰袋及套、热水袋及套、清洁衣服。必要时备屏风。 3.患者准备：评估患者身体状况允许，按需大小便	室温27~28℃，湿度55%~65%
评估	1.评估患者年龄、病情、体温、治疗情况、局部皮肤状况、活动能力和合作程度。 2.向患者解释使用温水擦浴的目的、方法、注意事项及配合要点。 3.体位舒适，愿意合作	根据评估结果选择物理降温的方法及部位。 取得患者的配合
步骤方法	1.核对患者身份，松开被盖，松解裤带，用屏风遮挡，按需给予便器。 2.脱去近侧上衣，塞在身下，取舒适体位，擦浴部位下垫大毛巾。 3.头部置冰袋。 4.热水袋置足底。 5.将浸入温水的毛巾拧至半干缠于手上成手套状，以离心方向擦拭，两毛巾交替使用，然后用大毛巾擦干皮肤。擦拭顺序如下。 双上肢： ①颈外侧→上肢外侧→手背； ②胸侧→腋窝→上臂内侧→肘窝→手心。 腰背部：患者取侧卧，背向操作者→垫大毛巾→颈下、肩部→臀部→擦干→穿上衣→平卧。 双下肢：先脱近侧裤子，垫上大毛巾。 ①外侧：髂前上棘→大腿前侧→足背； ②内侧：腹股沟→大腿内侧→内踝； ③后侧：臀下→大腿后侧→腘窝→足跟。 6.穿裤子，撤掉热水袋。 7.观察效果及反应。 8.半小时后复测体温，复测体温39℃以下撤掉冰袋。 9.整理患者衣服、床单位，用物分类处理。 10.洗手、记录擦浴后的效果及不良反应。 11.打开门窗，调节温湿度	将用物带到床旁。 保护床单位、保暖。 帮助降温并防止头部充血而致头痛。 促进足底血管扩张而减轻头部充血，使其感到舒适。 面盆装温水2/3满（温水32~34℃）。 先擦近侧后擦对侧，擦拭腋窝、肘窝、手心等部位稍用力、停留时间稍长，以促进散热，大毛巾擦干。 先擦近侧后擦对侧，擦拭腹股沟、腘窝等部位稍用力、停留时间稍长，大毛巾擦干。 擦拭时间：每侧（四肢、背腰部）3分钟，全过程不超过20分钟。 擦拭过程中如出现寒战，面色苍白，脉搏、呼吸异常应停止擦浴，并及时处理。 腋下擦干汗液，把已消毒的体温计甩到35℃以下，把体温计球部放于腋下中间位置，测量5分钟后取出，读数，消毒体温计并放好备用。 冰袋、热水袋使用后，要将袋内的水倒空，倒挂晾干，吹入少量空气，夹紧袋口备用

续表

具体内容与要求		要点提示
注意事项	1.禁止擦拭胸前区、腹部、后颈部、足心等部位，因这些部位对冷刺激较敏感，可引起反射性心率减慢、肠蠕动增强等不良反应。 2.注意添加或更换温水，保持水的温度与清洁，擦拭的全过程时间不宜过长，一般不超过20分钟 3.擦拭过程中，应尽量少暴露患者，防止受凉	
整体要求	1.沟通交流，语言通俗易懂，语速适中，态度和蔼，有效沟通 2.安全操作，动作规范、熟练、准确。 3.人文关怀，体现对患者尊重、关注患者的感受。 4.观察患者整体情况，能熟练处理突发问题	

实训29 指导生活自理能力训练

【实训目标】

1.知识目标 掌握生活自理能力训练的方法与内容。

2.能力目标 在实训过程中正确、熟练执行操作规程，能针对老年人基本的活动能力如衣、食、住、行、个人卫生等进行一系列训练活动。

3.素质目标 在实训过程中有效沟通、态度认真，培养学生全心全意为患者服务的理念，养成有高度责任心、细心、耐心、爱心的职业道德素养。

【实训时间】2学时。

【实训步骤】

表11-7 实训表

具体内容与要求		要点提示
素质要求	仪表举止端庄大方，面带微笑，态度温柔。盘起头发、衣帽整洁、取下饰物、剪指甲、洗手、戴口罩。头发、着装符合要求	注意个人仪态，取得患者信赖
准备工作	1.环境准备：环境整洁、光线充足、安静、空气新鲜。 2.用物准备：衣服、裤子、食物道具、碗、盘、杯、筷子、勺子等自制的各种餐具等物品；拐杖、助行器、轮椅等辅助工具、必要时备毛毯、水杯（装温开水）。 3.护理员准备：盘起头发、衣帽整洁、取下饰物、剪指甲、洗手、戴口罩	
评估	1.核对患者信息，了解病情、肢体活动情况，合作程度等。 2.评估训练场地的情况，无障碍物。 3.解释操作目的及注意事项。 4.是否需要大小便	根据评估结果选择不同的步骤方法，并取得患者的配合

续表

具体内容与要求		要点提示
步骤方法	1.穿脱衣服　包括穿脱上衣、裤子、鞋袜等，原则上先穿患侧后穿健侧，先脱健侧后脱患侧。 2.盥洗　包括洗假牙或刷牙、洗脸梳头、剃须、打扮、沐浴等。 3.进食动作训练 饭前准备饭桌、餐具→协助患者取正确坐姿→训练患者进食→训练喝水→教育患者细嚼慢咽，防止呛咳。有吞咽障碍的患者必须先做吞咽训练→观察咀嚼和吞咽情况。 3.如厕　通过训练使患者掌握独立或指导借助辅助器具如厕的方法。 4.体位转换　包括：①仰卧至坐位；②从坐位躺回床上；③从椅起立；④站位至坐位；⑤由仰卧至床边坐位；⑥由床边坐位至轮椅；⑦轮椅到床转移。 5.扶持与行走活动　包括：扶持行走、独立行走活动、上下楼梯活动（原则上健侧足先上，患侧足先下）。 6.利用康复用具进行活动训练 （1）利用拐杖步行指导患者选择高度合适的拐杖→检查拐杖的完好性（把手、橡胶垫按钮是否锁紧等）→指导行走。①三点式：伸出手杖，先迈出患足，再迈出健足；②二点式：同时伸出手杖和患足，再迈出健足；③上下楼梯：原则上健侧足先上，患侧足先下。 （2）利用步行器步行　步行器主要在室内使用，每次使用前一定要先站立片刻保持平衡，腿迈步时不要过于靠近步行器，但也不能把步行器放得太远，这会扰乱平衡。步行车不适合在上、下楼梯时使用。 （3）利用轮椅活动　活动前检查轮椅（轮胎、刹车、安全带、刹车等）并固定刹车，必要时备毛毯、水杯，坐入轮椅，转运。 ①轮椅上下坡的方法 上坡时，护理员要保持轮椅的平稳，身体前倾，平稳向上推。下坡时，叮嘱患者抓紧轮椅两侧扶手，护理员握住椅背把手，缓慢倒退行走，保证患者的安全。 ②轮椅上下台阶的方法 上台阶时，脚踩踏轮椅后侧的杠杆，抬起前轮，使前轮翘起移上台阶，再双手抬车把带起后轮，平稳地移上台阶。 下台阶时，护理员叮嘱患者抓紧扶手，提起车把，缓缓地将后轮移到台阶下，再稍稍翘起前轮，轻拖轮椅至前轮移到台阶下。 ③轮椅上下电梯的方法 轮椅进出电梯时，患者和护理员都要背向电梯门→拉紧车闸→提示并告知患者→缓慢进出	注意衣服的选择以及安全。 要注意循序渐进，坚持训练。 （1）可在餐具下垫以湿毛巾或橡皮垫，防止餐具滑动。 （2）根据患者情况选择相应辅具。 （3）训练时进食速度要慢，耐心鼓励。 厕所安装扶手、呼叫铃、防滑等措施。 搬移动作要轻、慢，避免拖、拉、拽，防止其皮肤损伤或关节脱位。 要循序渐进，先行平路→斜坡→楼梯。 （4）根据患者病情、肢体活动能力选择不同的辅助用具； （5）训练过程应有护理员陪同，以防跌倒； （6）行走时动作要稳、慢； （7）行走过程注意观察患者情况； （8）行走后了解患者感受，及时调整
整体要求	1.沟通交流，语言通俗易懂，语速适中，态度和蔼，有效沟通。 2.安全操作，动作规范、熟练、准确。 3.人文关怀，体现对患者尊重，关注患者的感受。 4.观察患者整体情况，能熟练处理突发问题。 5.事后总结记录	

实训30　心肺复苏的方法

【实训目标】

1.知识目标　掌握心肺复苏的方法与内容。

2.能力目标　能熟练掌握成人心肺复苏的方法，并能对心跳、呼吸骤停的患者进行急救。

3.素质目标　具备分秒必争的时间观念和"时间就是生命"的急救意识，反应敏捷，处置果断，思维严谨，具有高度的责任感和同情心。

【实训时间】2学时。

【实训步骤】

表11-8　实训表

具体内容与要求		要点提示
素质要求	反应敏捷，处置果断，思维严谨，具备分秒必争的时间观念和"时间就是生命"的急救意识	呼吸、心跳骤停一经确定，应分秒必争积极抢救，必须在4分钟内建立人工循环
步骤方法	**成人心肺复苏** 1.确认现场安全。 2.检查患者是否有反应并寻求帮助。 3.评估患者的呼吸和脉搏，接着评估患者是否有正常呼吸和脉搏以确定后续措施。 4.松解衣领及裤带。 5.胸外心脏按压。患者仰卧在坚实、平坦的表面上，操作者站在或跪于患者身体一侧，将一只手的掌根紧贴患者胸部两乳头连线中点（胸骨中下1/3处），将另一只手的掌根置于第一只手上，两手重叠，五指翘起，伸直双臂，用上身力量用力按压30次。按照100~120次/分钟的速率进行胸外按压，每次按压的深度为5~6cm。 6.人工呼吸 （1）清除口腔、气道内分泌物或异物，有义齿者应取下。 （2）开放气道，进行有效的人工呼吸，必须开放患者气道。 （3）口对口人工呼吸。 在患者口鼻处盖一单层纱布，抢救者用放在患者额头保持头后仰的手拇指和食指捏住患者鼻孔，正常吸一口气，屏气，双唇封住患者口周，形成一个气密的密封，用力吹气，约持续1秒，使胸廓扩张；吹气毕，松开捏鼻孔的手，抢救者头稍抬起，侧转换气，同时注意观察胸部复原情况，继续第2次吹气。频率：成人13次/分钟。 7.判断复苏是否有效　判断有效指征：①能扪及大动脉（股、颈动脉）搏动，血压维持在8kPa（60mmHg）以上；②口唇、面色、甲床等颜色由发绀转为红润；③瞳孔随之缩小，有时可有对光反应；④呼吸逐渐恢复；⑤昏迷变浅，出现反射或挣扎	要确保现场对操作者和患者均是安全的。 呼吸、心跳骤停一经确定，应尽早开始进行CPR，评估呼吸和脉搏不应超过10秒。开始重复进行CPR，每组动作包括30次胸外按压接2次人工呼吸。 两手重叠，五指翘起，伸直双臂，用上身力量用力按压。 每次进行胸外按压时，确保垂直按压患者的胸骨，每次按压结束时，务必让胸廓完全回弹。 有利于呼吸道畅通。 防止交叉感染。 防止吹气时气体从口鼻逸出。 有效指标：患者胸部起伏，且呼气时听到或感到有气体逸出。 以心脏按压：人工呼吸=30：2的比例操作5个周期或2分钟后进行心肺复苏效果判断
整体要求	1.沟通交流，有效沟通，迅速展开急救。 2.安全操作，动作规范、熟练、准确。 3.反应敏锐，能及时发现问题，能熟练处理突发事件。 4.事后总结记录	

目标检测

答案解析

一、单选题

1. 制作患者膳食时，每天摄入食盐不超过（　　）g。

A. 3　　B. 4

C. 5　　D. 6

2. 患者的基本饮食不包括（　　）。

A. 普通饮食　　B. 软质饮食

C. 高蛋白饮食　　D. 半流饮食

3. 高蛋白饮食不适用于（　　）患者。

A. 恶性肿瘤　　B. 甲状腺功能亢进

C. 肾病综合征患者　　D. 尿毒症

4. 低蛋白饮食不适用于（　　）患者。

A. 低蛋白血症患者　　B. 尿毒症

C. 急性肾炎　　D. 肝昏迷

5. 测量腋下体温时，其正常值是（　　）。

A. 36.3~37.2℃　　B. 36.5~37.2℃

C. 36~37℃　　D. 37.5~37.9℃

6. 昼夜因素可影响体温的变化，下列各项叙述中错误的是（　　）。

A. 一般清晨2~6时体温最低

B. 下午2~6时体温最高

C. 长期从事夜间工作者，夜间体温升高，日间体温下降

D. 长期从事夜间工作者，白天体温升高，夜间体温下降

7. 高热患者应（　　）测量一次体温。

A. 1小时　　B. 2小时

C. 3小时　　D. 4小时

8. 陈伯伯，67岁，在体检时测量血压收缩压140mmHg，舒张压90mmHg，无不适症状，按高血压分级，陈伯伯应属（　　）级别。

A. 正常血压　　B. 临界高血压

C. 1级高血压（轻度）　　D. 2级高血压（中度）

9. 为患者营造舒适的环境，室内适宜的温湿度对是（　　）。

A. 温度22~24℃，湿度50%~60%为宜

B. 温度24~26℃，湿度50%~60%为宜

C. 温度24~26℃，湿度55%~65%为宜

D. 温度26~28℃，湿度55%~65%为宜

10. 温水擦浴时，下列各项叙述中错误的是（　　）。

A. 擦拭腋窝、肘窝、腹股沟、腘窝等部位时，要稍用力保留时间稍长

B. 禁止擦拭胸前区、腹部、后颈部、足心等部位

C. 擦拭的全过程时间不宜过长，一般不超过20分钟

D. 擦拭过程中，应尽量暴露患者，利于散热

11. 根据日常生活能力评估，患者的评分为45分，应属（　　）等级的护理。

A. 无需依赖　　B. 轻度依赖

C. 中度依赖　　D. 重度依赖

12. 使用冰袋降温时，将小冰块装入冰袋，以（　　）为适宜。

A. 1/2~1/3　　B. 1/2~2/3

C. 1/3~2/3　　D. 2/3

13. 为患者进行冷湿敷时，更换时间和持续时间是（　　）。

A. 3~5分钟，15~20分钟

B. 3~5分钟，15~30分钟

C. 5~10分钟，15~20分钟

D. 3~5分钟，20~30分钟

14. 关于进食动作训练，下列叙述中不正确的是（　　）。

A. 可根据患者功能选择适当辅具

B. 清醒患者可不用考虑吞咽训练

C. 进食时要细嚼慢咽，防止呛咳

D. 进食后观察口中有无残存食物

15. 训练穿脱衣服时，下列叙述中不正确的是（　　）。

A. 穿衣先穿患侧后穿健侧

B. 穿衣时先穿健侧后穿患侧

C. 脱衣时先脱健侧后脱患侧

D. 穿套头衫时先穿患侧再穿健侧后套入头部

二、思考题

为长期卧床患者翻身叩背时，选用的手法是什么，如何拍？

（刘杏仙）

书网融合……

小结11-1　小结11-2　小结11-3　小结11-4

小结11-5　小结11-6　小结11-7　小结11-8

项目十二　家政工作中的安全防范

学习目标

知识目标：理解家政人员安全防范培训的意义。

能力目标：学会并掌家政人员再从事家政工作中的安全防范。

情感目标：愿意运用家政人员安全防范的相关知识促进家政工作的发展。

案例导学

李慧家政专业毕业后一直在一家家政公司工作了3年，期间受雇于三个家庭，工作勤快，为人诚恳。第三个家庭是一对结婚几年的小夫妻，一天雇主决定给妻子做一餐晚饭，在炒菜时因为锅内油过热，一下烧了起来，在客厅带孩子的李慧看见立刻放好孩子冲过去将灶火关掉，并将雇主立刻拉出厨房。这件事情让雇主对李慧心存好感，并与李慧签订了长期的工作协议。

思考　请大家通过以上案例，总结一下家政人员安全防范工作有哪些？我们应该如何去看待安全防范工作？

任务一　自我安全防范

安全防范意识是指在生活工作中面对各种安全隐患本能存在的一种安全防范基础认识，包括对风险形成的准备、防御，减少损失的方法、建议及引导。

一、独自在家时的安全防范

当雇主和家人外出、家政服务人员独自在家时，务必要把门窗锁好，并认真检查门窗的防盗设备是否好用、到位。如果听到有人敲门，必须先问清情况，在确认安全时，才能让他入内。问话时，应保持镇定，可佯装屋里还有别人，不要让陌生的敲门者感到你是单独在家。例如，可以大声而清楚地喊“把电视音量调小点，有人敲门”，或者说“阿姨，你别管，我来开”等。如果接到朋友电话或有其他事情需要出门时，应先向雇主说明去向及时间等，出门一定要把门锁好，并检查一下其他安全设备，以免发生意外。

晚间独自住在一个房间，要将窗帘拉好，尤其是从外面容易看到你家里的情况时，更须注意，以防外人看见你单独在家。睡觉前，对门锁、窗户插销要细心地检查一遍，如果较长时间地独处一室，最好在床边预备一件防身的武器。

二、如何处理陌生人叫门

上门探访的人一般是雇主一家的朋友或熟人，但陌生人也常常上门，包括骗子和盗贼，因此应该保持警惕。

1. 有人敲门时，先通过门镜看看是谁；如果是不认识的陌生人，切勿解下门链。

2. 陌生人到访时，要先问清其身份再开门。查问时，如果对方表现得不耐烦，可能表示有不轨企图。

3. 如果访客提供电话号码供你查证其身份，不能轻信。要亲自查阅通讯录，再打电话，以防他跟同谋弄假。打电话之前，让访客在门外等候，电话确认其身份无误后，再请他进门，并适当地表示歉意。

4. 有陌生人通过对话机要求开门，无论他的理由多么合理，都不要轻率打开楼下大门。

5. 独自走到楼下大门时，若碰巧有陌生人站在一旁，就暂时不要开门，以免他跟随你闯进来。

三、外出时家庭防盗措施

如果需要外出或离家一段日子，最重要的是不要让陌生人知道家中无人，可采取以下措施：暂时停掉送快递、报纸、邮件等服务；为了不让陌生人知道家里空无一人，可以使用智能亮灯设备，定时开关家里的一个或数个壁灯，造成家里有人的假象；假如出门时间较长，门窗的锁要加上保险扣，以确保万无一失。同时请信任的邻居帮忙照看房子，代收一下快递、邮件等，要使房子看似有人在家。

四、面对性骚扰的方法

性骚扰是一种违反道德规范的、违背个人意愿的、有性意味的议论和行为。具体工作生活，应根据具体情况做好应对。

（一）筑起思想防线，提高识别能力

不贪图钱财，不爱慕虚荣，不要心有所图，是保护自身安全最可靠的防线。当有人对你实施小恩小惠，给予额外的报酬，偏袒明显过失，你要有所警惕。纵容你不良行为和嗜好，说些甜言蜜语的时候，应高度警惕，不要被假象蒙住双眼。否则，一失足会造成终身遗恨。

（二）自尊、自重是自我保护的关键

要自尊、自重，要特别注意自己的行为举止，决不要有任何轻浮之举、轻佻之态。一身凛然正气，对不良企图，有是非分明的态度，会使人望而生畏的。反之，举止轻浮，态度暧昧，模棱两可，会使人想入非非。保持自己做人的尊严是最好的安全保障。

（三）要提高警惕性，以预防为主

在初识沟通时，就要问清雇主家庭情况。对居住条件要有所选择。如不具备单独住房条件的，可选择家庭中的其他女性共同居住。入户后，无论是单独居住，还是共同居住，都要有安全的门户。入睡前，应将房门锁好，拉上窗帘。既要真诚地对待雇主，也要有足够的防范意识。一旦雇主对你有下流的言行或性骚扰行为，你千万不要有任何幻想和顾虑，更不要觉得不好意思，应作出强烈的反映，要严厉斥责其言行，坚决地拒绝他们的无理要求。如果没有明确的态度，对方会以为是一种默认，进而造成更加严重的后果。

（四）作好突发情况的处置

遇到雇主企图强行非礼，你此刻的态度和表现极为重要：首先要有勇气。胆小害怕都帮不了你，乞求更是无济于事。应该知道此刻对方的心里更加恐慌、更害怕，顾虑更多，他知道事情一旦败露无法面对家人和社会的舆论谴责，更难逃脱法律的制裁。他是又想占便宜又害怕。你可以告诉对方，他的行为将会毁灭他的家庭和他的人生。更要明确表示出你至死不从的决心和勇气。前提是首先要保护自己的生命，要用智慧战胜邪恶。

（五）学会用法律武器保护自己

遭受到强暴后，首先，应想到用法律维护自己的合法权益。最有效的方法是拨打110报警。如在雇主家中无法拨打电话报警，可借机到外边打电话报警。也可直接到附近派出所报警。总之，报警的时间越早越好。同时要保留好施暴者的物证，如残存的施暴者的体液或受害者的血迹、被撕破的衣物等都是最重要的物证。保留好物证是公安机关侦破案件和定性的依据。千万不要被对方的恐吓吓到。私了的结果常会使犯罪分子得寸进尺，你会继续受到侵害。

（六）学会交往

家政工作人员在一二线城市工作可以得到较好的工作报酬。来到城市后，会感到孤独

和寂寞。想结交一些朋友也是人之常情。但是交友必须慎重。有人急于改变自己贫困的生活状况，对都市生活充满了希望与幻想，在都市生活中常常由于交友的不慎，给自己造成终生遗恨。

1. 不贪图金钱 外出务工的人都希望获得较高的报酬，而坏人通常就利用人们对金钱的渴求来达到自己的目地。在自发劳务市场里经常混杂着这样的坏人，他们以帮助介绍工作为名，用高额工资、体面的工作为诱饵进行犯罪活动，他们骗取受害人的财、物、色，甚至威胁到生命。许多人以雇工为名将年轻妇女拐骗到外地或逼良为娼。我们须牢记：奢望和虚荣心是上当受骗的主要原因。

2. 不轻信他人 在现实社会生活中，好人与坏人一时很难辨别。因此，在寻找工作时不要与不认识的人乱拉关系。务工人员有一个共同的特点，乡土观念特别强烈，听到家乡话、见到家乡人就特别亲切。在现实生活中同乡骗同乡、同乡卖同乡的案例屡见不鲜。总而言之，凡事都要三思而后行，慎重观察，不要轻易相信他人。

3. 恋爱要慎重 交朋友谈恋爱要对自己一生负责，不要凭一时的冲动，贪图一时的欢乐作出不负责任选择。不要过于天真、幼稚、轻信。否则，在复杂的社会环境中容易上当受骗。交朋友一定要了解对方的真实情况，还要了解本人脾气秉性等。热恋中一定要把握自己的情感，切莫以身相许，一旦情况有变则后悔莫及。

（七）谨防诈骗

诈骗也是社会上最常见的一种犯罪行为。诈骗是指用欺诈的手段，获得他人财物的犯罪手段。犯罪分子极端狡猾，诈骗的手段也是多种多样，通常由多名犯罪分子结伙进行。他们常常利用某些人贪小便宜的心理，运用一些道具，事先布局，做好圈套引诱他人上当。他们在行骗的过程中，配合默契，表演逼真，语言极具诱惑力。但是，只要提高警惕，遇事保持清醒的头脑，不要幻想天上掉馅饼，不要幻想获得意外财富，不占小便宜，就能够避免上当受骗。

任务二 安全事故的防范

一、家庭火灾消防措施

（一）积极采取自救措施

1. 一般的小火，可以自己用水扑灭；对付较猛的火势，可使用灭火器；如果火势无法控制，越燃越大，应立即打火警电话“119”，通知消防人员前来救火。

2. 躲进安全的房间内，关闭房门，将火势挡在外面，同时向窗外呼救，等待救援施救。

3. 如果是住在楼上，更要沉着冷静，应从安全通道逃生，不要随便跳楼。如门、楼梯被火封住时，可用棉被、毯子罩住头和身体冲出或用绳索从窗口滑下，或利用水管下滑。

4. 一旦发生火灾，首先确保人身安全，然后考虑救火。救火时，从火的外围逐步向里推进，可用水、沙、厚毯子、地毯或灭火器灭火。

（二）正确使用灭火工具

1. 家中要常备简单、实用的灭火工具，例如毯子和水。

2. 如果着火的是木头、纸张或布，可用水扑灭。以下物品着火则不可用：未截断电源的电器、汽油、酒精、油或食用脂肪等易燃液体。如果失火的是电视机，即使已关掉，也不要用水扑灭。

3. 灭火时，需视何物失火而选择合用的灭火器：泡沫式灭火器可用来扑灭易燃液体失火；干粉剂灭火器可用来扑灭易燃液体或电器失火；一氧化碳灭火器可用来扑灭各种物件失火，包括电器失火，但不适用于油炉失火或小火。

灭火器的使用步骤

4. 使用泡沫式灭火器时，应使泡沫盖住着火的液体。如果把泡沫直接压射液体中，泡沫便会穿到液体内，火就无法扑灭。

5. 如果电器着火，首先要截断电源。然后俯身避开浓烟，用灭火筒瞄准火焰底部，左右横扫，从外向内喷射。

6. 平时就应学会如何使用灭火器，不要到失火时再去阅读使用说明书，以免浪费宝贵的时间。

7. 定期检查灭火器，以免毁坏。可打电话向供应商查询检查的方法和日期。

（三）正确处理家具的失火

1. 地毯失火 如果火头不大，可用脚踩灭或用湿布、席子弄灭；火头较大时，可泼水浇灭。

2. 电毯失火 先拔掉插头，然后向床上泼水，但千万不要揭起床单，否则进入空气，冒烟的床就会着火。如果因此而引发大火，应立即打“119”通知消防队。

3. 沙发或椅子失火 现代家具的制作材料大多是泡沫塑料、塑料或其他合成物，不仅容易燃烧，而且燃烧时会产生浓烟及有毒气体，可迅速令人昏迷，甚至死亡。因此不要尝试救火，应迅速通知家里的人离开，随手关上大门。

4. 电视机或电脑失火 即使关掉电视机或电脑，甚至拔下了插头，机内的元件依然很热，可能着火、迸出烈焰及产生毒气，荧光屏显像管还可能爆炸。正确的处理方法如下。

（1）如果电视机或电脑散发出类似橡胶或塑料燃烧的气味，甚至冒出白烟，应马上拔掉插头，必须经专业技师检查才可继续使用。

（2）发现电视机开始冒烟或起火时，立即拔掉插头或关掉总开关，然后用湿毛巾、湿地毯或灭火毯等盖住电视机，这样不仅能阻止烟火蔓延，而且可挡住爆炸的荧光屏玻璃碎片。迅速通知消防队，在消防员到来之前不要靠近也不要揭起灭火毯，等候消防员到场处理。

（3）千万不要向失火电视机或电脑泼水，或使用任何灭火器，哪怕已经关掉的电视机或电脑也不行，因为炽热的显像管可能因温度的突然降低而爆裂。另外，电视机或电脑内仍有剩余电流，泼水可能引起触电。

另外，由于外面的新鲜空气有助燃作用，因此不论是哪种家具着火，千万不要拿出屋外。即使家具只是冒烟，也不宜搬动。

二、厨房意外事故的处理

（一）厨房油锅失火的处理

锅内的油过热，会迸出火焰引起失火。假如油面冒起白烟，锅很快就会着火。灭火时有以下几点需要注意。

1. 马上将炉火关掉。

2. 千万不要挪开锅子。如果把锅子迅速拿出厨房外，反而会助长火势。

3. 用锅盖挡住脸部，然后盖在锅子上。待锅中的火灭后，再开炉火继续做饭。

4. 若锅中油太多，火势太大，可用厚湿布或灭火毯罩在锅上。火熄灭后，应盖着锅子至少30分钟，待油冷却后再拿走，以免再次起火。

5. 假如无法灭火，应关闭所有门窗，离开厨房，打电话报警。

（二）防止在厨房烫伤

做饭时每天要接触各种热源，烧伤和烫伤在所难免。衣袖必放下，围裙的位置也要穿戴适当。拿热器具或热食物时，注意用厚布垫着；端热锅或热盆时，应使用双手；将食物原料或调料加入热的汁、油、汤、水时，要格外小心，以免因油迸溅起造成烫伤；开蒸锅时，要先将蒸汽关闭，过数分钟后再开，以免蒸汽烫伤人。另外，严禁在地板上放置锅或其他装有热食品的用具，以免烫伤。不要搬运过高的物品，以免因无法保持平衡而跌倒受伤；不要在高架上放置汤、汁、油、水，以免发生事故。

（三）正确使用厨房刀具

刀是每天做饭时必用的工具之一。要经常对刀柄进行清洗，以免打滑。同时要保持刀具的清洁和锋利，若使用钝刀，不但影响工作，而且容易因用力不当而受伤；放刀时要平放，不要刀锋向上，也不要将刀和其他锋利器具放在水盆里；持刀走路时，刀锋应指向地下；

如果刀不慎从手中滑落，千万不要试着用手去接，应迅速闪在一边，以防砸在脚上受伤。

另外，使用绞肉机、搅拌机时，推压食物必须用专用的填料器，千万不要随便将手放在搅拌器中，以防被里面的刀刃伤到。

三、安全使用燃气

（一）燃气防漏

1. 使用燃气要防漏气。如果发现漏气，应立即将门窗打开，千万不要开启电灯或点火照明。

2. 使用液化石油气的，在使用完毕后应随手关闭阀门。使用液化石油气的厨房不要同时使用其他明火。冬季天冷时，不要用明火烘烤气瓶。另外，气瓶不要放在住人的房间。

3. 如果闻到异常气味，并有人产生恶心、呕吐、嗜睡，甚至嘴唇樱红、口吐白沫等症状，应立即送往医院抢救。

4. 如果煤气表与煤气灶是垂直安放，应在煤气表的底部装一块隔板，规格约为30cm × 30cm，以防止煤气表被煤气灶发出的热量损坏。

（二）漏气后的处理

以下是煤气、石油气或天然气泄漏的应对方法。

1. 不要点火。弄熄香烟、蜡烛等所有火种。

2. 不要开、关任何电器开关，也不要按门铃。因为开或关电器都会产生火花，可能点燃煤气。

3. 检查是否忘记关闭煤气用具上的开关。如果开关处于关闭状态，但嗅到煤气味，很可能有煤气泄漏，应马上关掉煤气总阀。

4. 将所有门窗打开，让煤气散出室外，屋内空气清新后才可关上。同时离开现场，待修理妥当、气味散尽才可走回屋内。

5. 打电话给煤气公司的紧急服务部，请受过训练的煤气公司技师修理。千万不要自行修理任何煤气用具或管道，也不要随便让旁人修理。待修理员修理妥当后，检查所有煤气用具的开关是否都已关上。

6. 如果在街上嗅到煤气味，应立即通知煤气公司或消防队。

（三）煤气供应中断的处理

假如煤气压力锐减，以致炉灶或热水炉的火焰比平时小；或者完全没有煤气供应，导致火焰熄灭，应立即将所有煤气用具、煤气总网或者紧急阀关掉，然后马上通知煤气公司。在煤气公司人员到达之前，切勿再使用煤气。

四、安全用电措施

1.家用电器使用完毕后，应该切断电源（拔掉插头），尤其是电熨斗、电炉等。

2.电视机、收音机、录音机的使用时间不宜过长，防止发热起火。

3.不能用纸做灯罩，也不能用灯泡烘烤服装。

4.插座不可过载。几件电器用具共用一个插座时，加起来的功率不能超过插座的负载能力。否则不但会烧坏插座和插头，更可能酿成火灾。如果插座不够用，应该多装几个。另外，切勿经常把几个插头插在同一插座上。不要直接将电线插入插座，须先连接插头。拔插头时，不要扯着电线拔，以防拉松接头。

5.常用电器如冰箱、洗衣机、电饭锅、洗碗机等，应定期检查插头和引线；对于电水壶之类经常搬动或容易发热的电器，插头螺丝常受热、冷却，可能松脱，须定期检查其软线和凹接头。

6.暖炉、熨斗等大功率电器，插头不可插在照明用的插座上，以免保险丝因电流过载而烧断。

7.检查引线或用湿布把它揩干净前，须先把总开关关掉，以防有水渗入隙缝，有触电的安全隐患。修理、调校电器用具前，应该拔出插头。

8.换灯泡时，应关闭电源开关。使用吊灯时，悬垂引线会发热，绝缘层日久会变脆，甚至破裂，应及时更换。

9.不要在浴室使用吹风机、暖炉及其他用交流电的电器用具。

10.如电线不够长，可用接线器连接，不过最好还是换上长度合适的电线。随便把两根电线拧在一起，用胶纸包裹接口是非常危险的，容易发生意外。

11.加强厨房用电安全。对电源和用电设备要定期进行检查，所有电器都要有接地线，切勿用湿手按触电源，以免触电。用电锅煮食物，要防止水分烧干起火。易燃易爆的危险品如：酒精、煤气瓶、火柴等不能放在炉具或电源附近，以防范火灾发生。

问题讨论

2021年12月26日，××小区44栋某出租屋内，1名儿童使用燃气热水器洗澡，因燃气热水器排烟管道被枯枝烂叶堵塞，产生的一氧化碳无法外排而聚积在室内，导致该名儿童和在家的另外1名儿童一氧化碳中毒身亡。

“平安消防”始于防患于未然。2022年5月16日为了强化家政阿姨服务群体的消防安全意识，普及消防安全知识，传授家庭消防安全技能，某家政公司当天首次联合北京市朝阳区消防救援支队、北京市朝阳区八里庄街道办事处开展此次培训。此次，为了全面提升阿姨安全意识和技能，该公司组织40名家政阿姨参与了消防培训，全国131个城市的30万阿姨通过网络观看直播。

讨论：请各位同学们思考在家庭工作中有哪些安全事故需要防范？从哪些方面来防范呢？请说明你的方法，与同学们分享各自的想法。

五、其他工伤事故救护方法

（一）擦伤的救护

擦伤就是皮肤擦破，被擦皮肤红肿或有少量渗血。先用冷开水把擦伤处洗净，然后涂抹一点红药水就可以了，一般不用包扎，一个星期后可自愈。

（二）切割伤的救护

切割伤是指皮肤或皮下组织被锐器划破。极小切割伤可直接用创可贴等处理。处理较浅、较小的切割伤，先要止血，可用手指压紧割伤部位，直到不出血为止。然后先上碘酒，再用酒精或碘酒对伤口周围消毒，并上消炎粉包扎便可。如果伤口较大较深，并且创面污染较重、出血较多，应先进行简单包扎，然后立即送往医院处理。

（三）扭伤的救护

扭伤指由躯干或肢体用力不当而引起的手脚扭伤和闪腰岔气等。当扭伤部位疼痛肿胀，关节活动受限，甚至出现强迫性体位歪斜时，千万不要让不懂医的人乱拉乱拽，应及时请医生处理。

（四）挫伤的救护

挫伤是指人体某部位突然受到钝器碰撞或打击后，皮肤未破，但肌肉、血管等皮下组织受到损伤，受伤部位肿胀、疼痛明显，常因内出血而致皮肤青紫。轻度挫伤可以用手轻轻按摩，或者用热毛巾热敷，促其消肿；重度挫伤应立即到医院诊治。

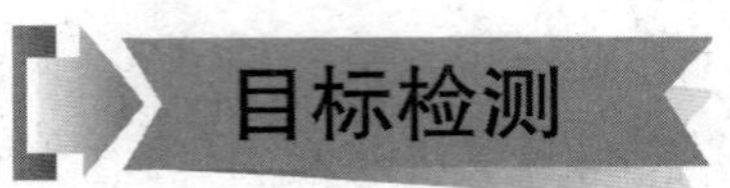

答案解析

一、单选题

1. 如果煤气表与煤气灶是垂直安放，应在煤气表的底部装一块隔板，规格约为（　　），以防止煤气表被煤气灶发出的热量损坏。

A. 20cm × 20cm　　B. 25cm × 25cm

C. 30cm × 30cm　　D. 25cm × 30cm

2. 以下关于煤气、石油气或天然气泄漏的处理，错误的是（　　）

A. 不能点火

B. 不能开、关任何电器开关，也不要按门铃

C. 检查是否是因为忘记关闭煤气用具上的开关。如果开关处于关闭状态，但嗅到煤气味，很可能有煤气泄漏，应马上关掉煤气总阀

D. 无需离开现场，立即将所有门窗打开，让煤气散出室外，屋内空气清新后才可关上，待修理妥当、气味散尽

二、多选题

1. 安全防范意识是指在生活工作中面对各种安全隐患本能存在的一种安全防范基础认识，包括对风险形成的（　　）及建议、引导。

A. 准备　　B. 防御

C. 减少损失的策略　　D. 防范意识的建立

E. 防范知识的学习

2. 在家政工作中，面对工作中性骚扰的问题，（　　）是自我保护的关键。

A. 自尊　　B. 自爱

C. 自重　　D. 自强

E. 自持

3. 易燃易爆的危险品包括（　　）等。

A. 酒精　　B. 煤气瓶

C. 火柴　　D. 汽油

E. 环丙乙烷

4. 发现电视机开始冒烟或起火时，应（　　）电视机。

A. 立即拔掉插头　　B. 用湿毛巾盖住

C. 用湿地毯盖住　　D. 用灭火毯盖住

E. 关掉总开关

三、思考题

在安全用电中，电插座的使用要注意什么？

（魏雅君）

书网融合……

小结12-1

小结12-2

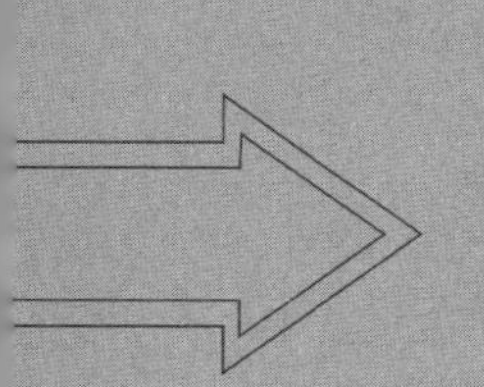

模块四　家政服务职业培训工作发展与实施

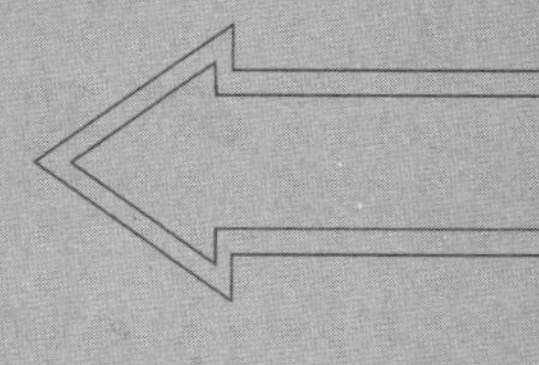

项目十三　家政服务培训工作的现状与发展

学习目标

知识目标：了解现代家政行业的发展和市场需求。

能力目标：掌握家政服务人员职业技能的培训体系，做好家政培训师的职业规划。

情感目标：根据不同级别家政培训师的任职要求，明确职业发展方向。

案例导学

小刘是某家政职业培训学校家政培训师，通过职业化家政人员队伍培养，不仅解决了农村学员的就业问题、帮助学员走上脱贫致富之路，还满足了本市家庭育儿、养老的现实需求，为群众提供优质的家政服务，推进家政职业化发展之路。

思考　请大家通过以上案例总结一下，如何成为一名优秀的家政培训师？

任务一　现代家政行业概述

家政服务是以家庭及其成员为主要服务对象。重点关注的是家庭生活的质量，所解决的是家务劳动社会化的问题。它涉及人们生活的方方面面，为众多的家庭和个人带来方便。

一、发展现代家政行业的意义

（一）发展家政服务业将充分满足目前社会老龄化和独生子女家庭的现实生活需要

家庭是社会的基本组织单位，是个人与社会的中介，家庭的稳定影响着社会的稳定和发展。我国实行的独生子女政策加快了家庭小型化的进程，同时，我国又进入了老龄化国家的行列。根据我国第五次人口普查统计资料，我国总人口中60岁以上人口已超过总人口10%以上，到2050年将超过25%，这表明，我国已进入老龄化社会。独生子女家庭将要承担赡养四位老人的责任，家庭劳动的负荷必然增大。随着人们生活节奏的加快，摆脱烦琐的家务劳动、实现家务劳动社会化已成为城市家庭的广泛需要，人们从事家务劳动的时间将呈现出递减的趋势，这恰好为家政服务产业创造了很大的发展空间。有资料表明，仅北京的几个城区接送儿童上下学及其他家庭服务就可为家政服务业创造收入16.7亿元。

（二）发展家政服务业能为再就业工程创造新的就业岗位

就业问题是一个世界性的难题，也是摆在我们面前必须解决的重要问题。从我国来看，国企下岗职工、城镇失业人员和农村剩余劳动力人数众多，随着经济结构调整力度的加大，下岗分流人数还会继续增加，而经济发展所能容纳的就业机会却相对不足，就业形势相当严峻。同时，伴随经济发展和人民生活水平的进一步显著提高，人们对家政服务的需求将逐渐增加，必然要求社会提供形式多样、质量可靠的家政服务，家政服务业就成为实现就业的新领域。据统计，家政服务业是目前剩下的为数不多的没有被内资和外资整合过的行业之一，而且从事这一行业的人数还不到需求人数的30%，还有很大的发展空间。发展家政服务业至少可以为国家提供上千万的就业岗位。因此，家政服务业将成为促进就业、发展经济的一个新的重要增长点。

（三）发展家政服务业将有效提高人们的生活质量

家政服务业的发展是人们注重生活品质的必然要求。我国居民的最终消费率大大低于国际平均水平。居民的最终消费包括物质消费与服务消费，而家庭服务消费是服务消费的一个重要组成部分。早在1998年，中国社会调查所在北京、天津、上海、广州、深圳、珠海、武汉、成都、哈尔滨、重庆、西安、兰州、郑州、乌鲁木齐、石家庄、太原、长沙、贵阳、昆明、呼和浩特、大连21个大中城市进行的问卷调查表明，有64%的城市居民需要家政服务。这些表明，家政服务业客观上存在着巨大的需求潜力，关键在于如何开发它的巨大潜力。

二、现代家政服务行业发展现状

家政服务业相对于传统的农业和工业而言，被称为第三产业，该产业随着全民生活水平的提高获得了长足的发展。目前，有约70%的城镇居民对家政服务有需求，市场潜力巨大，有利于扩大就业，在发达国家中从事第三产业的人员已占全部从业人员的60%~70%，我国的各级政府均非常重视并支持家政服务业的发展。

（一）家政行业初具规模，服务体系逐渐形成

由于经济社会发展和人们更高生活质量的要求，近几年来，我国部分城市家政行业蓬勃发展，家政企业数量逐年增多，发展速度不断加快。具体在业态上表现为家政公司、搬家公司、养老公寓、婴幼儿早教中心、儿童托管中心、产后恢复会所、养生保健公司等。调研发现，目前我国家政服务行业正逐渐被市民接受，客户群逐渐增多，行业初具规模，服务机制日趋完善。家政企业在服务体系上，形成了查体上岗、培训上岗、合同上岗的工作流程；在管理上，逐渐走向制度化、规范化，形成了“招工—培训—考核—定级—售后服务—业务考核”的完整服务流程。为满足客户的不同消费需求，家政服务的形式也正走向多样化，有全日制服务、白班8小时制服务、钟点工服务、一次性服务等。

（二）家政服务专业化和职业化发展趋势明显

近年出现的一些新职业，如育婴师（月嫂、育儿嫂）、养老护理员、公共营养师、营养配餐员、婚姻咨询师、心理咨询师、高级管家等，都属于家政服务的范畴。家政服务体系中一些服务类型，如月嫂、育儿嫂，从业人员已经存在一定规模，具有相对独立成熟的职业技能，有专业的培训、升级、上岗、签约机制。据调研得知，月嫂服务正在走向规范，月嫂们形成了责任、爱心、热心的初步执业理念，给客户提供较为满意的服务。59%的市民认为，家政服务是一项“有前途的新职业”，民众认可这个职业，愿意多参加培训与学习，专业化和职业化的发展趋势明显。

（三）市民认可度逐渐升高，市场集中在应用性家政服务层面

据调研得知，居民认为“自己家庭目前需要家政服务员”的比例占调研人数的54%。可见，我国城市家政服务有一定发展空间。在“你的家庭所需要的家政服务种类”的调查中，选项按比例从高到低的顺序依次为：保姆、育儿嫂、保洁、早教启蒙的教师、养老服务员、下水道疏通等杂活工、营养配餐顾问、护理患者、婚姻关系咨询、高级管家。总结得知，大部分居民最需要的主要集中在家务家政、教育家政、养老家政，保健家政需求初见端倪，高端享受型家政需求较少。家政公司可加强家务家政、教育家政、养老家政、保健家政的四个方面服务，以满足客户的需要。

三、现代家政行业发展存在的问题

（一）家政服务员数量相对不足，职业能力需要加强

家政企业之间的竞争在于人才，即家政从业人员。当前家政服务人才稀少、留不住高层次人才成为制约家政服务业发展的瓶颈。大部分家政公司为中介制管理，有的服务员同时在若干个家政公司报名、注册，造成整个行业供应链不规范和劳动力不稳定。家政服务

业比较零散，家庭服务消费需求满足率较低，不少居民仍只是“潜在的客户”。

在雇佣家政服务人员时，“服务人员素质与技能差，不能满足家庭需要”和“雇佣关系不好处，很麻烦”是人们最担心的问题。有居民反映找不到既会照料孩子又会教育孩子的家政服务人员。由于家政服务员大多来自农村或属于下岗职工，文化水平相对较低，个人素质和职业能力需进一步加强。

（二）企业品牌建立及内部管理需进一步加强

我国家政企业创立时间比较短，整个家政行业仍然面临小、散、弱的局面，规模化、产业化、品牌化发展有待进一步加快。当前家政企业多为中介制管理，受管理体制影响，存在客户资源易流失、员工队伍不稳定的问题，行业信誉需进一步加强。目前，家政服务员基本上是各公司鉴定自己的员工级别，没有统一的服务和收费标准，这成为雇佣纠纷频发和行业恶性竞争的原因之一。据调研得知，大部分家政职业经理没有受过专门培训，品牌意识差，有小富则安的心理。这些小企业在管理上属于经验管理，缺乏绩效管理、目标管理、薪酬管理、股份管理及激励机制等现代管理模式与方法。

（三）市场监管力度不够，行业环境需要加强

家政市场缺口大，企业门槛低，难免导致一批未注册、不规范、不诚信的企业产生。当前，家政服务业总体处于起步阶段，缺乏有效规范，常有“一张桌子、一条凳子、一块牌子”就能开张的现象。这些企业存在合同不规范、乱收费、缺乏员工培训与鉴定等不良行为，违规操作和短期行为严重，极大扰乱了家政市场秩序。

四、发展现代家政行业的建议

正确分析和认识家政服务行业的发展环境，增强家政企业的危机感和紧迫感，抓住机遇，开展对家政服务业的研究，找到发展家政服务业新的出路和相应的对策是目前亟待解决的一项重要课题。

（一）进行引导教育，转变人们的思想和观念，为家政服务从业人员创造良好环境

通过舆论宣传教育使人们认识到，家政服务业作为一个新兴产业，不仅为下岗失业人员、进城务工人员提供就业机会和工作的平台，也是投资者创业的好目标，任何有志于从事家政服务业的人士都是可以大有作为的。同时，通过宣传和培训，转变人们的就业观念，树立正确的择业观，使人们认识到劳动只有分工不同，没有高低贵贱之分，家政服务工作是直接造福于人的劳动，家政服务员和其他职业一样都是受人尊重的职业，人的社会价值的体现不在于你从事什么样的工作，而在于你的工作是否有成就，是否得到他人的承认。整个社会都为家政从业人员创造良好的就业空间和环境，使他们得到应有的尊重和理解，为他们提供一个强大的社会支持系统。使家政服务从业人员拥有一个理性的从业心态，怀着愉快的心情努力工作，在工作岗位上充分发挥自己的潜能和作用，实现自己的人生价值。这里，媒体的舆论支持和引导不可忽视。

（二）加强政府组织领导，建立良好企业发展平台

环境的优化将为家政业发展搭建坚实的行业平台。家政服务业的规范成熟离不开政府的推动，这就需要充分发挥政府的职能，加大政策扶持和工作支持力度，为家政服务业提供坚实的后盾。

（三）保障权益、加强管理，促进家政从业者职业化进程

加强宣传，改变观念，增加招工数量，扩充从业人员类型，鼓励年轻人进入家政行业。吸引家政学专业、护理学专业、早教专业、人力资源管理专业学生进入家政行业，建立大学生引进机制。加强立法研究，规范家庭服务机构与从业人员的关系，维护用工双方的合法权益，调整客户、家政公司及家政服务人员之间的利益关系。要用一定政策措施维护家庭服务人员劳动报酬和休息、休假权利。鼓励实行员工制管理，吸纳工作年限长、表现好的人成为正式员工，为其办理社会保险。通过各项措施保障员工权益，加强培训，稳定队伍，促进其职业化进程。

（四）成立统一培训机构，打造一流家政服务队伍

家政服务行业的迅猛发展对家政服务员的综合素质提出更了高的要求，也是雇主们最关心的问题。由于缺乏统一管理，一些未受培训不胜任工作或工作中有过不良行为的人可以通过跳槽来继续从业。因此，要加强管理，狠抓家政培训。这里既要有理论知识的培训，又要有实际操作技能的培训，更要有良好的职业道德培训，这些内容都应是家政服务从业人员的必修课程。

家政培训是提高劳动者素质，增强服务质量的关键。可以借鉴高校经验，成立统一的大型培训机构。可借鉴或编制教材，从培训目的、内容、方法、手段几个方面，对从业人员进行系统培训。要建立科学的课程体系，从职业观念、技能、交往能力等各方面，集中精力培训出具有现代理念与技能的高素质家政队伍。其培养途径包括三个方面：①职业性格培养。家政服务的工作环境在家庭，属于高接触性服务劳动职业，此职业有其独特的性格要求，如高尚的人品、较高的情商、得体的礼仪及一定的交往能力，要求自信、整洁、勤快、热心。②职业能力培养。除了性格外就是职业能力，职业技术与水平决定个人的服务能力和客户满意度。在教育过程中，可以采取理论加实践、以实际操作为主的培训方式。③职业规划制定。通过技能大赛、情景模拟、提供奖学金的方式，激励学员不断成长。帮助学员量身制定“初级家政员→中级家政员→高级家政员”的职业规划，不断督促实现，从而增强从业人员的服务意识，规范服务行为，提高服务质量。

（五）健全企业管理机制，培养品牌企业

扶持家政市场，打造龙头企业以带动市场，形成高中低档服务格局。家政行业应向酒店、银行等服务业看齐，建立服务理念，培养一流员工，塑造企业文化。首先，要选择恰当的运作模式，这直接关系到企业的生存发展。员工制家政服务模式是未来家政行业发展的趋势。目前，我国家政公司大都是中介制，由中介制管理转向员工制管理是必然选择。其次，要科学管理、培养专业的管理人员。目前，家政行业的管理者大都是外行出身，专业管理能力不高。要提供机会加强经理人的培训，促进其成长与素质提高，为客户提供高质量服务，以温馨和激励的氛围稳定员工，打造品牌企业。最后，要探索多样化的服务形式和工作机制，要积极引导家政企业转变经营理念，适应消费需求多样化、个性化的趋势，拓展服务内容，尽快形成一批有较强竞争力的品牌企业，提升家政服务行业的整体发展水平。

（六）构建制度化、规范化的家政服务公司管理体系

家政服务公司要想做大做强，必须要实行企业化的管理。既要建立安全可靠的输送体系，还要有高水平的管理人才队伍，更要有切实可行的规章制度。其中，安全可靠的输送体系的建立尤为重要。因为对用户而言，家庭安全是最重要的。可以考虑以行政区划为单位，建立起不同层次的家政服务员培训输送基地，这些基地要与家政服务公司对接，建立稳定的合作关系。做到输送基地的初步培训与家政公司的专业培训相结合，对经过培训和技能鉴定获得上岗资格的人员，建立相关的信息档案，做到统一联系、统一安排、统一管理，向用户家庭输送合格的高素质的家政服务人员。

任务二　家政服务市场调研与分析

2015—2021年我国家政服务市场规模

根据观研报告网发布的《中国家政服务行业发展现状研究与投资前景分析报告（2022—2029年）》显示，近年来，随着经济水平的不断提高，居民收入显著提升，人们对生活质量的追求日益提高，母婴服务、养老服务、家庭服务等需求日渐增大。同时我国陆续出台促进家政服务业提质扩容、积极推进落实家政扶贫、推动家政服务信用体系建设等系列政策，家政服务业发展迅速，经营规模持续保持两位数增长。估计随着三胎政策实行，我国家政服务行业市场将进入快速发展阶段。数据显示，2021年我国家政服务市场规模为10149亿元，同比2020年增涨了15.57%。2022年、2023年呈现稳步增长的态势。

一、企业方面

2017—2022年我国家政相关企业新增数量及增速

自2017以来，我国家政相关企业持续增长，新增注册企业平均增速在52%，增长迅猛。数据显示，截止到2021年，我国共有超过212万家“家政服务”机构。其中新增家政相关企业约119万余家，同比增长64%。

二、从业人员方面

2011—2019年中国新生儿人口数量

随着中国家政服务行业的高速发展，巨大的市场需求也带动着我国家政服务从业人员不断上升，成为促进农民工转移劳动力就业的重要行业，对于推动实现乡村振兴战略具有重要的作用。数据显示，2020年中国家政服务行业从业人数达3275万人，较2019年增加了177万人，同比增长5.71%。

随着社会经济的快速增长和家庭生活质量的不断提高，家政服务业是具有良好前景，大有可为的行业。

（一）育婴师

2020年育婴师各级别月薪情况

近几年，随着我国新生儿出生率的下降，育婴师需求数量增速放缓，但家庭对育婴师的质量需求快速提升，高级育婴师的需求上涨促进其收入上涨。

据此前央视财经报道，我国“月嫂”市场根据个人能力的不同，为四档收费区间，其中，聘请一名“金牌月嫂”，每月花费高达2.5万元以上。同时，根据“58同城”发布的《中国家政市场就业及消费报告》显示，在一线城市以及新一线城市之中，2019年的家政服务行业中“月嫂”工种的薪酬最高，可见近年来“月嫂”市场的火爆程度。

（二）家庭教师

2021年家庭教师收入情况

目前来看，我国家庭教师一般为教师兼职或者大学生、研究生等在读学生的兼职。虽然国家标准中并未对家庭教师的资质进行明令要求，但对于消费者来说，对于具有正式教师职业的教师、具有一定教育背景的大学生比较受到青睐。

家庭教师的薪资还与工作经验有关，通常工作时间越长相应的收入相对较高。截至2021年1月22日通过职友集近一年调查样本数据显示，我国家庭教师平均月薪资达9290元，其中本科学历家庭教师平均薪资10100元/月。应届生月薪8000元，1~3年工作经历平均月薪9500元，3~10年平均月薪10800元，10年以上平均月薪14400元。

（三）护理师

2021年护理师月薪收入占比

护理师从业人员的工资标准一般因服务地区不同而有所差异，同时也受从业人员自身服务能力影响。据职友集全国1131例样本调查数据显示，截至2021年1月22日，我国护理师月均薪资6570元；其中，从业年限来看，5年以上经验护理师收入最高，月薪高达11200元左右，1年以下月薪5700元，岗位收入与从业年限表现正相关。另外月平均收入集中在4500~15000之间，6000~8000的占比最高为35.7%。

65岁老年人数量及人口占比

随着老年人口的不断攀升，老年产业的市场规模不断扩大，老年抚养比逐步上升。人均收入的增长使老年的护理问题能够依托于市场。中国社会的老龄化结构愈发稳固甚至有深度老龄化的发展趋势，养老看护服务行业将随人口老龄化的加剧而不断兴盛。

2020—2030年中国老年人需上门护理服务人数预测

近日，中国发展基金会发布了《中国发展报告2020：中国人口老龄化的发展趋势和政策》显示，自2000年迈入老龄化社会之后，我国人口老龄化的程度持续加深。2022年，中国65岁以上人口占总人口的14%，实现向老龄社会的转变，2050年，中国老龄化将达到峰值，中国65岁以上人口将占到总人口的27.9%。如果以60岁及以上作为划定老年人口的标准，中国的老年人口数量将会更多，到2050年时将有接近5亿老年人。

快速上升的老年人口带动家政护理师规模上涨。根据《国家人口发展规划（2016—2030年）》，2030年60岁以上人口占比将达25%左右，2050年前后，中国老年人口数占总人口的34.9%，居家养老护理服务会成为未来家政服务业发展的潜力市场。预计2030年我国中老年人需上门护理服务人数为5896.9万人。

（四）营养师

2014—2020年营养师薪资待遇情况

在国内，由于膳食不合理、营养失衡所引发慢性病的健康问题正越来越受到人们的高度重视，聘请营养顾问成为现代人的消费时尚。而公共营养师成为国家新职业，也为从业者提高了职业身份和社会认知度。据调查数据显示，截至2021年1月22日，家庭营养顾问平均月薪在7410左右，其中，分地区来看，一线城市营养师收入较高，上海的平均月薪为9000元，北京和杭州平均月薪为8000元，广州营养师收入相比同类一线城市薪资水平偏低，仅有6000元每月。

三、市场规模方面

从家政服务细分产品结构来看，2020年测算简单劳务型市场规模为5150亿元，知识技能型市场规模为2776亿元，专家管理型市场规模为49亿元。知识型家政服务市场增速最快。简单劳务家政服务市场由于家务机器人市场的快速发展等因素影响增速快速下滑。

2012—2020年中国家政服务业细分产品需求结构

数据显示，2020年其他所有上岗的工种月工资较2019年都有不同程度的提升，其中这几个提升较高：病患陪护月工资提升10.3%，月嫂月工资提升7.9%，老年护理月工资提升7.3%，早教师月工资提升7.0%，育儿兼家务提升6.1%。

四、政策扶持方面

2020年家政员各工种订单量增长趋势

根据国务院办公厅印发《关于促进家政服务业提质扩容的意见》（以下简称《意见》）。《意见》要求，各地要把推动家政服务业提质扩容列入重要工作议程，构建全社会协同推进的机制，确保各项政策措施落实到位。为深入贯彻落实该《意见》，2021年11月，国家发展改革委、商务部、教育部等15部门又联合印发《深化促进家政服务业提质扩容“领跑者”行动三年实施方案（2021—2023年）》，进一步促进家政服务业品牌化、规范化发展。其中，2022年的工作要点见表13-1。

表13-1 《促进家政服务业提质扩容2022年工作要点》9部分33条具体任务

项目	具体内容
1.提高社区家政服务便利高效性，大力推动家政行业职业化发展。	在社区服务（商业）中心、城乡社区综合服务设施中嵌入家政服务网点，以购买服务等方式为社区重点人群提供必要的家政服务。在全国培育50家具有行业标杆和引领效应的品牌员工制家政企业，鼓励有条件的地方加大对员工制家政企业支持力度，引导探索实行从业人员轮班制度，提供点单式、分时段服务。
2.以信用建设为主要抓手，大力推动家政行业规范化、标准化发展。	按季度更新家政企业信用修复和受奖励情况，实现省级家政领域问题企业台账退出率达到80%，推动政府部门和金融机构对受奖励的家政企业给予优惠支持政策。探索推广家政信用名片，规范家政行业用工，引导家政企业完善体现技能价值激励导向的工资分配制度，推进家政服务标准化专项行动。
3.发挥示范引领作用，大力推动家政行业品牌化、规模化发展。	深化家政“领跑者”行动。推动各省（区、市）重点联系10家平台性家政龙头企业、10家员工制家政龙头企业、10家专业性家政龙头企业。鼓励有条件的地方谋划布局家政企业街区、产业园区和创业孵化基地，给予场地租金等优惠政策。
4.持续提高家政从业人员素质，大力推动家政行业专业化发展。	继续鼓励支持具备条件的普通本科高校和职业院校（含技工院校）新设家政服务相关专业。深入推进产教融合，推动入选各省（区、市）产教融合型企业建设培育库的家政企业数量达到100家以上，对入选的企业落实“土地+金融+财政+信用”组合式激励政策。扩大家政培训规模，落实家政培训补贴，提高家政培训质量，开展家政职业技能等级认定。
5.强化科学技术蓄势增能作用，大力推进家政行业数字化发展	在智慧家政等领域组织实施双创带动就业示范项目。梳理推广家政数字化转型发展典型案例和经验。推动家政企业与基层党组织、业主委员会、物业服务企业等签订合作协议，线上与城市生活网相融合，线下与快递、干洗、配送等业态相融合。推动第三方举办家政博览会，打造全国性融合创新平台，促进有关行业进入家政领域。

续表

项目	具体内容
6. 聚焦重点人群加大服务供给，大力推动家政行业多元精准发展	大力发展居家育幼服务，鼓励婴幼儿照护机构与家政企业合作，提供符合社区家庭需求的上门居家婴幼儿照护服务。继续实施居家和社区基本养老服务提升行动项目，支持项目地区为经济困难的失能、部分失能老年人提供家庭养老床位建设和居家养老上门服务。推动家政企业积极参与养老助餐服务规范等标准制定，鼓励符合条件的家政企业开办社区长者饭堂，为失能老人等特殊群体提供上门送餐服务。
7. 对接国家重大发展战略，大力推动家政行业区域协同发展	实施家政兴农行动，深化家政服务劳务对接助力乡村振兴行动。鼓励有条件的地区对被认定为就业帮扶基地且吸纳脱贫人口就业数量多、成效好的家政劳务输出基地，按规定给予一次性奖补。持续举办家政区域供需对接会，推动重点区域间家政企业、行业协会开展供需互动交流。
8. 加大保障政策支持力度，大力推动家政行业可持续发展	强化资金支持，对符合条件的家政企业按规定落实创业担保贷款及贴息政策。实施应对人口老龄化工程，对家政企业符合条件的项目予以倾斜支持。落实家政企业税收优惠政策。鼓励银行机构在依法合规、商业可持续原则下，提供针对家政服务业的专属融资服务。以家政产业园区、员工制家政企业和家政培训机构为重点，加大信贷投放力度。加强家政从业人员住房保障，落实家政服务员分类体检制度，鼓励有条件的家政企业在家政服务人员同意的前提下，免费为其增加体检项目。
9. 充分发挥群团组织作用，大力推动家政行业社会协同发展	发挥全国工会就业服务线上平台作用，开展跨区域家政劳务对接，引导地方工会加大家政培训投入，带动各级工会家政培训20万人次以上。举办巾帼家政职业经理人、家政培训师和产教融合等示范培训，推动各地妇联开展家政技能培训30万人次以上。推动家政行业开展“青年文明号”创建，为家政从业人员子女提供人文关怀等服务。

数据来源：观研报告网《中国家政服务行业发展现状研究与投资前景分析报告（2022—2029年）》

任务三　家政服务人员职业技能的培训体系

家政服务是一个新兴的服务产业，在服务产业发展中起到了较大的推动作用。人力资源是企业长期生存的基本保障，重视人力资源的调配管理是经营者应当考虑的首要问题。家政服务公司在扩大服务规模的同时，也要考虑人力资源的优化配置，通过完善技能培训体系以协调人才作用的发挥。

伴随着经济体制逐渐开放，家政服务不再仅限于生活保姆，而是扩展为职业保姆、幼儿教育、水电维修、送货搬家等多项服务。业务规模扩大对家政服务公司的人员技能提出了严格的要求，建立系统性的技能培训方案是不可缺少的。如何稳定现有的人力资源，发挥出最高质量的家政服务水平是企业需要积极考虑的问题。

一、家政服务人员技能培训的作用

家政行业是生活服务产业的构成之一，在我国还处于起步发展阶段，并未形成大规模的企业群体。尽管家政服务是向客户提供不同生活服务的产业，但其对于家政工作人员的技能要求十分严格，每一项工作都会有相应的质量考核标准。服务人员工作不到位，将会影响到公司在市场经营中的信誉形象，给后续长期经营发展带来更多的阻碍。人力资源是一个新兴产业可持续运营的保障，家政服务人员注重技能培训有着多方面的作用。

1.稳定人力资源 人力资源在企业经营过程中是最为基本的条件，缺乏足够的人员力量则很难把企业经营起来。家政公司是服务行业的典型代表，员工在服务客户时常会遇到各种难题，如：客户故意刁难员工、恶意投诉员工、随意辱骂员工等，这些行为极大地削弱了家政人员参与服务工作的积极性。近年来，家政公司员工因多种因素而频繁地选择跳槽转行，造成家政公司人力资源缺失严重。建立科学可行的职业技能培训体系，使家政人员掌握专业服务技能，使个人价值、职业价值得到充分体现，进而稳定了公司内部人力资源的流通。

2.提高服务水平 服务质量不仅关系着家政公司的市场信誉，也决定着服务客户群体的数量，对企业乃至整个产业发展都会产生极大的影响。专业决定着服务质量，只有建立一支具备专业素质的服务团队，才能让客户获得最大的满意度。家政服务公司对内部人员实施培训计划，可从多个角度提升家政服务水平，为企业经营创造更多的经济收益。如：增强服务人员的技能水平，按照客户提出的服务要求完成各项工作，从根本上解决客户需要的各种服务。当家政公司的服务质量得到改善，就能逐渐在市场上树立自身的品牌，进而推动行业的持续发展。

3.扩大经营规模 行业调查发现，我国70%左右的家政服务公司均属于小规模经营，其内部调控运营比较方便，也有助于减小市场风险造成的经济损失。但小规模经营也限制了家政服务公司业务范围的扩大，由于人员力量不足而无法提供更多的家政服务。现有家政人员的服务技能薄弱，整体职业素质水平偏低，而解决这一问题是扩大公司经营规模的重要措施。通过开展技能培训工作，能够把最新的家政技能传授给服务人员，引导其灵活地运用操作技术提高服务质量，推动公司业务项目的多样化，带动了经营规模的扩大。

二、从法律准则完善人员的技能培训体系

家政服务不再被认为是伺候人的、不体面的工作，而和所有其他职业一样被看作是社会分工下的一种行业。2000年，劳动和社会保障部正式认定“家庭服务员”这一职业，家政服务踏上自身的“职业化”发展道路。由于服务行业所具有的特殊性，家政服务公司应当深入分析员工培训的积极作用，立足于经营需要而拟定科学的技能培训体系。培训师要从家政人员的行为准则方面完善培训体系，使其掌握“最专业、最先进、最完善”的服务技能。

1.树立法律意识 法律可以规范家政服务公司的正规经营，对完善员工技能水平也有

着重要的作用。培训师需引导家政服务人员树立强烈的法律意识，在法律规范指导下提高个人的职业技能。如：遵守国家各项法律、法规和社会公德；执行《公民道德建设实施纲要》，自尊自强，爱岗敬业；遵守企业各项规章制度，维护经营者和消费者的合法权益。这些对于服务人员职业服务水平的提升具有促进作用。

2. 遵守职业道德　职业道德是衡量家政服务人员综合素质的关键指标，重点培训服务人员的职业道德也是必不可少的。服务人员需尊重消费者生活习惯，主动适应消费者，不虐待所照看的老、幼、病、残人员；不泄露消费者隐私；不参与消费者家庭及邻里的矛盾纠纷，不传闲话，以免激化矛盾；不向消费者借钱或索要财物；在离开消费者家庭时，要主动打开自己的包裹让其检查，以示尊重。

3. 履行工作职责　严格按照公司拟定的经营规范及客户服务的需求，培训且指导员工认真履行职业责任，以防止服务过程中出现各种纠纷。如：培训期间指导员工遵守合同条款，不无故违约，不无故要求换户或不辞而别。如与消费者发生矛盾，出现消费者侵犯家政服务人员合法权益，或变更服务地址、服务工种等，无论何种原因家政服务人员均应先行告知经营者，不要擅自处理。

4. 增强专业技能　家政服务行业多元化经营涉及到的服务项目也在不断地变多，这就使得增强服务人员的专业技能成为培训方案的根本目的。总体上来说，家政服务人员技能培训措施有：努力学习服务技能，完成经营者和消费者安排的工作任务；对不会使用的器具，未经经营者指导和消费者允许不要使用；未经消费者同意不使用其通讯工具和电脑等设备，遵守最基本的职业道德素质。

5. 维护个人利益　引导家政服务人员维护个人利益，也是技能培训的主要内容之一。面对家政服务工作的各种困难，服务人员频繁地跳槽转行，这与个人切身利益受到侵犯是密切相关的。培训时要提醒服务人员：不要与异性成、青年人同居一室；不带亲朋好友在消费者家中停留或食宿；不擅自外出或夜不归宿，如有特殊情况不能按时返回，要征得消费者同意；要注意防火、防盗，切实做好自身保护工作。

任务四　家政培训师的职业规划

一、家政培训讲师入职标准

1. 研发课程　能结合公司需要，独立研发课件，并进行授课或传教。

2. 授课技能　能独立授课，合理运用不同的培训方式，有效地展开培训。

3. 培训执行　能制定培训计划，根据培训计划执行培训目标。

4. 活动策划 能独立策划培训中的活动，拥有策划能力。

5. 活动组织 能根据活动要求组织活动，并能很好地控场。

6. 团队管理 拥有团队管理能力，引领团队稳定向前发展。

7. 培训优化 了解家政员工作情况及客户反馈，并有针对性地进行强化培训。

二、家政培训师的级别及评定条件

家政企业培训师主要为三个级别：分别为初级讲师、中级讲师和高级讲师。刚入职的培训师为初级培训师，通过企业考核晋升中级讲师、高级讲师。高级别涵盖低级别素质和技能，评定条件及岗位职责如下。

（一）初级讲师岗位职责及任职资格

1. 培训课程规划和计划 在导师的指导下，进行培训课程开发，确定培训内容，确保培训计划符合培训需求。

2. 培训课程资源管理 根据家政企业培训需求和内容，在导师指导下，收集、整理、评估相关课程、资料；开拓并维护合适的学习与培训渠道。

3. 培训授课 了解学员需求，参与培训授课，编制培训讲义，做好备课工作，丰富课程内容，设计课程结构，做好现场把控，根据课程反馈不断完善培训课程。

4. 任职资格

（1）工作经验 一年以上家政培训及相关工作经验，

（2）知识/技能 拥有丰富的家政专业知识，熟练运用办公软件和ppt操作；熟悉员工培训制度和流程；有较好的文字功底和语言表达能力。

（3）素质要求 良好的人际理解与沟通协调能力和组织能力；愿意与他人合作，主动与其他成员进行沟通交流；思维敏捷。

（二）中级讲师岗位职责及任职资格

1. 培训规划和计划 协助培训经理进行培训需求调研工作，参与拟定培训的具体规划；实施计划和实施方案，协助进行培训课程管理，确保培训计划符合培训需求。

2. 培训资源管理 根据企业培训需求，在培训经理指导下，收集、评估相关课程、学习资料；开拓并维护合适的学习与培训渠道，确保培训资源的丰富性与适用性。

3. 培训授课 了解学员需求，参与培训授课，编制培训讲义，做好备课工作，丰富课程内容，设计课程结构，做好现场把控，根据课程反馈不断完善培训课程。

4. 培训效果总结 做好培训记录并跟进培训后的效果反馈；分析总结培训工作，提出培训管理与课程完善合理化建议；对培训效果进行评估，并提交分析报告。

5. 任职资格

（1）工作经验　三年以上家政培训及相关工作经历。

（2）知识/技能　熟悉员工培训制度建设、方式方法及操作流程；能根据客户反馈及企业需求情况制定培训计划、开发设计培训课程和编写教材。

（3）素质要求　具备良好的沟通协调能力和组织能力，善于理解他人思想和行为背后的原因，并且能通过倾听与观察预测他人的反应。

（4）思维能力　能够将复杂问题进行有效分解，使之更容易被理解与把握。

（5）团队合作　愿意与他人合作，主动与其他成员进行沟通交流，共同分享信息、知识。

（三）高级讲师岗位职责及任职资格

1. 培训内容策划　了解家政服务人员的现状及培训需求，通过调查和分析，编制培训讲义，深刻理解并有效整合培训内容，设计培训授课方式，确保培训内容的专业性与生动性。

2. 培训授课　专业并生动地进行课程讲授，做好现场把控，根据课程反馈，不断完善培训课程；负责重点培训项目的策划、课程开发、讲师筛选、组织实施；确保各项培训与员工发展活动取得预期效果。

3. 培训资源建设　对培训管理与课程完善提出合理化建议；对培训效果进行评估，并提交分析报告；建立培训讲师与培训课件管理制度，开发灵活适用的培训与学习渠道；审核外部培训讲师与课程的培训效果，负责组织开发外部培训资源，培训讲师的挖掘与培养。

4. 任职资格

（1）工作经验　六年以上家政培训及相关工作经历。

（2）技能/知识　较强的企业需求分析能力和课程研发能力，能深入分析现代家政的服务需求，根据客户反馈和企业发展，提出培训管理与课程的合理化建议；根据公司发展、服务产品类型和外部市场发展动向，设计、开发培训课题，编制培训教材和教案；设计培训形式、方法和评估系统，组织培训实施。

（3）思维能力　能够将复杂问题进行有效分解，使之更容易被理解与把握，且能根据知识、经验，迅速发现问题的实质。

（4）团队合作　鼓励初、中级培训讲师取得成就，最大程度地把自己掌握的技能传授给初、中级培训讲师，促进团队整体能力的提升。

（5）规范导向　监控培训计划的进展、质量状况等，使之符合预定的要求，通过监控、纠错、革新等举措，从整体增进现有体系的秩序性，提升家政企业整体服务水平，最大程度避免人员流失。

三、选准专业，明确方向

进入培训行业，想成为一名优秀的家政职业培训师，除基于自身丰富实战经验和丰厚知识储备之外，还需要确定好自己的专业方向和授课风格等。

培训师要“专一、精二、会三”，千万不能做“万金油”。讲自己学的、讲自己干的、讲自己专的、讲自己能的、讲自己精的！这就是“术业有专攻”的具体含意。如能做到专心、专业了，你才能打造自己独一无二的“核心竞争力”。

职业培训师职业生涯发展的进程是：一为能工—教所知—传术；二为巧匠—教所做—传法；三为名师—教所创—传道。其前提条件是一要会“编”—培训课程的开发者；二要会“导”—项目实施的组织者；三要会“演”—课程内容的表达者。

目标检测

答案解析

一、单选题

1.(　　)是人们注重生活品质的必然要求。

A.家政服务业的发展　　B.经济发展

C.旅游业的发展　　D.农业的发展

2.市民对家政服务的认可度逐渐升高，市场集中在(　　)层面。

A.家务管理　　B.养老服务

C.育儿　　D.应用性家政服务

3.家政服务员数量相对不足，(　　)需要加强。

A.诚信　　B.职业能力

C.技能水平　　D.遵纪守法

4.2021年11月，国家发展改革委、商务部、教育部等15部门又联合印发(　　)，进一步促进家政服务业品牌化、规范化发展。

A.《深化促进家政服务业提质扩容“领跑者”行动三年实施方案(2021—2023年)》

B.《促进家政服务业提质扩容2022年工作要点》

C.《关于推动家政进社区的指导意见》

D.《养老和家政服务标准化专项行动方案》

5.不断完善培训课程；参与负责重点培训项目的策划、课程开发、讲师筛选、组织实施，是(　　)的岗位职责。

A.初级家政培训师　　B.中级家政培训师

C.高级家政培训师　　D.种子家政培训师

二、思考题

如何促进现代家政行业的发展？

（梁敏怡）

书网融合……

小结 13–1

小结 13–2

小结 13–3

小结 13–4

项目十四　家政服务职业培训工作的实施

学习目标

知识目标：理解并掌握家政服务培训工作的目标、家政服务培训课堂呈现中的专业形象的建立。

能力目标：学会并掌握从事职业培训的家政服务培训教学技巧、教学设计、教学方法、课堂教学技能。

情感目标：愿意运用家政服务职业培训的相关知识促进家政行业初中级人员的培训工作。

案例导学

小梁是一家家政公司的专业职业培训讲师，在3年的工作期间她开展了几十场培训课程。在一次的培训课程中，接受培训的人员很羡慕小梁的工作，询问小梁如何才能当一名家政服务职业培训的讲师，小梁回去后经过深思，觉得可以开设一门专门的课程，她的这一想法得到了领导的支持和肯定，半年后“家政服务职业培训”课程上线，小梁也因此成为了公司的优秀讲师。

思考　请大家通过以上案例，思考一下如果我们是小梁，我们应如何开展家政服务的职业培训工作？

任务一　家政服务培训工作的目标及内容

随着生活节奏不断加快以及消费水平的逐渐升级，越来越多的家庭开始将家务委托给家政服务人员来做，这促使家政行业发展迅速，也对家政服务有了更高标准的要求。

为了提高服务的专业性和高效率，在家政服务人员正式上岗之前，都应对服务人员进行专业的培训。首先要了解一下培训工作的目标。

一、家政服务职业培训的目的

是为了让没有家政服务经验的人通过专业的培训，初步掌握家政服务的基本理论知识以及操作要领，并能够较快胜任工作。

二、家政服务职业培训的操作

在培训过程中，培训人员可以使用理论和情景模拟教学，专业知识和实际案例相结合的方式开展。通过先讲解家政服务的制度、规范、要领、技巧等，然后让员工进行实际演练，再进行必要的考核，考核后，方可上岗。此外，培训者在培训的过程中，需要注意互动、实践说明、多互动的讲解方式，可以让整个培训过程充满趣味性，不枯燥，这样员工也更加乐于接受，也易达到培训的目的。

三、家政服务职业培训工种

家政服务职业培训工种可以分为家政常规工种和家政职业化工种两种。家政常规工种包括住家保姆、不住家保姆、钟点工（保洁）；家政职业化工种包括育婴师、母婴护理师、催乳师、小儿推拿师等。

四、家政服务职业具体培训内容

（一）初级家政服务员培训内容

1. 制作家庭餐

（1）主要内容　①加工配菜。②烹制膳食。

（2）目标

①加工配菜　掌握蔬菜分类常识与食用方法，能初加工油菜、番茄等时令蔬菜。掌握家禽、家畜类食物原料的初加工方法与注意事项，能初加工鸡、鸭、猪、牛、羊等食物原料。掌握鱼、虾的加工方法与注意事项，能加工鱼、虾等食物原料。

掌握食物原料的保鲜、冷冻、解冻处理方法，能对食物原料进行保鲜、冷冻、解冻处理。掌握刀具的种类及使用保养方法，掌握直刀、平刀、斜刀等刀工技术操作方法，能将食物原料加工成丁、片、块、段或条。

②烹制膳食　掌握单一主料凉菜的制作方法与注意事项，能制作多种单一主料凉菜。掌握酸、甜、苦、辣、咸等调制技术要求，能调制多种膳食。

掌握灶具、炊具、电饭煲、微波炉使用方法，能运用蒸、煮等烹饪技法制作主食，能运用蒸、炒、煮、炸等烹饪技法制作菜肴，能制作多种汤食。掌握燃气与用电安全注意事项。

2.洗涤收纳衣物

（1）主要内容 ①洗涤衣物。②收纳衣物。

（2）目标

①洗涤衣物。掌握衣物洗涤标志的作用，能识别衣物洗涤标志。掌握纺织品衣物质地鉴别常识，掌握常用洗涤用品使用方法，能依据衣物质地选用洗涤用品。掌握手工洗涤衣物的方法，能手工洗涤棉、麻、化纤类衣物。掌握洗衣机的使用方法，能使用洗衣机洗涤衣物。

②收纳衣物。掌握晾衣架的使用方法及不同质地衣物的晾晒方法，能依据质地特性晾晒衣物。掌握衣物折叠、整理、收纳的注意事项，能折叠、整理、分类收纳衣物。掌握衣物防霉、防蛀的处理方法及注意事项，能对衣物进行防霉、防蛀处理。

3.清洁家居

（1）主要内容 ①清洁居室。②清洁家居用品。

（2）目标

①清洁居室 掌握拖布、吸尘器等清洁器具的使用方法，能清洁、擦拭门窗与玻璃。掌握居室清洁程序与要求，掌握居室地面、墙面质地分类常识与清洁注意事项，能清洁、擦拭涂料类硬质居室墙面，能清洁、擦拭居室地面。

②清洁家居用品 掌握家庭常用清洁、消毒用品的使用方法。掌握厨具、灶具、餐饮用具清洁注意事项，能清洁厨具、灶具、餐饮用具。掌握常见家用电器清洁与使用方法，能清洁、擦拭电冰箱、电饭煲、微波炉、电视机等电器。

掌握家具清洁、擦拭注意事项，能清洁、擦拭衣橱、桌椅、板凳等家具。掌握卫生洁具清洁、消毒方法，能清洁、消毒卫生洁具。

4.照护孕产妇与新生儿

（1）主要内容 ①照护孕妇。②照护产妇。③照护新生儿。

（2）目标

①照护孕妇。掌握孕妇膳食制作的要求及注意事项，能为孕妇制作常规膳食。掌握孕妇盥洗、沐浴、更衣的注意事项，能照护产妇盥洗、沐浴、更衣。掌握孕妇出行安全的注意事项，能陪同孕妇出行并准备出行物品。

②照护产妇。掌握产妇膳食制作要求，能为产妇制作常规膳食。掌握产妇盥洗、沐浴的注意事项，能照护产妇盥洗、沐浴。掌握产妇擦浴、更换衣物的注意事项，能为卧床产妇擦浴、更换衣服。掌握开奶与母乳喂养方法，能指导产妇喂哺新生儿。

③照护新生儿。掌握奶具清洗、消毒的方法与注意事项，能清洗、消毒奶具。掌握新生儿人工喂养的方法与注意事项，能为新生儿冲调奶粉，能给新生儿喂奶和水。掌握托抱新生儿注意事项，能托抱新生儿。掌握新生儿盥洗、沐浴的注意事项，能照护新生儿盥

洗、沐浴。掌握新生儿的生理特点，能为新生儿穿、脱并洗涤衣服并更换纸尿裤等。

5.照护婴幼儿

（1）主要内容　①料理膳食。②照护起居。

（2）目标

①料理膳食。掌握婴幼儿膳食器具清洁、消毒的注意事项，能清洁、消毒婴幼儿膳食器具。掌握婴幼儿生理发育特点。掌握婴幼儿人工喂养的方法与注意事项，能给婴幼儿喂奶、喂水、喂食。掌握婴幼儿辅食添加与制作的方法，能给婴幼儿制作3种以上主食、辅食。掌握婴幼儿呛奶、呛水处理的注意事项，能处理婴幼儿呛奶、呛水。

②照护起居。掌握婴幼儿用品清洁、消毒的注意事项。掌握婴幼儿生理发育特点。掌握婴幼儿生活照料及饮食特点。掌握照护婴幼儿盥洗、沐浴注意事项。掌握婴幼儿意外情况处理方法。

6.照护老年人

（1）主要内容　①料理膳食。②照护起居。

（2）目标

①料理膳食　掌握老年人生理特点。掌握老年人膳食特点及膳食制作要求，能为老年人制作多种主食、菜肴，能为老年人制作多种汤。掌握老年人进食、进水的注意事项，能照护老年人进食、进水。

②照护起居　掌握与老年人相处的技巧。掌握老年人日常盥洗注意事项，能照护老年人盥洗。掌握老年人衣物换洗的注意事项，能为老年人换洗衣物、修剪指（趾）甲。掌握体温计的使用方法，能给老年人测量体温。掌握老年人外出的注意事项，能陪伴老年人散步、购物、就医。

7.照护病患

（1）主要内容　①料理膳食。②照护起居。

（2）目标

①料理膳食　掌握病患膳食特点。掌握常见病患膳食制作要求，能为病患制作3种以上主食和菜肴，能为病患制作3种以上的汤。掌握病患进食、进水的注意事项，能照护病患进食、进水。掌握病患膳食器具收纳方法，能清洁、消毒病患膳食器具。

②照护起居　掌握与病患相处的技巧。掌握病患日常盥洗的注意事项，能照护病患日常盥洗。掌握卧床病患洗头、擦澡、翻身、更换衣物的注意事项，能给卧床病患洗头、擦澡、翻身、更换衣物。掌握照护卧床病患二便的方法，能照护卧床病患二便。掌握体温计的使用方法，能给病患测量体温和脉搏。掌握口服给药的方法及注意事项。掌握轮椅、拐杖等助行器的使用方法及注意事项。能陪伴患者就诊。

（二）中级家政服务员培训内容

1.制作家庭餐

（1）主要内容　①加工配菜。②烹制膳食。

（2）目标

①加工配菜　掌握食物原料质量识别常识。掌握用刀技术操作方法，能将食物原料加工成丝、茸。掌握馅料制作的方法与注意事项，能制作馅料。掌握干制植物性原料水发加工方法，能水发加工干制植物性原料。掌握拍粉、上浆、挂糊、勾芡操作技术的注意事项，能进行原料拍粉、上浆、挂糊、勾芡处理。

掌握水粉糊、全蛋糊、水粉浆、全蛋浆的调制方法，能调制水粉糊、全蛋糊、水粉浆、全蛋浆。掌握动物性原料腌制处理技术要求，能腌制动物性原料。掌握咸鲜味、酸甜味、咸甜味、咸香味等味型的调制方法，能调制咸鲜味、酸甜味、咸甜味、咸香味等味型。

②烹制膳食。掌握煎、烤、烙等主食制作技术方法，能用煎、烤、烙等技术方法制作主食。掌握煎、炖、氽、烩、烧、焖等烹调方法的注意事项，能用煎、炖、氽、烩、烧、焖等技术方法烹制菜肴。掌握复合调味的方法与技术要求，掌握复合原料冷菜拼盘制作技术要求，能制作复合原料的冷菜拼盘。

2.洗烫衣物

（1）主要内容　①洗涤衣物。②熨烫衣物。

（2）目标

①洗涤衣物　掌握衣物质地鉴别方法。掌握羽绒类衣物洗涤的注意事项，能洗涤羽绒类衣物。掌握丝绸类衣物洗涤的注意事项，能洗涤丝绸类衣物。掌握毛织品衣物洗涤的注意事项，能洗涤毛织品类衣物。

②熨烫衣物　掌握家用熨烫设备的使用方法及衣物熨烫的注意事项，能熨烫衬衫、领带、西服衣裤、套裙类服装。

3.保洁家居

（1）主要内容　①保洁家居设施。②保洁家居用品。

（2）目标

①保洁家居设施。掌握常见保洁设备的使用方法，能使用保洁设备进行家居保洁。掌握家居装饰墙面的保洁方法与注意事项，能进行居室装饰墙面保洁。掌握居室地板的保洁方法与注意事项，能进行居室地板保洁。

②保洁家居用品。掌握皮革类家居用品的养护方法与注意事项，能清洁、养护皮革类家居用品。掌握板式家具养护的注意事项，能进行更衣柜、展示柜等板式家具保洁。掌握

厨房操作台面材质分类与养护方法，能清洁、养护厨房操作台面。掌握挂毯、地毯保洁的注意事项，能进行挂毯和地毯保洁。

4.照护孕产妇与新生儿

（1）主要内容　①照护孕妇。②照护产妇。③照护新生儿。

（2）目标

①照护孕妇。掌握妊娠期营养需求与食物来源，能为孕妇制订营养膳食计划。掌握妊娠期滋补膳食制作方法，能为孕妇制作6种以上滋补膳食。掌握妊娠期乳房护理内容与护理方法，能指导孕妇进行乳房护理。掌握妊娠期工作、生活安全注意事项，能指导孕妇进行安全防护。

②照护产妇。掌握产妇营养需求常识，能为产妇制作6种以上营养膳食。掌握催乳食品的制作方法与注意事项，能为产妇制作6种以上催乳食品。掌握产妇乳房保健护理的内容与护理方法，能为产妇做乳房护理。掌握吸奶器的适用对象与使用方法，能指导产妇做形体恢复操。掌握产妇照护工作日志记录内容，能填写产妇照护工作日志。

③照护新生儿。掌握新生儿口服给药方法，能给新生儿喂服药物。掌握新生儿二便特点与常见异常，能照护新生儿二便并观察异常。掌握新生儿抚触方法与注意事项，能给新生儿做抚触。掌握新生儿脐带护理的注意事项，能护理新生儿脐带。掌握新生儿呛奶、呛水的处理方法与注意事项，能处理新生儿呛奶、呛水。

5.照护婴幼儿

（1）主要内容　①料理膳食。②照护起居。

（2）目标

①料理膳食。掌握婴幼儿营养需求与食物特点，能给婴幼儿制订营养膳食计划。掌握婴幼儿膳食的制作方法与注意事项，能给婴幼儿制作6种以上主食、辅食。

②照护起居。掌握给婴幼儿说儿歌、讲故事的注意事项，能给婴幼儿说儿歌、讲故事。掌握婴儿抬头、翻身训练的注意事项，能训练婴幼儿抬头、翻身。掌握婴幼儿坐、爬、站立、行走训练的注意事项，能训练婴幼儿坐、爬、站立、行走。掌握水浴、日光浴、空气浴的照护方法与注意事项，能给婴幼儿做水浴、日光浴、空气浴。掌握婴幼儿抚触的注意事项，能给婴幼儿做抚触。

6.照护老年人

（1）主要内容　①料理膳食。②照护起居。

（2）目标

①料理膳食。掌握老年人必需营养素的食物来源，能为老年人制定日常食谱。掌握老年人膳食的制作要求与注意事项，能为老年人制作6种以上主食、菜肴、汤。

②照护起居。掌握给老年人读书、读报的目的，能给老年人读书、读报。掌握老年人

的情感特点与交流方法，能与老年人进行情感交流。掌握老年人忧虑、恐惧、焦虑、抑郁等情绪的疏导方法，能观察并及时疏导老年人的不良情绪。掌握血压计的使用方法与注意事项，能为老年人量血压、测脉搏。掌握老年人的心理特点与保健方法。

7.照护病患

（1）主要内容　①料理膳食。②照护起居。

（2）目标

①料理膳食。掌握病患的营养需求与食物来源，能为病患制作6种以上的常规膳食。掌握治疗膳食的应用范围与制作要求，能遵医嘱为病患喂食治疗膳食。掌握导管喂食的方法与注意事项，能遵医嘱为病患进行导管喂食。

②照护起居。掌握病患的情感特点与交流方法，能与病患进行情感交流。掌握口腔清洁护理的目的与注意事项，能为失能病患清洁口腔。掌握给卧床病患更换床单、被褥的方法与注意事项，能给卧床病患更换床单、被褥。掌握血压计的使用方法与注意事项，能给病患量血压、测脉搏。掌握冷敷、热敷护理技术的应用范围，能给病患做冷敷或热敷护理。掌握中草药煎煮的注意事项，能为病患煎煮中草药。

任务二　家政服务培训课堂中呈现的专业形象

一、家政服务培训教师职业形象管理的任务

职业形象和讲台风范关系到培训教师的角色认知，反映了培训教师的职业素养。不仅如此，职业形象和讲台风范，还会直接影响学员的现场感受，进而影响到学员对讲师的专业信赖，影响到授课效果的达成。培训教师职业形象管理的任务，主要包括四个方面：仪式、仪容、仪态、仪表。“仪式”，指的是讲台的基本礼仪规矩，多反映为培训教师给学员的第一印象和收尾退场时的行为举止，可以概括为一个“为”字；“仪容”，主要是发型和面部妆容，就是培训教师的生物识别特征，可以概括为一个“人”字；“仪态”，指授课过程中的体态，主要包括身型站姿、手势运用、移动步法和眼神交流，这些行为和体态直接反映培训师的台风师范，可以概括为一个“师”字；“仪表”，就是指培训师的穿着服饰，包括服装和配饰，它往往和仪容一起直观地展现一个人的形象，我们用一个仪表的“表”字来概括。所以，职业形象管理，就是要把握四个字：为、人、师、表。

二、家政服务培训人员职业形象的禁忌

仪容仪表，就是要用发型、妆容、服装和配饰来塑造职业形象。原则上要体现出专

业性、正式感、分寸感和亲和力。要特别注意避免职业形象的禁忌，做到三不：不夸张怪异、不轻佻随意、不刻板拘泥。

夸张怪异，容易引起学员在审美甚至价值观上的歧义，带来不必要的评判，降低了自己的专业厚重感。非主流的发型、过浓过艳过精的妆容、过度绚丽或个性化的服装和配饰，这些其实都是角色定位不当的外在表现，不符合课堂这个场合和培训师这个职业身份。

轻佻随意，容易传递给学员一种非正式、不重要的感觉，或者把学员的注意力引向与课程和专业无关的个人特点。不修边幅的仪容、杂乱的须发、非正式或不整洁的服装、多余的配饰、过多暴露身体皮肤或不恰当地表现性魅力等，这些都是轻佻随意的典型表现，都是对学员注意力的干扰。随意的仪容仪表暗示学员这堂课也许没有那么重要，这个学习活动也许没有那么正式，老师的样子看上去很随便，我们随便听一听就可以了。所以随意会让学员“散神”。

刻板拘泥，容易让学员感受到不必要的紧张氛围，并且传递出缺乏灵活性和自信力的信号。刻板拘泥更多表现在仪表上，也就是服装配饰的选择上。从“板散结合”的原则看，这是在仪容仪表上显得“过于板”了。

三、家政服务培训人员职业形象建立要求

家政服务培训人员职业形象建立就是要让仪容仪表呈现出的职业形象，在契合内容、融合环境、配合学员、适合自己四个层面上形神一致，“浑然一体”。

1.形象要契合内容　家政服务课程内容本身对于发型妆容、服装服饰有具体要求，在职业素养类课程、礼仪类课程或者课程内容要求上，所做的现场展示或示范活动对仪容仪表在家政服务时都有要求，比如工作中我们会有较大的动作幅度要求，这时下肢的动作示范可能不适合穿裙装。那培训讲师的形象塑造就需要与此保持一致、做足准备，这是“契合内容”表层的涵义。更深层的意义是，形象的塑造要契合课程中的价值取向和文化内涵。比如，以国学等东方古老文化和哲学作为精神内核的课程，讲师适合穿着体现中国历史文化特色的传统服饰等。总之，形象契合内容，这是知行合一的品质在职业形象塑造上的具体表现。

2.形象要融合环境　这既要考虑环境的“类型”，又要考虑环境的“等级”。培训教室、大礼堂、家政服务现场、户外拓展场地，显然提供了不同类型的场景条件；而场地的物资配置、装修档次、服务水平，场合的重要性和正式感程度，都反映了不同等级的场景要求。培训教师的妆容服饰需要与环境相适应，避免格格不入，过犹不及。

3.形象要配合学员　包括配合学员的身份背景、现场状态和团队文化。如果学员的管

理层级和部门岗位分工对形象礼仪有较高的要求，或者学员在课堂上是刚刚参加完正式活动的盛装状态，老师的仪容仪表自然要提高标准做足全套。如果学员来自倡导随性文化的新兴行业，老师采用非正式一点的职业形象反而会更有利于融入。从动机的角度讲，培训师这种“见人下菜碟”的形象塑造，目的不仅在于营造更有利于专注学习的现场氛围，更重要的是反映了一份对学员的尊重。

4.形象要适合自己 既要“合身”，也要“合心”。所谓“合身”，自然是指服装的尺码大小要合适，也包括发型、妆容、服装、服饰的选择和搭配，有量身定制的和谐一致感，在审美上要大方得体。所谓“合心”，是指仪容。仪表上表现出的气质，要和培训教师言行举止中流露的个人风格相一致。

四、培训工作中身体语言的运用

在培训工作中，培训教师对身体语言的要求是自信、专业、稳重，还可以开放。培训教师的身体语言是培训风格的表现，由此可以把培训教师在风格上分为活泼型、力量型、完美型和和平型。身体语言和讲台的形象是一个整体，形体是基础，讲台的形象本身就包括身体语言。只要上台要抓住三个字，第一个字稳，站稳；第二个字大，也就是大气；第三个字慢，语速慢，表达清。

（一）讲台上身体语言的错误表现

具体表现为：表情僵硬或者是表情太过丰富。眼神游离，迷茫，缺乏力度，闪烁乱转。站姿不对，移动频繁，长期对着某个小区域。手的姿势不佳，小动作太多。走路超过规定的范围，速度过快，背对观众。

（二）关于身体语言的原理及作用

1.关于身体语言的管理学原理 麦拉宾原理：信息的影响力等于语言文字7%，加上声音38%，加上身体语言55%。因此我们更要注意身体语言的训练。

短板原理：如果你的身体成为你的短板，将直接影响你的授课质量。

2.身体语言的作用 能更加准确地传递培训者的思想，帮助学员全面理解掌握培训者的意图，有利于控场，是塑造讲台的魅力（良好的讲台风范，核心就是身体语言）及气场的秘密所在。

（三）正确运用身体语言的原则

1.运用身体语言时，应自信，专业，适度，稳重。

2.规范地使用身体语言，一是少用小动作，二是频率要慢，手的动作要慢，脚的动作要慢（慢的前提还要有力，有力而慢速才叫稳重），适当的变化，变化的频率不要太大。

（四）身体语言的训练方法

1. 专业化的眼神训练方法　一是培训者的眼神要聚光，眼到之处即心到之处。二是专业的眼神训练，对眼神进行定视和动视的训练。

2. 表情的训练　常用的表情是微笑，微笑的训练方法是这样的：第一步，拿出一支笔。第二步，张嘴。第三步，把笔放在嘴里练习微笑。第四步，坚持半个月。微笑的标准是露出八颗牙齿，也就是上下加起来一共八颗。其次进行面部的肌肉训练。

3. 手势语言的训练　第一要多不要少，需要手部动作的时，用多个手指最好是手掌。第二要曲不要直，“站如松”的含义是要稳重，像松树一样扎根，身躯挺拔直，手臂要弯曲有力量。第三要一致，不要反差，也就是嘴里说的和手的动作要一致。

任务三　家政服务培训教学技巧

教学技巧分为教学设计、教学方法、课堂教学技能三部分内容。

一、教学设计

（一）教学设计的含义

教学设计是教师运用系统方法，将教学理论与学习理论的原理转换成对教学目标与教学内容的分析、教学策略与教学媒体的选择、教学活动的组织以及教学评价等教学环节进行整体规划的过程。

家政服务员培训教学设计，是将教学设计原理在家政服务员培训中的应用，是指高级家政服务员运用系统方法，按照一定的教学目标和要求，针对具体教学对象，对培训程序及其具体环节所做出的行之有效的策划，其目的是优化培训效果，达到预期培训设想。

（二）教学设计的作用

1. 使学习者得到更多的关注　学习者是教学的中心。在教学设计项目开始阶段，教学设计者要付出相当多的努力来了解学习者。教学设计者应更多地着眼于学习者，试图获取信息，使学习者更好地获得学习内容，更有利于促进学习者的学习。

2. 使教学理论与教学实践完美结合　从教学理论到具体的教学实践需要一定的转换工具，作为“桥梁”的教学设计就起到了沟通教学理论与教学实践的作用。教学设计一方面可以将已有的教学理论运用到实际教学当中，指导教学工作；另一方面也可以把教学经验升华为教学科学，充实和完善理论。

3.使教学工作得到优化 在传统教学中，教学上的许多决策都依靠教师个人的经验和意向。经验丰富的教师可以取得较好的效果。但是，由于缺乏客观标准，很难把这些技术传授给其他教师。教学设计可以有效地解决这个问题，一般教师只要懂得相关的理论，掌握科学的方法，就可以迅速在实际教学过程中加以运用，优化整个教学工作。

（三）教学设计的主要内容

针对不同层次学习任务、不同学习者的教学，教学设计的具体内容有所不同。其基本内容包括以下几个方面。

1.前期分析 前期分析主要包括学习需求分析、学习任务分析、学习者分析和学习背景分析。前期分析有利于使教学设计工作更加科学。

2.教学目标的确定 教学不能没有教学目标，教学目标的确定是建立在前期分析的基础上的。教学目标确定了教学活动的方向。

3.教学策略的制定 应根据前期分析提供的信息和教学目标，同时根据学习理论和教学理论，制定合适的教学策略。

4.教学设计方案的实施 教学设计方案的实施是依据制定的方案，结合课堂教学的实际进行教学的过程。教学过程一般包括以下五个环节。

（1）课堂导入 课堂导入是在教学内容或活动开始时，教师用以引导学习者做好心理准备和认知准备进入学习的行为方式。课堂导入是能够引起学习者注意、激发学习者学习兴趣、明确学习者学习目的和建立知识间联系的教学活动。

（2）问题探讨 问题探讨是教师在课堂教学中，通过创设问题情境、设置疑问，引导和促进学习者学习的教学行为方式。

（3）课堂练习 课堂练习是学习者将所学知识应用到实践当中，巩固已学知识的教学行为，能培养学习者掌握知识与实践操作的综合能力，激发学习者的学习兴趣和培养学习者的良好习惯。课堂练习是教师检查教学效果、反馈教学效果、提高教学水平、改进教学方法的途径之一。

（4）课堂小结 课堂小结是培训人员在完成一个教学活动时，通过归纳、总结帮助学习者及时对新知识和新技能进行系统巩固和运用，并将其纳入原有的认知结构中去的一种教学行为。课堂小结是一个教学活动的结尾，可进一步提高学习者识别、分析和解决某一具体问题的能力，同时培养沟通能力和协作精神的教学方法。

二、教学方法

培训效果在很大程度上取决于培训教学方法的选择上。培训的教学方法有很多种，不同的教学方法具有不同的特点，其自身也是各有优劣。要选择到合适有效的教学方法，需要考虑到培训的目的、培训的内容、培训对象的自身特点及企业具备的培训资源等因素。

（一）教学方法的分类

1.讲授法 属于传统模式的培训方式，指培训师通过语言表达，系统地向受训者传授知识，期望这些受训者能记住其中的重要观念与特定知识。

讲授法要求培训人员应具有丰富的知识和经验；讲授要有系统性，条理清晰，重点、难点突出；讲授时语言清晰，生动准确；必要时运用板书；应尽量配备必要的多媒体设备，以加强培训的效果；讲授完应保留适当的时间让培训师与学员进行沟通，用问答方式获取学员对讲授内容的反馈。

讲授法运用方便，可以同时对许多人进行培训，高效；有利于学员系统地接受新知识；容易掌握和控制学习的进度；有利于加深理解难度大的内容。

讲授法的缺点在于学习效果易受培训师讲授水平的影响；由于主要是单向性的信息传递，缺乏教师和学员间必要的交流和反馈，学过的知识不易被巩固，故常被运用于一些理念性知识的培训。

2.教练指导法/实习法 这种方法是由一位有经验的技术能手或直接主管人员在工作岗位上对受训者进行培训，如果是单个的一对一的现场个别培训则为企业常用的师带徒培训。

培训者的任务是教给受训者如何做，提出如何做好的建议，并对受训者进行鼓励。这种方法一定要有详细、完整的教学计划，但应注意培训的要点：第一，关键工作环节的要求；第二，做好工作的原则和技巧；第三，须避免、防止的问题和错误。这种方法应用广泛，可用于现场工作人员。

在使用教练指导法/实习法培训前要准备好所有的用具，搁置整齐；让每个受训者都能看清示范物；培训者一边示范操作一边讲解动作或操作要领。示范完毕，让每个受训者反复模仿实习；对每个受训者的试做给予立即的反馈。

其优点在于通常能在培训者与培训对象之间形成良好的关系，有助于工作的开展；一旦师傅调动、提升或退休、辞职时，企业能有训练有素的员工顶上。

但也有缺点，不容易挑选到合格的教练或师傅，有些师傅担心“带会徒弟饿死师傅”而不愿意倾尽全力。所以应挑选具有较强沟通能力、监督和指导能力以及宽广胸怀的教练。

3.研讨法 按照费用与操作的复杂程序又可分成一般研讨会与小组讨论两种方式。研讨会多以专题演讲为主，中途或会后允许学员与演讲者进行交流沟通，一般费用较高。而小组讨论法则费用较低。研讨法培训的目的是为了提高能力，培养意识，交流信息，产生新知。比较适宜于管理人员的训练或用于解决某些有一定难度的管理问题。研讨法要求每次讨论要建立明确的目标，并让每一位参与者了解这些目标；要使受训人员对讨论的问题发生内在的兴趣，并启发他们积极思考。

其优点在于：强调学员的积极参与，鼓励学员积极思考，主动提出问题，表达个人的感受，有助于激发学习兴趣；讨论过程中，讲师与学员间，学员与学员间的信息可以多向传递，知识和经验可以相互交流、启发，取长补短，有利于学员发现自己的不足，开阔思路，加深对知识的理解，促进能力的提高。据研究，这种方法对提高受训者的责任感或改变工作态度特别有效。

其缺点在于：运用时对培训指导教师的要求较高；讨论课题选择得好坏将直接影响培训的效果；受训人员自身的水平也会影响培训的效果；不利于受训人员系统地掌握知识和技能。

4.案例研究法 指为参加培训的学员提供员工或组织如何处理棘手问题的书面描述，让学员分析和评价案例，提出解决问题的建议和方案的培训方法。案例研究法为美国哈佛管理学院所推出，目前广泛应用于企业管理人员（特别是中层管理人员）的培训。目的是训练他们具有良好的决策能力，帮助他们学习如何在紧急状况下处理各类事件。

案例研究法通常是向培训对象提供一则描述完整的经营问题或组织问题的案例，案例应具有真实性，不能随意捏造；案例要和培训内容相一致，培训对象则组成小组来完成对案例的分析，做出判断，提出解决问题的方法。在集体讨论中发表自己小组的看法，同时听取别人的意见。讨论结束后，公布讨论结果，并由培训人员再对培训对象进行引导分析，直至达成共识。

其优点在于：学员参与性强，变学员被动接受为主动参与；将学员解决问题能力的提高融入到知识传授中，有利于使学员参与企业实际问题的解决；教学方式生动具体，直观易学；容易使学员养成积极参与和向他人学习的习惯。

其缺点在于：案例的准备需时较长，且对培训师和学员的要求都比较高；案例的来源往往不能满足培训的需要。

5.角色扮演法 指在一个模拟的工作环境中，指定参加者扮演某种角色，借助角色的演练来理解角色的内容，模拟性地处理工作事务，从而提高处理各种问题的能力。这种方法比较适用于训练态度仪容和言谈举止等人际关系技能。比如与雇主沟通交流、说明服务内容等基本技能的学习和提高。适用于新入行的家政服务人员，主要目的是为了尽快适应新岗位和新环境。

培训老师要为角色扮演准备好材料以及一些必要的场景工具，确保每一事项均能代表培训计划中所教导的行为。为了激励演示者的士气，在演出开始之前及结束之后，全体学员应鼓掌表示感谢。演出结束，教员针对各演示者存在的问题进行分析和评论。角色扮演法应和授课法、讨论法结合使用，才能产生更好的效果。

其优点在于：学员参与性强，学员与教员之间的互动交流充分，可以提高学员培训的积极性；特定的模拟环境和主题有利于增强培训的效果；通过扮演和观察其他学员的扮演行为，可以学习各种交流技能；通过模拟后的指导，可以及时认识自身存在的问题并进行改正。

其缺点在于：角色扮演法效果的好坏主要取决于培训教师的水平；扮演中的问题分析限于个人，不具有普遍性；容易影响学员的态度，而不易影响其行为。

6. 情景教学法　情景教学法是将教学过程安置在一个模拟的、特定的情景场合之中。通过教师的组织、学习者的演练，在愉悦、轻松的场景中达到教学目标，既锻炼了学习者临场应变与实际操作的能力，又活跃了教学气氛，提高了教学的感染力。

（二）选择教学方法的依据

为了达到教学目标，完成教学任务，教师必须科学地选择教学方法。教学方法选择的依据如下。

1. 依据教学规律和教学原则　教学方法的选择必须依据教学规律和教学原则。例如，家政服务员在学习新知识和新技能时，要遵循理论与实际相结合的教学原则，也要遵循在实践活动中掌握知识和形成能力的教学规律。

2. 依据教学目标与教学任务　每一个教学活动都有具体的教学目标。目标不同，就需要选择不同的教学方法，应选择与教学目标相适应的能够实现教学目标的教学方法。

3. 依据教师素质　教学方法必须通过教师的具体教学来实施。教师的素质结构包括知识结构、能力结构、心理结构、品德结构等，都与教学方法的选择有关。教学方法只有适应教师的素质条件，能为教师所掌握，才能更好地发挥作用。

4. 依据学习者特点　教学方法要适应学习者的基础条件和个性特征。

5. 依据教学的组织形式、时间、设备条件　不同的教学组织形式、教学时间设置的长短、教学的设备条件都是影响教学方法选择的因素。选择教学方法时，应考虑多方面的因素，最终选出合适的教学方法。

（三）教学方法设计的原则

1. 多样性原则　为了更好地完成教学任务，实现教学目的，必须坚持运用多种教学方法。教师应博采众长，综合地运用各种教学方法。

2. 综合性原则　综合性原则要求在教学中全面、整体、辩证统一地看待教学方法。反映在教学方法上，就是教法与学法的统一。

3. 灵活性原则　教学方法的丰富性、教学活动的多变性，决定了教学方法选择的灵活性原则。

4.创造性原则 创造性原则要求教师在教学中对已有的教学方法进行改造、组合，使之发生随机变化，以发挥最大功能。这就要求教师发挥其长处，运用其擅长的教学技巧，通过各种途径，实现教学方法的创造。

三、课堂教学技能

课堂教学技能是指教师在课堂教学中，依据教学理论，运用专业知识和教学经验等，为促进学习者学习、实现教学目标而采取的一系列教学行为方式。教学技能一般包括课堂教学过程的教学技能和课堂教学场面的教学技能。

（一）课堂教学过程的教学技能

1.课堂导入技能 课堂导入是课堂教学环节中的重要一环，是课堂教学的前奏。良好的课堂导入能引起学习者的注意，提高学习者的兴趣，为课堂教学创造一个良好的开端。

2.反馈和强化技能 反馈是指教师在教学活动的各个环节上及时进行信息反馈，以迅速了解教与学的活动状态；强化是指教师使学习者在教学过程中将注意力集中到教学活动上。

3.课堂组织技能 课堂组织技能是指教师组织学习者、管理纪律、引导学习、营造和谐的教学环境，帮助学习者达到预定的教学目标的行为方式。

4.变化技能 变化技能是指在整个教学过程中能依据课堂的具体情况进行合理调整。

5.接受技能 接受技能是指教师在教学过程中培养学习者的学习兴趣，激发学习者的求知欲，使学习者能更好地接受知识。

（二）课堂教学场面的教学技能

1.讲授技能 讲授技能也叫讲解技能，是指教师运用教学语言，辅以各种教学媒体，引导学习者理解教学内容并进行分析、综合、抽象、概括，形成概念、认识规律和掌握原理的教学行为方式。

2.讨论技能 讨论技能是指教师基于某一知识点或问题组织学习者进行讨论的行为。

3.演示技能 演示技能是指教师利用各种教具、实物或示范实验，使学习者获得有关知识的感性认识的教学行为。

任务四 家政服务培训课堂过程展现

一、培训教师的现场角色把握

作为一名培训人员在现场有若干的角色变化，把握好这些角色变化，关键在于对这些

角色的认识与理解。（表14–1）

表14–1　培训教师的角色

角色种类	角色释义
专家顾问	作为专家顾问，必须具有在专业性上的权威性，这时候你的言行必须是正确、果断和标准；在理论上必须无懈可击
教练	作为教练，必须给学员实操的方法，并且督导、鞭策其实施，需要的时候要动用教练的身份对学员进行奖惩
导师	作为导师，必须给学员以引导和评价，并且为其确定合适的定位和选择，然后帮助其达成
参谋	作为参谋，你可以给学员出谋划策，调动资源支持其思考
调查员	作为调查员，你必须观察、分析学员的表现和行为
主持	作为主持，在组织讨论时，必须调节、控制现场气氛，调停冲突
学员	作为站着的学员，平等的角色会让你获得学员的尊重与理解

二、“开场白”的设计

“开场白”的前30秒至关重要，往往会影响到整个培训课程的成败。一段好的“开场白”，起着创造氛围，激发兴趣，稳定情绪，吸引注意力，讲明目的，唤起求知欲，激发思考的作用。有以下六种方法可以让开场变得精彩有趣。

1.提疑问，设悬念，启迪思考　这种“开场白”适合于相对理论化、内容单调的培训课程。它利用学员好奇、有着强烈求知欲的心理，对将学的内容提疑问、设悬念，使学生把注意力集中指向教学内容

2.讲故事，做推测，激发兴趣　这种“开场白”抓住人们天生爱听故事、爱主观判断的心理特征，结合课程内容设计一些故事、寓言、笑话等，使学员对课程产生兴趣。

3.分析目标，讲背景，揭示主旨　课程目标常是培训目的所在，弄清目标是学习的必然，而背景能帮助学员更好地理解培训的核心意义。利用目标的解释、背景的介绍，不枝不蔓地“开场”，则有利于学员很快地进入学习。

4.引诗句，用名言，调动热情　这种“开场白”适合层次较高的学员，利用它开场可以和学员产生知识体验的互动从而获得认可，常常对培训内容可起画龙点睛的作用。

5.展视频，放音乐，活跃气氛　利用视频、实物等直观教具开讲，可以帮助学员形象地理解培训内容，激起学员的求知欲；利用音乐、图片等的可听可视性开讲，可以活跃课堂气氛，加深学员对内容的理解。

三、家政培训过程中现场问题的处理

在家政培训过程中我们可以发现培训课件做得再好，如果培训老师不能控制好节奏，不能有意识地引导学员的思路，完全照本宣科地念课件，那也一定是一堂无效的培训，课堂现场会遇到各种各样的学员和突发事件，这些事件应当如何来处理呢?

（一）时间控场

一场培训随着时间的流逝，有开始必然有结束。对于培训师来说，时间永远是有限的，切忌把需要一天干的事情试图用一分钟来做完，好似提高效率，实则相反。

和时间有关的另外一个概念叫作流程，培训自然会有流程，随着流程的一步步推进，时间也在不断流逝。培训师胸中应该有流程的各环节以及时间观念。从时间的维度，对整个培训活动流程进行把控，保证整体环节不出现纰漏，从而把控全场。

实际上，一场培训活动时间在哪里，培训效果就在哪里。如果大部分时间都是老师在讲解，学员根本没有时间练习和转化，培训的效果自然不佳。培训师在时间方面应该提高观察力，视情况把课堂大部分时间还给学员，让学员去体悟和转化，可以说“闭嘴”是培训师必修的一门课。老师的时间+学员的时间=课堂的时间，给老师的时间多了，学员的时间自然少了，从教学本质来讲，老师讲得越少，学生学的越多。

（二）语言控场

培训师是用语言来传播自己思想的，这种语言包括有声语言和无声语言。有声语言指的是绘声绘色的声音、悦耳动听的声音、抑扬顿挫的声音、言之有理的声音、言之有物的声音、言之有情的声音、生动活泼的声音、幽默风趣的声音等。无声语言指的肢体动作及微表情的内容。

运用语言的魅力来持续不断地吸引学员的注意力是语言控场的核心目的。同样的内容同样的场合，一个培训师在讲授时，学员生怕错过任何一句话，甚至是一个词，全程全神贯注；而另外一个培训师在讲授时，尽管他在台上滔滔不绝，旁征博引，学员却是昏昏欲睡，飘飘欲仙，感觉多留一分钟都是在浪费自己的时间。两者最重要的区别就是在语言、声音的塑造上。

良好的语言表达会给听众一种美好的体验，表达欠佳的语言就是噪音。声音的抑扬顿挫、起起伏伏，会给学员一种画面感，好的语言表达是能够看到标点符号的，是带有情感的，犹如钢琴上的琴弦把每一个音符都送到听众的耳朵里面，要想达到这样的效果，培训师就要做到投入，投入心力和能量。没有真正投入心力和能量的老师是永远做不到的，充其量就是个培训的机器，能量所在，语言就在，控场就在。

（三）眼神控场

俗话说："眼睛是心灵的窗户"，透过眼睛可以看出一个人的内在状态和气质修养。眼神交流比语言交流更有力度，用眼神来控场是一种非常好的控场方式。一个培训师应该把与学员的眼神交流贯穿课程的始终，通过眼神去传递老师的真诚与对学员的心意。一个不敢用眼神与学员交流的培训师，必定内在修为欠缺，而自信、开放、包容、友善、积极的内在修为可以通过眼神表现得淋漓尽致，要学会用眼神传递正能量。

（四）干货控场

内容为王是任何一场课程不变的法则。传播项目分为：一类是体验类的，比如测试自己性格的；一类是情怀类的，比如深入内心与情感共鸣的文章；还有一类就是干货类的，比如工具方法类的实用软文等。好的内容俗称干货，运用干货控场也是重要的手段，好的干货不仅能够吸引学员的眼球，更能抓住学员的注意力，还能捕获学员的内心。

在培训教学中如果内容足够精彩、足够有料、足够干货，就能够吸引学员发自内心的一路跟随下来。反之，如果内容不是干货，而是无聊、无趣、无味的，就属于三无产品，那么学员就没有兴趣听讲了。

（五）师品控场

一个培训老师的人品怎么样我们称之为师品，也称之为人格魅力。做事就是做人，如果一个老师师品不过关，带给学员的感觉就是高高在上、自私、封闭、狭隘、自以为是，那么学员自然就会排斥、拒绝。挑战你，如果一个老师的师品过关，能够让学员感受到友善、真诚、爱意、包容、格局、专业、见识、胸怀，学员自然会喜欢、接受、认可，也会跟随教师的节奏，共同维护好师生共修的道场，控场自然就容易。

（六）角色控场

一场培训应该以学员为中心，以老师为主导，以课程为载体来进行。可以说，老师要对自己的角色重新定位，定位在"服务"的角色比较合适。犹如你到一家餐馆，学员就是来的客人，老师就是饭店的主人，如何让自己的饭菜更合客人的胃口，如何让自己的服务让客户点赞，正是饭店主人需要思考的。

一旦有了"服务"意识，老师就要服务好整个现场，服务好每个学员，处理好每种情况，执行好每个活动，让在场学员轻松愉快、有趣有情、全程参与，让会场秩序井井有条、合理畅通、持续高能。放低姿态、学会低头是门功夫，学员好才是真的好，把学员服务好才是老师真的好。

作为一个培训人员在培训中的控场点，不论是时间、语言、眼神，还是干货、师品、角色，都需要持续的积累和修炼，才能在培训过程中出现问题时“游刃有余”地处理问题。

四、培训结束的设计

课程讲完之后不能匆匆结束，要做到有力结尾，在培训结束后促使学员行动。

（一）课堂结尾的作用

培训临近结束时，由于培训中内容太多很有可能导致部分学员模糊和遗忘了主题，这时候做一个总结，再次强调主题，会给学员留下深刻的印象。

1.突出重点 如果内容太多，有可能导致学员无法把握重点，在即将结束的时候，用简短的话突出重点，可以帮助学员更全面、牢固地掌握培训内容。

2.提炼思想 课程的精华在哪里？这么多案例、故事论证到底有什么用？如何由点到面，举一反三？这就需要提炼观点和思想，用最简短的话把它们提炼出来，带给学员积极的力量。

（二）科学结尾的八种方法

1.总结提炼法 培训即将结束的时候，总结一下前面所讲的内容，强化一下重点，或者补充一下前面没有涉及的重要内容，将所讲内容前后连接成一个整体，然后有力地结束。

2.发出号召法 针对主题，向学员发出号召，激励大家去努力实施。

3.展望未来法 对未来的美好蓝图进行展望，激励学员，促使学员努力奋斗。

4.推崇法 推崇法是指在本次课程即将结束的时候，推崇后续的内容，引起学员的期待，吸引学员积极参加后面的培训。当几个老师要同台授课的时候，前面的培训师在授课结束后要推崇后面老师的课程，培训师相互推崇，才能形成良好的风气。

5.引经据典法 引用某些权威的语言和著作来强化内容，加深学员的印象。

6.故事法 讲一个与主题相关的故事，既回应主题，同时又给人以积极的力量。讲故事，特别是讲真实的故事，讲自己成功的故事，最有吸引力。

7.综合法 就是将几种结尾方式综合运用，总结法运用最多、最广，也最易于掌握。

8.紧急结尾法 紧急结尾法通常是在时间不够，或有突发情况必须结束课程的情况下采用的方法。紧急结尾法的模式为：总结+推崇法。这种方法要求内训师在最短的时间内总结曾经讲过的内容，并对临时取消的内容进行推崇，然后结束。

任务五　评估家政服务员的工作绩效

一、评估家政服务员工作绩效的基本理论

（一）工作绩效

家政服务员的工作绩效是对家政服务员工作寄予的期望以及旨在促使家政服务员提高工作绩效的目标导向计划的一种具体描述。

（二）绩效评估

绩效评估又称绩效考核、绩效评价，是一种员工评估制度。绩效评估指对照工作目标或绩效标准，采用科学的方法，评定员工的工作目标完成情况、员工的工作职责履行程度、员工的发展情况等，并将上述评定结果反馈给员工的过程，即根据一定的目的、程序，并采取一定的方法对员工的工作绩效给予评定。

1.绩效评估的作用

（1）达成目标　从本质上讲，绩效评估不仅仅是对工作结果的考核，同时也是对过程的评估，要求两者都能达成目标。

（2）发现、解决问题　绩效评估的反馈信息，为工作考核计划的重新制订或调整提供了参考和依据，可以发现、解决问题。

（3）利益分配　绩效评估的结果为员工的激励、奖励和惩罚提供了客观依据。

（4）促进成长　在考核过程中，个人和企业能不断发现问题、解决问题，以不断提升，实现个人和企业的双赢。

2.绩效评估的方法

（1）等级评估法　等级评估法是绩效评估中常用的一种方法。根据工作分析将被评估岗位的工作内容划分为相互独立的几个模块，在每个模块中用明确的语言描述完成该模块工作需要达到的工作标准。同时将标准分为几个等级选项，如优、良、合格、不合格等。评估者（如高级家政服务员）根据被评估者（如初级、中级家政服务员）的实际工作表现，对每个模块的完成情况进行评估。

（2）目标评估法　目标评估法评估的对象是员工的工作业绩，即以工作目标的完成情况为依据的绩效评估方法。评估前，评估者和被评估者应该对需要完成的工作内容、时间期限、评估的标准达成一致。在时间期限结束时，评估者根据被评估者的工作状况按照制定的评估标准来进行评估。

（3）评语评估法　评语评估法是指由评估者撰写一段评语，来对被评估者进行评价的一种方法。评语的内容包括被评估人的工作业绩、工作表现、优缺点和需努力的方向。

（4）情景模拟评估法　情景模拟评估法是一种模拟工作评估方法。它要求被评估者在评估者面前，完成类似于实际工作中可能遇到的活动，评估者根据完成情况对被评估者的工作能力进行评估。

（5）综合评估法　综合评估法就是将各类绩效评估的方法进行综合运用，以提高绩效评估结果的客观性和可信度。

二、家政服务员工作绩效报告的内容

家政服务员工作绩效报告必须具备以下三个要素。

1.目标　目标确立是一种改善工作绩效的有效策略，它可以使岗位责任更加明确，并为家政服务员指明努力的方向。

2.度量　确立目标之后，需要对目标的实现情况进行度量。

3.评估　工作绩效报告的第三个要素是评估，有系统地对完成目标的进展程度进行评估，可以促使家政服务员不断提高自己的工作绩效。

三、家政服务员工作绩效报告的编写方法

（一）确定评估内容（项目）

编制工作绩效报告应先确定工作绩效评估的内容。编制初级、中级家政服务员工作绩效评估报告，应确定初级、中级家政服务员工作绩效评估的内容。

（二）编制评估试题

1.编写评估题目　编写评估题目时，要注意以下几个问题。

（1）题目内容要客观明确，语言要通顺流畅，简单明了，不会产生歧义。

（2）每个题目都要有准确的定位，题目与题目之间不要有交叉内容，同时也不应该有遗漏。

（3）题目数量不宜过多。

2.制定评估标准　可以采用等级划分法制定评估标准，如可制定五类标准：极差、较差、一般、良好、优秀。也可采用分数法，如4分法、5分法、10分法、100分法等多种标准。

（三）确立评估目标

根据评估内容和试题，确立评估目标。

（四）选择评估方法

根据评估内容的不同，评估方法也可以采用多种形式。采用多种方式进行评估，可以有效地减少评估误差，提高评估的准确度。

（五）完成工作绩效报告

完成评估内容选取、评估试题编制、评估目标确立、评估方法选择及其他一些相关工作之后，就可以将这些工作成果汇总并系统化，写出完整的工作绩效报告。

实训31　评估家政服务员的工作绩效

描述：小玲，女，35岁，某家政服务公司的家政服务员，被分配到一个三口之家，主要负责照护家里的产妇和新生儿。现由高级家政服务员对小玲的工作绩效进行评估，评定小玲的工作目标完成情况、工作职责履行程度。

【实训目标】

1. 知识目标　掌握家政服务员的工作绩效评估的方法与内容。

2. 能力目标　在实训过程中能编制评估试题及评估标准。

3. 素质目标　在实训过程中有效沟通、态度严谨，能展现家政培训人员较好的职业道德素养。

【实训准备】

1. 人员准备

评估者：高级家政服务员。

被评估者：家政服务员小玲。

2. 方案准备

（1）选择评估内容。以“照护产妇和新生儿”为考核项目。

（2）选择评估方法。以目标评估法为评估方法。

（3）准备制定工作绩效考核表的相关资料。

【实训时间】2学时。

【实训步骤】

表14-2　实训表

具体内容与要求		要点提示
素质要求	仪表举止端庄大方，面带微笑，态度温柔。 衣帽整洁，头发、着装符合要求	注意个人仪态
评估	核对被评估者信息，了解被评估者情况，及考核项目等。 解释考核目的及注意事项。 相关评估表格的准备	根据不同的项目采用不同的评估方法进行评估，并取得被评估者的配合

续表

	具体内容与要求	要点提示
步骤方法	1.选取评估内容。根据服务家庭的需求和小玲的职业等级等特定情况，收集、整理评估信息，确定评估内容，得出照护产妇和新生儿评估内容。 2.编制评估试题及评估标准。根据初级家政服务员关于照护产妇和新生儿的知识和技能要求编制评估试题及评估标准。 3.选择评估方法。评估方法多种多样，应根据评估对象、评估内容等各方面因素，选择合适的评估方法。 4.制订绩效考核计划。确立考核目标，完成初级家政服务员工作绩效考核表的编制。 5.进行工作绩效评估。由高级家政服务员依据初级家政服务员工作绩效考核表对小玲进行工作统效评估。 6.分析数据，反馈结果。工作绩效评估完成后，需要对评估结果进行分析并反馈	工作绩效评估要有科学性、权威性。进行工作绩效评估时，必须有明确的绩效考核标准。 应客观、及时地反馈评估结果

目标检测

答案解析

一、单选题

1.绩效评估的作用不包括（　　）。

A.达成目标　　B.发现、解决问题

C.利益分配　　D.分析问题

2.为了达到教学目标，完成教学任务，教师必须科学地选择教学方法。教学方法选择的依据错误的是（　　）。

A.依据教学规律和教学原则　　B.依据教学目标与教学任务

C.依据教师素质　　D.依据学习者时间

二、多选题

1.教学方法设计的原则包括（　　）。

A.多样性原则　　B.综合性原则

C.灵活性原则　　D.创造性原则

E.整体性原则

2.培训教师职业形象管理的任务，主要包括（　　）。

A.仪式　　B.仪容

C.仪态　　D.仪表

E.眼神

3. 绩效评估的方法包括（　　）。

A. 等级评估法　　B. 目标评估法

C. 评语评估法　　D. 综合评估法

E. 态度评估法

三、思考题

什么是课堂教学技能，具体包括哪些？

（魏雅君）

书网融合……

小结 14-1

小结 14-2

小结 14-3

小结 14-4

小结 14-5

参考文献

[1] 李向东，卢双赢.职业教育学新编［M］.北京：高等教育出版社，2004.

[2] 王君.家政服务员（初级、中级）［M］.北京：中国劳动社会保障出版社，2020.

[3] 谢玲丽，马丽萍.家政服务员（四级）［M］.2版.北京：中国劳动社会保障出版社，2019.

[4] 朱胜进.现代家政服务的理念创新及其专业应用［M］.杭州：浙江工商大学出版社，2011.

[5] 钱艳霞，姚金芝.家政服务员培训教程［M］.石家庄：河北科学技术出版社，2014.

[6] 段烨.培训师的21项技能修炼［M］.北京：北京大学出版社，2018.

[7] 周平.培训师授课技能手册［M］.北京：人民邮电出版社，2017.

[8]［日］山田律子，萩野悦子，内岛伸也，等.老年护理全书［M］.赵秋利，郭永刚，刘玲玲，译.北京：科学技术文献出版社，2023.

[9] 秦瑛.妇幼保健与护理［M］.北京：人民卫生出版社，2022.

[10] 阳鸿钧.家电维修一本通［M］.北京：机械工业出版社，2023.

[11] 李春深.家庭养花大全［M］.天津：天津科学技术出版社，2017.

[12] 王意成.零基础学养花［M］.南京：江苏凤凰科学技术出版社，2021.

[13] 洪立，王华丽.聪明的照护者［M］.北京：中国新闻联合出版社，2011.

[14] 北京市民政局社会福利管理处.养老护理员［M］.北京：中国协和医科大学出版社，2017.

[15] 张慧杰，鲁晓宁，郭华华.实用老年病护理手册［M］.北京：化学工业出版社，2017.